小儿足踝诊断与治疗

The Pediatric Foot and Ankle:Diagnosis and Management

主　编　（美）米歇尔·L. 巴特沃斯
（Michelle L. Butterworth）
（美）约翰·T. 马库斯
（John T. Marcoux）

主　译　林凤飞　陈顺有

辽宁科学技术出版社
·沈阳·

First published in English under the title
The Pediatric Foot and Ankle; Diagnosis and Management
edited by Michelle L. Butterworth and John T. Marcoux
Copyright © Springer Nature Switzerland AG, 2020
This edition has been translated and published under licence from
Springer Nature Switzerland AG.

©2022 辽宁科学技术出版社
著作权合同登记号：第06–2020–109号。

版权所有・翻印必究

图书在版编目（CIP）数据

小儿足踝诊断与治疗/（美）米歇尔・L.巴特沃斯，（美）约翰・T.马库斯主编；林凤飞，陈顺有主译. —沈阳：辽宁科学技术出版社，2022.1

ISBN 978-7-5591-2091-5

Ⅰ. ①小… Ⅱ. ①米… ②约… ③林… ④陈… Ⅲ. ①小儿疾病 – 足 – 外科手术②小儿疾病 – 踝关节 – 外科手术 Ⅳ. ①R726.83

中国版本图书馆CIP数据核字（2021）第104140号

出版发行：辽宁科学技术出版社
（地址：沈阳市和平区十一纬路25号　邮编：110003）
印 刷 者：辽宁新华印务有限公司
经 销 者：各地新华书店
幅面尺寸：210mm × 285mm
印　　张：15.25
插　　页：4
字　　数：350千字
出版时间：2022 年1月第 1 版
印刷时间：2022 年1月第 1 次印刷
责任编辑：吴兰兰
封面设计：顾　娜
版式设计：常　铭
责任校对：王春茹

书　　号：ISBN 978-7-5591-2091-5
定　　价：228.00 元

编辑电话：024-23284363
邮购热线：024-23284502
邮箱：2145249267@qq.com

译者名单

主　　译	林凤飞	厦门大学附属福州市第二医院
	陈顺有	厦门大学附属福州市第二医院
副 主 译	梅海波	湖南省儿童医院
	颉　强	西安市红会医院
	吕学敏	北京积水潭医院
	张中礼	天津医院
参译人员	陈　嵩	厦门大学附属福州市第二医院
	陈晋宸	厦门大学附属福州市第二医院
	陈惠敏	福建中医药大学
	陈福明	厦门大学附属福州市第二医院
	黄殿华	厦门大学附属福州市第二医院
	李　煜	厦门大学附属福州市第二医院
	卢育南	厦门大学附属福州市第二医院
	卢晓坤	福建中医药大学附属泉州正骨医院
	林　然	厦门大学附属福州市第二医院
	潘源城	厦门大学附属福州市第二医院
	唐　昊	厦门大学附属福州市第二医院
	吴新武	厦门大学附属福州市第二医院
	王齐康	福州经济开发区医院
	汪文涛	中山大学附属第七医院
	张小龙	漳浦县医院
	张信照	厦门大学附属福州市第二医院

前言

对于足踝外科医生而言，成功矫正一个儿童或青少年足踝畸形可以从中获得巨大的成就感。

足踝外科医生的儿童足踝工作比重日益增加。早年以来，强调早期发现严重的足踝畸形，而现在更多的是强调发现并鉴别轻中度的足踝畸形，并对其进行治疗。不能按照成人缩小版来治疗儿童足踝畸形。对于一个在不断生长发育过程中的足部畸形而言，外科医生更应该考虑全面，以期能获得一个良好的长期治疗效果。而神经肌肉源性畸形常影响治疗方案的选择。手术通常不能完全解决步态异常、神经肌肉疾病或足部疾病，但对于一个还在生长发育的青少年来说，要力争能改善其生活质量。

本书汇集了一批有着丰富经验的优秀儿童足踝专家，他们中有行业的领军人物、创伤专家、教授、学者。更重要的是还有家长的参与，他们洞悉作为家长对足踝手术的忧虑。很多作者经常参加儿童足踝手术国际交流。

本书重点突出了生长发育期患儿的常见手术，但是就像“没有两片相同的雪花”一样，儿童先天畸形或者创伤也不尽相同，因此，我们更强调要因人而异。而本书可作为儿童足踝畸形手术的进阶基础。这正是编者的目标和愿景。

Michael S. Downey, DPM, FACFAS
Division of Podiatric Surgery
Penn Presbyterian Medical Center
Philadelphia, PA, USA
Department of Surgery
Temple University of Podiatric Medicine
Philadelphia, PA, USA
The Podiatry Institute
Decatur, GA, USA

序言

非常荣幸能编写这本儿童足踝的著作，特别感谢在我们职业生涯中教导我们的良师益友。是他们给我们求知欲，也带给我们与诸多学生、住院医师、同事分享知识的激情，亦是我们不断前行的动力。

我们很幸运地完成了 4 年的足踝肢体重建外科专科医师培训。原本我们住院医师阶段缺乏儿童足踝畸形评估和治疗的课程。我们很荣幸得到了费城儿童医院的指导，特别是 Kieran Mahan 博士，他向我们展示了全新的医学领域，提高了我们的专业技能，指导我们如何成为一名知识全面的医生，并学会解决不同的足踝问题。

儿童是一个很大的特别群体，且他们最值得我们付出，他们通常因严重的畸形或创伤而进行手术。他们的畸形和病理改变非常具有挑战性，这也让治疗这个群体的我们获得很大的成就感。他们的生理和心理有别于成人，治疗也与成人不同。而需要我们与患儿的父母和监护人沟通，也使得问题变得更加复杂。我们应该具备耐心和同理心，了解他们家庭所面对的困难，获得他们的信任，建立起良好的医患关系。

本书包括了儿童足踝的解剖特点、发育、评估和治疗。包括了临床和影像学的评估，保守治疗和手术治疗的选择，常见的足趾畸形、神经肌肉源性畸形、马蹄足、平足、运动医学及创伤等内容。

本书是心血之作，很多优秀的作者无私地分享了他们宝贵的经验，我们自豪地将他们称为朋友、同事，能与他们共事甚感荣幸。我们希望本书能为儿童足踝畸形的评估和临床实践提供巨大的帮助。能够提高生长发育期青少年的生活质量，让他们免于疼痛困扰，能正常的运动，让他们能像正常的孩子一样生活。

编者名单

Patrick Stephen Agnew, DPM, FACFAS Family and Community Medicine, Eastern Virginia Medical School, Norfolk, VA, USA

Irina Bazarov, DPM Department of Podiatry, Kaiser Permanente, San Jose, CA, USA

Michelle L. Butterworth, DPM, FACFAS Williamsburg Regional Hospital, Kingstree, SC, USA

Craig A. Camasta, DPM, FACFAS Pediatric and Adult Reconstructive Foot & Ankle Surgery Fellowship, Atlanta, GA, USA

Department of Surgery, Emory St. Joseph's Hospital, Atlanta, GA, USA

Faculty, The Podiatry Institute, Decatur, GA, USA

Brian B. Carpenter, DPM, FACFAS Department of Orthopaedics, The University of North Texas Health Science Center, Fort Worth, TX, USA

Robert A. Christman, DPM, EdM College of Podiatric Medicine, Western University of Health Sciences, Pomona, CA, USA

Marissa S. David, DPM Podiatric Surgery Resident（PGY-III）, Kaiser Permanente Santa Clara and GSAA, Santa Clara, CA, USA

Patrick A. DeHeer, DPM, FACFAP, FACFAS, FASPS, FFPM RCPS（Glasg） St. Vincent Hospital, Indianapolis, IN, USA

Private Practice Hoosier Foot & Ankle, Franklin, IN, USA

Robert Duggan, LAT, DPM, FACFAS Caldwell Foot and Ankle, Caldwell UNC Health Care, University of North Carolina Healthcare, Lenoir, NC, USA

University of Central Florida College of Medicine, Orlando, FL, USA

Timothy A. Graeser, DPM, AACFAS Private Practice, Motio Foot and Ankle Specialists, Winter Springs, FL, USA

Edwin J. Harris, DPM, FACFAS Loyola University Chicago, Stritch School of Medicine, Department of Orthopedics and Rehabilitation, Maywood, IL, USA

Rosiland Franklin University of Health Sciences, Dr. William M. Scholl College of Podiatric Medicine, Department of Podiatric Surgery and Applied Biomechanics, North Chicago, IL, USA

Daniel J. Hatch, DPM, FACFAS Medical Center of the Rockies, Loveland, CO, USA

North Colorado Podiatric Surgical Residency, Greeley, CO, USA

Byron L. Hutchinson, DPM, FACFAS Franciscan Medical Group: CHIFranciscan Foot & Ankle Associates: Highline Clinic, Seattle, WA, USA

Jessica M. Knight, DPM, AACFAS Weil Foot and Ankle Institute, Northwest Community Hospital Medical Group, Arlington Heights, IL, USA

Bradley M. Lamm, DPM, FACFAS Foot and Ankle Deformity Center and Fellowship, Paley Orthopedic and Spine Institute at St. Mary's Medical Center and Palm Beach Childerns Hospital, West Palm Beach, FL, USA

Caitlin Mahan Madden, DPM Private Practice, Podiatry Care Specialists, West Chester, PA, USA

Kieran T. Mahan, DPM Department of Podiatric Surgery, Temple University School of Podiatric Medicine, Philadelphia, PA, USA

Department of Podiatric Medicine and Surgery, Temple University Hospital, Philadelphia, PA, USA

Faculty, The Podiatry Institute, Decatur, GA, USA

College of Physicians of Philadelphia, Philadelphia, PA, USA

John T. Marcoux, DPM, FACFAS Steward – St. Elizabeth's Medical Center, Brighton, MA, USA

Emily D. Pugh, DPM, AACFAS Foot and Ankle Surgeon, Harvard Vanguard Medical Associates, Wellesley, MA, USA

Glenn M. Weinraub, DPM, FACFAS Department of Orthopaedic Surgery, TPMG- GSAA, San Leandro, CA, USA

Midwestern University, Glendale, AZ, USA

Western University, Pomona, CA, USA

Mitzi L. Williams, DPM, FACFAS, FACFAP Kaiser San Francisco Bay Area Foot and Ankle Residency Program, Department of Orthopedics and Podiatric Surgery, Kaiser Permanente, Oakland, CA, USA

Pediatry Institute Faculty Member, American Academy of Foot and Ankle, Osteosynthesis, Oakland, CA, USA

目录

病史与体格检查

1

Edwin J. Harris

引言

小儿病史采集和体格检查的目的是收集病史资料。病史采集的目的是确定并充分了解主诉或伴随症状，获取与主诉相关的既往医疗信息，确定可能影响诊断和治疗的其他因素，并做出鉴别诊断。获取病史不是一个被动的过程。检查者应主动询问患者，患者回答。回答问题过程中会引出新的问题，病史资料也随之逐渐完整。在此基础上，可以缩小鉴别诊断的范围。如果获得的病史无误，体检就可以集中在某一点或行全面检查。

诊断错误可能是由于对这些数据的曲解，但更常见的是由于对细节的忽视和未能认识到从病史采集上获得的信息的重要性造成的。

病史提供者

在儿科临床工作中，患儿很少能做出详细准确的表述。他们可能会提供一些有用的信息，医生应该考虑到孩子的年龄，尽量从其身上获取更多的病史资料。有时会遇到由一些朋友和亲戚、医学生、护士、住院医师、初级保健医师、转诊医师等，他们所提供资料包含有从互联网搜索的带有自己的经历及理解的资料；有时，病史提供者甚至会故意隐瞒病史，因为他或她觉得这很尴尬，或者认为这些病史与医生无关。

病史提供者需要一名精通医学概念的人表述。专业人员需尽一切努力逐字翻译，但可能出现以下情况，可能找不到合适的词以及表述员即兴发挥。朋友和家庭成员，特别是儿童，表达的准确性较差，可导致提供的病史不可靠。

资料

既往史的某些部分具有特殊意义。有些疾病的病因可能是发育性的，也可能是遗传性的，因此要强调发育史和家族史的重要性。步态异常实际上可能是运动障碍，医生应该寻找与神经病理学相关的危险因素。有些可能是由于过去的医疗条件有限导致的永久性的病理改变，而另一些可能是创伤后残留的畸形。

整理病史

主诉

由于沟通问题，或是检查者没有认识到有哪些症状与此有关，导致未能完全理解患者的诉求，在这部分检查中出现的诊断错误比其他任何部分都多。其结果是不能正确地判断，导致错误的诊断和治疗。

主诉应以专业术语表达。护理人员应该使用病史提供者与医生都容易理解的非医疗术语，因为病史提供者通常并不真正理解这些术语的含义。最坏的情况是，病史提供者会无意中与从其他渠道获得的不正确的信息相关联。这些信息可能是病史提供者根据个人理解描述的病史，而不是患儿提供的。

仔细研究患者的诉求可能会发现，实际上有些症状是由不同病因引起的，缺乏经验的医生可能会做出错误的判断，认为所有的症状都是相关的。每一项都必须仔细研究并确定优先次序。

病史

所有的疾病都有一个自然史。患者出现症状时的年龄很重要，因为许多骨骼异常都集中在特定的年龄段。例如，在孩子开始走路之前所发现的大多数“内八”和“外八”步态通常病变都发生在足部。在1岁到2岁之间，旋转肢体异常最有可能在胫腓骨。2岁以后，股骨病变更容易引起“内八”问题。

病史应包括其表现、症状的出现、发生的情况以及迄今为止所做的任何治疗。这包括位置、性质、严重程度、时间、产生症状的环境和相关的表现。时间应包括发病时间，持续时间和发作频率。显著的阴性结果也有助于鉴别诊断。在这一点上，可以接受的做法是做一个鉴别诊断的清单，将有助于指导重点询问相关病史和体格检查。

既往史

既往史由两部分组成：现在病史和过去病史。由于在临床中遇到的许多问题都是急性的，所以最好询问当前的病史。

总体印象

询问父母对孩子健康状况的总体印象，看护者对孩子的印象更能反映出实际的医疗状况。这有助于医生更好地理解看护者所描述的相关内容。例如，看护者可能会说孩子的总体健康状况很差，但当被详细询问时，实际上可能表明患儿有行为问题、饮食问题或社会交往问题。相反，看护者可能对更严重的问题，如癫痫发作、慢性疾病和其他疾病，持抵触情绪。

药物治疗

详细了解所有以前和现在使用的药物。这些药物可能对健康有直接的影响，也可能掩盖疾病使其被遗忘或故意隐瞒。看护者可能认为只有处方药才重要，但还应该咨询非处方药、顺势疗法和其他替代药物。有些可能是无害的，但也有未被重视的药理特性。看护者可能不愿意说出这些药物，因为他们害怕医生的不认同。对于非传统的医学治疗也是如此。作为药物史的一部分，检查者必须特别探究这些药物对正在治疗的疾病和儿童的影响。询问应该包括药物的名称、剂量、反应、疗程以及使用药物的原因。这对于有不止一种适应证的药物尤其重要。检查者调查药物史的时间是由主诉决定的。

替代医疗包括按摩疗法、针灸、脊椎指压疗法、顺势疗法药物、草药和维生素。大多数婴儿和儿童服用维生素补充剂，但临床医生应该知道，某些维生素服用过量可能是有害的。

过敏反应

过敏反应可由药物、食物和环境过敏源（包括乳胶和其他接触性过敏源）引起。检查者必须确定这些不良反应中的任何一种是否是真正的过敏或一种特殊体质，还是一种没有事实根据的看护者的担忧。例如，看护者说孩子对青霉素过敏。青霉素是一个宽泛的词语，由于抗生素耐药性，现在很少使用天然青霉素。大多数说是半合成青霉素和头孢菌素。在某些情况下，由于其中一个家庭成员可能对这些药物过敏而避免使用青霉素类抗生素。这时不应记录儿童有过敏史。另一种情况是在服用某些药物后可能会出现恶心或呕吐，这实际上是治疗疾病的结果，而不是药物引起的。有些不良反应是明显的过敏反应，如呼吸困难、全身性荨麻疹、血管性水肿是由严重过敏反应引起的。在某些情况下，看护者在服用某些药物后会出现嗜睡或快感。在这里，真正的过敏是值得怀疑的。服用某些抗生素可能引起胸部黄斑疹，这是非过敏反应。在过敏和非过敏之间有一条很细微的界限。将患儿置于随后出现不良反应的风险中是不合理的。然而，在没有真正过敏的情况下，拒绝给患儿服用一类药物同样是个问题。如果真的发生过敏反应，这是一个很好的机会，医生应强调一旦出现症状立即就医的必要性，并准备好注射肾上腺素。

儿童期疾病

可接种疫苗的儿童疾病包括风疹、麻疹、水痘、百日咳、腮腺炎、脊髓灰质炎、白喉和破伤风。疫苗接种成功率高，风险小。因此，这些疾病在临床中并不常见。

其他儿童疾病包括1型糖尿病、猩红热、风湿热、玫瑰疹、第五病、手足口病、哮喘和其他形式的气道反应性疾病、呼吸道合胞病毒感染、阿斯伯格综合征、自闭症、学习及行为障碍等。

免疫接种

免疫接种可以保护儿童免受社区传染病的影响。这些儿童传染病包括腮腺炎、麻疹、百日咳、小儿麻痹症、风疹、水痘、嗜血杆菌感染脑膜炎和破伤风。一些父母因为宗教信仰或担心接种疫苗可能对儿童有害而拒绝接种疫苗。目前，还没有任何证据证明接种疫苗会导致自闭症，也没有任何一种疾病是由接种疫苗引起的。拒绝接种疫苗的实际危害比理论上可能遇到的风险更大。我们要尽一切努力确保孩子接种的疫苗是最新的。要记住的是，一些父母会选择拒绝为他们的孩子接种疫苗，且不容易被说服。

当有开放性创伤时，应特别询问是否有破伤风免疫和最后的一次注射的信息。最近的数据表明，某些疫苗接种不具有终身免疫效果，所以加强免疫是有必要的。

手术史

手术史能让医生了解既往的外科疾病和对麻醉药物的反应。医生需询问主要的治疗方法，如扁桃体切除、腺样体切除术、阑尾切除术、肠套叠、疝修补术等。他们经常遗漏如鼓膜造孔术、牙科手术和包皮环切术，又或是即使他们需要行全身麻醉也不考虑这些手术。上、下内窥镜、泌尿外科影像学检查、麻醉下的检查和MRI检查也是如此。婴幼儿在进行这些手术时需要行全身麻醉或是深度镇静。寻找这些干预措施的病因，会发现一些被忽略的关于一般健康问题的信息。询问对麻醉的反应可能有助于计划进一步的手术治疗，并选择适当的设备辅助。

创伤

应注意是否有骨折、撕裂伤和其他的创伤。这包括创伤的性质、如何发生、治疗和后遗症。检查者应始终注意重复或不寻常的受伤方式，这可能暗示着非意外创伤。

住院

应当获得入院的日期和病因以及所行的治疗措施，如需详细信息，应索取病历。还应了解急诊手术和急诊护理的内容。

社会关系史

应确定患儿兄弟姐妹的数量、年龄以及其在兄弟姐妹关系中的位置。这就需要委婉地询问怀孕次数、活产和死亡儿童的数量，其死亡的原因包括死胎、遗传、儿童疾病和创伤，如果可能的话，应该确定死亡原因。

应询问其生活状况。确定其家庭成员的数量和关系。当其他家庭成员带患儿进行检查和治疗时，这显得尤为重要。应确定主要的监护人。如果主要监护人不是父母，则检查者必须确定此人是否在法律上有权利同意进行任何侵入性治疗。

应该询问患儿的教育状况，包括现读学年、在校表现、与同龄人的互动、校内职务、是否进行过物理和言语矫治，以及任何特殊的教育。检查者还应询问体育活动参与情况、喜好和其他业余爱好。

吸烟、饮酒、吸毒和性行为史等信息可能很难获得，这些在很小的儿童中都是遇不到的，而在青少年或未成年人中可能存在。当父母或其他监护人在场时，患者极不可能透露这些信息。将儿童与监护人分开以获取这些信息是基层医疗服务者或儿科医生采用的一种手段，但专家通常不这么做。

发育史

发育史是儿童从胎儿生长发育到现在的发展历程。怀孕时母亲的健康状况很重要，在怀孕期间（有时在怀孕前），母亲所使用的药物会对发育中的胎儿产生不良影响。例如，沙利度胺的作用在许多年都没有被认识到；娱乐性吸毒、酗酒和吸烟也会对胎儿产生不利影响。

妊娠期并发症会影响胎儿的发育和存活。早产通常是胎儿疾病的征兆。子宫异常如双角子宫和肌瘤也会影响妊娠。前置胎盘、胎盘早剥、颈项脐带和胎位不正都会影响胎儿的生长及发育，从而增加分娩时神经系统损伤的风险。

妊娠期的长短有着重要意义，分娩可能是早产、自发或诱发的，如果是诱发的，检查者应该确定诱因。分娩时间延长引起的缺氧和颅内出血，这可能是导致中枢神经系统病理改变的一个主要因素。

辅助阴道分娩可导致锁骨骨折和臂丛神经损伤。剖宫产也存在风险，并不是大多数怀孕分娩的选择方式。如果需要行剖宫产，检查人员需要确定其原因。

胎儿的臀位产有其自身的风险。异常的体位可以在分娩前通过产科手术纠正，但某些则不能纠正通过阴道分娩。这些不仅需要行剖宫产，而且还会发生相关的骨科疾病。例如，单臀先露常会导致髋关节发育不良 / 脱位，膝关节半脱位和跟外翻畸形等三联征。

与分娩相关的婴儿因素包括身高、体重和 Apgar 评分（表 1.1）。

确定分娩后的住院时间也可以提供有价值的信息。健康的新生儿通常在 48h 内随母亲出院回家。如果产后有明显黄疸，则可能会增加住院时间。最初的喂养和呼吸困难以及新生儿发热和感染将增加住院时间。后者可能需要血液培养、特殊成像和腰椎穿刺。

婴儿主要的运动标志包括头部控制的发展，从俯卧滚动到仰卧，再从仰卧到俯卧，坐姿，爬行，站立，蹒跚行进，独立行走，言语，大脑支配能力的发展，以及肠道和膀胱的锻炼（表 1.2）。

家族史

检查者应首先询问其他家庭成员中是否存在相同或相似的问题。进一步询问是否患有贫血、出血性疾病、糖尿病、高血压、哮喘、缺血性心脏病、肺结核、高胆固醇血症、肝脏疾病、脑血管意外、肾脏疾病、肝病、认知功能障碍、免疫疾病、癫痫、酒精和药物滥用、癌症、各种形式的关节炎及血液异常等疾病。对于有遗传倾向的患者，应询问是否有镰状细胞贫血症的疾病。询问其他家庭成员有无全身麻醉的反应问题，可能会提供有关恶性高热的病史。可以给监护人一些提示，没有必要去列一长

表 1.1 Apgar 评分

皮肤的颜色	
全身青紫或苍白	0
躯干粉红，四肢青紫	1
全身皮肤粉红	2
心率	
没有心率	0
心率 <100	1
心率 >100	2
对刺激的反应	
无任何反应	0
只有皱眉等轻微反应	1
婴儿啼哭、打喷嚏或者咳嗽	2
呼吸	
无呼吸	0
呼吸缓慢而不规则或哭声微弱	1
呼吸均匀，哭声响亮	2
四肢肌张力	
四肢松弛	0
四肢略屈曲	1
四肢动作活跃	2

在出生后 1min 和 5min 测定得分。健康 7~10 分，轻度至中度 4~6 分，重度 0~3 分。

表 1.2 婴儿发育史

抬头
1 个月俯卧时可左右移动头部
2 个月俯卧时可保持头部和颈部向上抬起
3 个月仰卧时可在手臂辅助下抬起头部
俯卧时手臂可用力向上推
翻身
4~5 个月第一次先从俯卧到仰卧翻身
5 个月时可来回翻滚
坐
6 个月可独立坐着
爬
7 个月能爬行，缓慢爬行，匍匐行进
站立
7~9 个月才能站起来
辅助行走
9~10 个月可借助物体辅助行走
独立行走
12~13 个月可独立行走
脑半球优势
24 个月可出现优势手
大小便控制
30~40 个月进行大小便控制训练

串的清单。检查者需要意识到，如果病史提供者感到有信息泄露的风险，他们可能会保留病史信息。

系统回顾

一般回顾包括客观与主观信息，如营养状况、体重稳定、虚弱、疲劳、不明原因发热、食欲不振和一般健康状况的信息。

头部的相关信息包括头痛、头晕和头部外伤史。

对眼睛的评估包括患者对其视力的感知、眼镜或隐形眼镜的使用、发红、灼烧、过度流泪、视力丧失、青光眼和白内障。

耳部的评估包括失聪、耳鸣和中耳炎病史。

鼻的回顾包括频繁的上呼吸道感染、鼻窦炎、阻塞、流涕和鼻出血。

口腔的评估包括牙齿的状况、舌头的活动、吞咽、喉咙疼痛和声音嘶哑。

颈部评估是否存在已知畸形、运动范围内的疼痛和一般的压痛。还包括有关甲状腺病变的问题。

淋巴病变发生在颈部、腋窝、腹股沟和腘窝区。局部肿块和疼痛将有助于确定广泛的淋巴病变。受累淋巴结的位置通常能识别出真正病变的远端位置。

肺部检查包括咳嗽、呼吸困难、气喘、吸气或呼气时疼痛、发绀，以及接触肺结核等慢性肺疾病。

心血管评估包括胸痛、心律失常、肢体水肿、高血压和已知心脏病病史，如风湿热、杂音和晕厥。

胃肠道检查包括吞咽困难、吞咽疼痛、恶心、呕吐、肠道异常、直肠出血、黄疸、肝胆疾病和肝炎。

尿路检查包括血尿、排尿困难、夜尿症、多尿、尿失禁和尿路感染。

男性生殖系统检查包括疝气、睾丸疼痛、阴囊肿块和性传播疾病的病史。对女性来说，需询问月经初潮的年龄、性传播疾病的病史、怀孕，以及使用的避孕措施等。

肌肉骨骼检查包括先天性和后天性畸形、关节疼痛、僵硬、水肿和骨折病史。

神经学检查包括晕厥、癫痫、肌无力、感觉改变、感觉减退、感觉丧失、瘫痪、震颤和头痛。精神病学回顾包括焦虑、噩梦、易怒、抑郁、学习困难和行为障碍。

内分泌回顾需特别注意甲状腺疾病，肾上腺疾病和糖尿病等病史。

血液学检查包括贫血、异常出血、原因不明的瘀斑和易遗传的镰状细胞贫血症。

体格检查

与病史一样，体格检查也可以根据主诉进行调整。根据主诉，检查可以是有针对性的，也可以是全面的。然而，各级体格检查都有基本的共同组成部分。

体格检查经常要根据不同的患者而调整。必须保持检查的综合性，但检查者不应受到任何特定形式的约束。通常，应首先进行需要患者配合的检查，这可以同时吸引孩子的注意力。对于观察部分的检查也应在接触初期进行。尤其是在幼儿身上，应尽量减少操作和姿势的变化，尽可能在一个体位进行检查。这通常意味着需要改变检查顺序，不舒适或带有疼痛部分的检查应在最后进行。最后一点，对于焦虑或不合作的患儿来说，最好是让父母抱着进行检查。

生命体征

生命体征是所有体检必不可少的，大多数电子病历系统要求每次遇到患者都要记录生命体征。包括温度、心率、呼吸频率、身高、体重、BMI 和疼痛等级。

温度

温度可以通过使用多种仪器，多种途径进行测量。由于汞的危害，汞玻璃温度计在很大程度上已被电子数字温度计所取代。电子数字温度计有经口腔、直肠、腋窝、鼓膜、前额皮肤和颞动脉途径。其中鼓膜和前额皮肤途径测量不可靠，通过颞动脉、鼓膜和腋窝途径测量的体温可用于筛查是否发热，但缺乏准确性。通过这些途径测得的体温，应该再次测量口腔或直肠途径来验证。目前的建议是 4 岁及以上患儿的采用经口腔途径，婴儿、学步期和 4 岁以下患儿的采用经直肠途径。结果可用摄氏度和华氏度记录（表 1.3）。当监测温度时，所有记录都应采用相同的方法——避免混合。表 1.4 列出了各途径的发热阈值。

心率

心率可以通过触诊动脉或听诊心脏来测量。桡动脉、足背动脉、胫骨后动脉和腘动脉被认为是外周动脉，而颈动脉、肱动脉和股动脉被认为是中心动脉，是重症儿童休克时测量心率的首选部位。心脏搏动的频率和节律可以通过触诊适当的动脉及听诊来检测。脉搏的强弱只能通过触诊来确定，最好通过计算 30s 内的次数并乘以 2 来确定频率。如果有明显的异常节律，检测则应持续 1min 以上。

表 1.3 华氏度与摄氏度对照表

98.2 ° F	36.8 ° C
98.4 ° F	36.9 ° C
98.6 ° F	37.0 ° C
98.8 ° F	37.1 ° C
99.0 ° F	37.2 ° C
99.2 ° F	37.3 ° C
99.4 ° F	37.4 ° C
99.6 ° F	37.6 ° C
99.8 ° F	37.7 ° C
100.0 ° F	37.8 ° C
100.2 ° F	37.9 ° C
100.4 ° F	38.0 ° C
100.6 ° F	38.1 ° C
100.8 ° F	38.2 ° C
101.0 ° F	38.3 ° C
101.2 ° F	38.4 ° C
101.4 ° F	38.6 ° C
101.6 ° F	38.7 ° C
101.8 ° F	38.8 ° C
102.0 ° F	38.9 ° C
102.2 ° F	39.0 ° C
102.4 ° F	39.1 ° C
102.8 ° F	39.3 ° C
103.0 ° F	39.4 ° C

表 1.4 出现发烧的情况如下

口腔温度 >99.5° F（37.5℃）
直肠温度 >100.4° F（38.0℃）
腋温 >99.0° F（37.2C）
鼓膜温度 >100.4° F（38.0℃）
颞动脉温度 >100.4° F（38.0℃）
奶嘴温度 >100.0° F（37.8℃）
红外线前额温度不推荐

腋窝、鼓膜和颞动脉温度的准确性值得怀疑，应经口腔或直肠途径来验证

血压

任何年龄都可以测量血压。袖带尺寸是准确测

量血压的最重要因素。新生儿和婴儿的袖带宽度平均为 5.5cm，以适当贴合上臂中部为度。学步期患儿可以使用宽度 7cm 的袖带进行测量。10cm 宽的袖带适合年龄较大的儿童和青少年。超过这个年龄，14cm 的成人袖带就足够了。测量后，记录收缩压和舒张压以及脉压。血压值异常包括反常脉搏，其定义为吸气时收缩压的异常降低，以及反映全身血管阻力状态的异常脉压。测量时，有时会听不到柯氏音，在给袖带充气之前，最好将手臂抬高到肩部上方。此外，收缩压可以在随着袖带压力降低的情况下，通过触诊桡动脉来确定。儿童最小收缩压公式 P=70mm/Hg+ 年龄 ×2。

呼吸频率

呼吸频率的确定是很困难的，因为如果患儿意识到有人观察他的呼吸频率，会人为地改变频率和节奏。有两种方法可以避免此错误。第一种方法是用 30s 的时间通过桡动脉触诊测定脉搏率，然后，检查者用 30s 的时间来测量呼吸频率，方法是观察呼吸时的胸廓起伏，同时持续胸部听诊。第二种方法是听诊心脏，同时计数呼吸频率。

身高

身高以英寸或厘米为单位记录，通常是在脱鞋时记录的。一些挂图和类似的测量装置可以在商店买到。身高需与年龄一起记录，以便给出该儿童的百分位数值，与其他同性别儿童进行比较。

体重

准确的体重对给药剂量很重要。家长很可能会错误估计孩子的体重，所以最好进行测量。重量以磅或千克为单位记录。换算如下：磅换算成千克，磅数 ×0.45；千克换算成磅，千克数 ×2.2。

BMI

体重指数（BMI）的计算公式是以千克为单位的患儿体重除以厘米为单位的孩子身高的平方。这是相当麻烦的手工计算，有许多可用的在线程序，会根据年龄、性别、体重（kg）和身高（cm）自动计算。许多电子病历程序在输入生命体征时也会自动生成。

疼痛评估

使用视觉模拟疼痛量表确定疼痛严重程度的评估。检查者给患儿看一张包含多种面部表情的图表，从高兴的微笑到严重的苦恼。许多孩子在最初评估时会大大高估疼痛的严重程度，导致检查者对患儿疼痛程度的评估比实际要高。

一般体格检查

头部

头部和面部作为一个整体，常检查其对称性和外观。检查头部是否有小头畸形和大头畸形，测量并记录头围。眼部是否对称，头部的倾斜和其他对称性的变化都提示胎儿宫内塑形的问题。检查囟门的丰满度、平坦度和大小。面部肌肉无力很容易评估，不需要检查颅神经。某些面部特征，如睑裂倾斜和舌胖，是唐氏综合征等疾病的诊断，通过简单的检查就能立即识别。

眼睛

眼睛需要检查瞳孔的对称性，大小，对光反射和调节反射。检查眼球运动，还需查看巩膜的颜色和有无黄疸，眼睑是否有上睑下垂，眼球是否突出等。

耳朵

检查耳朵在头部的位置，外耳道是否通畅，有无压痛、分泌物，以及鼓膜的状况。

鼻

检查鼻腔是否通畅，评估鼻中隔的位置以及是否有病变，检查鼻腔黏膜颜色，并记录各种鼻腔分泌物。

口腔和咽喉

评价嘴唇的颜色和是否有病变。检查牙列有无异常。察看颊黏膜和牙龈的颜色，是否存在病变及肥大。评估舌头是否有病变，有无震颤和活动度检测。检查悬雍垂的位置和活动度。检查扁桃体的大小，颜色和是否有炎症。

颈部

检查颈部的活动范围以及是否有疼痛，有无明显的畸形如高低肩，斜颈等。触诊颈部、颏下和锁骨上淋巴结的大小、活动度和有无压痛，检查气管是否位于中线。甲状腺应光滑，均匀，无结节。儿童的颈动脉通常摸不到。

胸部和肺部

检查胸廓是否对称、是否有漏斗胸、隆凸等明显畸形。通过听诊评估大气道通道和周围的呼吸音是否正常。实行规范的叩诊以及语音震颤检查。

心脏

检查心脏的心率和心律。S1 和 S2 较容易听到，不应听到 S3 和 S4，开瓣音等其他额外心音。偶尔会听到杂音，其意义取决于其音量、频率和位置。通常在吸气时，听到 S2 分裂，这在大多数情况下不被认为是病理的。

腹部

首先要行腹部视诊检查。脐应在中线，注意观察手术瘢痕和异常的静脉。然后听诊肠鸣音，听诊肾动脉、主动脉和髂总动脉有无杂音。然后是叩诊与触诊，最后进行浅层和深层触诊以发现是否有肿块及确定肝脾的位置。

脊柱

检测时，患儿背对检查者，保持脊柱挺直和肩膀水平。使髂嵴与臀下褶皱在同一水平，背部检查中线病变，如毛发斑、异常凹陷、脂肪瘤和血管瘤，可能提示脊髓病变。然后从侧面检查患儿，注意胸椎后凸和腰椎前凸的角度。

上肢

上肢应评估皮肤和指甲、关节压痛、活动范围、肌张力和肌力，还需注意有无明显的骨骼畸形。

神经系统

一般神经系统检查从认知功能评估开始。通过与检查者的互动，观察其警觉程度，以及在空间和时间上的定向就能很容易作出判断。

应对颅神经进行粗略检查（表 1.5）。

步态应根据整体步态（足趾完全平齐，足跟到足趾，足趾到足跟，足趾到足趾）进行评估。还应注意足部在推进线的方向。共济运动、异常的动作、肌肉形状、肌容量和肌力都是一般运动功能检查的内容。

感官功能检查包括锐钝、两点（两点辨别觉）、热 / 冷（温度觉）和震动觉。利用 Romberg 试验（闭目难立试验），检测患者在空间和时间上的位置和平衡来辨别脊髓后柱是否病变。

表 1.5 颅神经粗略检查

颅神经 I	嗅神经和嗅束
	测试：嗅觉
颅神经 II	视神经和视束
	测试：视力
	测试：视野检查
颅神经 III、IV、VI	动眼神经、滑车神经、展神经
	测试：眼球运动
	测试：调节反射
	测试：直接对光反射
	测试：间接对光反射
颅神经 V	三叉神经
	测试：面部感觉
	测试：角膜反射
	测试：做咀嚼动作评估咬肌
颅神经 VII	面神经
	测试：微笑，吹口哨
	测试：味道觉
	测试：观察面部对称性
颅神经 VIII	位听神经
	测试：听力测试
	试验：Webber 和 Rinne 试验
	测试：前庭功能测试
颅神经 IX	舌咽神经
	测试：咽反射
颅神经 X	迷走神经
	测试：咽部感觉检查
	测试：颈动脉窦反射
颅神经 XI	副神经
	测试：耸肩，转头
	测试：观察肌肉对称性
颅神经 XII	舌下神经
	测试：检查舌头是否对称，
	有无萎缩，震颤

检查上下深肌腱反射和病理反射以完善神经学检查。

浅表反射的评估如表 1.6 所示。

姿势反射的评估如表 1.7 所示。

表 1.6 浅反射

角膜反射	颅神经 V 和 VII
咽反射	颅神经 IX 和 X
上腹部（腹壁反射）	T7，T8，T9，T10
下腹部（腹壁反射）	T10，T11，T12
提睾反射	L1
跖反射	S1，S2

表 1.7 姿势反射

屈肌反射
体位：患者仰卧，头部正中，双下肢伸展
刺激：刺激脚掌
阳性反应：受试肢体大幅度屈曲
适应年龄：2 月龄
伸肌反射 体位：患者仰卧，头部正中，一侧四肢伸展，另一侧屈曲
刺激：刺激屈曲侧足底
阳性反应：受刺激下肢伸直
适应年龄：2 月龄
非对称性紧张性颈反射
刺激：把头转向一边 阳性反应：面侧四肢伸展，枕侧四肢屈曲
适应年龄：4~6 月龄
对称性紧张性颈反射
体位：患者俯卧在检查者双膝上
刺激：头部前屈 阳性反应：上肢屈曲，双下肢伸展（头背屈时反应相反）
适应年龄：4~6 月龄
支撑反射
体位：让患儿保持立位
刺激：让患儿利用足底弹跳 阳性反应：腿部伸肌张力增加，足跖屈
适应年龄：4 月龄
颈拨正反射 体位：患者仰卧，头部正中，四肢伸展
刺激：把头转向一边
阳性反应：整个身体在头部旋转方向上的旋转
适应年龄：6 月龄
拥抱反射
体位：患者仰卧，四肢伸展 刺激：突如其来的噪音，或者头部从后方下降 1~2 英寸（1 英寸 ≈ 2.54cm） 阳性反应：上肢外展、外旋或屈曲，呈现拥抱样动作

表 1.7（续）

适应年龄：4 月龄
迈步反射
定位：患儿悬吊 刺激：足背触碰检查床下侧
阳性反应：膝关节和髋部屈曲
适应年龄：4~5 月龄
降落伞反射
定位：患儿悬吊俯卧
刺激：突然下降做自由落体运动
阳性反应：伸展手臂和腿
适应年龄：贯穿一生

下肢检查

皮肤

健康儿童的皮肤颜色通常是正常的。局部红斑常为炎症性疾病，如感染性蜂窝织炎。任何皮肤和关节的炎症性疾病会引起红斑。其他的颜色变化，如皮肤发红，是血流动力学不稳定的迹象。例如，单侧红肿常与慢性局部疼痛综合征有关，苍白可能与贫血、失血和休克有关。

正常儿童出汗通常是上下肢对称出现的。与单侧肢体相关的改变提示血流动力学不稳定。汗液过多可能引起接触性皮炎和其他形式的皮肤病。当它与疣一起出现时，往往与难以处理的马赛克疣有关。

皮肤温度通常远端较低、近端较热、双侧肢体的皮肤温度应该相当。异常的皮温变化也可能是血流动力学不稳定的迹象。

浅静脉常见但应不明显，并且无曲张。浅静脉或紫罗兰色皮肤肿块局灶性聚集可能是血管瘤。

某些皮肤损伤提示有特定的系统性疾病。这些包括在神经纤维瘤病中可见的咖啡斑、与 Sturge-Weber 综合征相关的血管瘤、与各种脊柱闭合不全相关的中央脊髓病变、线性皮脂腺痣、与结节性硬化相关的甲旁纤维瘤和具有部分特征过度生长的单侧血管瘤 Klippel Trenaunay 综合征（图 1.1）。

指甲的变化尤其难以评估，因为有太多的疾病都有类似的变化。包括指甲增厚、指甲表面变色、霉菌改变和感染。甲真菌病比较常见。然而，不是所有的指甲出现褪色、沟纹、碎片化和甲下碎屑都是真菌病。鉴别诊断包括 Darier 病、先天性厚甲症、甲状腺疾病引起的指甲变化、接触性皮炎、甲床湿疹、扁平苔藓、牛皮癣、外伤性指甲病，以及酵母菌感染。

下肢经常出现各种痣。包括复合痣、交界痣和发育不良痣。大小、颜色的一致性、高度和边界的定义是诊断及决策的关键因素。由于病变可能会在患儿没有意识到的情况下发生变化，所以在无法触及的部位或难以监测的部位应切除。

外周血管检查

除先天性血管异常外，外周动静脉疾病在儿童是极为罕见的。淋巴管畸形则是个例外。

首先要评估皮肤的颜色、温度、皮肤附属物的状态。以秒为单位，测量毛细血管充盈时间。最重要的是进行动脉触诊。

足背

婴儿和儿童的足背通常很容易触及足背动脉。检查者用对侧手触碰足背，将指尖指腹部分置于动脉区域，然后轻轻按压皮肤，直到感觉到搏动为止（图 1.2）。

在一些儿童中，足背动脉并非来自胫前动脉，可能来自足底的逆行血流，也可能来自腓动脉穿支。80%~90% 的特发性马蹄内翻足患儿发生胫前动脉变异。在某些情况下，胫前动脉在踝关节上方出现异常，而在其他情况下，胫前动脉可能在腘动脉三叉处的任何一点出现异常。

胫后动脉

儿童的胫后动脉触诊十分困难，但这并不能认为是血管病变，我们可以用多普勒识别动脉。检查者用对侧手检查足部胫后动脉。拇指放置在足的外侧和足底，

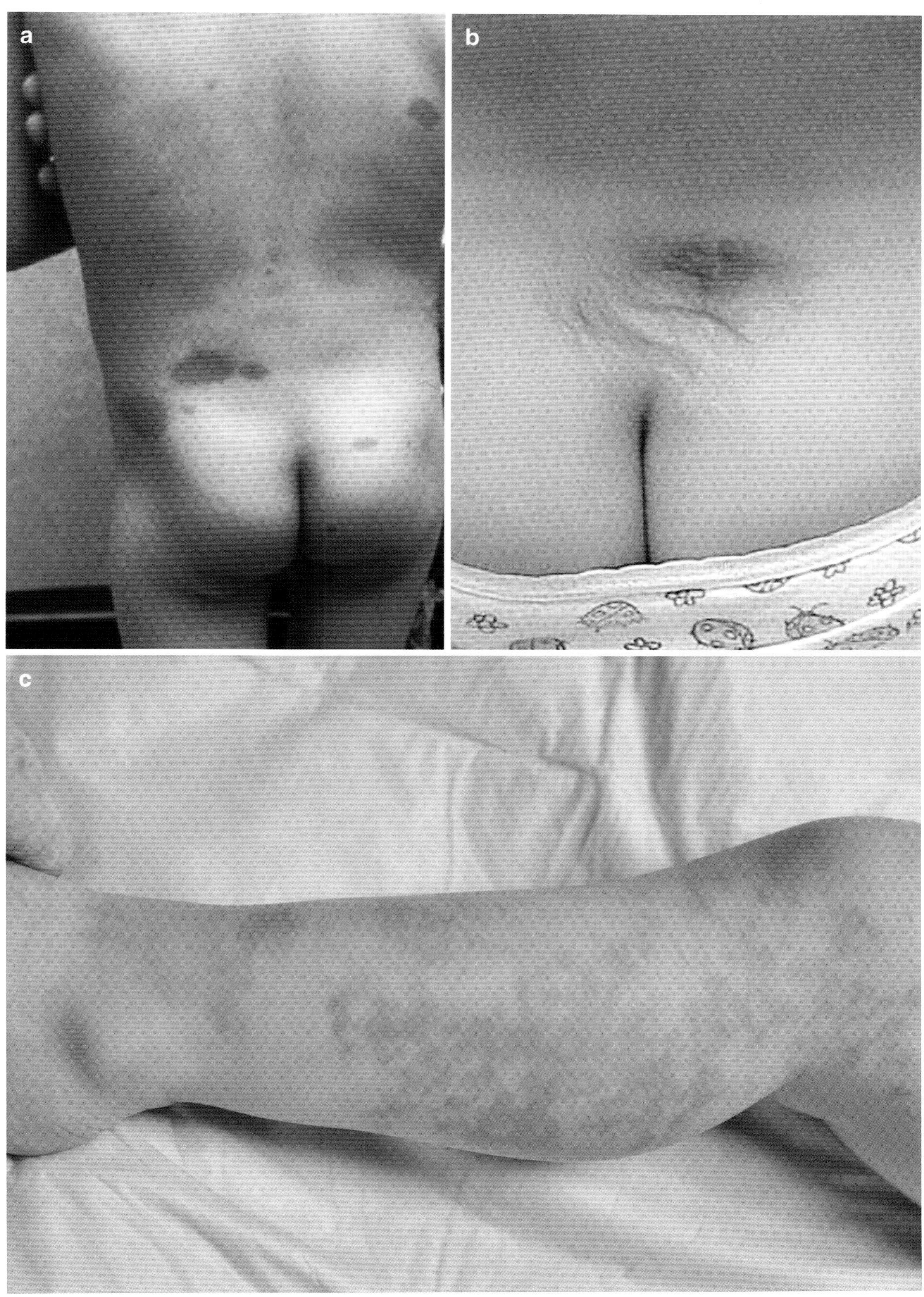

图 1.1 某些皮肤损伤提示特殊的全身性疾病。（a）咖啡斑是神经纤维瘤病的皮肤表现。（b）腰骶部皮肤多毛以及其他中央脊髓病变提示潜在的神经管异常。（c）血管瘤的部分过度生长见于 Klippel-Weber-Trenaunay 综合征等疾病

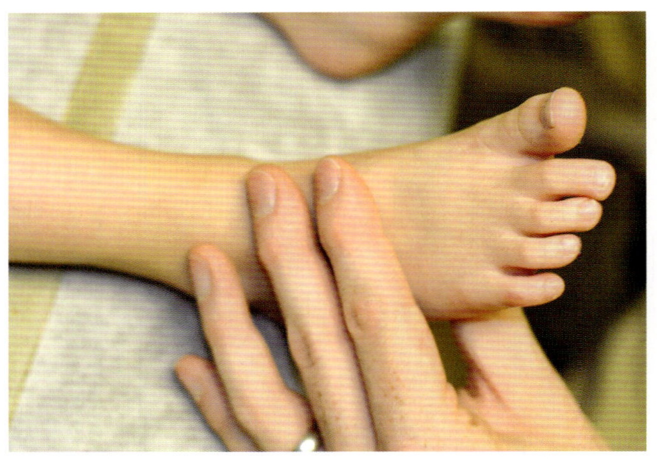

图 1.2 最好用对侧手触诊足背脉搏，并将指腹放在动脉上

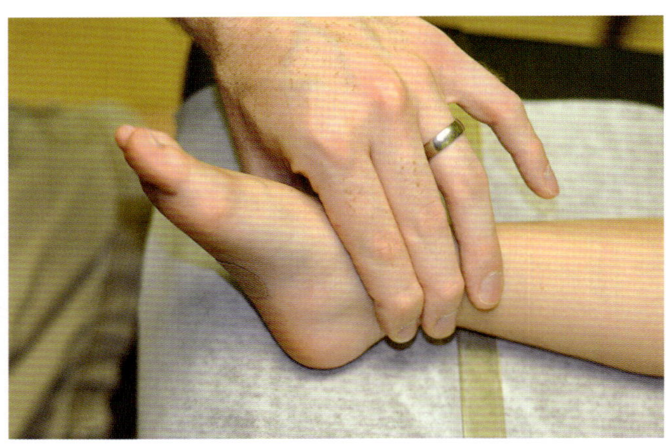

图 1.3 最好用对侧手触诊胫后动脉，并将手指尖置于内踝下方。施加稳定的压力并缓慢放松，直到感觉到搏动为止

其余手指伸向跗骨，指尖放置在内踝下方和近端，施加压力，然后缓慢放松，直到感觉到搏动（图 1.3）。

在马蹄内翻足、先天性足外翻和其他先天性畸形中均有报道胫后动脉变异。

腘动脉

儿童腘动脉均可在仰卧位或俯卧位触诊。仰卧位时，检查者将大拇指沿髌骨放置，余指指尖在腘窝中线相交。施加压力，将腘动脉压迫到股骨后部或胫骨后部，然后缓慢释放，直到感觉到搏动为止（图 1.4a）。另一种方法是将患者置于俯卧位，膝盖稍微弯曲，可在腘窝内感觉到腘动脉搏动（图 1.4b）。

股动脉

在腹股沟触诊股动脉，由于这是一个中心动脉，而不是外周动脉，因此它是婴幼儿急诊评估的首选血管。在腹股沟韧带正下方触诊。应回忆股动脉相对于神经和静脉的位置。最外侧的是股神经，它的内侧是股动脉，动脉内侧是股静脉（图 1.5）。定位股动脉的一个简单方法是站在患者的右侧，检查者将左手拇指放在髂前上棘上，中指放在耻骨联合。食指伸向腹股沟，在大多数情况下，食指直接接触股动脉。左侧的步骤与此相反（图 1.6）。

淋巴管

腹股沟浅淋巴结、腹股沟管下浅淋巴结和腘窝淋巴结是下肢可触及的 3 组淋巴结。腹股沟浅淋巴结位于腹股沟韧带的远端，引流会阴处、男女生殖器、臀部和脐下腹壁处淋巴管。腹股沟浅淋巴结位于隐静脉近端两侧，主要引流下肢淋巴管（图 1.5）。腘窝淋巴结引流沿胫前动脉和胫后动脉的淋巴管。

在腹股沟韧带下方靠近中线处触诊腹股沟浅淋巴结，在股三角处触诊浅腹股沟下淋巴结。在淋巴管引流的区域，通常可触及健康婴儿和儿童的淋巴结。这些淋巴结很小，可以自由移动，触诊可无痛。由于腘窝淋巴结位于含有大量脂肪的区域，健康儿童的常规检查不能鉴别出它们。

下肢全面检查

视诊的重点是肢体长度、肌肉大小和各部位的解剖位置。肢体长度和横径的差异可能非常明显，并与其他肢体异常相关。通常情况下，只有当骨盆后的骨性标志在站立时不对称或肢体位置特殊（Allis 或 Galeazzi 试验）时，这种差异才不那么明显。视诊很容易识别肌肉萎缩，但很难识别轻度肌肉萎缩和轻度肌肉肥大。通过评估股骨内髁和踝关节的关系，可以发现下肢的内外翻。踝关节与膝关节内侧分离时为胫骨内翻。内侧膝关节接触而踝关节分离时为

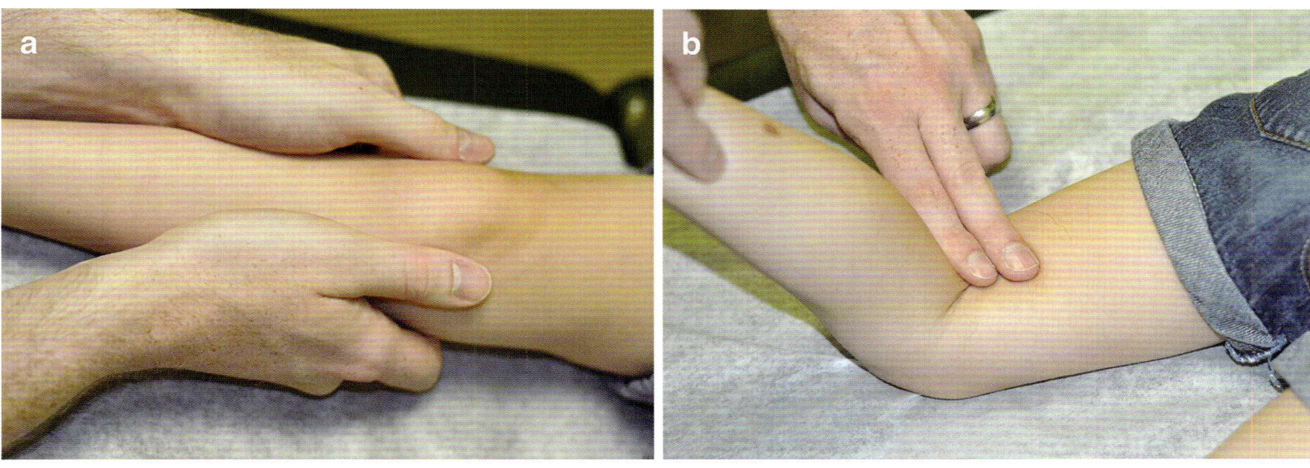

图 1.4 （a，b）可以用两种方法触诊腘动脉。检查者将双手拇指放在髌骨上，其余指指尖在腘窝（a）处会合，将动脉压迫在胫骨上部的后面，直到感觉到搏动。或者患者俯卧，膝关节稍弯曲（b），检查者的手指压迫腘窝深部的动脉，同时触诊腘窝淋巴结

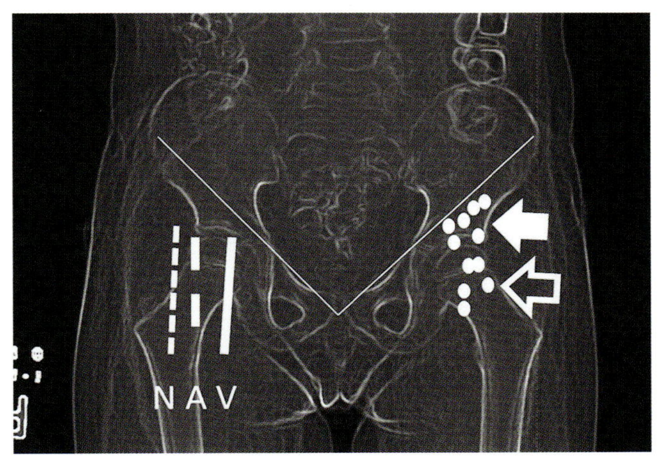

图 1.5 左侧显示股神经（N）、股动脉（A）和股静脉（V）的位置。右侧，实心箭头指向是腹股沟浅淋巴结，开放箭头指向是腹股沟管下浅淋巴结

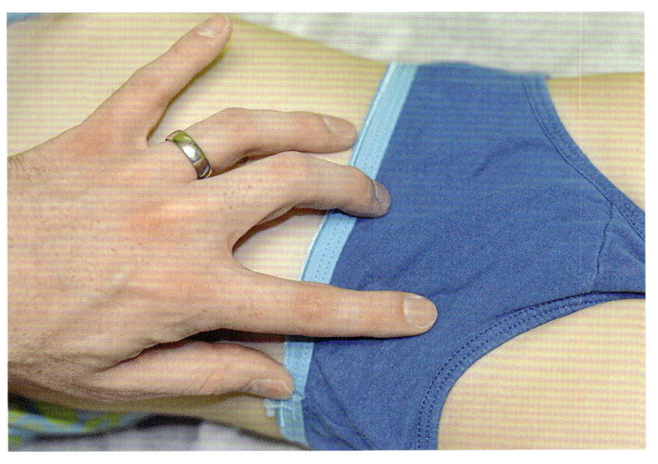

图 1.6 将拇指置于髂前上棘上，将中指放在耻骨联合上，快速定位股动脉。食指指向腹股沟，通常会直接触及股动脉。另一侧的步骤与此相反

膝外翻。这些可以通过测量间距来表达，通常以厘米为单位，或者可以测量股骨和胫骨轴线形成的夹角。视诊也很容易发现髌骨的位置和足在小腿上的位置。

肢体的增大可以通过两侧对比来确定。可能是单纯性的水肿（或凹陷性水肿），也可能是肌肉发达的表现。水肿可能有炎症的原因，但也可能是由淋巴阻塞和发育不全引起的。后者包括 Milroy’s 病和早发性淋巴水肿。动静脉畸形也会引起水肿。鉴别诊断时还必须考虑到单侧肥大和单侧萎缩。比较上肢和下肢有助于确定肢体是增大还是肢体发育不良。下肢肥大可伴有脂肪性巨肌营养不良、肌肉肥大和其他形式的局灶性或区域性巨肢。单侧萎缩见于肌肉萎缩性疾病、失神经和先天性异常，如马蹄内翻足、脊髓栓系和其他以失神经支配为特征的疾病（图 1.7）。

步态评估

人类的行走方式是从蹒跚学步的幼儿期发展到儿童时期，这依赖于神经系统的成熟和学习行为。

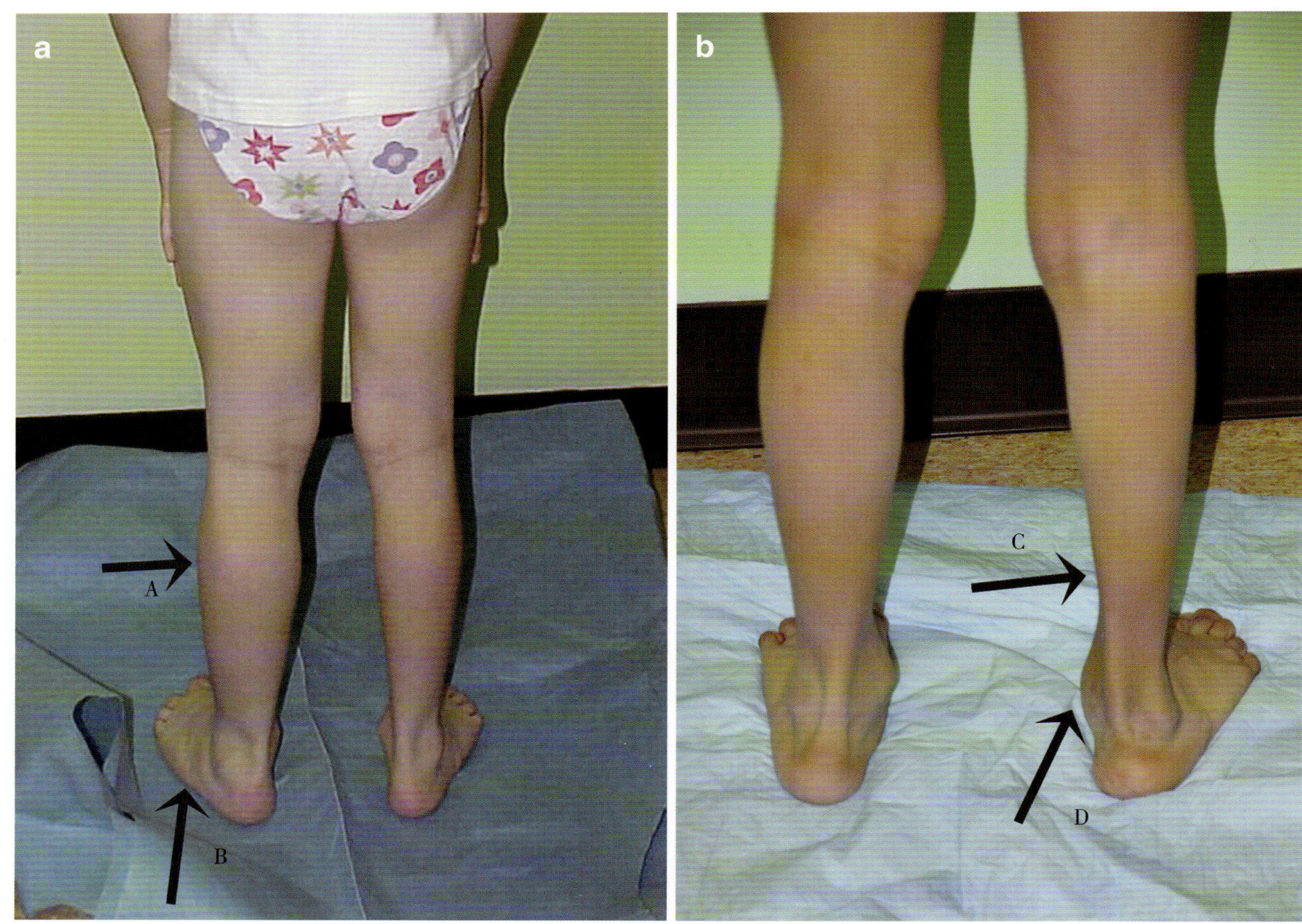

图 1.7 （a，b）肢体肥大和萎缩通常可以通过简单的视诊来识别。肥大（a）可见于大腿、小腿（箭头 A）和足部（箭头 B）。小腿萎缩（b）（箭头 C）和足部（箭头 D）多见于骨骼疾病，如马蹄内翻足

蹒跚学步的步态是走路时踝关节分开，向外旋转以扩大支撑的底盘。最初的步态模式是完全平坦的，在摇摆阶段，会过度弯曲膝关节和髋关节，以获得足部间隙。足跟 – 足趾的行走模式在两岁左右形成，并会持续一生。足偏角也在不断变化，开始时是大范围的外旋，随着孩子接近两岁，逐渐变小。步态模式会因神经功能障碍而改变，这包括运动障碍、静态肢体异常或两者结合的形式。

步态的实验室检查可能有助于准确定位步态异常，但许多诊断信息可以通过简单的观察患者前后左右的行走获得。患者做步态评估时，应在条件允许的情况下，尽量少穿衣服。评估应该在没有穿鞋的情况下进行。观察的关键点包括足的行进线，站立和行进时的踝间距（行进时关节的活动角度和基本的步态模式）、行走的稳定性和摆动相 – 支撑相模式。

足偏角

除了足部内收和外展畸形，如弓形足、跖骨内收和前足外展外，异常的足偏角几乎总是源于踝上的问题。通过简单的检查就可以确定，这些问题不大可能是穿鞋时足部出现“内八”或“外八”的原因。此外，先天性足部畸形通常在婴儿开始行走之前就被发现并成功治疗。胫骨扭转与股骨扭转（股骨前倾）的异常是幼儿和儿童后期出现“内八”及“外八”步态的主要原因。

踝间距

踝间距的长短与年龄有关。刚开始走路时，会有胫骨内翻，使内踝相互靠近，而使膝关节分开。

为了提供某种程度的额外稳定性，幼童的肢体的外展可能会掩盖这一点。随着儿童年龄的增长，胫骨内翻（在幼童中是生理性的）逐步变成膝外翻。当膝关节相接触时，这将使踝关节分离。

稳定的步态

步态的稳定性是神经系统成熟的表现。刚开始行走的幼儿会以较宽的步态向外旋转行走。这样可以更好的稳定重心。稳定的步态需要正常的神经功能。随着中枢神经系统的逐步成熟，步态变得更加精细和稳定。稳定性的程度也受到逆变控制和髋关节、躯干稳定性的影响。例如，腓骨肌无力可能导致站立时踝内翻。臀中肌无力会导致髋关节不稳定和 Trendelenburg 步态。

站立相和摆动相

很容易评估站立相和摆动相的相对比率。缩短的站立相几乎总是肢体疼痛的结果，反映了需要通过缩短站立相、膝关节不适当的屈伸和早期足跟离地来减轻疼痛的肢体。这被称为止痛步态模式。它可能是由下肢任何部位的病理引起的。从幼儿阶段到 8 岁或 9 岁的儿童可能会发现疼痛的位置与实际疼痛部位（指疼痛）有一定距离。例如，起源于髋关节水平的疼痛通常指膝关节内侧。四肢的检查必须包括有明显疼痛部位以上的至少两个关节。

刚开始走路的幼儿在摆动相时表现出过度屈曲的髋关节和膝关节。站立相以全足着地的模式开始，然后在站立相末以足尖离地结束。当儿童接近两岁时，这种模式变得更加成熟，开始有明显的足跟着地，接着是全足着地和足尖离地，类似成人步态。

在步态的发展过程中没有一个时期被认为是心理和生理的发展过程。正常的步态变化包括足跟过早离地、足尖到足尖的模式，和足尖到足跟的行走模式。足跟过早离地通常是轻度马蹄畸形，这限制了足踝背伸。不正常的内旋是一种代偿机制，允许足跟在站立相早期靠近地面。严重的固定马蹄几乎总是足尖到足尖的行走模式。从足尖到足跟的行走模式是由于前筋膜室肌肉无力，导致足下垂引起。

下肢检查

检查的第一部分是视诊，以确定明显的下肢畸形。包括足趾位置异常、前足内收或外展、内侧柱塌陷、距骨内侧头突出、足跟内翻外翻、踝关节位置异常、胫骨内翻、膝外翻、肢体长度差异。然后，测量下肢的运动范围，以便进行诊断和临床决策。

其次是疼痛和肿胀的触诊。与疼痛相关的局部肿胀和红斑是局部关节疾病、化脓性关节炎、全身性疾病和创伤的首要症状。从远端趾间关节开始，对整个下肢进行局部触诊和活动范围检查。

前足活动范围

通过测量足部在负重和非负重情况下的足趾活动范围，寻找疼痛和关节活动受限的原因，用同样的方法检查对侧。

在没有韧带松弛的情况下，中足的活动范围很小，但检查者可能会发现第一跖骨的背伸或跖屈，这通常表示部分内侧柱矢状面的异常。

距下活动范围

距下和踝关节的运动范围对大多数足踝畸形的诊断和治疗计划的制订至关重要。

有几种测量距下活动范围的方法，但最简单的方法是让儿童俯卧，测量足跟对胫骨长轴的中线。当足跟中线与胫骨中线在同一平面上时，此角度记为 0° 。测量并记录该点的最大内翻和外翻（图 1.8）。同时，检查者估计在测量距下范围时足踝跖屈和背屈的程度。这有助于确定距下关节轴的方向。在这部分检查中，背屈和跖屈增大表明距下关节轴的位置高于正常位置。更多的水平面轴线将显示足的背屈和跖屈状态。

试图定义和确定距下关节的中立位存在许多问题。运动范围更重要。儿童正常的距下关节活动似

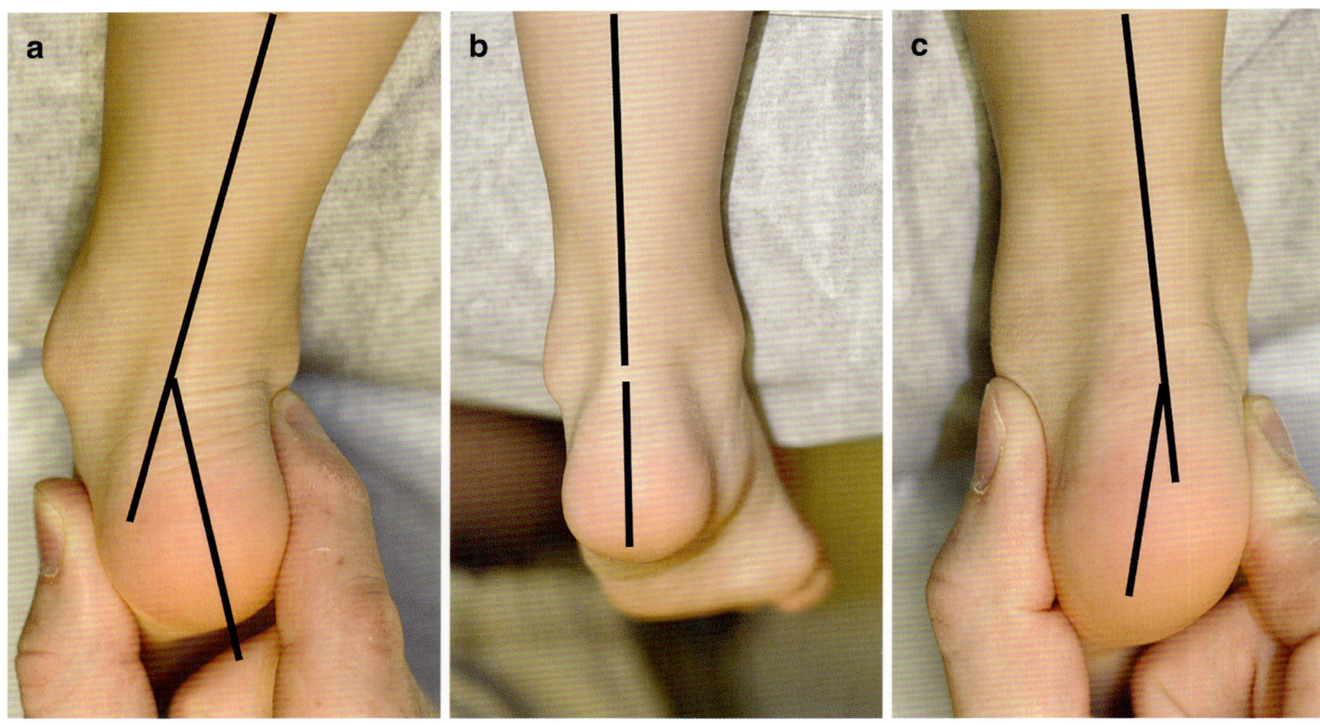

图 1.8 距下活动范围最好是儿童俯卧时测量的。胫骨轴线以近端为参考，跟骨中线以远端为参考。（a）内翻（旋后），（b）足跟中线与胫骨轴线在同一位置，（c）外翻（旋前）

乎发生在垂直足跟周围。当儿童足跟外翻在正常范围，或在某些情况下稍微超出正常范围时，会出现大多数症状。

在测量过程中获得的值既是操作变量也是测量变量。患儿的经验标准角度是内翻 30° 和外翻 10° 。

前足与后足的关系

通过确定穿过第 1 跖骨和第 5 跖骨头部的前足平面，并将其与足后跟的中线部分进行比较，来评估前足与后足的关系（图 1.9）。前足内翻通常表示舟骨、楔骨和第一跖骨基底之间内侧柱的背屈。内侧柱的跖屈导致前足相对后足的外翻，通常伴有一定程度的高弓畸形。

踝关节活动范围

许多足部畸形都会有踝关节活动范围异常。和距下活动范围测量一样，结果也取决于检查者和仪

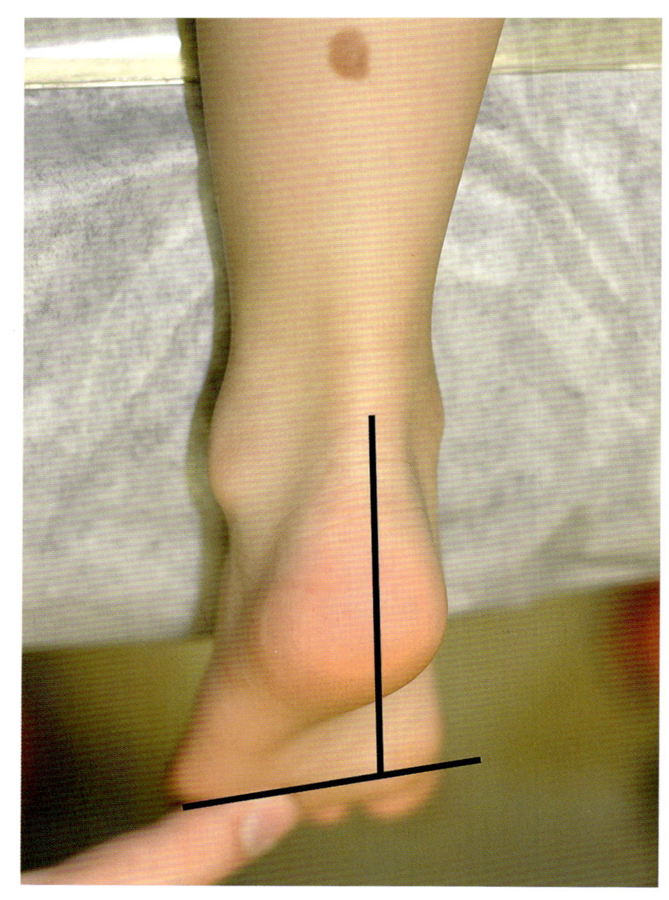

图 1.9 最好是在儿童俯卧时测量前足内翻和外翻。测量沿着第 1 和第 5 跖骨头的连线与跟骨中线的夹角

器。有必要对该技术进行一些规范，建议参照理疗相关文献，用足跟与胫骨轴线平行等分来测量踝关节背屈和跖屈。虽然这是人为的，它是以相同的方式适用于所有的患儿，这将消除任何的技术误差。最大内翻时的踝关节背屈更多，因为距下关节内翻允许足的外侧缘背屈。相反，在外翻时测量踝关节的活动范围减少。

该技术最好在患儿俯卧时使用。将跟骨轴线与胫骨轴线置于同一平面，以足侧缘和腓骨轴为参照，测量踝关节背屈。首先在患者允许被动活动范围的情况下进行，然后再在患者主动背伸的情况下进行。足底屈曲的测量方法也是一样的。

首先检查膝关节伸直位时（图 1.10a）踝关节的背伸活动度，然后再检查膝关节屈曲位时（图 1.10b）的背伸活动度。由于腓肠肌起源于膝关节处的股骨后髁，屈曲膝关节可以有效地延长腓肠肌，从而评估比目鱼肌。这是后面要讨论的 Silfverskiold 试验的基础。

背伸活动范围因患者而异，但膝关节伸直时至少为 10° ，膝关节屈曲时为 20° 。韧带松弛会导致活动范围增大。

Silfverskiold 试验阐明了马蹄畸形的解剖学特点。通过评估膝关节在伸直和屈曲位时踝关节的活动范围，可以评估小腿三头肌的各个组成部分是否存在挛缩（图 1.11）。大多数儿童踝关节的正常活动范围是：膝关节伸直位 10° ，屈曲位 20° ，这提示踝关节无马蹄畸形。

在膝关节处于伸直位时，踝关节背伸范围在中立位或以下，而在膝关节屈曲位时，可背伸到接近正常水平，这提示腓肠肌部分挛缩。如果需要手术治疗，可选择某种形式的腓肠肌延长术。

在膝关节伸直和屈曲位时，踝关节背伸受限，提示腓肠肌和比目鱼肌同时受影响，但在这个试验中，无法进一步判断腓肠肌哪个组成部分受影响。

Silfverskiold 试验只对神经系统正常的儿童有效。有趣的是，Silfverskiold 最初的文章讨论的是神经系统存在异常的儿童。对于神经系统异常的儿童，特别是在痉挛的情况下，有不同的意义。在某些情况下，肌肉过度紧张，而随着近端关节的位置改变，张力会发生变化，并随着远端关节的移动而减弱。这一结果可能会被误解，因为屈曲膝关节可能会使小腿的张力降低，这会使医生做出错误判断仅需做腓肠肌延长术。

其他因素也会影响踝关节的活动范围。高弓畸形会限制踝关节的活动，这是由于前足相对后足的跖屈，使距骨在踝穴处升高导致的。当评估踝关节活动范围时，距骨颈紧靠胫骨前壁，产生“骨块阻

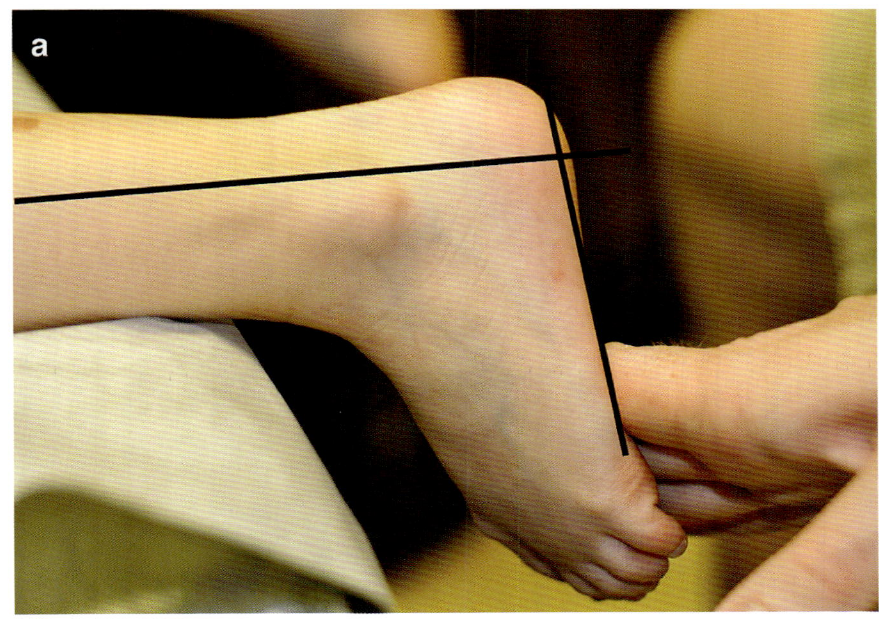

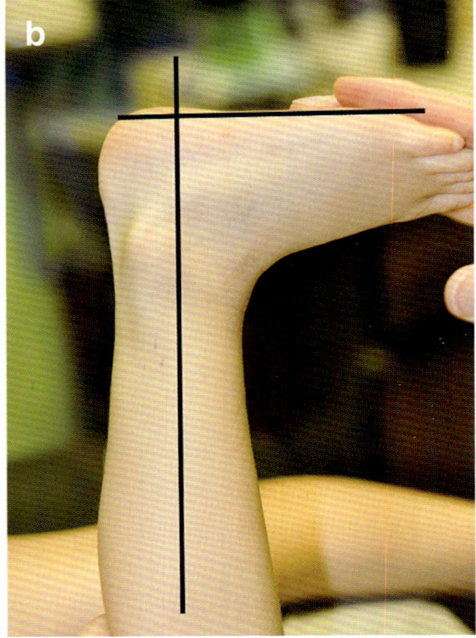

图 1.10 测量踝关节背伸的最佳方法是将儿童俯卧并将足跟与胫骨轴线放置在同一平面。首先在膝关节伸直时检查踝关节背伸（a），然后在膝关节屈曲时检查踝关节背伸（b）

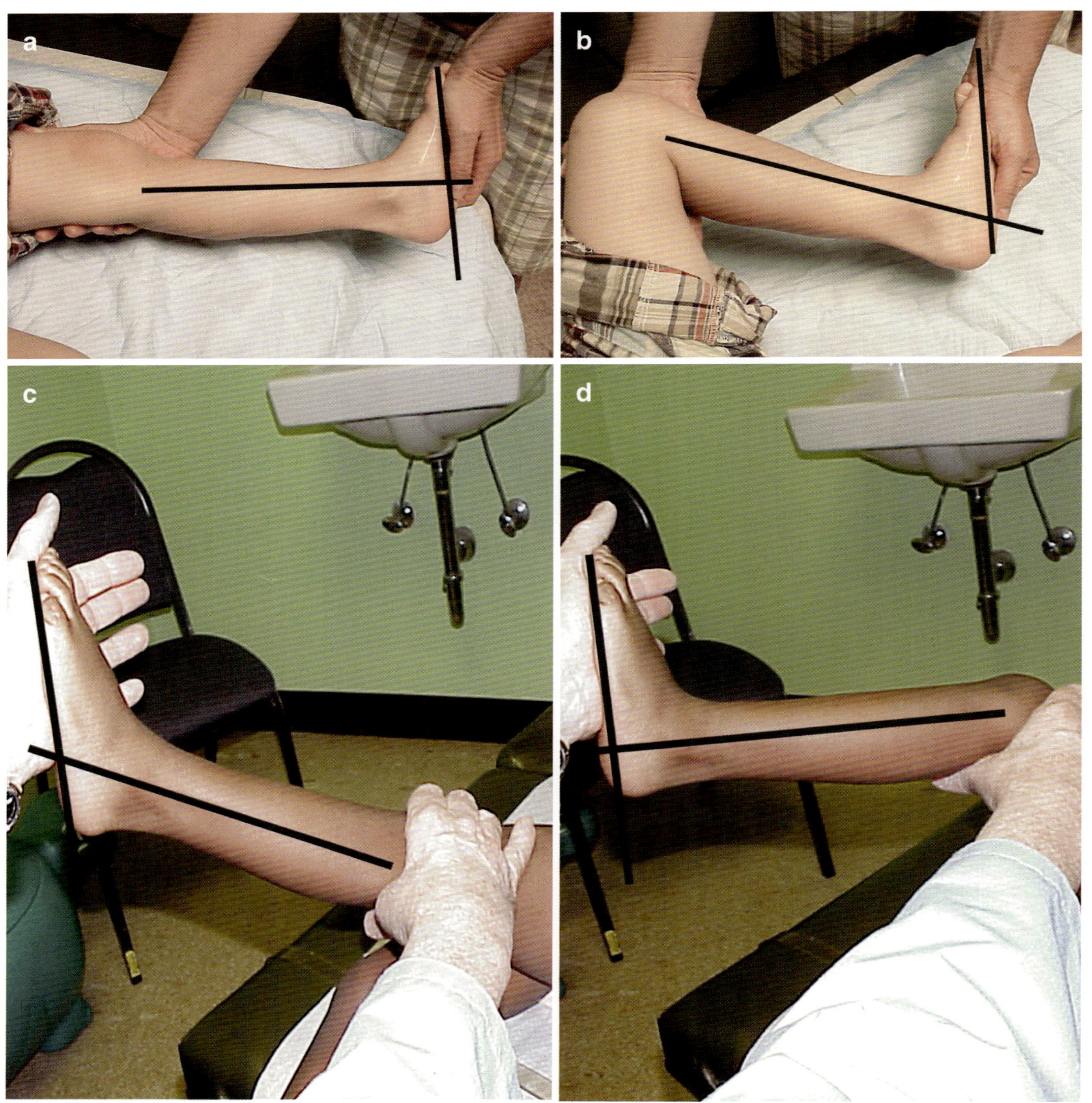

图 1.11 Silfverskiold 试验是评估踝关节马蹄畸形是由小腿三头肌的哪个部分造成的。在膝关节伸直与屈曲位下检查踝关节的背伸（a，b），在伸直位时踝关节背伸受限，但在屈曲位时背伸更多提示是腓肠肌病变引起的。在这两个位置时踝关节背伸都受限（c，d），提示是由比目鱼肌（也可能是腓肠肌）病变引起的

挡”马蹄。距骨穹隆的改变会使距骨关节面变平，导致踝关节活动受限。这是马蹄足手术治疗后常见的并发症（图 1.12）。

膝关节轴线与踝关节轴线的关系（胫骨扭转）

大多数体格检查是在检查室进行的。可用的设

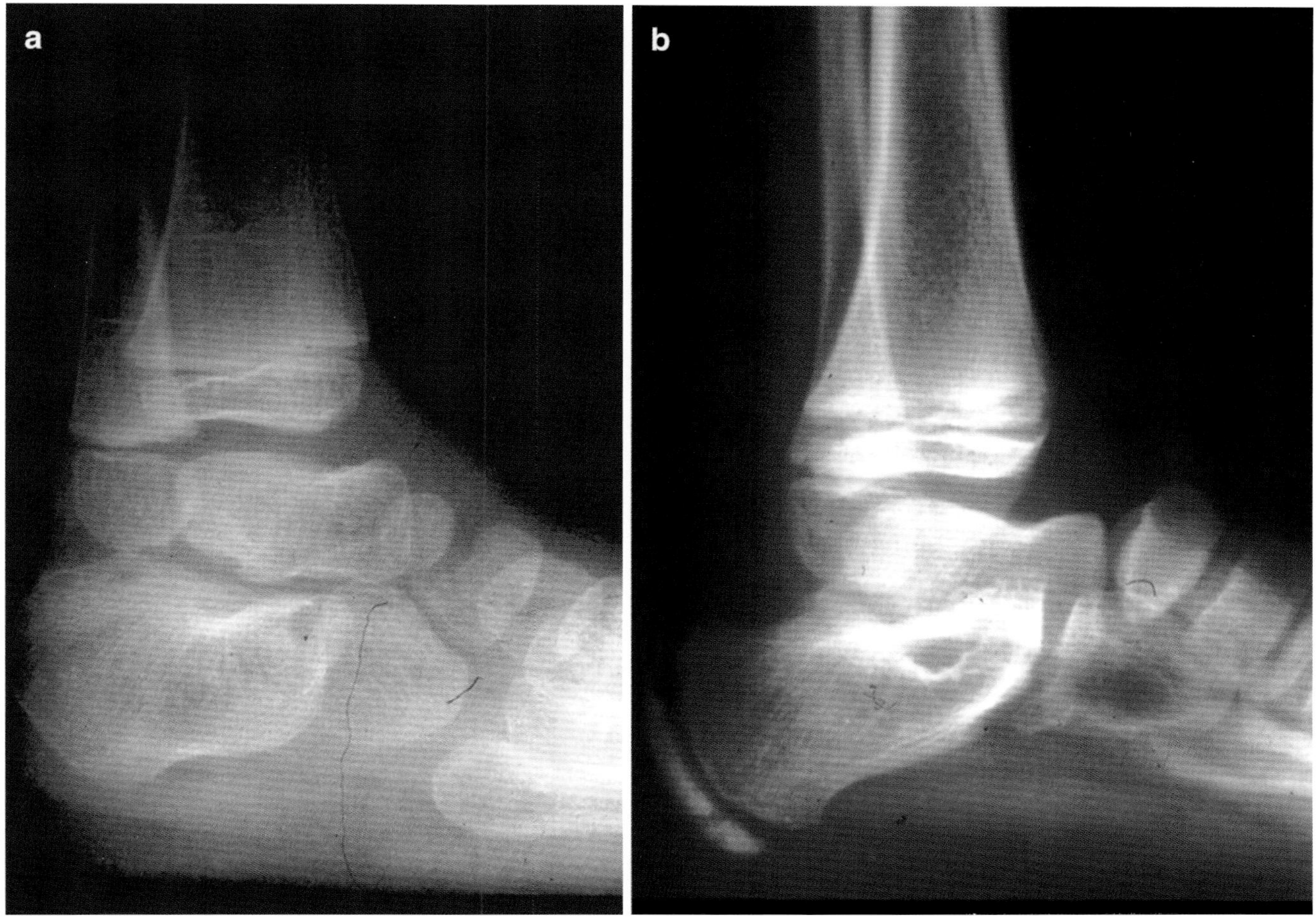

图 1.12 距骨穹隆变平限制踝关节活动。这可能产生解剖性的马蹄（a，后跟在非负重下）或由于距骨穹隆变平和前足马蹄或高弓足限制踝关节活动（b）

备有限，因此，提倡使用简单的工具和效益高的技术。虽然有复杂的工具可以测量胫骨扭转，但由于医疗资源的成本以及所涉及的辐射量，这些工具对于大多数检查都是不切实际的。

婴儿时，踝关节轴线相对膝关节轴线向内旋转，膝关节随年龄增长逐步向外旋转，大约 5 岁时，踝关节轴线相对膝关节轴线向外旋转 15°~20°。膝关节轴线很容易定义，简单的膝关节屈伸会给检查者视觉提示，可建立参照目标。另一方面，踝关节轴线没有明显的解剖标志，踝关节的屈伸不能确定轴线。现在的标准做法是在内踝和外踝的尖端之间连线。这条线并不是真正的踝关节轴，关于它们之间的关系存在相当多的争论。但对于临床胫骨扭转的测量已经足够了。

在仰卧位下检查下肢来确定膝关节和踝关节轴线之间的关系。屈髋 90°，屈伸活动膝关节及内外移动股骨，直至胫骨在身体矢状面上能够屈伸活动，将膝关节轴线定位于检查台的平面上。将胫骨轻轻地向外旋转直到产生阻力，并将重力测角仪或其他合适的装置放在内踝和外踝的顶端。踝关节轴线与膝关节轴线的关系可直接在测量仪器上测出来（图 1.13）。

膝关节屈伸活动度

正常膝关节可过伸约 5°，屈曲至小腿与大腿后部相碰所允许的极限（图 1.14）。当膝关节完全伸直时，胫骨可相对股骨外旋锁定。当膝关节屈曲时，膝关节会有更大的旋转活动度。

腘窝角

屈髋 90° 时测量腘窝角。膝关节应尽可能地伸直，此时测量胫骨与股骨轴线形成的角度（锐角）（图 1.15），而许多康复师测量腘窝角为钝角，这可能会造成不同专业之间的交流困难。这常见于腘绳肌挛缩的表现。腘窝角增大也可见于脊椎滑脱、腰骶炎症性疾病和引起挛缩的神经肌肉疾病。

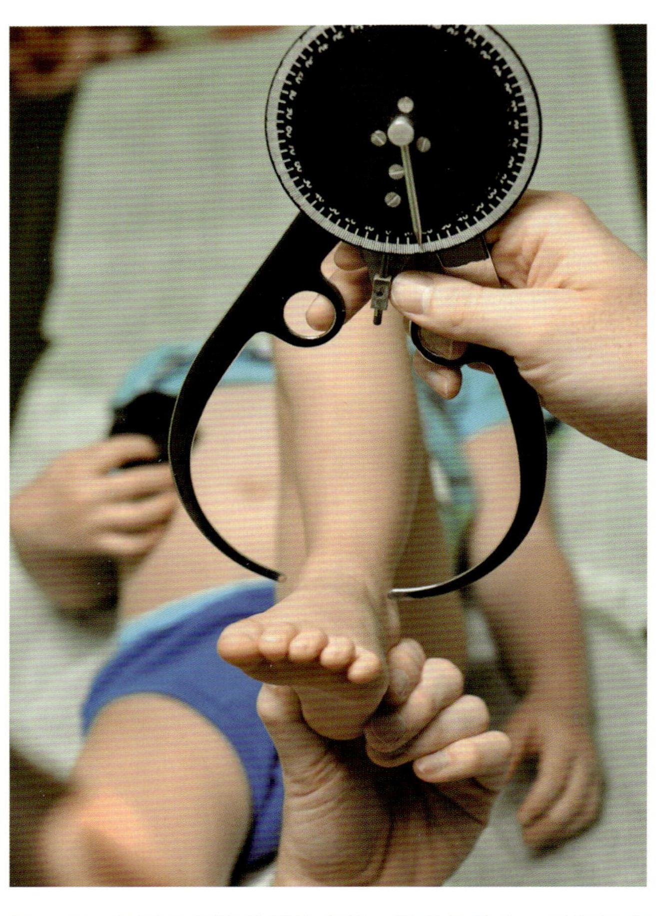

图 1.13 经踝关节测量胫骨扭转。患者平卧位，屈髋屈膝 90°，股骨与检查台垂直，胫骨向外旋转到有阻力为止。测角器的旋臂置于内踝和外踝上，可直接测量旋转角度

胫骨与股骨的冠状面或额状面的关系

正常的婴儿胫骨与股骨通常是成内翻的（俗称弓形腿），即踝关节接触时，股骨内髁分离。随着婴儿的成长、胫股关系逆转、股骨内髁接触时，踝关节分离（平卧位时膝关节内扣）。在这两种情况中，四肢是对称的。在没有 X 线片的情况下，很难测量这两种情况下的角度。可通过对股骨和胫骨进行深

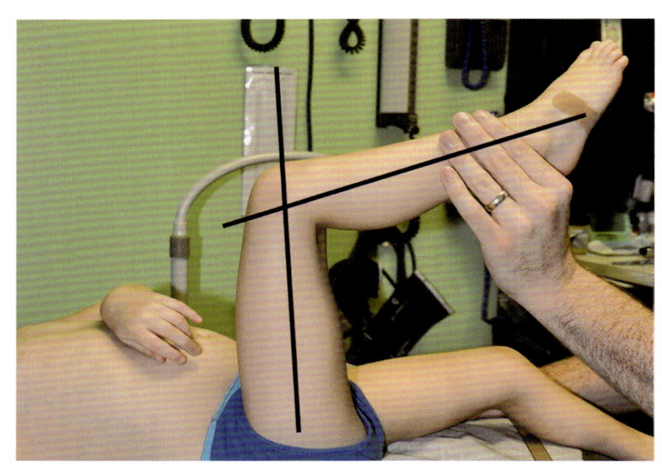

图 1.15 腘窝角，仰卧位，屈髋屈膝 90°，膝关节逐渐伸直到有阻力感，胫骨和股骨轴线形成的锐角被称为腘窝角

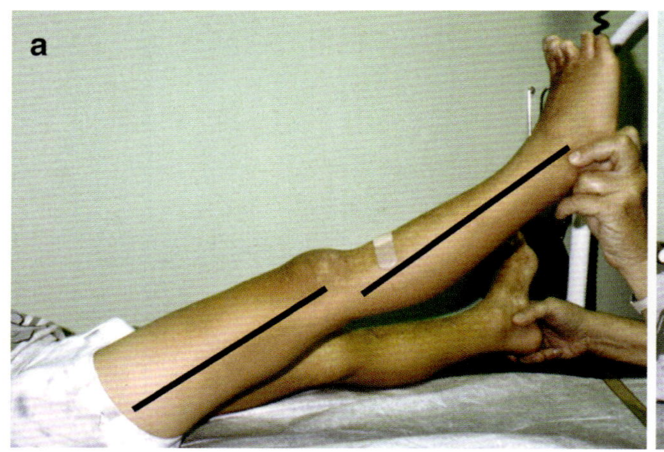

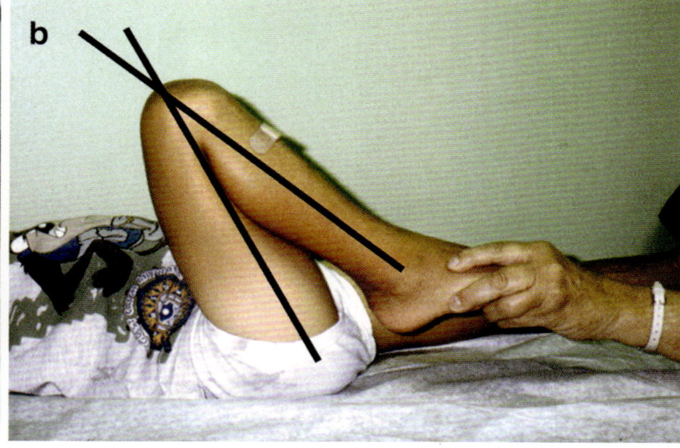

图 1.14 以胫骨和股骨轴线测量膝关节在伸直（a）和屈曲（b）时的角度

部触诊，然后将测角器的旋臂放在此处，可以进行粗略测量（图 1.16）。为了便于参考，可以测量和记录踝间距或股骨髁间距（图 1.17）。单侧胫骨内翻可能是 Blount 病。任何方向上的对称性偏差超出正常范围都与佝偻病有关。需要膝关节 X 线片来鉴别诊断。

内外旋转

首先测量平卧位时髋关节的内外旋转，然后在屈髋 90° 时再次测量髋关节的内外旋转。测量髋关节活动范围时，以股骨后髁为参照。当跨髁轴线（沿股骨髁后表面的一条线）位于正面时，髋关节旋转处于中立位。同时测量双侧髋关节的内外旋转，应稳定骨盆，防止骨盆旋转影响真实的活动范围。首先使骨盆水平，髋关节内旋，用合适的仪器测量每个跨髁轴的内旋。以相同的方式测量外旋角度（图 1.18）。

患者也可以俯卧，屈膝 90° ，同时髋关节保持伸直位。矢状面作为参照。胫骨外旋使髋关节内旋，内旋使髋关节外旋，并以矢状面为参照测量旋转角度（图 1.19）。

仰卧位，骨盆水平，屈髋屈膝 90° ，可检查髋关节内外旋转。双下肢同时内旋，胫骨成为第一个参考，身体的矢状面成为第二个参考。测角器放在胫骨上，另一手臂放在矢状面上。外转的测量方法与之相反（图 1.20）。

内收外展

先测量髋关节的外展和内收，然后测量髋关节

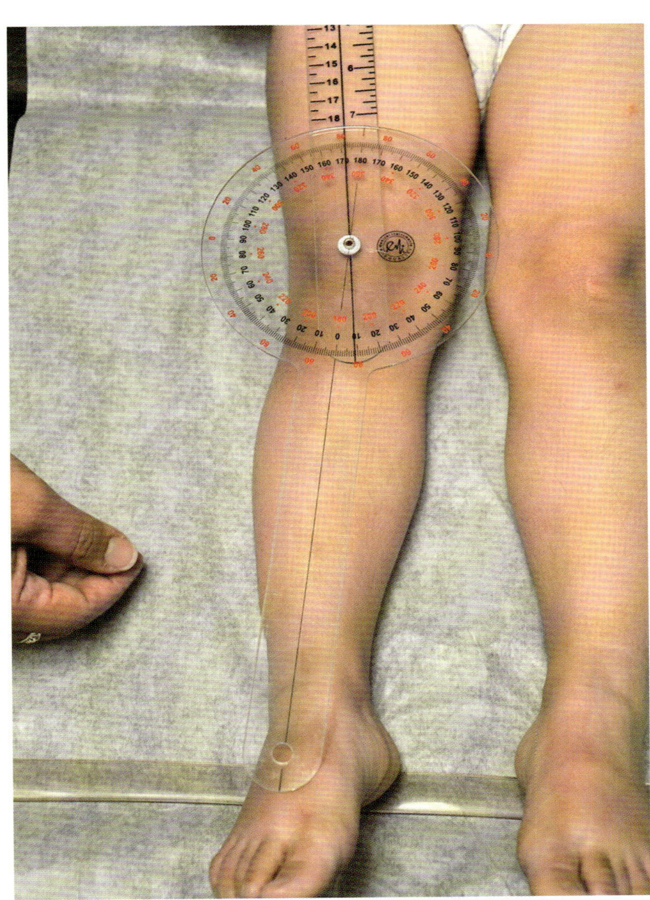

图 1.16 触诊胫骨与股骨干测量胫股角。测角仪的旋臂放在上面，可直接测得角度

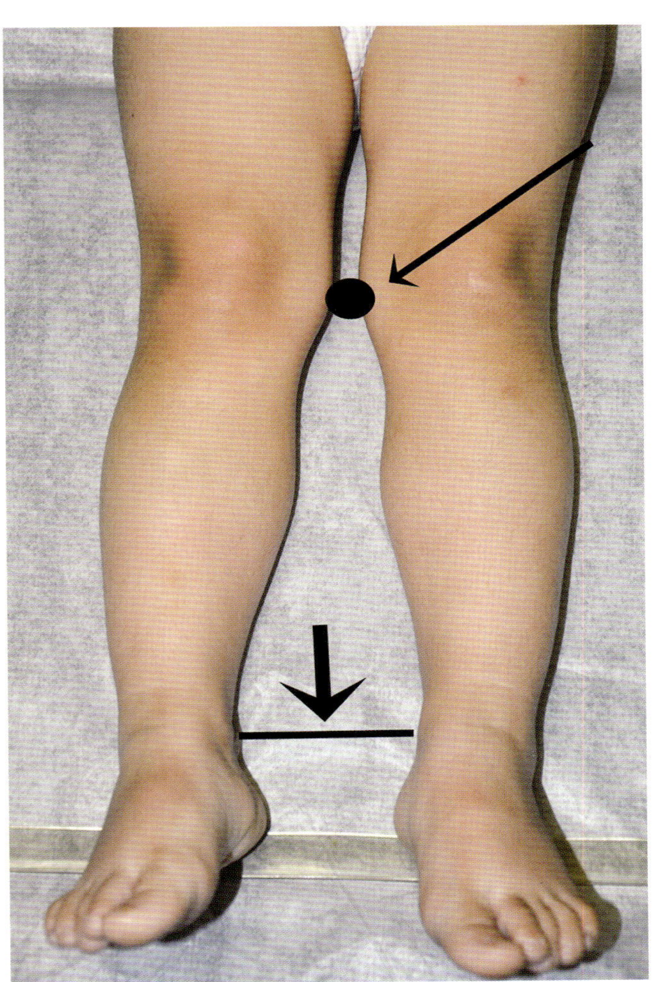

图 1.17 第二种方法是测量双膝刚接触时的踝间距（以厘米为单位），或当踝关节接触时，测量膝间距

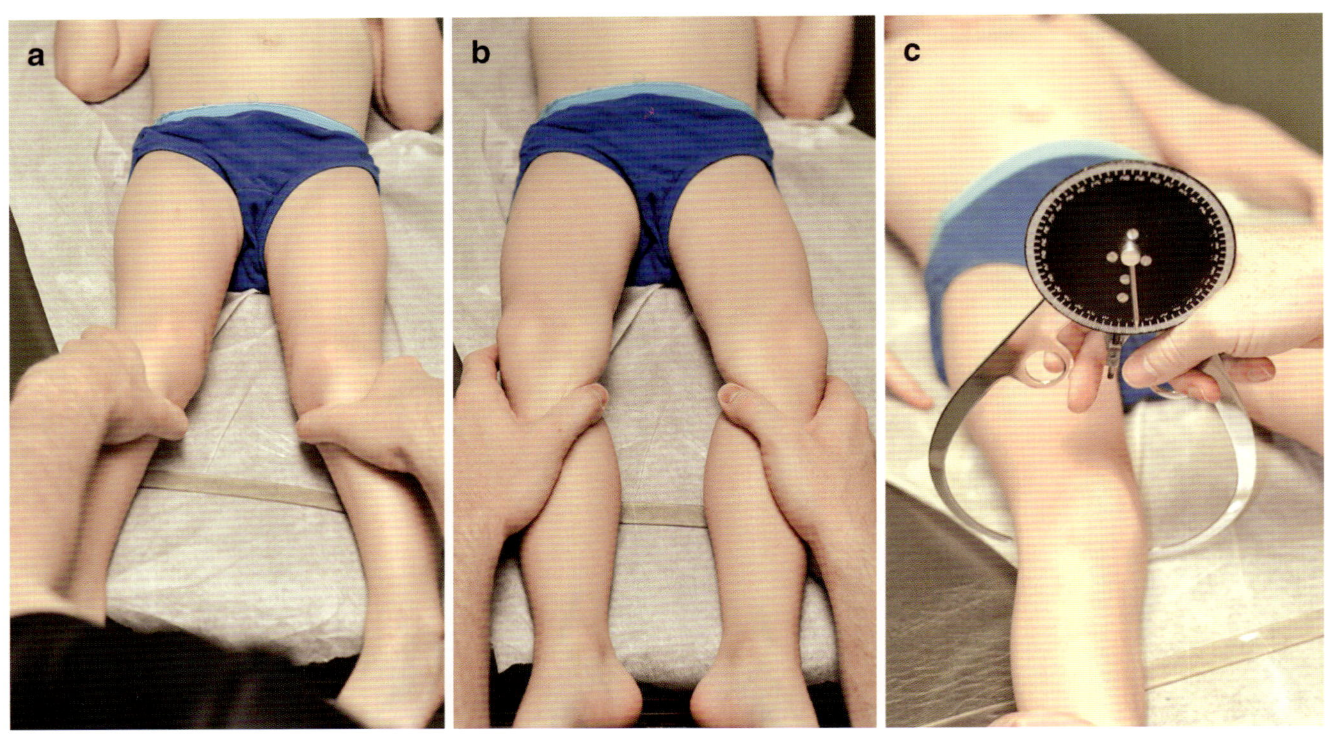

图 1.18 测量髋关节在伸直（a）和屈曲（b）时的旋转角度，用合适的仪器（c）测量

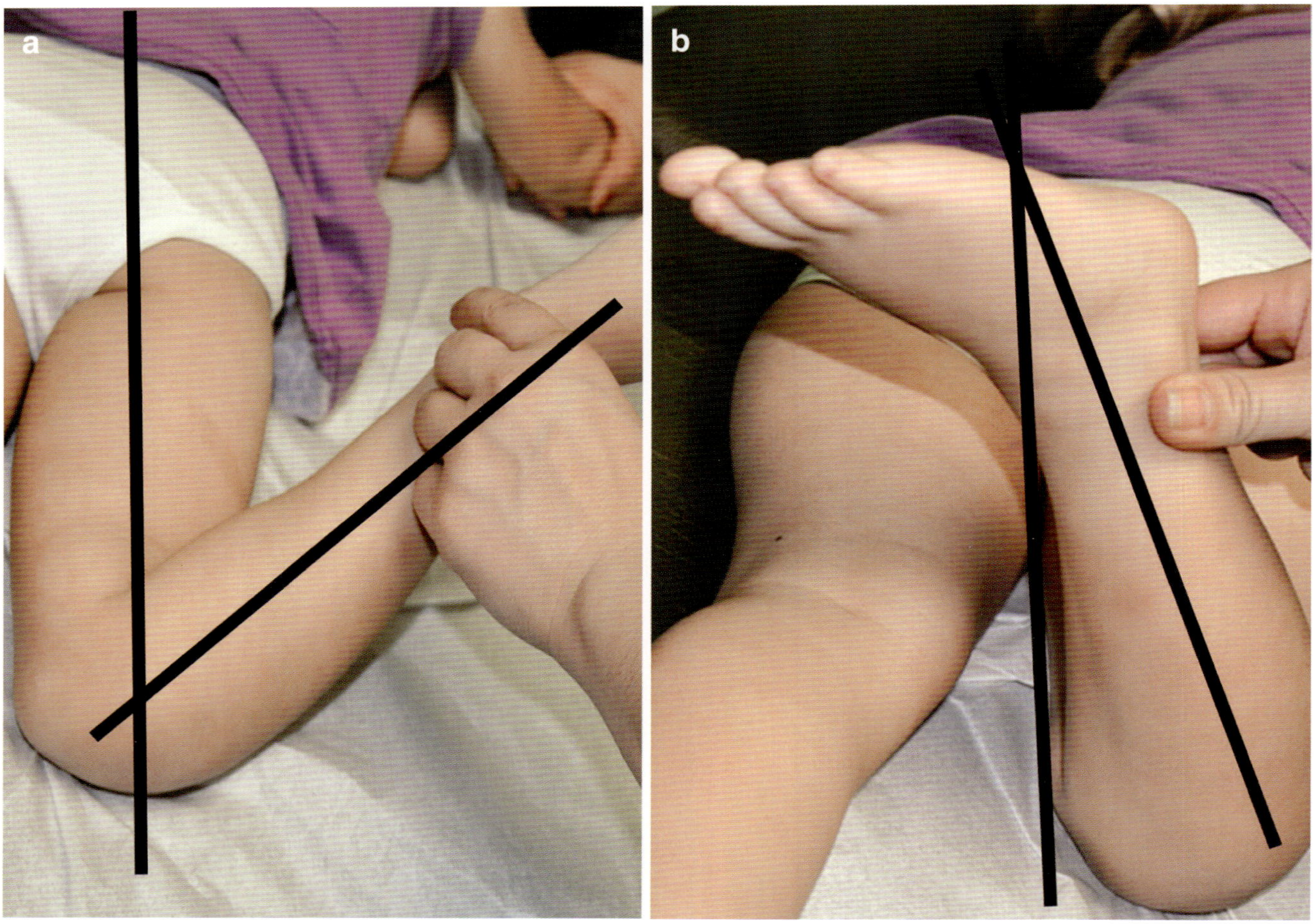

图 1.19 以胫骨轴线为参照，在俯卧位测量髋关节内（a）外（b）旋转角度

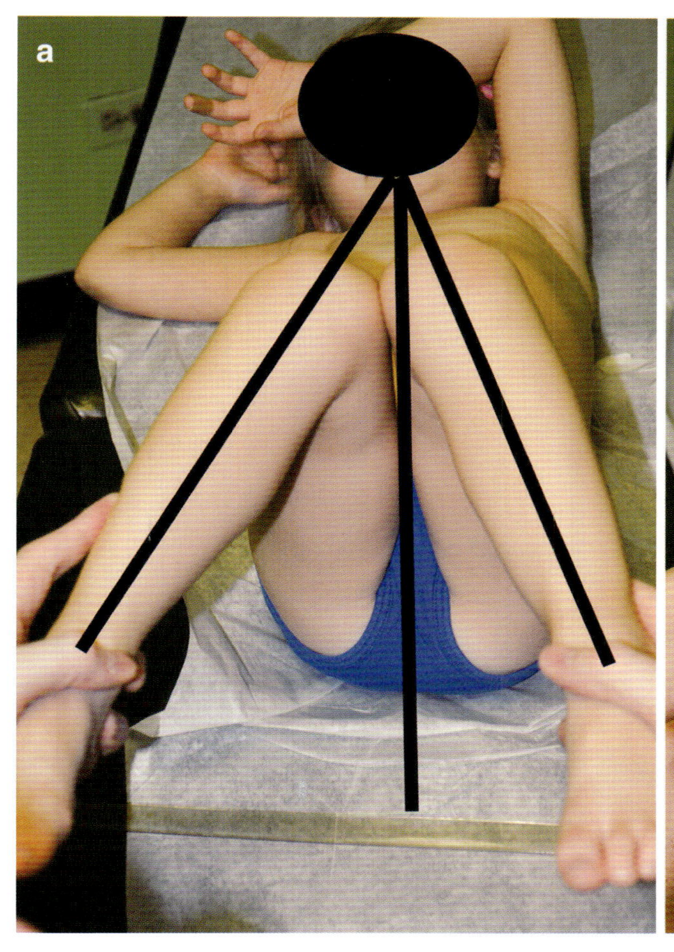

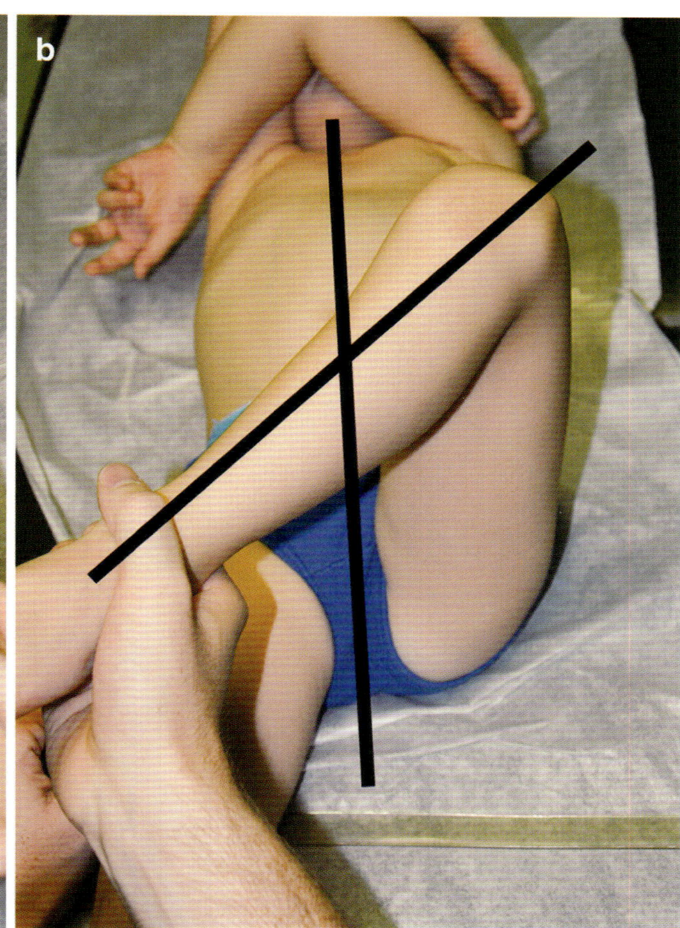

图 1.20 仰卧位，屈髋屈膝 90°，测量髋关节内（a）外（b）旋

的伸直和屈曲。髋关节外展时，两侧股骨外展到有抵抗力。两股骨之间形成的夹角就是伸直位时的外展角（图 1.21）。然后屈髋 90°，并同时外展股骨，两股骨之间的夹角为屈曲位时的外展角（图 1.22）。在这两个位置上，两个股骨与矢状面之间的角度应对称。这两个角度的不对称通常是内收挛缩或一个或两个髋关节半脱位 / 脱位造成的。

伸直和屈曲位的内收检查更有意义。伸直位时，有必要将未测试的一侧外移，以使被测试的一侧能越过中线。在屈曲位检查也是如此（图 1.23）。

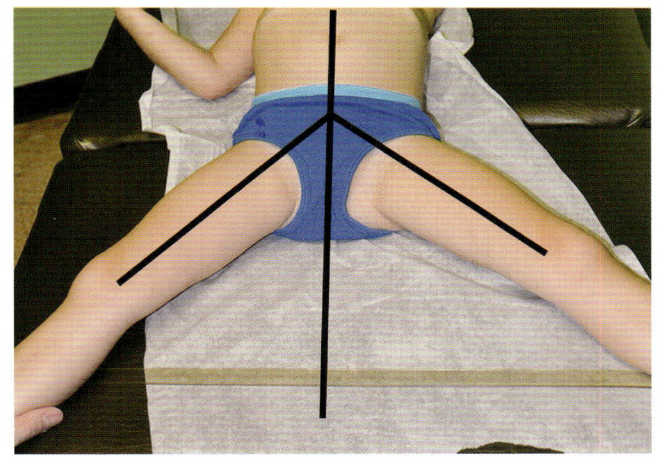

图 1.21 伸直位外展髋关节。仰卧位，髋关节外展到有抵抗力。记录会阴处的夹角为外展角度。以人体矢状轴为参考，可分别测量各髋外展角度

髋关节的伸直和屈曲

俯卧位时检查髋关节伸直。检查人员将手放在腰椎和骶骨上，以稳定骨盆，在测试中会感受到由于骨盆旋转而导致的腰椎前凸增加，这可能被错误地认为是髋关节伸直。当髋关节伸直后，额外的力使骨盆在矢状面上旋转，检查者放在腰骶脊柱

上的手会感觉骨盆的旋转。这标志着达到最终点（图 1.24a）。

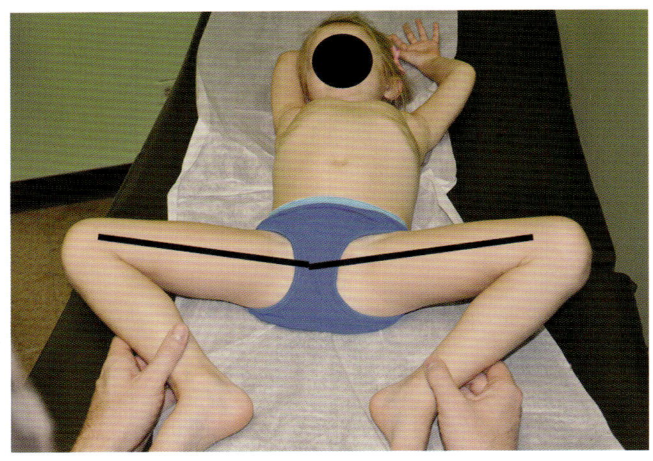

图 1.22 屈曲位外展髋关节。仰卧位，屈髋屈膝 90°。髋关节外展有抵抗力，记录会阴处的夹角为外展角度。每个髋关节都可以参考此垂直轴测量

在某些情况下，腰椎前凸过多可能会掩盖髋关节屈曲挛缩，导致错误的诊断。为了纠正这个问题，Staheli 改良了检查方法，允许双下肢悬垂在检查台的末端，这会使腰椎前凸变平，有助于发现隐蔽的髋关节屈曲挛缩问题（图 1.24b）。

Thomas 试验可发现髋关节屈曲挛缩。患者仰卧位，双下肢置于膝胸位，待测肢体（包括膝关节）缓慢伸直，如果下肢能达到检查台表面，则无髋关节屈曲挛缩。如果没有，则表示髋关节屈曲挛缩，下肢与检查台的夹角为屈曲挛缩角度（图 1.25）。

髋关节外展挛缩很少见，可经 Ober 试验确定。侧卧位检查，髋关节和膝关节同时弯曲到 90°。待测试肢体的髋关节和膝关节都伸直，并且肢体应越过中线，外展挛缩不能越过中线。另一侧的检查于此相仿（图 1.26）。

Ely 试验检查股直肌的挛缩。患儿俯卧位，屈

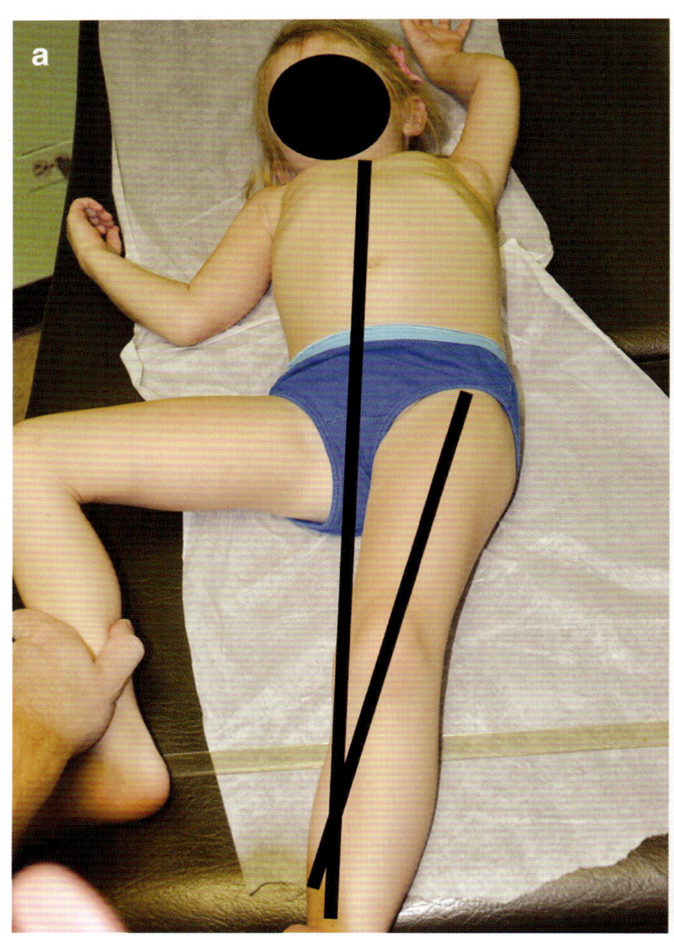

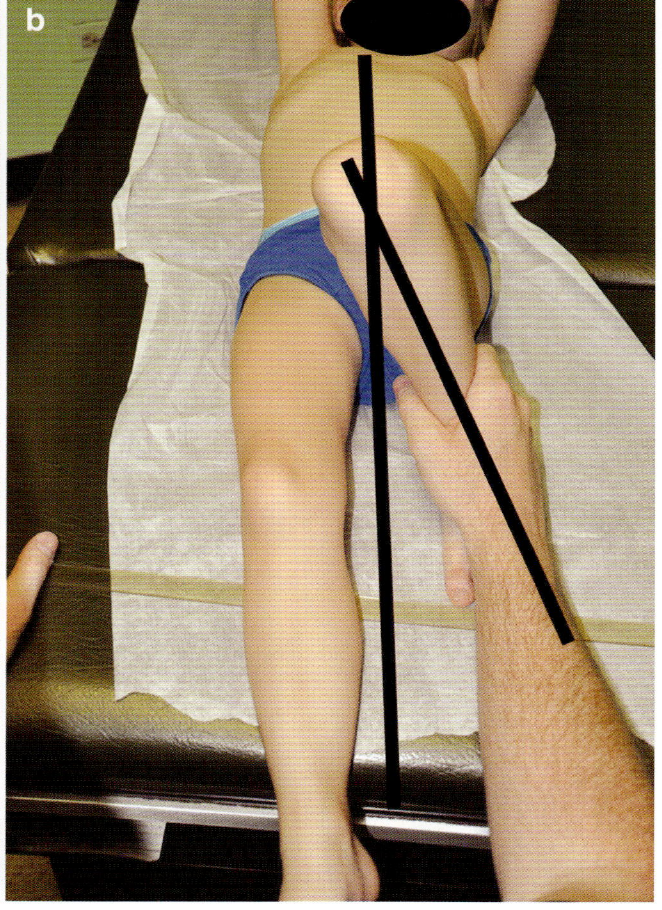

图 1.23 伸直和屈曲位下的髋关节内收。左髋内收，同时将右下肢外移以允许左下肢越过中线（a）。屈髋屈膝 90°下的左髋内收（b）

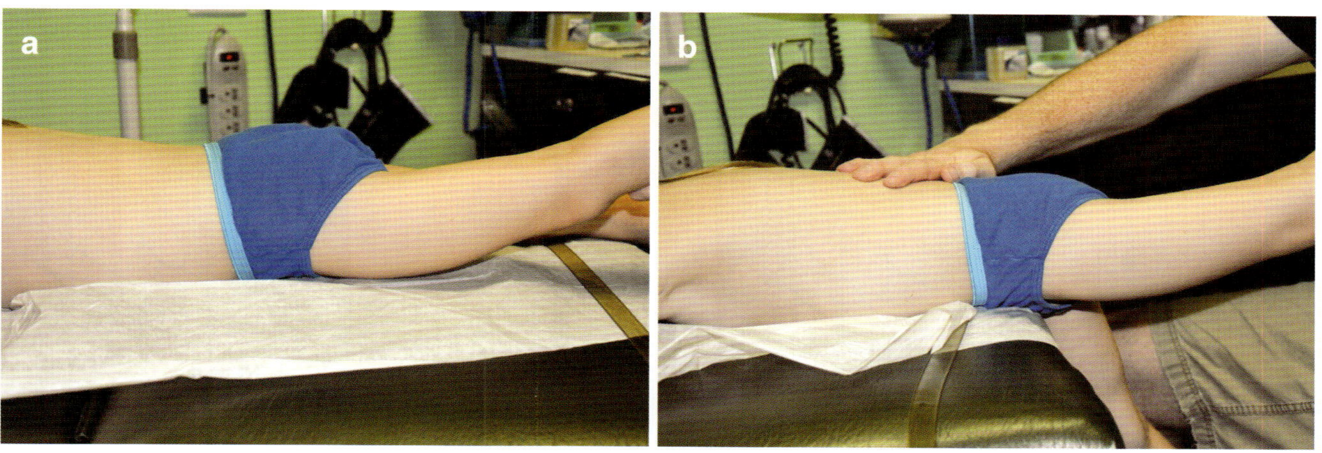

图 1.24　在俯卧时测量髋关节伸直角度，（a）为待测肢体的伸直位。（b）为改良 Staheli 法，将对侧下肢悬垂在检查台的一侧，并注意检查者手下的腰椎前凸是否消失

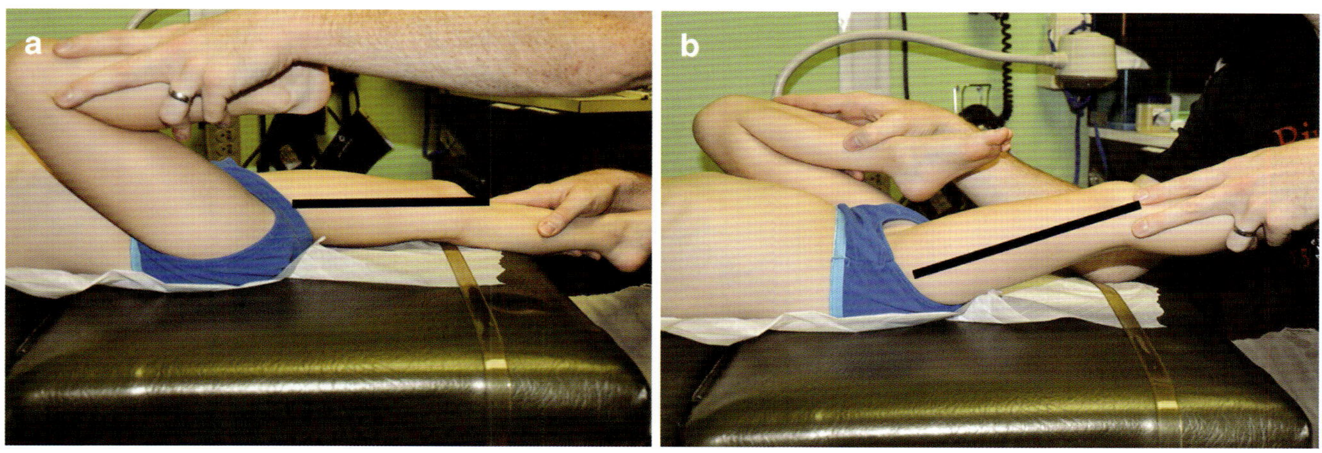

图 1.25　Thomas 试验。测试开始时，将双下肢置于膝胸位，待测试的肢体膝关节和髋关节逐渐伸直。若无髋关节屈曲挛缩，下肢应能置于检查台上（a）。若髋关节屈曲挛缩，则下肢不能置于检查台上（b）

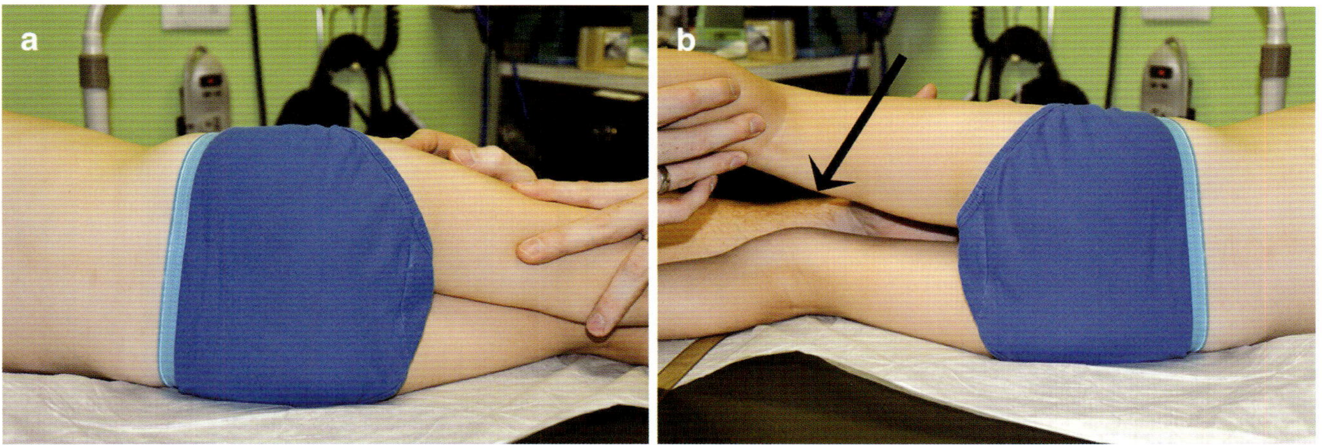

图 1.26　Ober 试验。在没有外展挛缩的情况下，待测肢体应内收超过中线（a）。在外展挛缩的情况下，肢体不能越过中线（b）

膝，在没有挛缩的情况下，胫骨可以靠近大腿后侧；当试验阴性时，则骨盆不会旋转。当试验为阳性时，骨盆在矢状面旋转，腰椎前凸过度，臀部上抬（图 1.27）。

Ryder 检查方法

当股骨头在髋臼中处于功能位时，股骨近端和远端之间的关系影响着下肢其余部分在水平位。尽管有复杂的放射照相技术来测量头颈轴线和膝关节轴线之间的角度，Ryder 开发了一种简单的临床测量方法。仰卧位，检查者触碰大转子，内外旋转髋臼中的股骨几次，直到在检查者的手下能辨认出大转子的轮廓。一旦检查者感觉到头颈轴线已与检查台在同一水平面，则膝关节在水平面内（或在极少数情况下是外部）旋转的角度即为近端与远端之间的角度（图 1.28）。

该检查方法也可以在俯卧位，屈膝的情况下进行，同时髋关节保持伸直位。与仰卧位一样，在内外旋转胫骨的同时，触诊大转子，直到触诊到大粗隆处于外侧最突出的位置（图 1.29）。下肢相对于矢状面侧的角度是一个前扭转角度。内侧的旋转角度是一个后扭转角度。

髋关节的不稳定与脱位

每个婴幼儿体格检查应该包括髋关节半脱位和脱位的检查。新生儿筛查在识别婴儿早期的髋关节发育不良和脱位方面非常成功，但是并没有完全消除在幼儿晚期及儿童髋关节脱位的发生率。

Barlow 试验

这是一个激发试验，用来确定髋臼中的股骨头的稳定性，其可能有半脱位或脱位。理想情况下，婴儿应该尽可能地放松，舒适地平躺于检查台上。建议检查时用奶瓶安抚婴儿，检查者屈曲待测的髋关节与躯干成 90°，然后缓慢地将婴儿大腿内收，超过中线，同时对股骨施加一些向下的压力。如果髋关节不稳定，检查者会感到股骨头部分或全部滑出髋臼。半脱位的感觉被称为 Palmen 征（图 1.30）。

Ortolani 试验

该试验用于识别仍可复位的半脱位或脱位的髋关节。婴儿置于在如 Barlow 试验所描述的体位。检

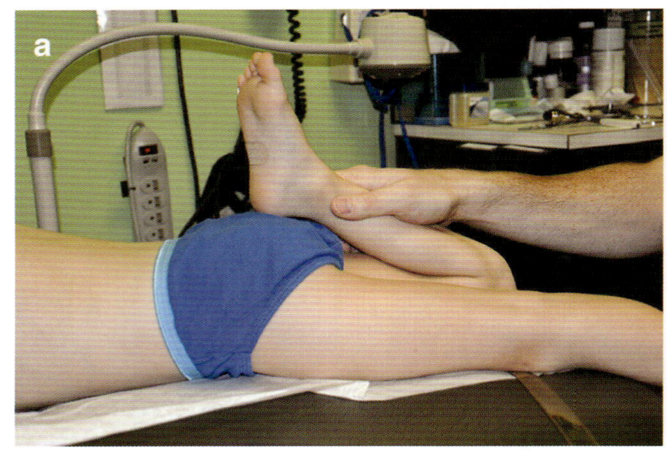

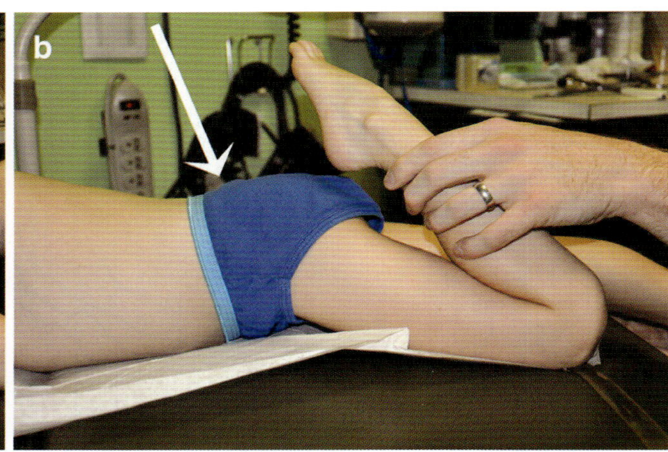

图 1.27 Ely 检验。患者俯卧位，在没有股直肌挛缩的情况下，膝关节可以完全弯曲而不改变腰椎的位置（a）。在存在股直肌挛缩的情况下，膝关节屈曲增加腰椎前凸并抬高臀部（b）

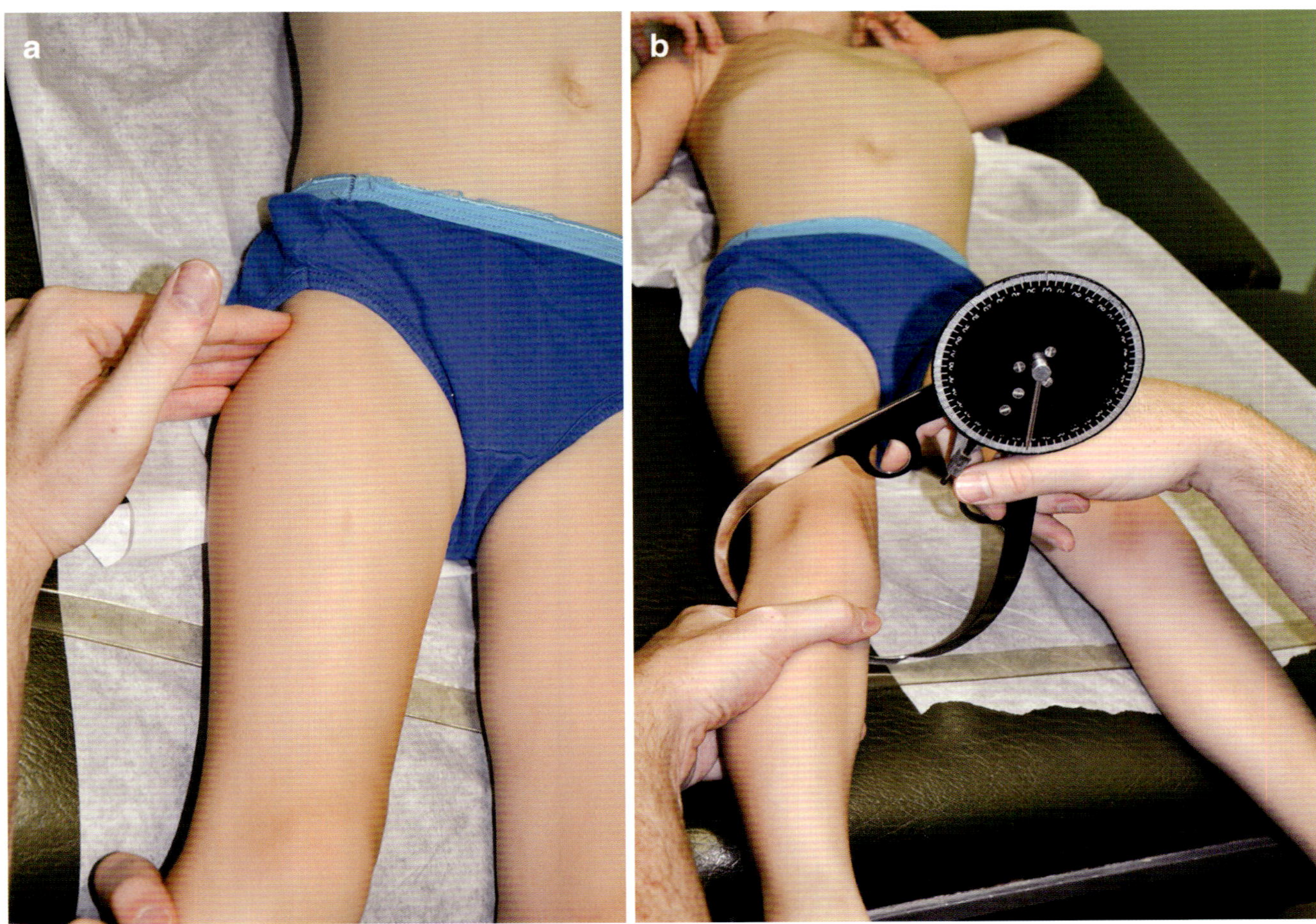

图 1.28 （a，b）测量股骨前扭转（前倾）的 Ryder 检查方法。检查者触诊大转子并旋转下肢，直到触诊大转子在最突出位置。检查者触诊大转子并旋转下肢，直到大转子最突出。所需的膝关节相对水平方向股骨近端旋转的角度为前倾角，可通过合适的仪器直接测量

查者将手指放在大转子下，在对股骨进行纵向牵引的同时，髋关节外展，如果髋关节脱位，仍能复位，则尝试将股骨头复回髋臼内（图 1.31）。

望远镜征

患者仰卧在检查台上，屈髋 90°，并置于矢状面。当髋关节不稳定或可复位的髋关节脱位时，可以感觉到股骨头沿髋臼和髂骨外侧滑动。

髋关节外展受限

即使在相对较短的时间内，脱位的髋关节也可能不可复位。这降低了 Ortolani 试验的可靠性。然而，当髋关节周围挛缩并且阻碍复位，也限制了受累侧的外展范围。会阴角在脱位侧会变小且不对称（图 1.32）。

Galeazzi 征

仰卧位，屈髋屈膝 90°，骨盆在水平位，检查者观察股骨远端，检查股骨是否缩短。如果髋关节脱位，股骨近端几乎总是向上和向后移位。这就造成了髋关节病变一侧股骨短缩。同时将足放在检查台上有助于检查者确定肢体长度的差异发生在胫骨还是在股骨。尽管此试验通常与髋关节脱位有关，但该试验可确定由任何原因造成的股骨或胫骨

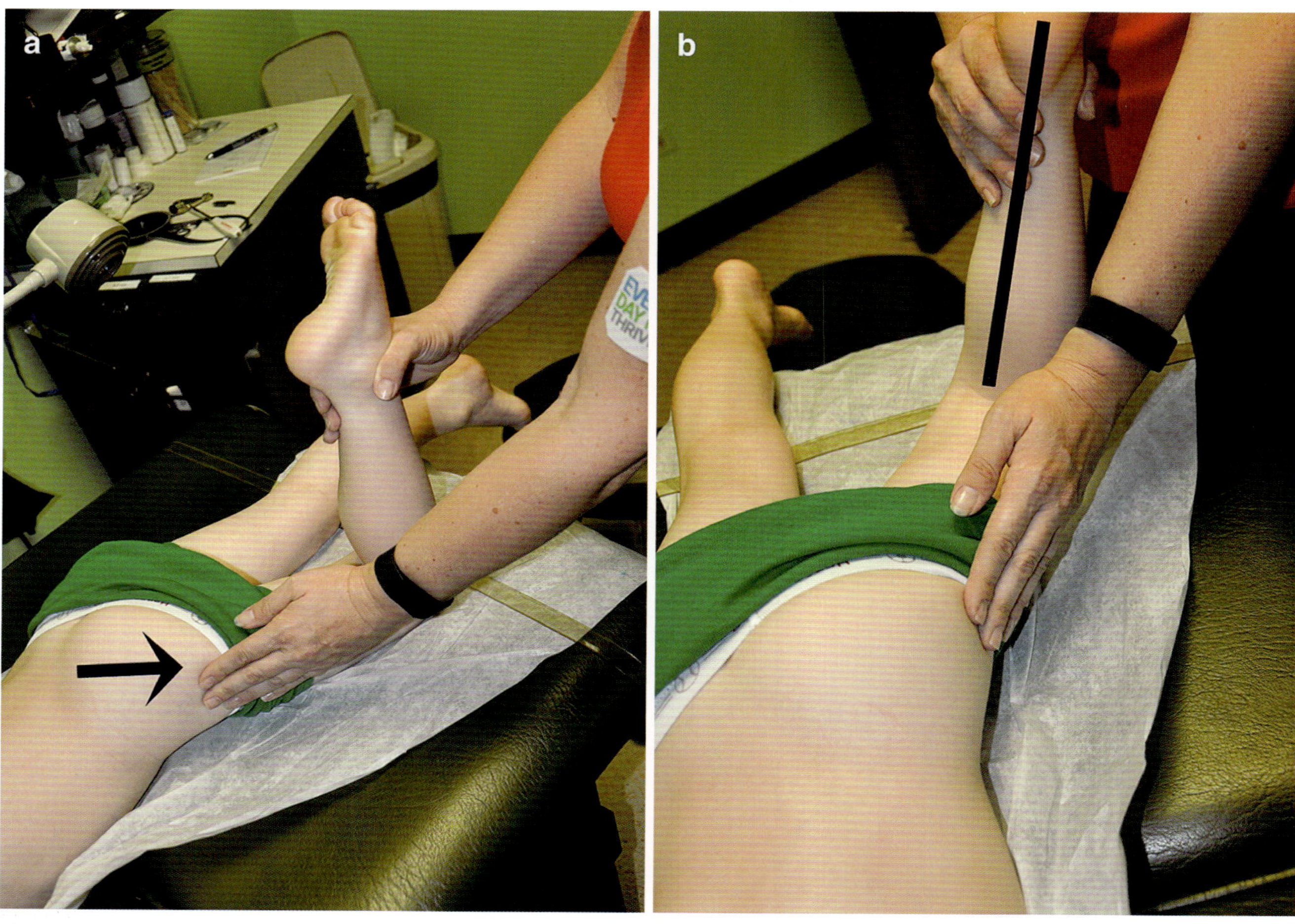

图 1.29 （a，b）俯卧位时的 Ryder 试验。检查者触碰大转子，如图 1.28 图例所示，以胫骨为参照测量

短缩（图 1.33）。

Trendelenburg 征

患者背对检查者，嘱其单足站立。髋关节外展肌的功能可以使其单足站立，抬高另一侧的骨盆，或者至少保持骨盆水平。在任何原因导致髋外展无力的情况下，可使骨盆在非负重侧下降。这项试验并不适用于所有疾病，但仅仅表明有髋外展肌无力，对侧骨盆不能抬起（图 1.34）。Trendelenburg 步态是由双侧外展肌无力引起的特殊步态。

Gower 征

嘱患者俯卧在地板上，然后不要使用任何物体来支撑他或帮助他站立。在没有任何髋关节伸肌无力的情况下，患者应该能够不用手来辅助伸展髋关节而从地板上站起来。一个健康的孩子可以连续做 3 次这个动作而不会感到吃力。当阳性时，患者在没有用手帮助自己的情况下，就不能从地板上爬起来。经典的方式是用手和手臂“爬”下肢，以伸展膝关节和髋关节（图 1.35）。像 Trendelenburg 征一样，Gower 征阳性对任何一种疾病都不是特异性的，任何导致髋关节伸肌无力的疾病都会导致 Gower 征阳性。Gower 征可能是部分性的，表示某种程度的无力，但不足以完全阻止患者从地上爬起来。这可能是单侧无力的结果，也可能是早期双侧无力的初期表现（图 1.36）。

腘绳肌挛缩

腘绳肌挛缩可导致髋关节不能完全屈曲。这可

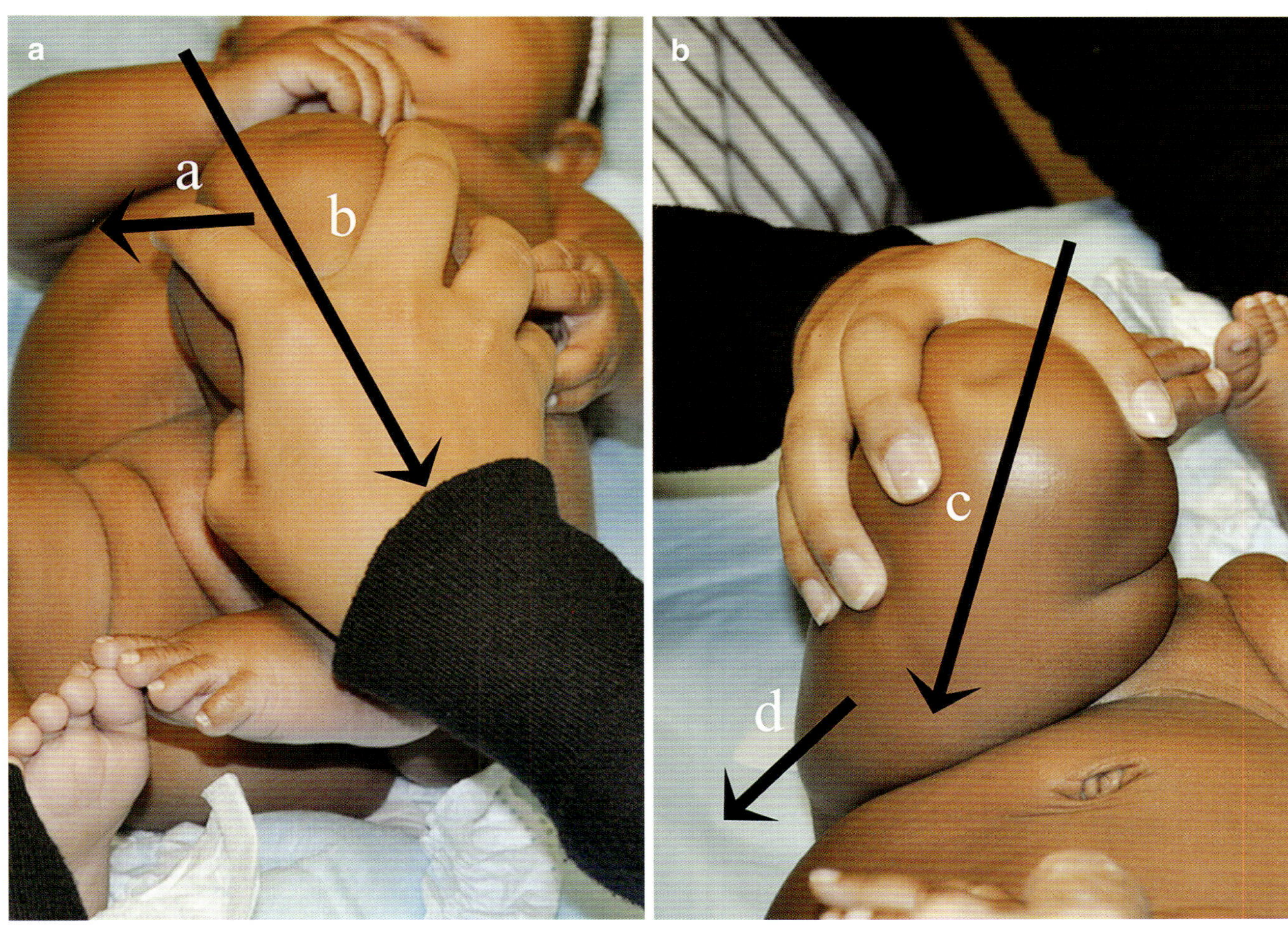

图 1.30 Barlow 试验。仰卧位，（a）将待测肢体内收，（b）同时检查者外推股骨，试图将股骨头推出髋臼

能是神经系统病变的部分表现，也可能是适应近端病变导致疼痛的结果，这些病变可能来自髋关节本身或腰椎或骶骨等。这通常发生在腰椎滑脱的患者身上。这可用异常的腘窝角来鉴别。在婴儿期，腘窝角通常为0°。年龄较大的儿童的正常值为35°~45°。腘绳肌挛缩还可引起前屈能力下降和生理性腰椎前凸丧失（图 1.37）。

Adams 试验

在儿童和青少年的常规检查中可以发现脊柱侧弯。检查技术简单，耗时短。嘱患者背对着检查者站立。首先检查肩膀的高度，然后是髂嵴的高度，指尖的位置，以及躯干和手臂之间的距离。检查背部是否有明显的脊柱侧弯（图 1.38）。然后，嘱患者面对检查者弯腰。评估背部肋骨的高度。在患者背对检查者的情况下重复该方法（图 1.39）。于侧面检查患者，然后进行前屈评估后凸畸形（图 1.40）。

肩不等高是脊柱侧弯的常见表现，但并非病理特征。通过让患者慢慢向前弯曲，可进一步确定临床上显著的脊柱侧弯。突出的肋骨隆起表明有椎体旋转（图 1.41）。

曲线的命名通常是基于脊柱解剖的位置以及凹凸面朝向的方向。例如，导致左肩下降的胸部曲线意味着曲线的凸面朝向右侧。这就命名为右胸曲线。胸部曲线大多朝向右侧。右肋骨在前屈时的抬高表示脊椎的轴向旋转。在椎体不旋转的情况下，髂嵴的高度、臀下裂的水平和先天性裂可能更倾向于四肢长度的差异。

神经系统检查

在大多数儿科体格检查中，神经系统检查的目

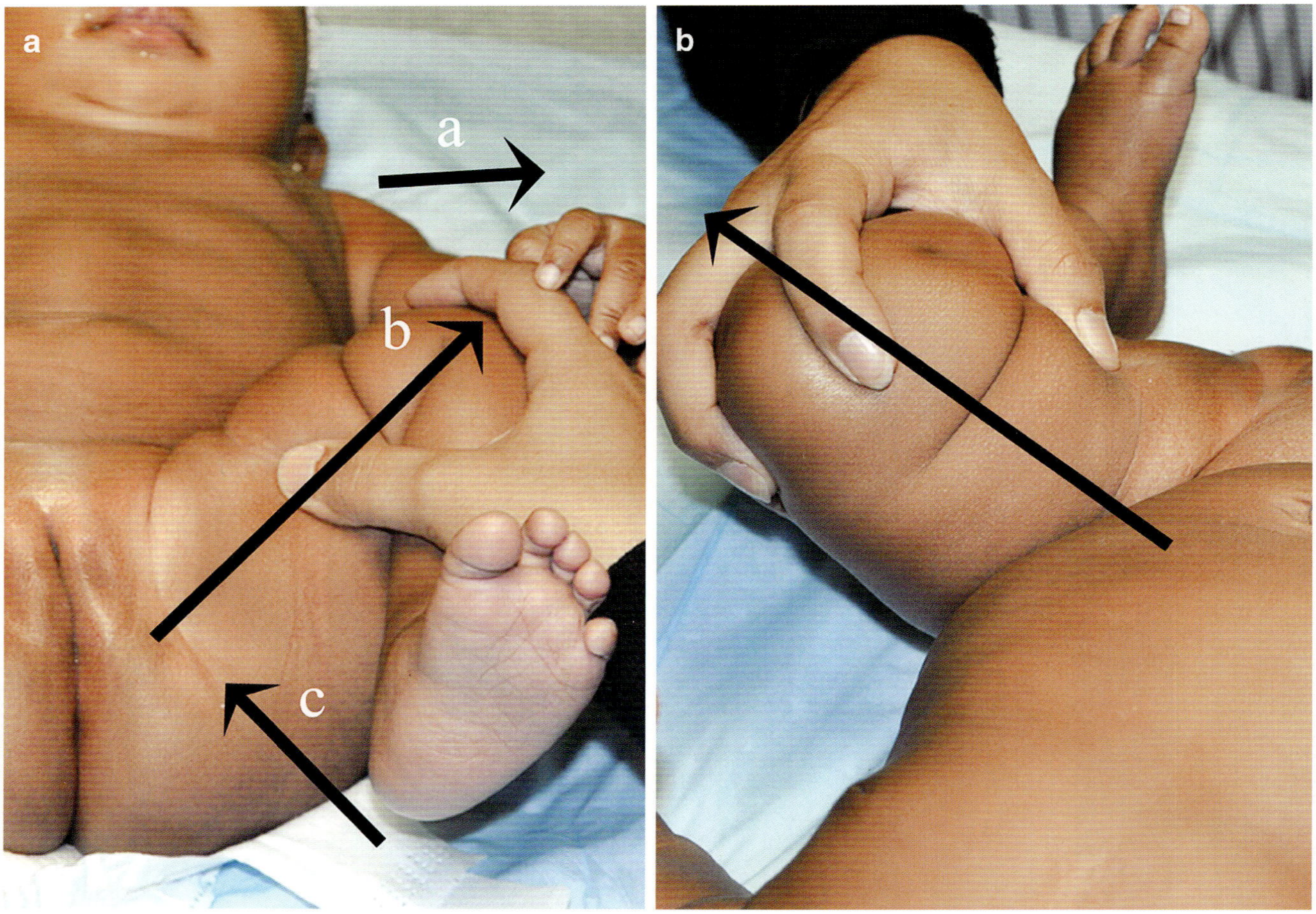

图 1.31 Ortolani 试验。仰卧位，将待测髋关节外展（a）。同时，用手指向上牵引股骨大转子下方，检查者尝试将股骨头“顶”回髋臼内（b）

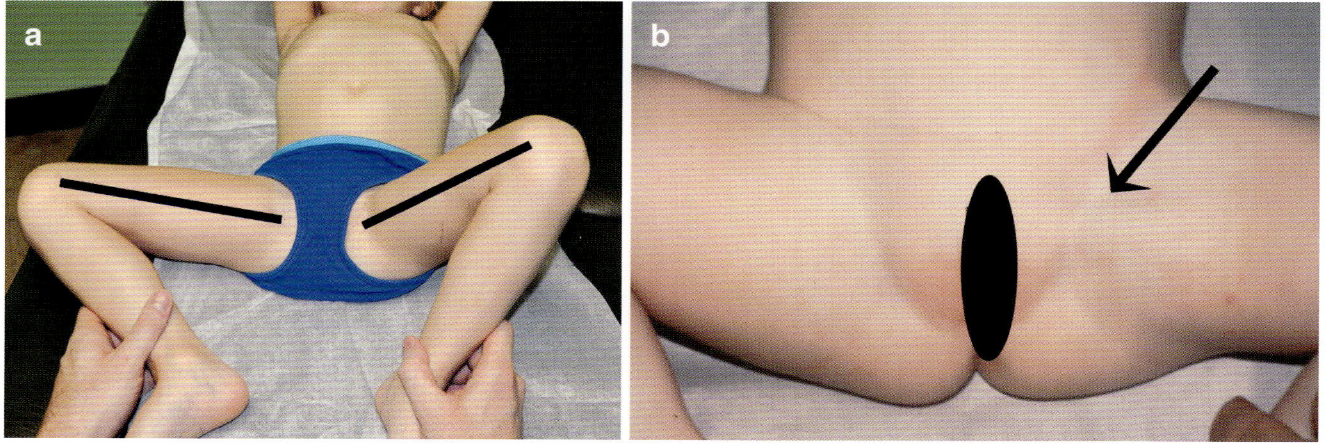

图 1.32 髋关节发育不良（a）左侧受累，髋关节外展受限，在脱位时（b），内收肌（箭头）挛缩

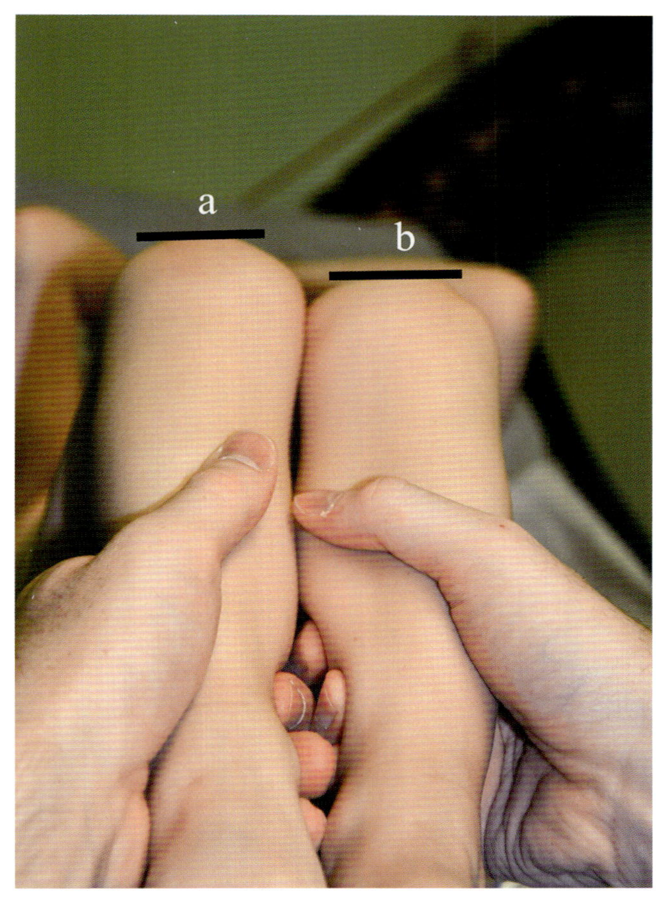

图 1.33 Galeazzi 征。仰卧位，屈髋屈膝 90°。检查者注视着髌骨，注意 b 线低于 a 线，表示左股骨短缩

的是筛查未被发现的感觉或运动情况。除非主诉中包括更多的细节，否则就粗略的检查神经系统部分。

检查可分为感觉和运动两部分。感觉包括锐钝觉、振动感和位置觉。

可以用几种不同的方法来评估肢体运动部分。步态提供了大量关于运动活动的综合信息，不同肌肉的运动顺序，以及相对力量。

肌力通常使用医学研究委员会的分级来评估。如果完全没有肌肉收缩，则评分为 0 级；如果可见肌肉轻微收缩，则为 1 级；如果不能对抗重力，肢体能平行移动，则为 2 级；如果可以对抗重力但不能对抗阻力，则为 3 级；如果能对抗较大的阻力，但比正常者弱，则为 4 级；如果肌肉力量与年龄和身体大小相符，则为 5 级；上下肢都应进行测试（表 1.8）。表 1.9 总结了膝关节以下主要肌肉的神经根分布。

体格检查时应检查上下深肌腱反射。上肢包括肱二头肌、肱三头肌和肱桡肌。下肢包括髌骨和跟腱（表 1.9）。通常同时检查踝阵挛及足底反射。

可根据不同神经分布检查皮肤感觉，这些在表 1.10 中有总结。

浅表反射包括腹部皮肤反射和足底反射（图 1.42）。

对于一些复杂的病症，需要进行更全面的神经系统检查，如上文所述的一般体格检查。

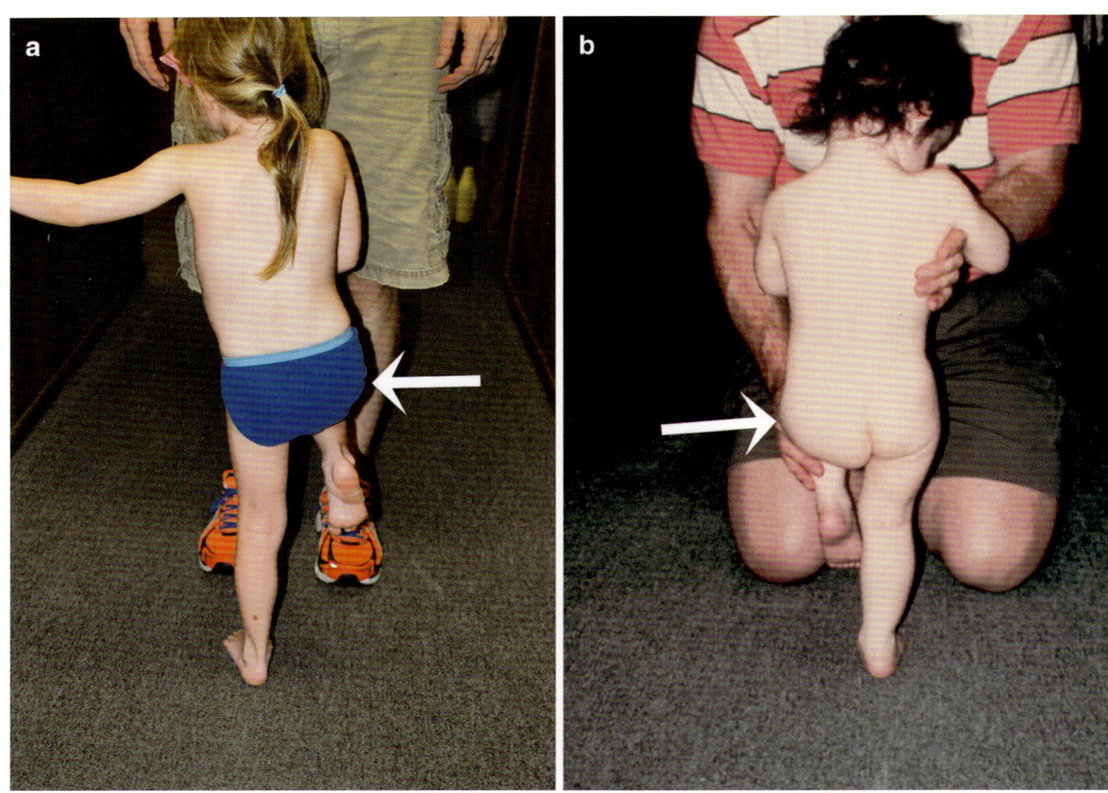

图 1.34 Trendelenburg 征。阴性（a）示为左下肢负重时右臀抬高（白色箭头）。当右下肢负重时，左臀下降（白色箭头）为阳性（b）

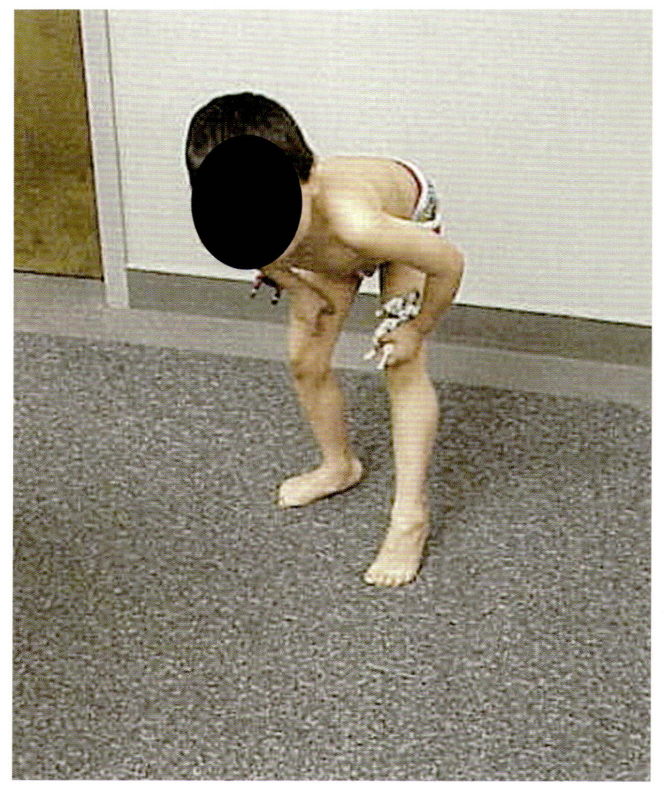

图 1.35 Gower 征阳性。这名患有杜氏肌营养不良症的男性患者必须用他的手和手臂支撑下肢来帮助伸展髋关节

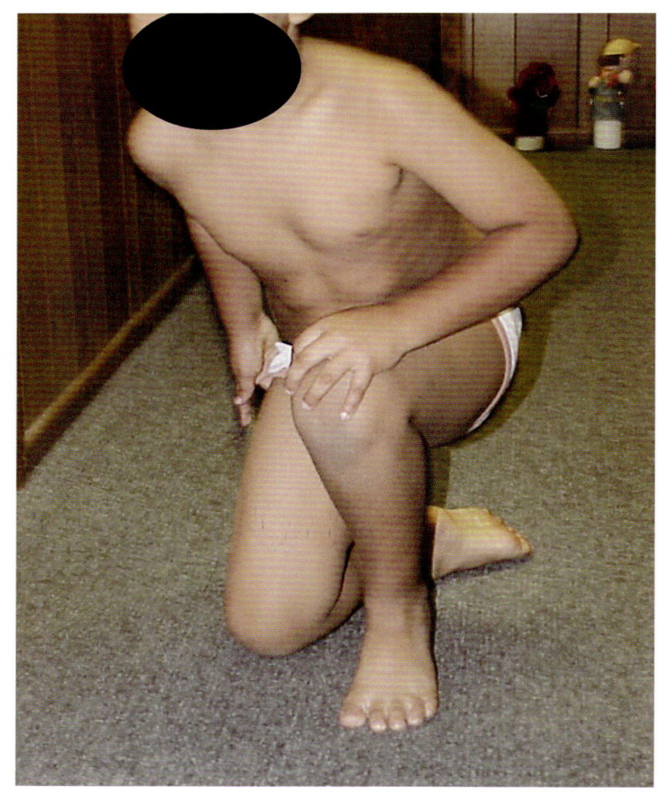

图 1.36 部分 Gower 征。在左侧无力的情况下，患者必须用左手帮助伸展左髋和膝关节

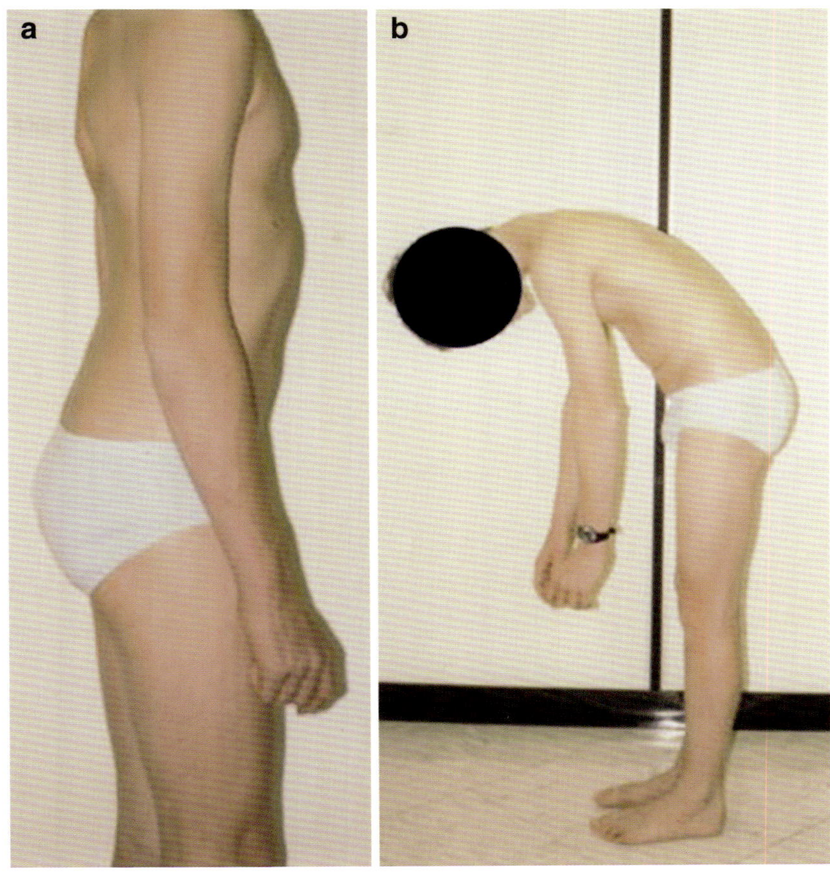

图 1.37　腰椎滑脱。站立时相对正常（a）。前屈时，腰椎变平，髋关节屈曲受限（b），手的位置限制在膝关节水平

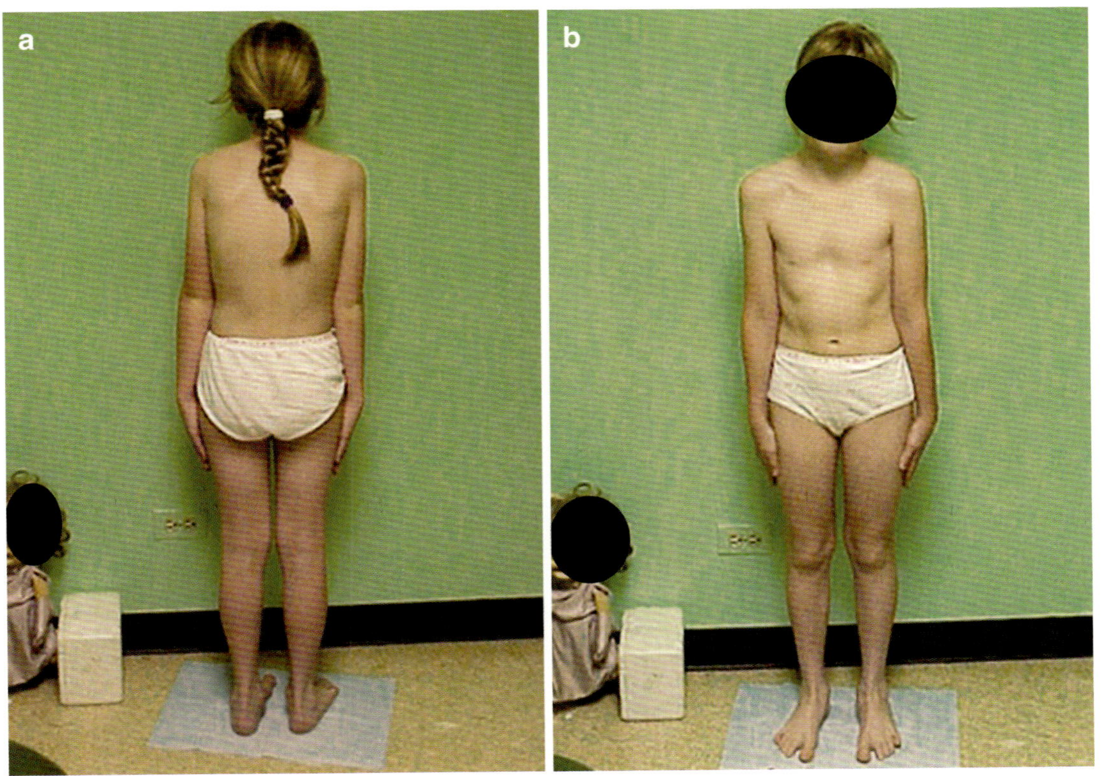

图 1.38　Adams 试验。脊柱侧弯的评估，患者背对着检查者（a），检查者观察肩高、肩胛骨位置、臂干距离和指尖水平是否对称。然后面向检查者（b）进行相同操作。评估脊柱是否有明显的弯曲

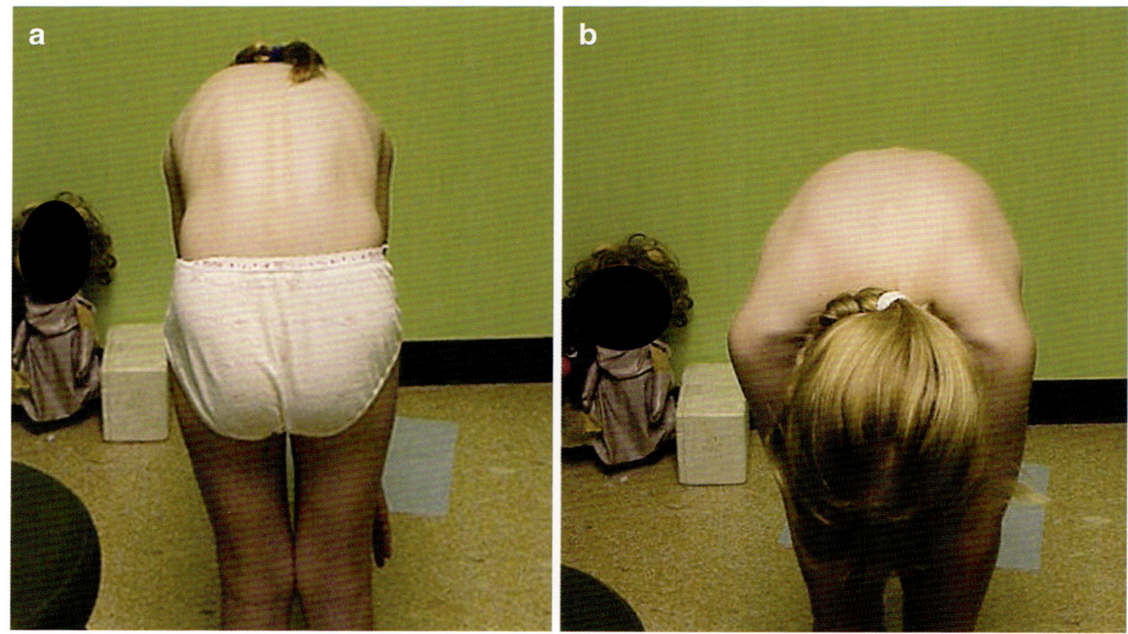

图 1.39 Adams 试验。脊柱侧弯评估（续）。患者面向检查者（a）弯腰，然后背对检查者（b）。检查者评估肋骨旋转情况。在此次检查中是阴性

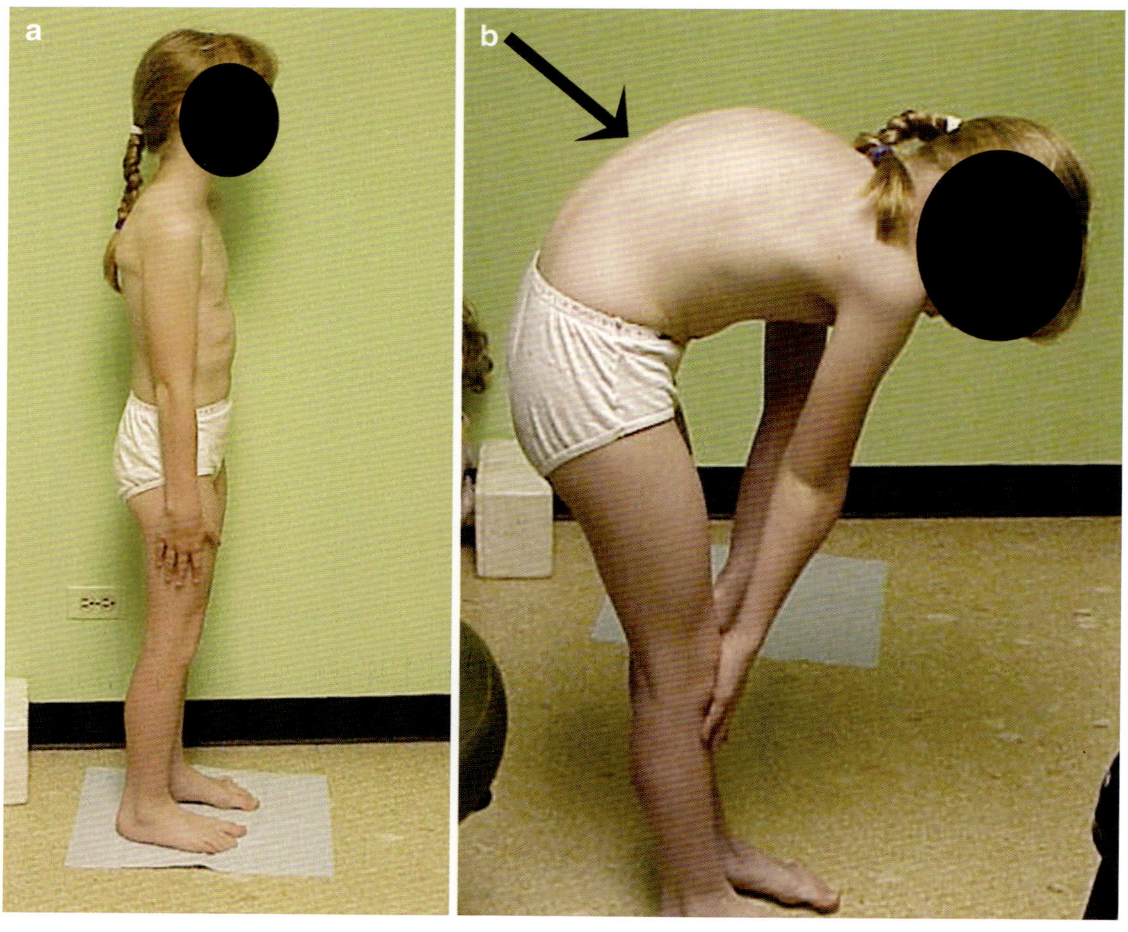

图 1.40 Adams 试验。脊柱侧弯评估（续），侧面（a）评估，嘱患者向前弯曲（b）。观察到脊柱有轻微的后凸（箭头所示）

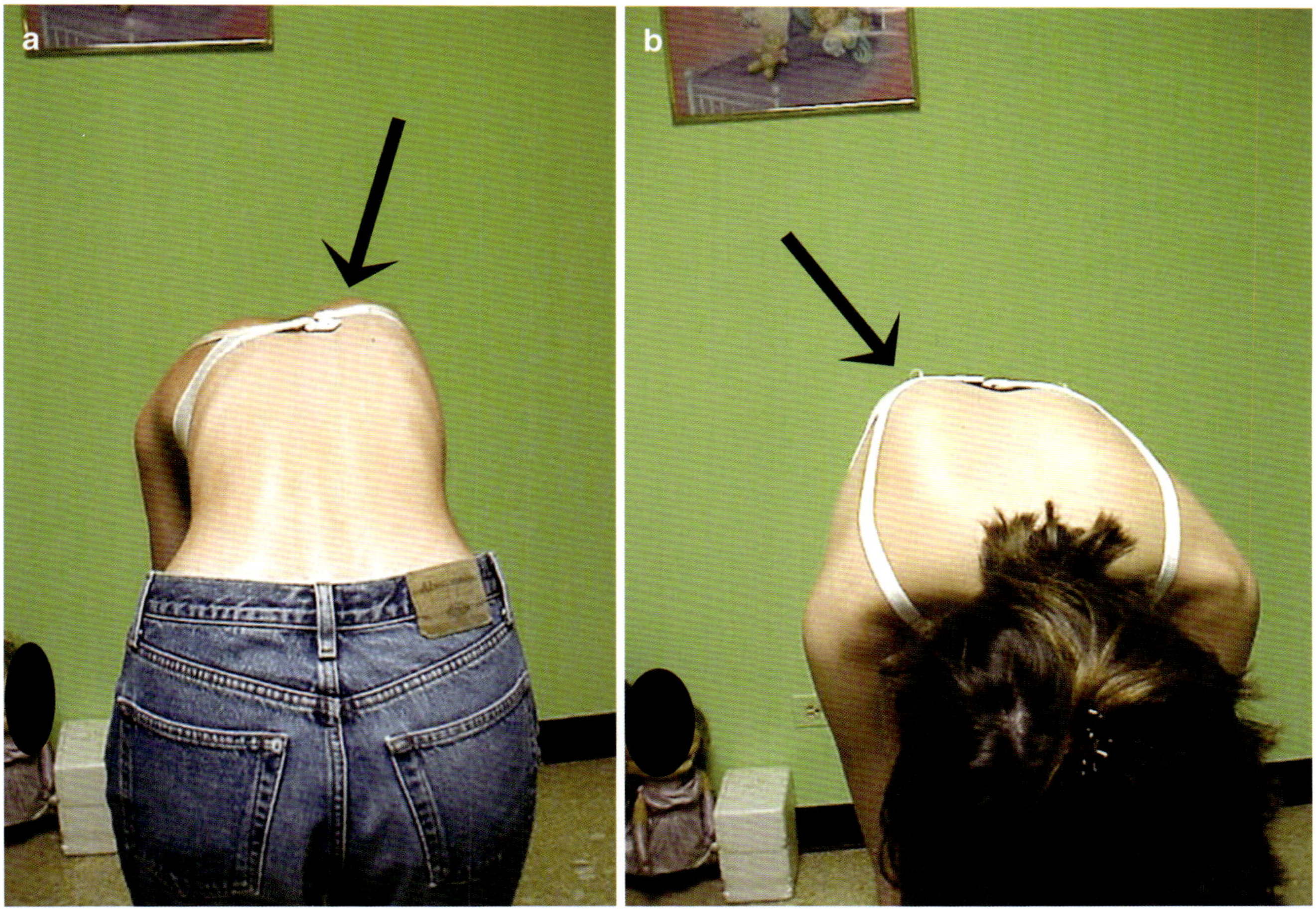

图 1.41 Adams 试验。脊柱侧凸评估（续）。患者面向检查者（a）弯腰，然后背对检查者弯腰（b）。右胸肋突出（箭头所示）

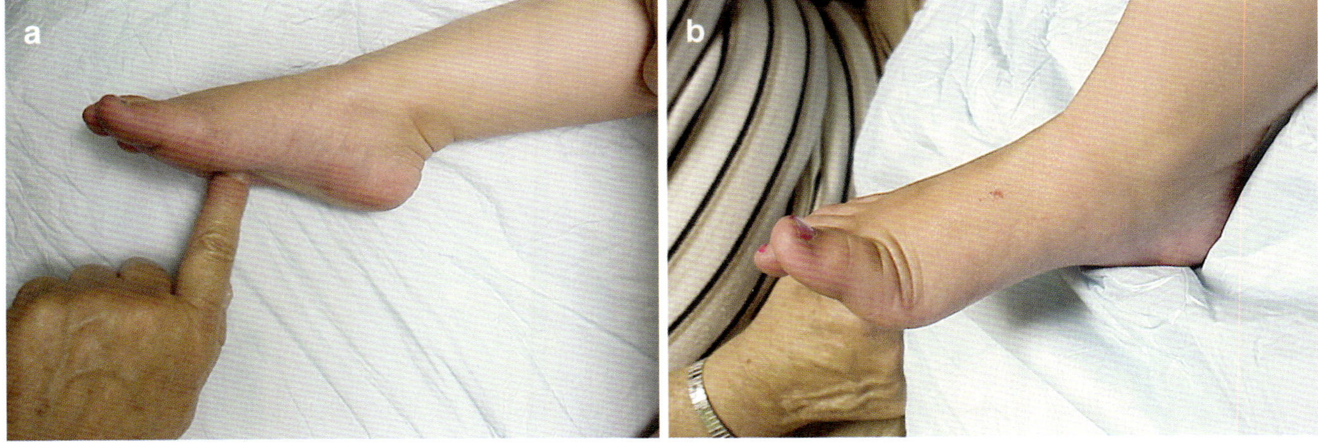

图 1.42 足底反射。Babinski 征阳性，从足底近端和外侧足跟开始向前，然后到跖骨头下方内侧（a）。踇趾缓慢背伸和其余四趾呈扇形展开（b）

表 1.8 肌力分级

0	无	完全无肌肉收缩
1	轻微	可及肌肉收缩
2	差	主动运动，全范围运动，不能对抗重力
3	一般	主动运动，全范围运动，可抗重力但不能对抗阻力
4	良好	主动运动，全范围运动，能对抗较大的阻力，但比正常者弱
5	正常	主动运动，全范围运动，可抗重力与正常阻力

表 1.9 深肌腱反射

反射	肌肉	平面
肱二头肌反射	肱二头肌	主要是 C5，部分 C6
肱桡肌反射	肱桡肌	C6
肱三头肌反射	肱三头肌	C7
膝腱反射	股直肌，股外侧肌，股内侧肌，股中间肌	L4
跟腱反射	小腿三头肌	S1

表 1.10 下肢感觉平面定位

L1	腹股沟韧带下大腿前 1/3 的上部
L2	大腿前 1/3 处
L3	髌骨上方大腿前 1/3 的下部
L4	小腿前方和足跟内侧 1/2，后腿内侧 1/2、L3，足底内侧随同 L5 共同支配
L5	小腿外侧 1/2，足背大部分，足底内侧与 L4 共同支配
S1	足外侧，小腿外侧 1/2 与 S2 共同支配

参考文献

[1] Apgar V. A proposal for a new method of evaluation of the newborn infant. Curr Res Anesthesiol. 1953;32:260.

[2] Ben-Menachem Y, Butlet JE. Arteriography of the foot in congenital deformities. J Bone Joint Surg. 1974;56A:1625–1630.

[3] Greider TD, Gerson P, Donovan MM. Arteriography in clubfoot. J Bone Joint Surg. 1982;64A:837–840.

[4] Dobbs MB, Gordon JE, Schoenecker PL. Absent posterior tibial artery associated with idiopathic clubfoot. A report of two cases. J Bone Joint Surg. 2004;86A:599–602.

[5] Hootnick DR, Levinsohn EM, Crider RJ, Packard DS. Congenital arterial malformations associated with clubfoot. A report of two cases. Clin Orthop Relat Res. 1982;167:160–163.

[6] Katz DA, Albanese EL, Levinsohn EM, Hootnick DR, Packard DS, Grant WD, et al. Pulse color-flow Doppler analysis of arterial deficiency in idiopathic clubfoot. J Pediatr Orthop. 2003;23:84–87.

[7] Levinsohn EM, Hootnick DR, Packard DS. Consistent arterial abnormalities associated with a variety of congenital malformations of the lower limb. Invest Radiol. 1991;26:364–373.

[8] Southerland DH. Gait disorders in childhood and adolescence. Baltimore: Williams and Wilkins; 1984.

[9] Silfverskiold N. Reduction of the uncrossed two-joints muscles of the leg to one-joint muscles in spastic conditions. Acta Chir Scand. 1923;56:315–330.

[10] Bouchard R, Meeder PJ, Krug F, Libicher M. Evaluation of tibial torsion: comparison of clinical methods and computed tomography. Rofo. 2004;176:127–128.

[11] Clementz BG. Assessment of tibial torsion and rotational deformity with a new fluoroscopic technique. Clin Orthop Relat Res. 1989;254:199–209.

[12] Eckhoff DG, Johnson KK. Three-dimensional computed tomography reconstruction of tibial torsion. Clin Orthop Relat Res. 1994;302:42–46.

[13] Güven M, Akman B, Ünay K, Özturan E, Çakıcı H, Eren A. A new radiographic measurement method for evaluation of tibial torsion: a pilot study in adults. Clin Orthop Relat Res. 2009;46(7):1807–1812.

[14] Hudson D, Roger T, Richards J. Ultrasound measurements of torsion in the tibia and femur. J Bone Joint Surg Am. 2006;88:138–143.

[15] Jakob RP, Haertel M, Stussi E. Tibial torsion calculated by computerized tomography and compared to other methods of measurements. J Bone Joint Surg Br. 1980;62:238–242.

[16] Kim HD, Lee DS, Eom MJ, Hwang JS, Han NM, Jo GY. Relationship between physical examinations and two-dimensional computed tomographic findings in children with intoeing gait. Ann Rehabil Med. 2011;35(4):491–498.

[17] Muhamad AR, Freitas JM, Bomar JD, Dwek J, Hosalkar HS. CT and MRI lower extremity torsional profile studies: measurement reproducibility. J Child Orthop. 2012;6(5):391–396.

[18] Muhamad AR, Freitas JM, Bomar JD, Dwek J, Hosalkar HS. CT and MRI lower extremity torsional profile study: measurement reproducibility. J Child Orthop. 2012;8(6):391–396.

[19] Schneider B, Laubenberger J, Jemlich S, Groenek K, Weber HM, Larger M. Measurement of femoral antetorsion and tibial torsion by magnetic resonance imaging. Br J Radiol. 1997;70:575–579.

[20] Shin S, Yoon C, Lee E, Oh M, Kim A, Park M, et al. The availability of radiological measurement of tibial torsion: three-dimensional computed tomography reconstruction. Ann Rehabil Med. 2011;35(5):673–679.

[21] Stuberg LT, Temme J, Kaplan P, Clark A, Fuchs R. Measurements of tibial torsion and thigh-foot angle using goniometry and computed tomography. Clin Orthop Relat Res. 1991;272:208–212.

[22] Tomczak RJ, Guenther KP, Rieber A, Mergo P, Ros PR, Brambs HJ. MR imaging measurements of the femoral antetorsional angle as a new technique: comparison with CT in children and adults. Am J Roentgenol. 1997;168(3):791–794.

[23] Upadhyay SS, O' Neil T, Burwell RG, Moulton A. A new method

using medical ultrasound for measuring femoral anteversion(torsion): technique and reliability. An intra-observer and inter-observer study on dried bones from human adults. J Anat. 1987;155:119–132.

[24] Brenner D, Elliston C, Hall E, Berdon W. Estimated risks of radiation-induced fatal cancer from pediatric CT. Am J Roentgenol. 2001;176(2):289–296.

[25] Brenner DJ, Hall EJ. Computed tomography – an increasing source of radiation exposure. N Engl J Med. 2007;357(22):2277–2284.

[26] Staheli LT. The prone hip extension test: a method of measuring hip flexion deformity. Clin Orthop Relat Res. 1977;123:12.

[27] Ryder CT, Crane L. Measuring femoral anteversion: the problem and a method. J Bone Joint Surg. 1953;35-A(2):321–328.

[28] Barlow T. Early diagnosis and treatment of congenital dislocation of the hip. J Bone Joint Surg. 1962; 44:292.

[29] Ortolani M. Un segno poco noto e sue importanza per la diagnosi precoce di preussssasione congenita dell’ anca. Pediatria. 1937;45:129.

[30] Lovett RW, Martin EG. Certain aspects of infantile paralysis with a description of a method of muscle testing. JAMA. 1916;66:729.

[31] Lovett RW. Fatigue and exercise in treatment of infantile paralysis: study of one thousand eight hundred and twenty-six cases. JAMA. 1917;69:168.

推荐阅读

[1] Herring JA. Tachdjian’ s pediatric orthopaedics. 4th ed. Philadelphia: Saunders Elsevier; 2008.

[2] Hoppenfeld S. Orthopaedic neurology a diagnostic guide to neurologic levels. J. B. Lippincott Company: Philadelphia; 1977.

[3] Mosca VS. Principles and management of pediatric foot and ankle deformities and malformations. Philadelphia: Wolters Kluwer; 2014.

[4] Southerland DH. Gait disorders in childhood and adolescence. Baltimore: Williams and Wilkins; 1984.

[5] Zitelli BJ, Davis HW. Atlas of pediatric physical diagnosis. 3rd ed. St. Louis: Mosby-Wolfe; 1997.

正常足部的 X 线检查

2

Robert A. Christman

儿童足踝的 X 线检查非常具有挑战性。不仅是由于儿童在不同年龄阶段的 X 线表现不同，还由于不同儿童在相同年龄阶段的 X 线表现也各不相同，尤其是在男性和女性之间有明显差异。而且，婴儿的一些骨骼在 X 线上不显影，还会混淆骨骼之间排列位置的观察和判断。这章节将通过讨论正常发育的解剖、发育性的变化、体位的技巧（包括防护辐射和安全性），以及排列位置的关系。

正常的解剖和发育

因为骨是由软骨骨化而成的，所以可发现骨与骨的间隙较大，尤其在低龄儿童中较明显。这是由于软骨在 X 线上不显影，且不能与邻近的软组织进行区分。随着骨骼成熟，这些间隙会变小，直到出现明显的关节间隙。骨骼会随着发育出现大小和形状上的改变，尤其是次级骨化中心出现的时候。然而，初级骨化中心并不是软骨在形状和位置上的一个缩影，尤其是跗骨，在整个儿童时期的骨化过程也不是对称发育的。

骨骺和骨突是次级骨化中心，骨骺位于长骨的末端且邻近骨关节（图 2.1a），典型表现是没有肌肉和肌腱的附着。骨骺会受到相邻骨的压力，因此，也被称为“压力性骨骺”。邻近骺区（或生长板）垂直于初级骨化中心的长轴，有助于纵向生长。结节、粗隆或突起后期可形成骨突。因为它是肌腱附着的位置，故又被称为“张力性骨骺”（图 2.1b）。邻近骺区的骨突与骨骺不同，它可能与初级骨化中心轴平行或斜行。足部的骨突位于第五跖骨近端和跟骨后端，它们不参与长骨纵向生长，也不与邻近长骨构成关节。

长骨骨骺和干骺端之间的放射区称为骺区（图 2.2），干骺端边缘区域的密度增加，称为临时钙化区，在不同年龄和性别之间有不同的表现。然而，骺区过度狭窄或宽大的表现是不正常的，如临时钙化区域出现的不规则表现。

许多文献中都有记录骨化核出现的时间范围（即骨化中心在 X 线上第一次显影），但是，把这些文献仔细的对比，可发现他们的内容有明显的差异。表 2.1~ 表 2.4 提供了相关骨化核出现的时间。但是注意到时间跨度（骨化核出现前后的平均时间）可能间隔几个月甚至几年。因此，无须过多地关注骨化核出现的确切时间，而应关注它们之间的相关性和出现的顺序。

多数情况下，女性的骨化中心出现得比男性早，即使在出生前也是如此。但是骨化中心出现得越早，男女差异就会越小。在男性中，骰骨骨化中心出现的时间与女性一样。但是随着年龄的增长，不同性别之间的差异也会增加。在女性中，跟骨骨骺出现

表 2.1　骨化时间：初级骨化中心

骨	出现的平均时间
距骨、跟骨、跖骨	出生时
骰骨	出生时至 1 个月
外侧楔状骨	4 个月
中间楔状骨	1 岁半
内侧楔状骨	2 岁
舟状骨	2 岁半
籽骨	10 岁

注：表中的骨化时间分别是男性与女性骨化中心出现和闭合的平均值；通常情况下，女性的骨化时间会比表中给出的时间早，男性相对迟一些。

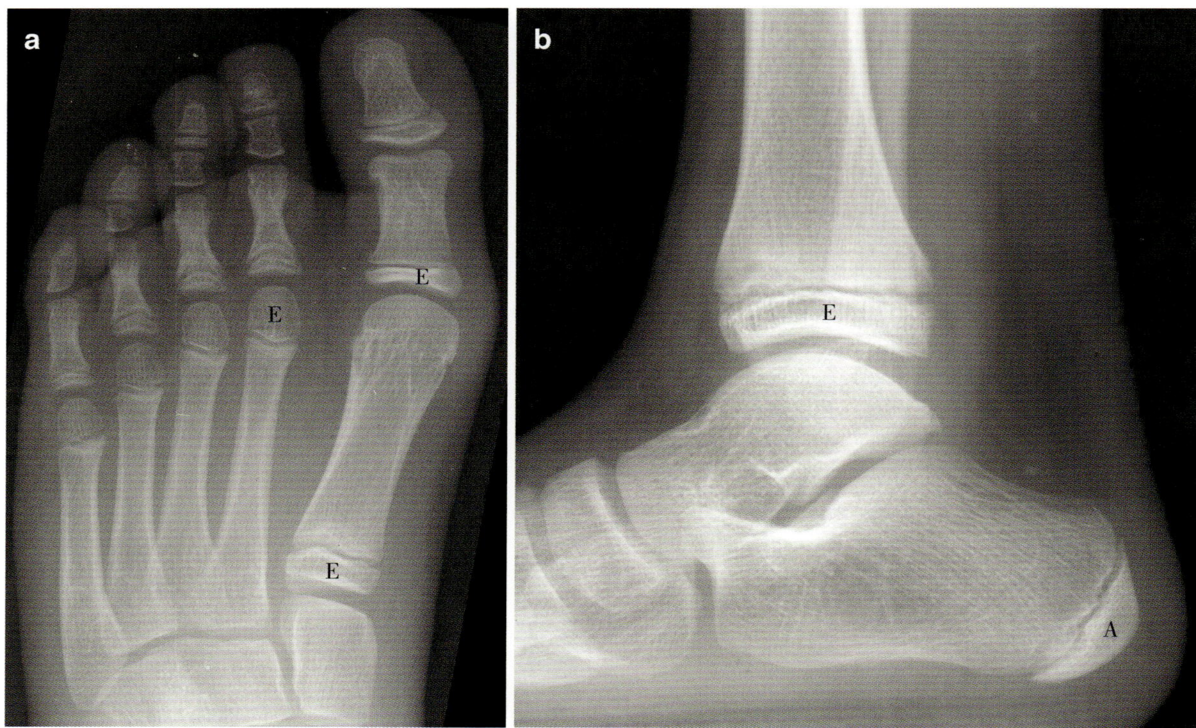

图 2.1 骨骺。（a）压力性骨骺（E）。（b）张力性骨骺（又称为骨突）（A）

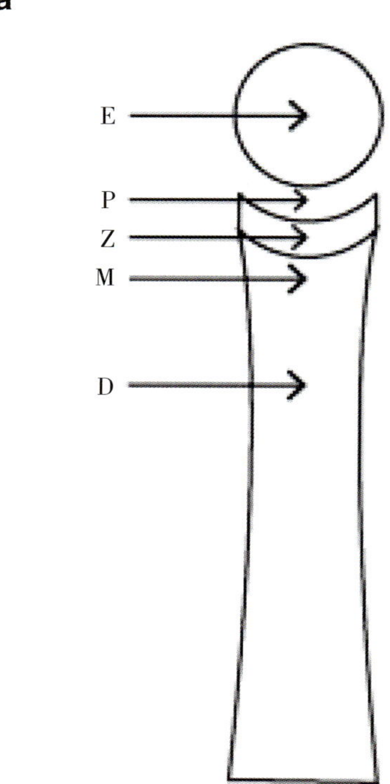

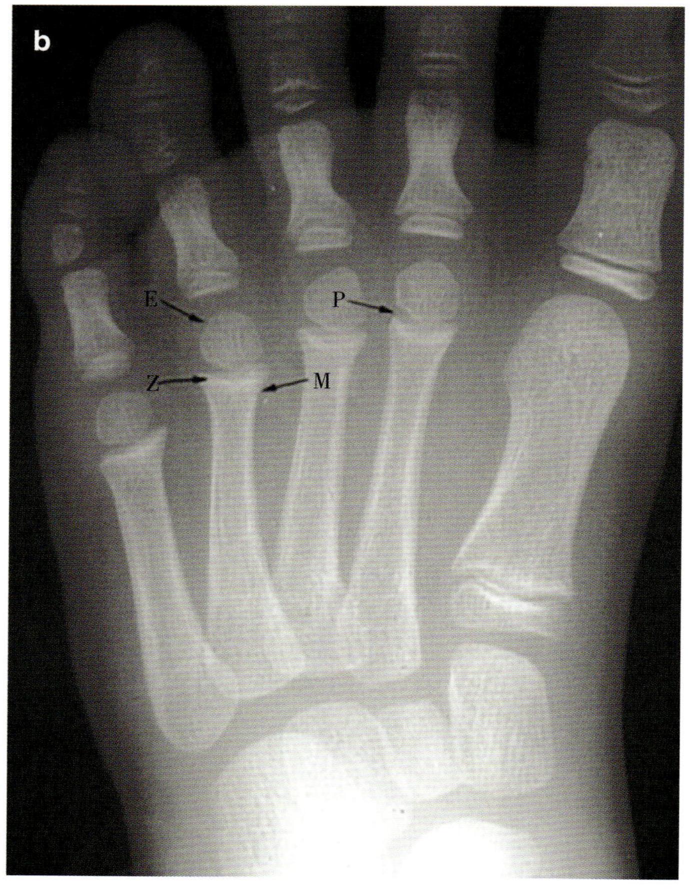

图 2.2 管状骨的解剖基础。骨骺（E）骺区（P），临时钙化区（Z），干骺端（M），骨干（D）。（a）示意图。（b）X 线片上各部分相对应的部分

表 2.2　骨化时间：主要骨骺

骨骺	出现的平均时间	闭合的平均时间
胫骨远端	4 个月	15 岁
腓骨远端	11 个月	15 岁
跟骨（骨突）	6 岁半	15 岁
距骨后侧	9 岁半	11 岁半
第 5 跖骨（骨突）	11 岁	14 岁半

注：表中的骨化时间分别是男性与女性骨化中心出现和闭合的平均值；通常情况下，女性的骨化时间会比表中的时间早，男性相对迟一些

表 2.3　骨化时间：跖骨骨骺

骨骺	出现的平均时间	闭合的时间
第 1 跖骨（基底部）	2 岁	15 岁
第 1 跖骨（头）	1 岁半	10 岁半
第 2 跖骨	2 岁半	15 岁
第 3 跖骨	3 岁	15 岁
第 4 跖骨	3 岁半	15 岁
第 5 跖骨	4 岁	15 岁

注：表中的骨化时间分别是男性与女性骨化中心出现和闭合的平均值；通常情况下，女性的骨化时间会比表中的时间早，男性相对迟一些

表 2.4　骨化时间：趾骨骨骺

骨骺	出现的平均时间	闭合的平均时间
大踇趾（趾骨远端）	1 岁	15 岁
大踇趾（趾骨近端）	2 岁	15 岁
第 2~4 趾（近端）	1 岁半	14 岁半
第 5 趾（近端）	2 岁	15 岁
第 2~3 趾（远端）	4 岁	13 岁
第 4 趾	3 岁半	13 岁

注：表中的骨化时间分别是男性与女性骨化中心出现和闭合的平均值；通常情况下，女性的骨化时间会比表中的时间早，男性相对迟一些

的时间平均早于男性两年。女性的骨骼成熟时间也比男性早。女性大约在 12 岁停止骨化，男性在 14 岁停止骨化。

有两种方法借助足和腿部的 X 线片来确定婴儿期的骨龄。Erasmie 方法（1 岁以内）首次提出利用距骨和跟骨骨化中心的长度和高度之和来估计骰骨、第 3 楔状骨、胫骨和腓骨远端骨骺出现（成熟）的时间；并将这些数值与儿童体重的对应关系制作成图表。Hernandez 方法（2 岁以内）主要是用于跟骨、骰骨、第 3 楔状骨的骨骼成熟的评分方法，并将这些值与儿童年龄的对应关系制作成图表。

在第一个 5 年，足部的骨化中心生长速度较快，随后速度减慢。5 岁时的足部大小约为成年人的一半。Hoerr 等提出了足部骨骼发育的参照标准，在这里就不再赘述了。可通过图 2.3~ 图 2.8 的 X 线片中的初级骨化中心和次级骨化中心判断出大概年龄。

有些跗骨一出生即出现（即 X 线片上可见），如距骨、跟骨以及大部分骰骨（图 2.3）；骰骨有时候直到 6 个月才开始显影。虽然距骨和跟骨在一出生时即显影，但是大部分仍然是软骨。出生时没有次级骨化中心。

下一组骨化中心在 3~9 个月出现，包括第 1 楔状骨和胫骨远端骨骺（图 2.4）。胫骨和腓骨远端骨骺主要是影响婴儿期下肢生长，但在生长 30% 以后，生长速度逐渐减慢，下肢长度主要取决于近端生长板。腓骨远端骨骺和中间楔状骨骨化时间紧随在内侧楔状骨，第 1 跖骨和趾骨近端骨骺之后，时间为 9 个月至 2 岁（图 2.5）。虽然骰骨和第 1 楔状骨骨化以后的其他骨化中心出现的顺序为内侧楔状骨 – 中间楔状骨 – 舟状骨，但是至少有 6 种不同的出现顺序（表 2.5）。这可能与基因差异性有关，但也可能是因为疾病或者营养不良。腓骨远端骨骺骨化时间在胫骨远端骨骺之后。

舟状骨和跖骨小头骨骺骨化中心出现在 2~5 岁（图 2.6）。在婴幼儿期，腓骨骨骺接近于胫骨骨骺的中段；而在 4 岁以后位于或低于踝关节，可能是跟负重有关系。

跟骨骨骺部分开始骨化在 5~9 岁（图 2.7）。第 5 跖骨骨化中心和籽骨骨化时间分别为 9 岁和 12 岁（图 2.8）。

在 1966 年，Kump 发现了胫骨远端骨骺内侧和前侧有一隆起（图 2.9）。这是正常的生理表现且被其他学者称为“Kump 隆起”。

发育性变化

发育性变化可能会被误以为是异常表现（如骨折）。有些是常见的，有些是少见的。

骨化中心的多样化可能就是最好的例子，可包

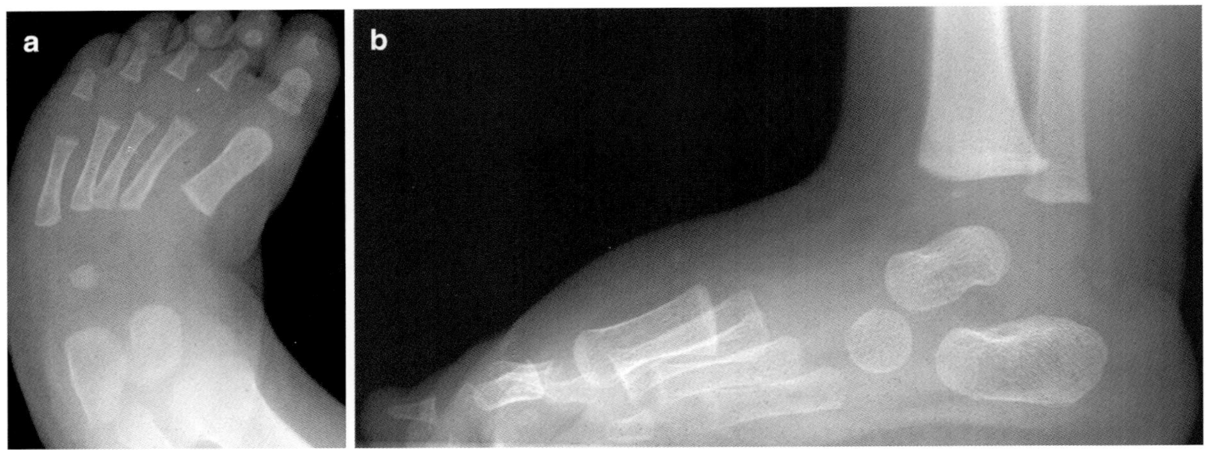

图 2.3 主要初级骨化中心和次级骨化中心：出生至 3 个月。足（a）正位片和（b）侧位片。距骨、跟骨和骰骨

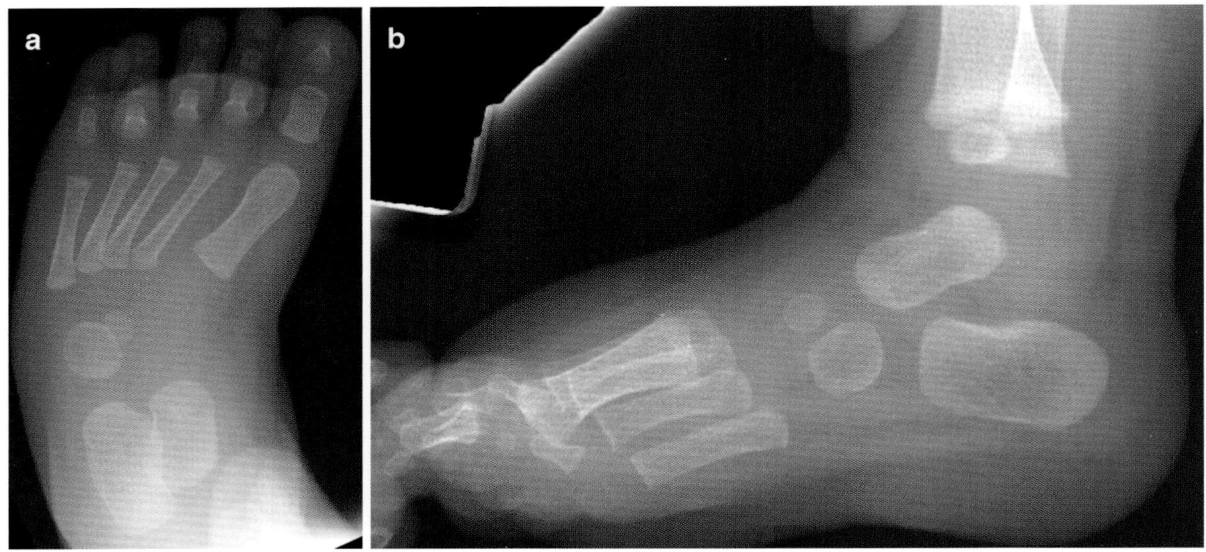

图 2.4 主要初级骨化中心和次级骨化中心：3~9 个月。外侧楔状骨和胫骨远端骨骺。足（a）正位片和（b）侧位片

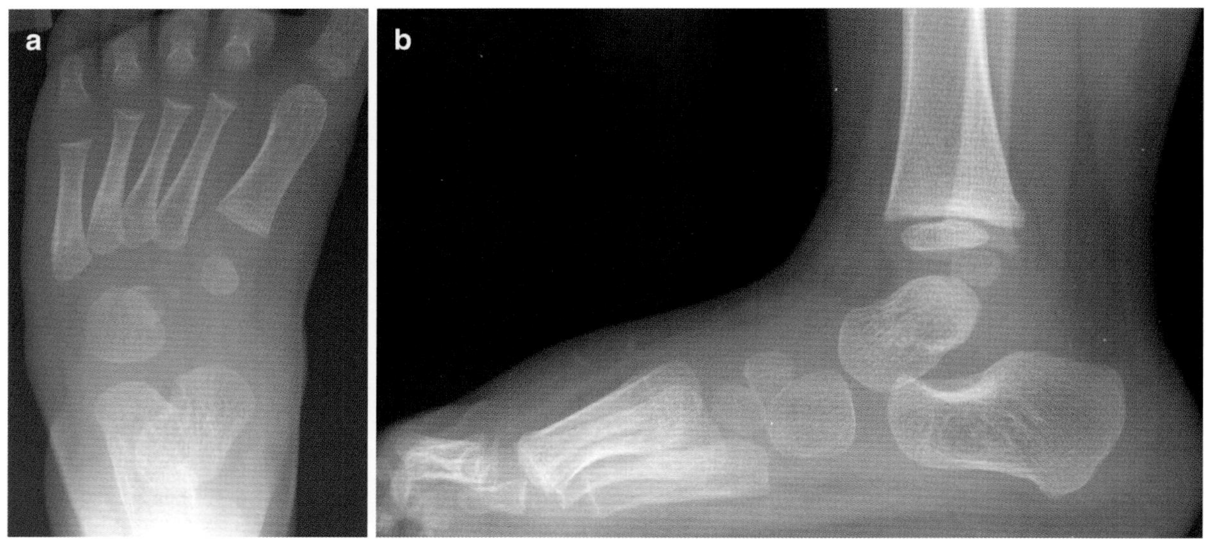

图 2.5 主要的初级骨化中心和次级骨化中心：9 个月至 2 岁。腓骨远端骨骺和中间楔状骨骨骺出现时间早于内侧楔状骨、第 1 跖骨和趾骨近端骨骺。足背（a）正位片和（b）侧位片

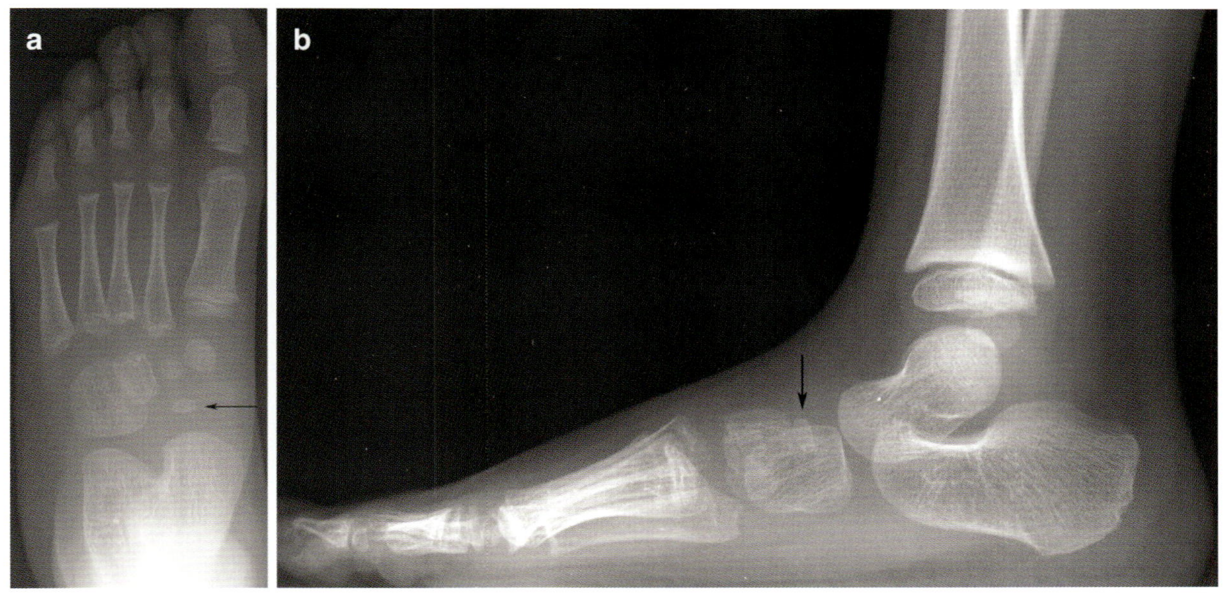

图 2.6 主要初级骨化中心和次级骨化中心：2~5 岁。舟状骨（箭头）和少部分跖骨头，也可看到多种类似跖骨基底部骨骺的表现。足（a）正位片和（b）侧位片

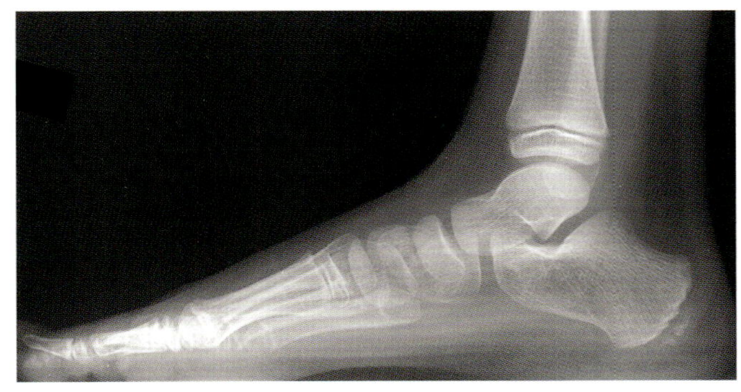

图 2.7 主要骨化中心，初级和次级：5~9 岁。跟骨骨骺。侧位片：跟骨后下方可见小块钙化 / 骨化

表 2.5 骨化顺序：跗骨（骰骨和外侧楔状骨之后）

内侧楔状骨	中间楔状骨	舟状骨	平均数%（男和女）
1	2	3	70.5
1	3	2	13.5
2	1	3	6
2	3	1	5.5
3	1	2	4
3	2	1	0.5

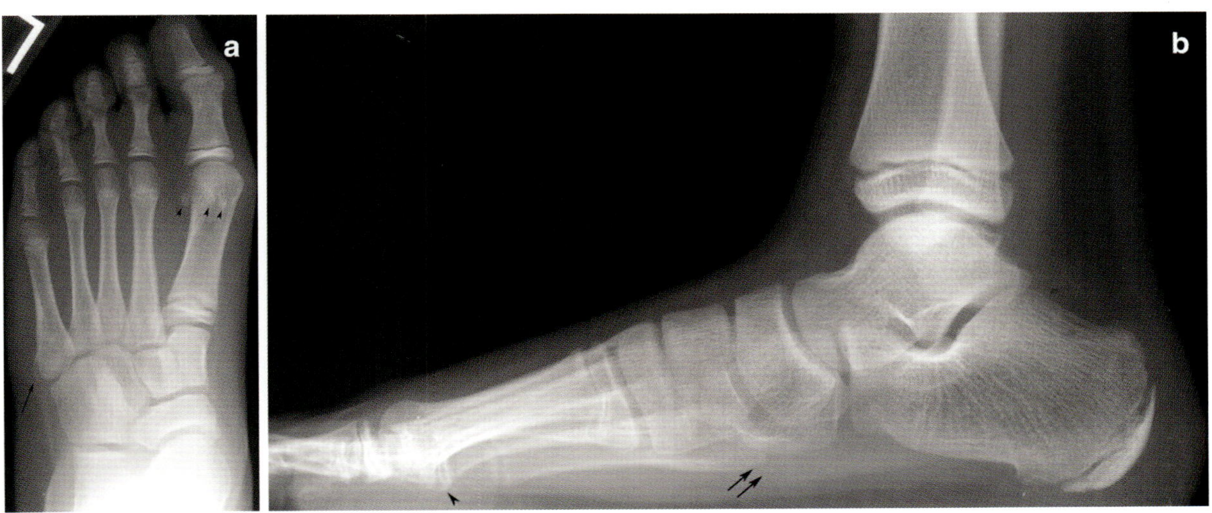

图 2.8 主要骨化中心，初级和次级：9~12 岁。第 5 跖骨骨骺骨化中心（箭头）和籽骨（箭头）。（a）足背正位片。胫骨籽骨骨化中心有许多个。（b）足背侧位片。第 5 跖骨骨骺骨化中心也是有许多个

括初级或次级骨化中心（图 2.10）。有时候骨化中心之间的间隔会被认为是裂隙。

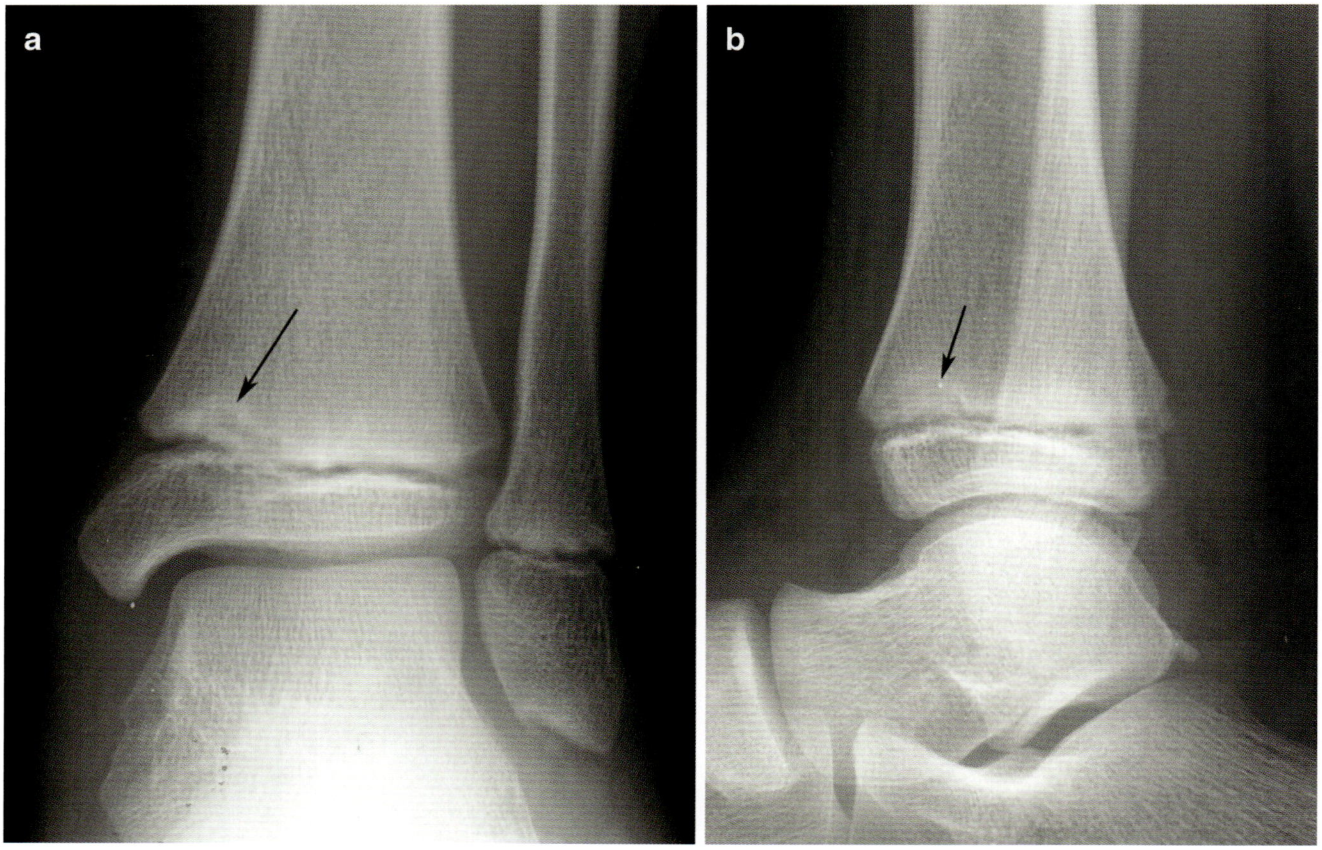

图 2.9 “Kump 隆起”（箭头）。踝关节（a）正位片和（b）侧位片

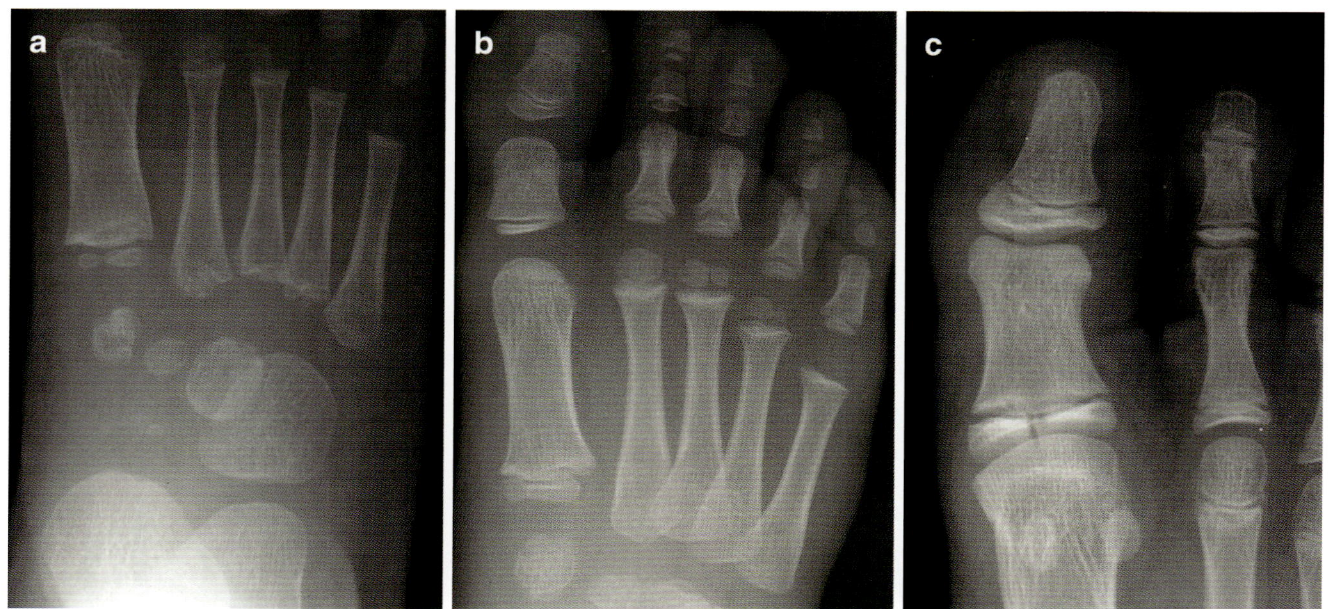

图 2.10 多处骨化中心。（a）多处次级骨化中心包括第 1 跖骨基底部，舟状骨和内侧楔状骨的多处初级骨化中心。第 1~4 跖骨基底部呈不规则，可见到假性骨骺。（b）第 3~4 跖骨头的两处骨骺。（c）第 2 趾中节趾骨骨骺呈锥状，易被误认为是骨折（这类特殊患者既没有外伤史也没有任何其他症状）。

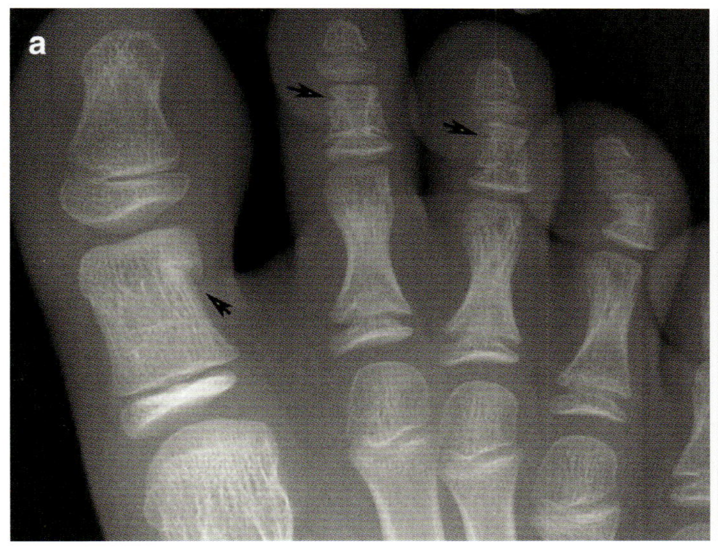
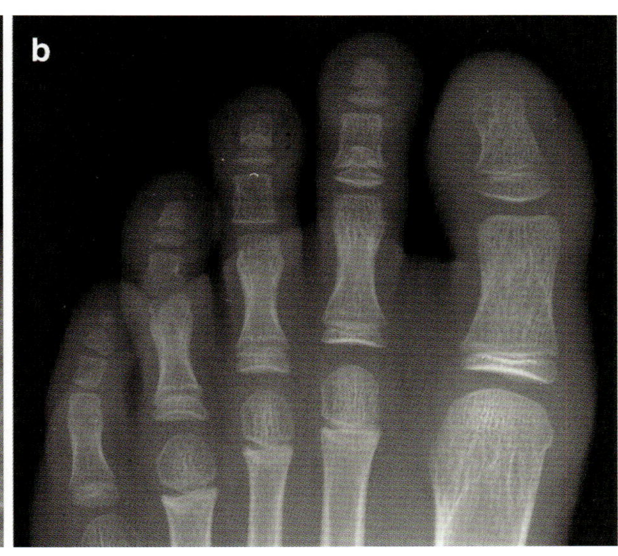

图 2.11 趾骨发育过程中的变异。（a）裂隙（箭头）出现在大蹋趾的近端趾骨头的外侧和第 2~3 趾中节趾骨头的内侧。第 2~3 趾近端趾骨骨骺基底部呈锥状。（b）第 2 趾中节趾骨的锥状骨骺

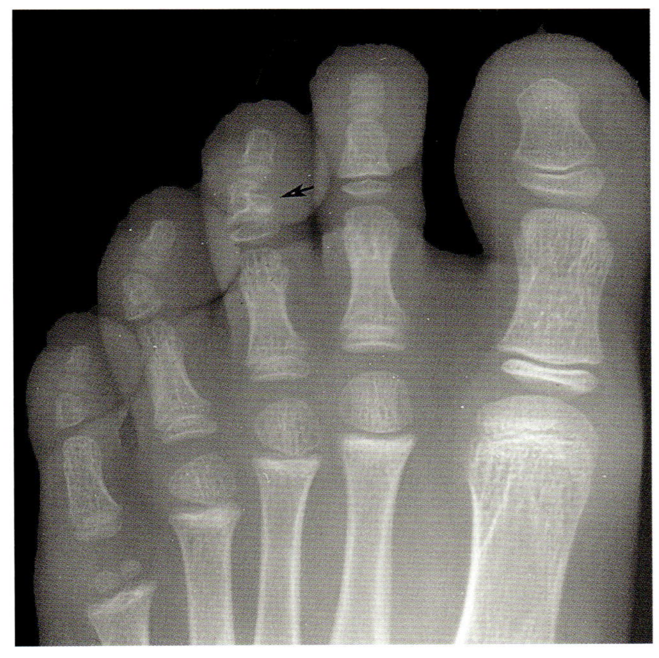

图 2.12 纵向括号形骨骺。虽然这不是一个典型的例子（出现了基底骺），但骨骺（箭头）似乎包含了几乎整个第 3 趾中趾骨的内侧部分

含有裂缝的锥形骨骺常见于趾骨（图 2.11）。它们通常是双侧的，但不一定是对称的。“骨骺支架”（又称为长形骨骺支架和三角趾骨）是指位于趾骨一侧的骨骺（图 2.12），而不是基底部。单独出现时常与骨骼异常和综合征相关。

“假性骨骺”常位于长骨非骺末端的明显二次骨化中心。它也被称为副骨和多生骨骺。假骨骺成熟后，在骨的另一端形成和增大。与真正骨骺对比，假性骨骺是干骺端直接延伸生长形成的。假性骨骺常见于第 1 跖骨远端末端（图 2.13），2~4 岁出现；11 岁时与邻近骨骺之间有个裂隙。假性骨骺也可见于少部分跖骨基底部（图 2.6a）。少部分跖骨伴有或不伴有假骺时的后侧边缘表现为不规则和波状（图 2.10a）。

因为跟骨骨骺比较大，所以在发育的不同阶段中可以明显看到不同（图 2.14）。当其开始骨化时，可以看到许多小块钙化灶。还有，骨骺的下半部分通常先于上半部分出现骨化。相对于跟骨体部，跟骨骨骺会出现硬化。随着持续生长，跟骨骨骺经常出现分块。下结节（内侧和外侧）也是由这种骨骺形成的，可以看到单独的骨化中心（独立的结节骨化中心很少持续存在，但也偶有报道将其称之为“骨内骨化”）。通常来说，每部分的骨化中心的边缘清晰；部分骨化中心密度减小，边缘模糊，可认为是病理性表现（如骨折）。另一种变异就是干骺端参差不齐，有时呈“锯齿状”。

跟骨骨骺炎常被诊断为 Sever 病。典型表现就是青少年男性在运动后出现严重的脚后跟疼痛。这种失误主要是因为 X 线片上出现了骨骺碎片状硬化表现（就是骺软骨病的 X 线表现）。然而，正如前面所述，跟骨骨骺是正常硬化，许多报道儿童有碎片

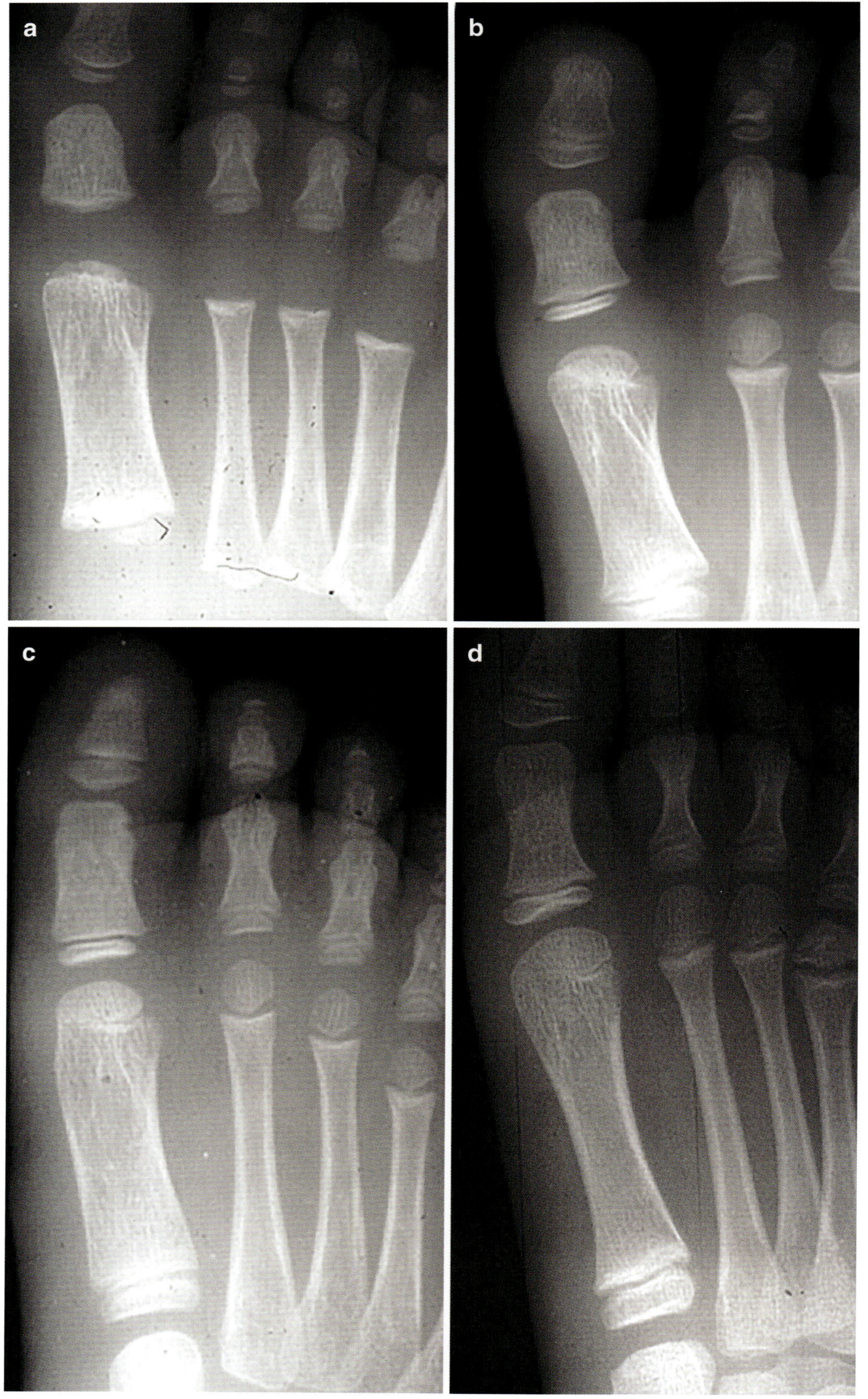

图 2.13 第 1 跖骨远端假性骨骺。（a）假性骨骺早期是从小骨化中心发育形成的。（b）完整的“骨骺”，虽然它像是附着于干骺端中心。（c）与邻近的干骺端不对称相连。（d）在继续联合的过程中呈裂隙状

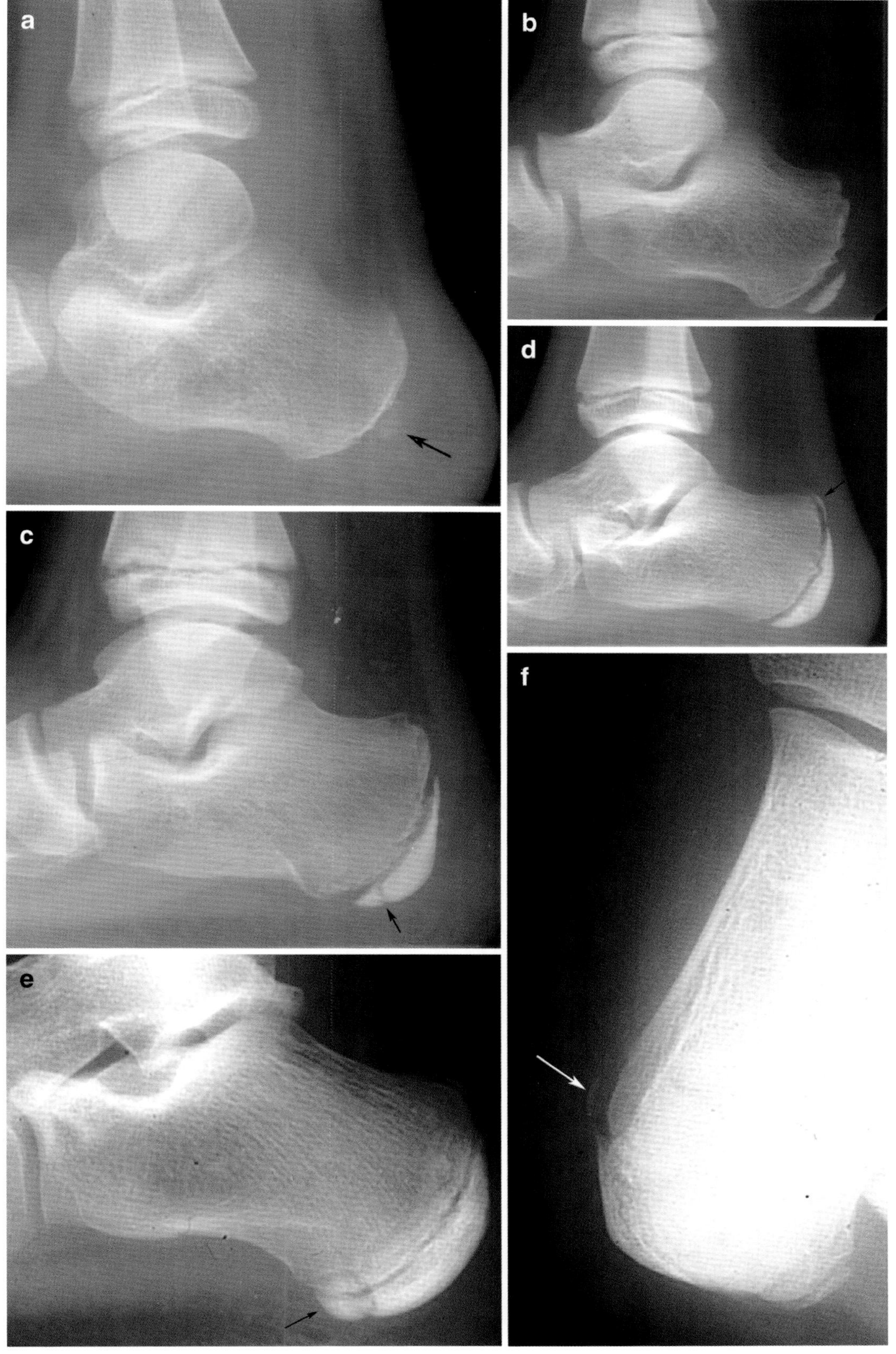

图 2.14　跟骨骨突骨化中心。(a)骨化中心刚开始骨化，可见到许多小钙化灶。(b)骨突的下半部分骨化时间早于上半部分。干骺端邻近处参差不齐；不能将它认为是病理表现。(c)骨突正常性硬化与跟骨体有关。经常是部分硬化（箭头）且由多个骨化中心转变而来。(d)骨突（箭头）和下结节的骨化最后形成。(e)内侧结节骨化中心（箭头）。(f)足部内侧斜位片；外侧结节分离的骨化中心（箭头）

图 2.15 第 5 跖骨骨突。（a）足背屈位可观察到早期多个骨化中心。（b）内侧斜位片可见清楚硬化。（c）足背屈位片；骨突平滑且密度均匀。（d）内斜位；虽然不规则，大部分还有硬化，但是骨突是无症状的双侧对称性分布的

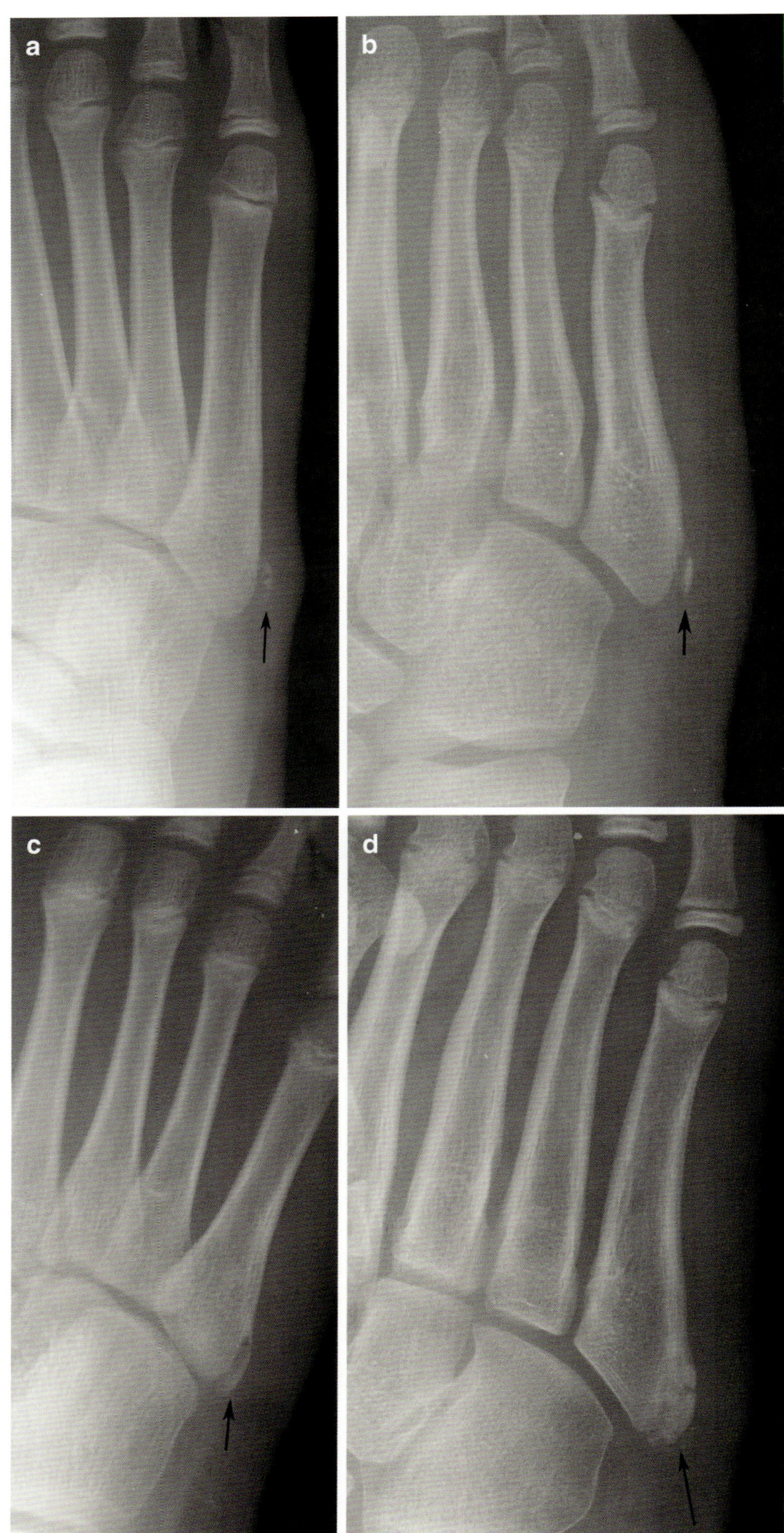

或部分硬化没有症状是正常变异。但是，临床上常将其诊断为严重的疾病，其影像学表现被认为是骨化变异。关于这些发现是否重要的争议仍在继续；在笔者的经验中，这些特殊发现已经在许多没有疼痛症状的患者身上观察到。但是，根据 Scharfbillig，这件事还没有以科学方法进行调查研究，因此，可以说还没定论。

第 5 跖骨近端骨骺（图 2.15）在与基底部结合之前，只在 X 线片上出现短短的一段时间。同时，骨化过程不一定是双侧对称进行。骨骺刚出现时是一小块骨，呈贝壳状；它沿着跖骨基底部外侧向跖骨长轴作纵向或略微倾斜。不规则骨骺可能是正常的。虽然骨骺可出现片状（分块），这是变异性表现，而不是病理性。在双侧研究中，有症状的患者的骨骺轻微增大，软骨和骨的交界处轻微分离。在影像学上，次级骨化中心在内侧斜位上最明显。

髓鞘病是发生在第 5 跖骨结节突起处的一种炎症性疾病。这与第 5 跖骨骨骺区域疼痛和过度活动有关。X 线片无明显异常表现，但可先排除跖骨骨折。第 5 跖骨骨骺骨软骨病在 X 线片上可见到硬化和片状（分块），属于正常变异，与 Sever 病相似。骨骺病理性表现包括密度减小、边缘模糊不清和 / 或结节牵拉。这种情况，对侧 X 线检查可起到有效的对比作用。

有时，骨突可能不与基底部结合，并持续到成年，这被称为持续性第 5 跖骨骨突。可能是单侧或双侧（图 2.16）。可被错误地（在笔者看来）认为是第 5 跖骨粗隆部。

许多副骨可在成人中看到，并已在其他地方描述。因此，相应的骨化中心位置可能与儿童相同。常见的例子有舟状骨副骨（7~11 岁骨化）、骨三角骨（出现在 5 岁左右）和胫下副骨（在 7~8 岁骨化）。

小副骨可能沿着腓骨远端临时钙化带，向内侧和 / 或外侧生长。比较大的骨化中心常位于腓骨远端干骺端附近和外侧，称为“腓骨小骨”。它在 6 岁左右出现并逐渐与腓骨结合在一起。

有一些发育性变异的例子包括跟骨倒刺和二分跟骨（图 2.17）。

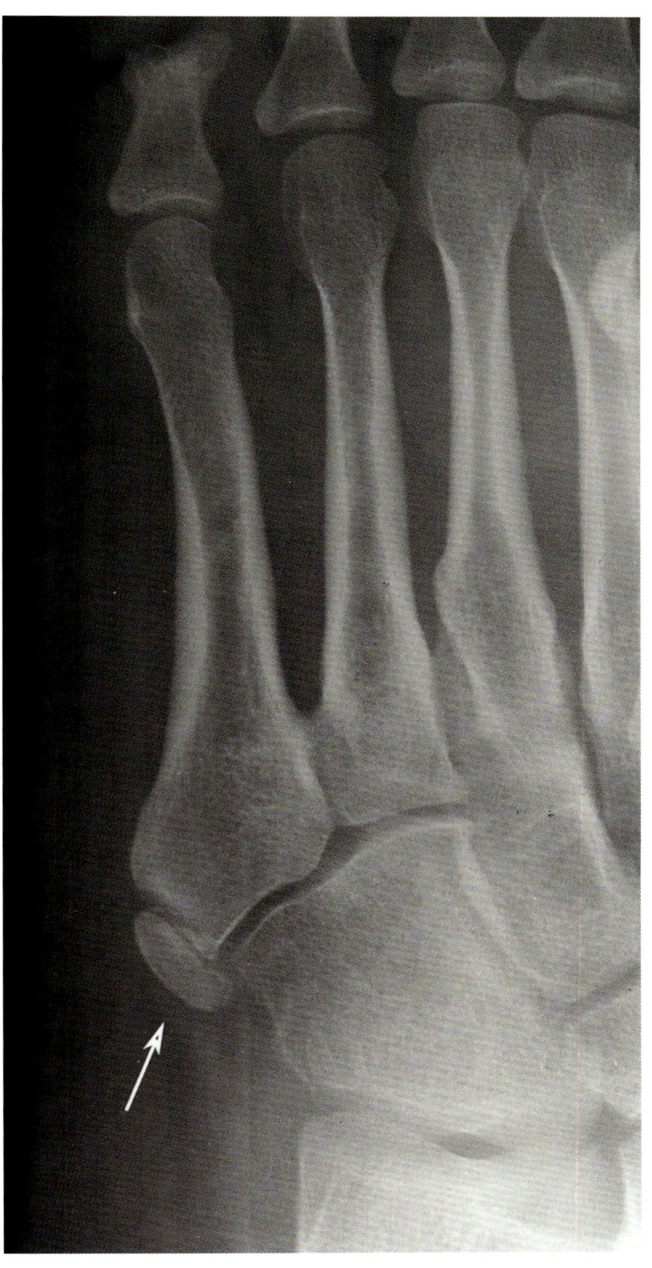

图 2.16　第 5 跖骨永久性骨突（箭头）

体位摆放方法

让儿童行影像学检查应该要有证可循。因为儿童对放射的敏感性较成年人高，应对生殖器进行遮挡，遮挡物与 X 射线机平行，电压、电流和时间设置应较成年人检查时低。可能需要固定装置（沙包）且应在拍片前准备。在检查过程中，应该由非孕妇家长、家庭成员或看护者对儿童进行固定和安慰，而不是由工作人员。如果条件允许的话，检查时间

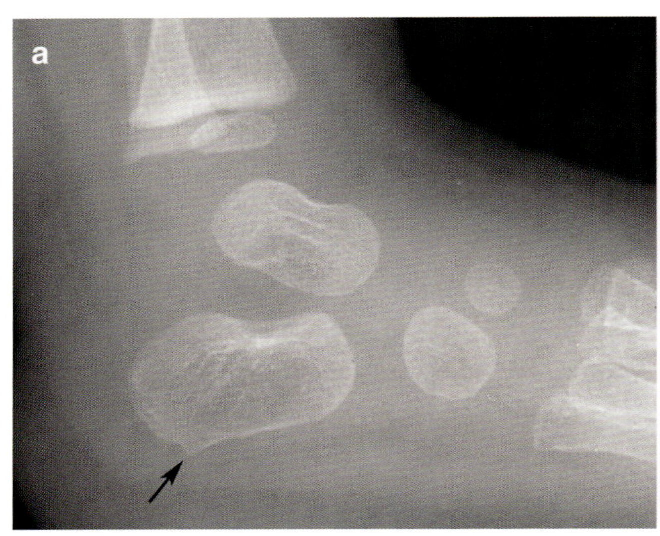

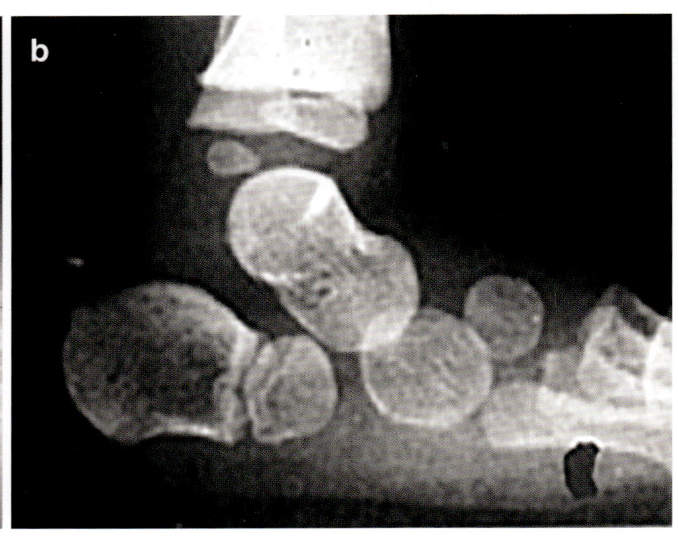

图 2.17 跟骨生理性变异。（a）跟骨倒刺。（b）二分跟骨。图中跟骨两个骨化中心最终联合成一个骨化中心是完全正常的现象

应该选在喂食后，当孩子睡着或安静状态下进行。父母可能会担心有关影像学检查的安全性；可以准备宣传单（或视频）像父母说明影像学检查的过程和风险。也可以让家长参考医学物理学家对辐射剂量的估计。

影像学检查对儿童足部畸形的诊断和治疗是有意义的。标准足部影像学检查包括足背屈位和侧位片。其他可根据具体指征进行检查斜位片，和踝关节屈曲侧位片，包括以下任何指征，如骨折、跗骨联合、感染和术后。常规双侧检查不能只是为了对照，也不适用于单侧创伤，但对于一些特定的病例可能有用（如隐匿性骨折），还应减少其他检查，如核医学、MRI 和 CT。

无论何时，儿童足部的影像学检查应是在站立位下进行（除斜位片）。个别比较特别的，足背屈位和外侧位应该在负重下对骨骼排列关系进行评估。非负重下不能够评估排列关系。对于不会站立的婴儿，应该尽力使足背屈；这可能需要体位装置协助进行或者监护人穿铅衣协助。非婴幼儿期的患者当将足部放在检查仪上时，可让患者坐下背负一部分重量（模拟负重）。然而，对于婴幼儿和学步期儿童（3~12 个月），除非保持下肢和足部成 90°，否则模拟负重下检查可能会使得角度测量变大。创伤后应该行非负重跖背侧和侧位片；这种情况也可以行斜位片。

一般来说，儿童的体位摆放方法和成年人一样，但许多地方应注意细节。然而，对儿童进行体位摆放时应注意特殊方法，特别是对婴幼儿，我们将在下文进行论述。一些医生在摆放体位时可能偏好将异常对位关系进行纠正。

足背屈位拍摄方法

足的位置应与小腿垂直，不应有内旋或外旋。如上文所述，这可能需要婴幼儿采取坐位或者仰卧位。若采取坐位，患儿需要屈髋屈膝 90°（图 2.18a）。后足跟的侧面（或后足）应与放射机边缘平行。如果需要拍摄婴幼儿的双侧足部的图像，可于一张图像上同时拍摄双足来减少辐射。在这种情况下，双膝应保持并拢，下肢不旋转；两小腿应垂直于放射机的接收器，小腿互相平行（如果出现前足内收，膝盖可能要稍微分开，从而纠正前足内收的情况）。

对于先天性马蹄内翻足，Simons 建议使足背屈 15° 位（这可能需要球管头与垂直方向成 30° 角）。他认为，在手术前尽可能地将足部保持在最大矫正位置，能够让跟距角更准确。Kite 在没有矫正的情况下进行了标准手术；事实上，《美林射线体位图和方法》也建议不要进行畸形纠正。

有方法可判断足的体位不是足背屈位。如果确定胫腓骨干，和（或）距骨和跟骨的前端在纵向上彼此之间的距离大于 2mm，则足可能置于跖屈位。如果跖骨明显重叠，足可能是反向或外旋的。在所有情况下，需要将 X 线影像与足部本身的情况相结合，以验证方法是否准确。

足侧位片拍摄方法

可以在足部的外侧进行拍摄，比如让足的内侧紧靠图像接收器。然而，如果前足内收，比如马蹄内翻足，踝关节和后足相对于图像接收器外旋；结果使得距骨穹隆呈扁平状（如果腓骨外踝位于胫骨内踝的后方，则这个可认为是一种体位性“畸形”）。在这种情况下，足部侧位投影可以像定位踝关节侧位那样进行，比如踝关节轴垂直于图像接收器，或者后脚平行于图像接收器的边缘。对于马蹄内翻足，后足测量最重要，Simons 建议将踝关节完全背屈（当足跟放在暗盒上）。这种方法可以尽量让足部最接近矫正体位（术前）。如果是模拟负重位下进行侧位拍摄，可以让足外侧对着图片接收器，避免前足影响后足。坐位时，髋关节与膝关节屈曲 90°。

婴幼儿或年幼儿童采用坐位或仰卧位时，小腿和足部应该互相垂直（如踝关节保持 90°）。可以用一只手拿塑料板移动足底部，另一只手固定小腿（图 2.18b）。每只脚应该单独拍摄，不能同时摆成“蛙腿”位置。

可以通过一些线索发现不标准侧位片。正如前文所说，X 线片上的腓骨外踝位于胫骨内踝后方，且后足相对于图像接收器发生旋转。如果发现跖骨相互重叠（如，它们实际没有重叠），那么有可能足部被拍反了或者足部发生了旋转，还有就是足位于背屈位或跖屈位。如足背屈位片一样，如果方法错误，应该及时结合实际情况更改影像。

足部屈曲角度最大时就是拍摄侧位片的时机。足背屈位的侧位片是为了确定是否是垂直距骨和马蹄内翻足；跖屈位的侧位片是为了评估垂直距骨的情况。

跟骨轴位片拍摄方法

有几种射线管头角度可用于跟骨轴位的拍摄。标准的方法就是让射线管头部与垂直线成 25° 角。但是，这种方法可能拍摄不到跟距关节的后侧和中部。为了可以看到这部分的关节，Harris 和 Beath 将射线管头置于 45° 的位置并使患者保持屈膝和踝关节背屈。Grissom 认为如果无法保持 40°，那就保持射线管头部成 25° 且足背屈下进行。

Melamed 提出了 Harris–Beath 改良版方法用于鉴别舟状骨或副舟骨结节撕脱骨折。足部最大内旋角度为 20°~25°，正如将前足内收。射线管头部与垂直线成 45°，透射机的中心正对着舟状骨。然而，副舟骨可通过非负重位拍摄外斜位片。

后足内翻或外翻的测量方法有两种，一种是后

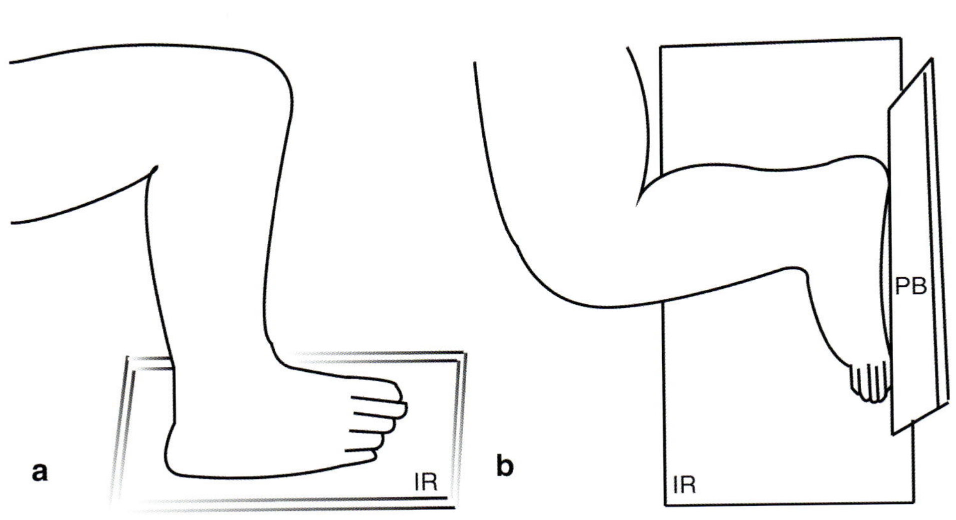

图 2.18 婴幼儿模拟负重位（IR= 图像接收器）。（a）足背屈位片和（b）侧位片。一只手用塑料板（PB）移动足底，另一只手固定小腿。足外侧面对着图像接收器

脚对齐法，另一种是长腿跟骨轴位法。

后足位排列方法

Cobey 改良了 Harris-Beath 的跟骨轴位片去拍摄足的后侧位，可减小偏差（使透射机的光线垂直图像接收器）。患者站在透射机台上，将 14~17 英寸（1 英寸≈ 2.45cm）的图像接收器倾斜 15°~20° 放在患者前面，部分延伸到台下（图 2.19a）。将 X 线透射管头与水平线成 15°~20°，接着控制尾端，使 X 线的光线平行于前足的轴线（如，足部正对前方）。光线中心对着踝关节。Mendicino 等改良 Cobey 的方法将足部摆放成步态中的角度。

Buck 等改良 Cobey 方法将图像接收器垂直地板，使 X 线光线与水平线成 20° （不是垂直于图像接收器）。足部朝向正前方（图 2.19b）。他们更倾向这种方法，因为他们觉得胫骨和跟骨的轴线会使得结果更精确，且可以不出现前足和中足的图像。Johnson 等进一步改良了 Buck 等的方法将足部置于站位中立位（步态的初始角度），他们认为这样比 Cobey 和 Buck 等通过将足部朝向正前方的方法更接近后足真正的冠状轴。

长腿轴线位拍摄方法

长腿轴位方法（图 2.19c），起源于 Harris-Beath 方法中的后侧切线和足底视图，通过用 14~17 英寸的图像接收器对着小腿下段部；透射线管头部成 45°，光线正对距下关节。足部可能向上翻；然而，Kleiger 和 Mankin 发现如果足没有向上翻，则拍不到距下关节。放射师注意不能将足部摆成内翻或外翻。Reilingh 等长轴位比后足位更可靠（观测者间可靠性更高）。

踝关节拍摄方法

标准踝关节影像图包括前后位（AP）和侧位。通常需要榫眼和 / 或 45° 内斜位。为了评估对线关系，踝关节应于负重位下拍摄，或如果是婴幼儿，可模拟负重位。非负重下可更好的观察骨质的细节。

排列关系

专业术语

Alan Oestreich 发表了一小本关于评估和测量足部在二维的影像关系。相同的临床生物力学术语在二维里的定义不同于三维。接下来的解释和例子摘自于这本读物，且已广泛应用。

内翻和外翻是指远端骨段到近端骨段相对于身体中线的角度（腿的冠状面就是足部的水平位或轴位）。后足内翻和外翻是指跟骨相对于距骨。前足内翻和外翻是指第 1 跖骨相对距骨。跖骨内收指第 1 跖骨相对于内侧楔状骨内翻的位置。踇外翻是指踇趾相对第 1 跖骨的位置。

内收和外展并不像内翻和外翻一样代表身体不同相邻节段（或骨头）之间的关系。它们指的是身体部分朝向或远离身体中线的偏移位置。因此，跖骨内收指的是前脚靠近身体中线的偏移。

专业术语踇外展外翻的概念：外展是指大踇趾偏离身体中线，外翻是踇趾相对于第 1 跖骨的位置（如果第 1 跖骨与身体中线平行，那么踇趾指向远离中线的位置，就是外翻）。

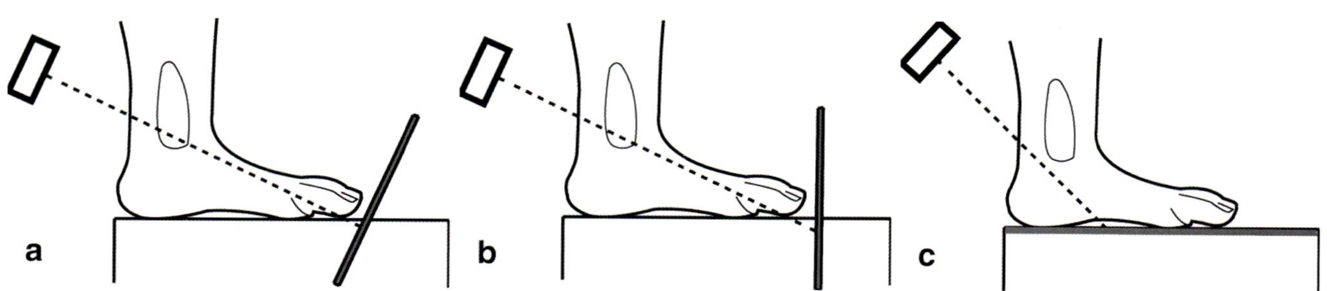

图 2.19 跟骨轴位拍摄方法。（a）Cobey 方法：后足位。射线管头与水平轴成 15°~20°，图像接收器与垂直轴成 15°~20°。（b）Buck 改良方法：后足位。透射管头部与水平轴成 20°，但图像接收器垂直于水平轴。（c）长轴位。透射管头与水平轴成 45°，图像接收器处于水平位

轴线

为了评估对齐情况，足部在影像学上可分为3个部分：后足、中足和前足。后足由跟骨和距骨组成，还包括胫距关节和跟距关节。中足由舟状骨、骰骨和楔状骨组成，还包括距舟关节和跟骰关节。跖骨和趾骨组成了前足，还包括楔状骨－距骨和骰骨－跖骨关节。足部也分为两柱，内侧和外侧。外侧柱包括跟骨，骰骨和第3~5跖骨。大部分骨的轴线的样子和成年人相似。然而，对于年幼儿童，会有一些特别之处，如下所述。

正位片

距骨的轴线通常就是距骨的平分线（图2.20a）。然而，Howard和Benson提示说婴儿的距骨骨化中心位于距骨前部，平分线可能反映的不是距骨真正的轴线，而是距骨颈的轴线。而且，Bleck指出，在新生儿的距骨颈相对于身体的内侧偏移比成人更大（新生儿为30°，成人为18°）。结果，一些人支持沿着年幼儿童骨化中心的内侧画轴。

距骨中心轴线应该经过第1跖骨基底部，或者正好在中间。在年长儿童中，距骨轴也可以用距骨头关节边缘两点连线的垂直平分线来表示。这也被称为距骨头关节轴（图2.21）。

跟骨轴（图2.20a）在幼儿中可以是跟骨平分线。然而，Howard和Benson再次警告说，由于婴儿跟骨骨化核是倾斜的，它的轴线可能倾斜。有人通过跟骨骨化中心的外侧画轴线。跟骨（中部）轴应几乎平分骰骨，并应平行于第4跖骨或通过第4跖骨基部。

舟状骨关节轴是距骨头的舟状关节面内侧和外侧边缘的两个点连线的垂直平分线。中间楔状骨的轴线就是它的平分线（图2.20a）。

- 小跗骨轴（图2.20b）如下所述：
- 用直线连接以下两个内侧点：第1跖骨内侧楔

图2.20　正位图。（a）距骨（T）、跟骨（C）和中间楔状骨（IC）的中轴线；跟骨外侧（Cs）轴线。（b）小跗骨（实线），跖骨，趾骨的轴线

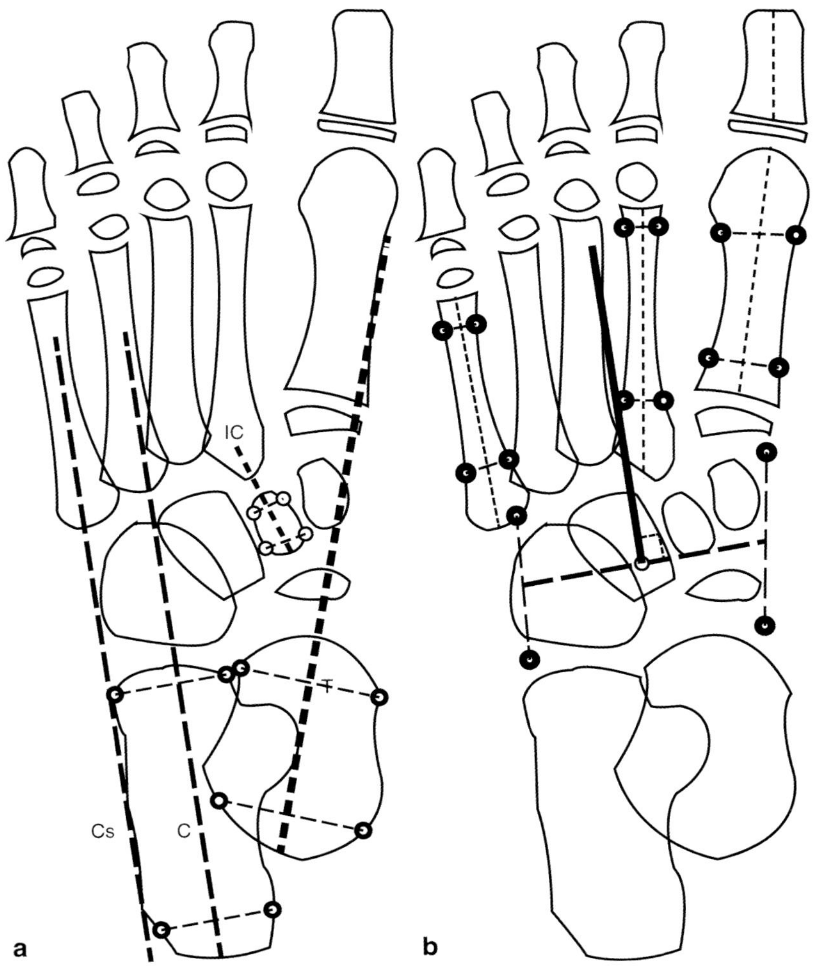

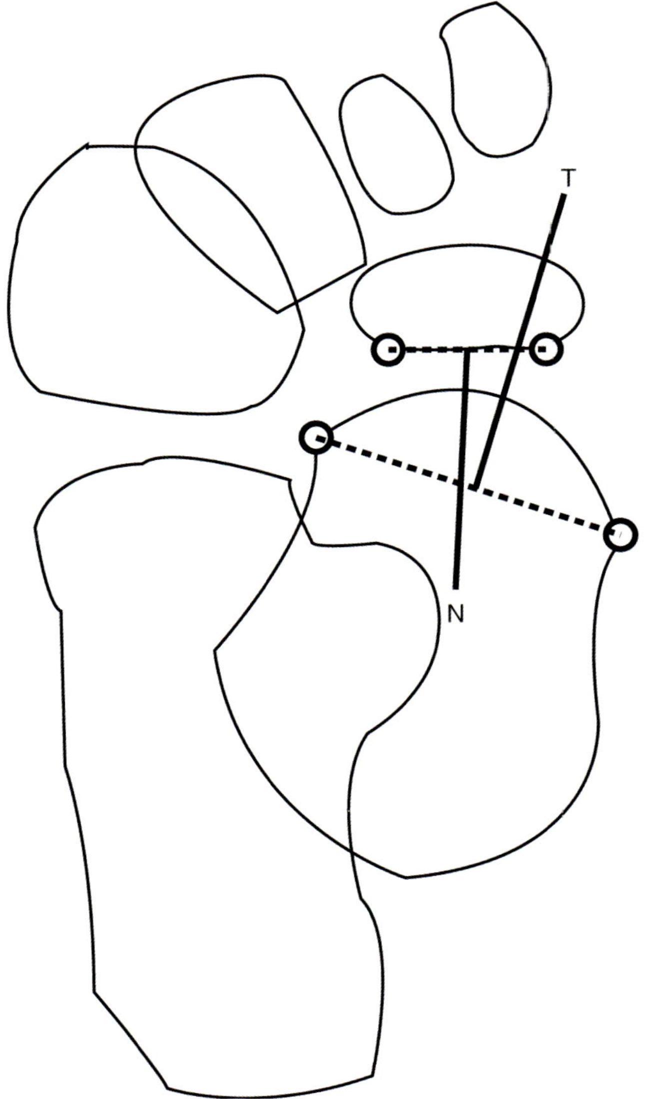

图 2.21 正位图，距骨轴（T）垂直于距骨头关节面；舟状骨关节面的轴线（N）垂直于舟状骨关节面

形关节的最内侧面和距骨关节的最内侧面。

- 取该直线的中点做平分线。
- 用直线连接以下外侧两点：第 4 跖骰关节的最外侧点和跟骰关节的最外侧点。
- 取直线的中点，做该直线的平分线，上述两个等分点的连线就是小跗骨的切线。
- 这条切线的垂线就是小跗骨的纵轴线。

在每个跖骨画一条中轴线，且平行于平分线（图 2.20b）。在跖骨近端和远端取点，并将两点之间连线，该线的平分线就是轴线。同样的方法可以画出趾骨的轴线（图 2.20b）。

侧位图（图 2.22）

距骨轴经过它的平分线。新生儿的距骨轴线更直，但到 4 岁时就不那么垂直了。距骨朝向或平行于第 1 跖骨轴。跟骨轴可以通过其中段或沿其下表面绘制；这两条线应该彼此平行。第 1 跖骨轴线经过它的主干线且几乎平行于它的上边界。胫骨轴线与它的主干线平行。

跟骨轴位图（包括后足和长腿）

新生儿的跟骨骨化中心垂直于腓骨下方；距骨骨化中心位于胫骨水平线下方。

跟骨轴有不同的绘制方法。Sensiba 和 Cobeyand Sella 等选择了最简单的方法，即分别与跟骨外侧或内侧平行的线（图 2.23a）。内侧面用于后冠状面 MRI 图像，因为其变化较小。其他方法更复杂。例如，Johnson 等用卵形椭圆盖来确定跟骨的冠状轴。Robinson 用 60 ∶ 40 的后跟骨平分点来解释跟骨体和后跟骨，根据他们的解剖人体测量结果，后跟骨平分点可以代偿内侧结节的明显变大；Reiling 等从跟骨体距离跟骨后侧下缘 7mm 和 20mm 的位置作水平线（图 2.23b）。Buck 等用此方法在跟骨长轴位上做出跟骨轴：分别将外侧结节和内侧结节的外侧和内侧两个点连成一条直线；第二条线形成于在距骨后关节外侧和足弓内侧连接跟骨体的点之间；第三条线是前两条线的平分线，代表跟骨轴（图 2.23c）。

胫骨轴线位于胫骨主干的中心且平行于主干线（图 2.23）。

角度和其他体位的关系

X 线片是有效诊断和治疗儿童足部畸形最有价值的辅助手段。X 线片诊断在很大程度上是基于角度（定量）关系。由于发育性的骨化，骨骼不完全显影可见，骨骼之间的关系（解剖和功能）可能会改变，特别是在跗骨。距骨、跟骨和舟状骨的骨化不是从骨头的软骨原骨中心开始的；这有助于解释为什么正位图和侧视图中的距骨角随着年龄的增长而减小，如下文所述。而且，每种测量方法都有不同程度的可靠性和有效性。例如，Radler 等发现儿童足部（尤其是婴儿足部）的测量值的观察者间差异较大的有

图 2.22　侧位图。距骨（T），跟骨（C），第 1 跖骨（M），胫骨（Ti）轴

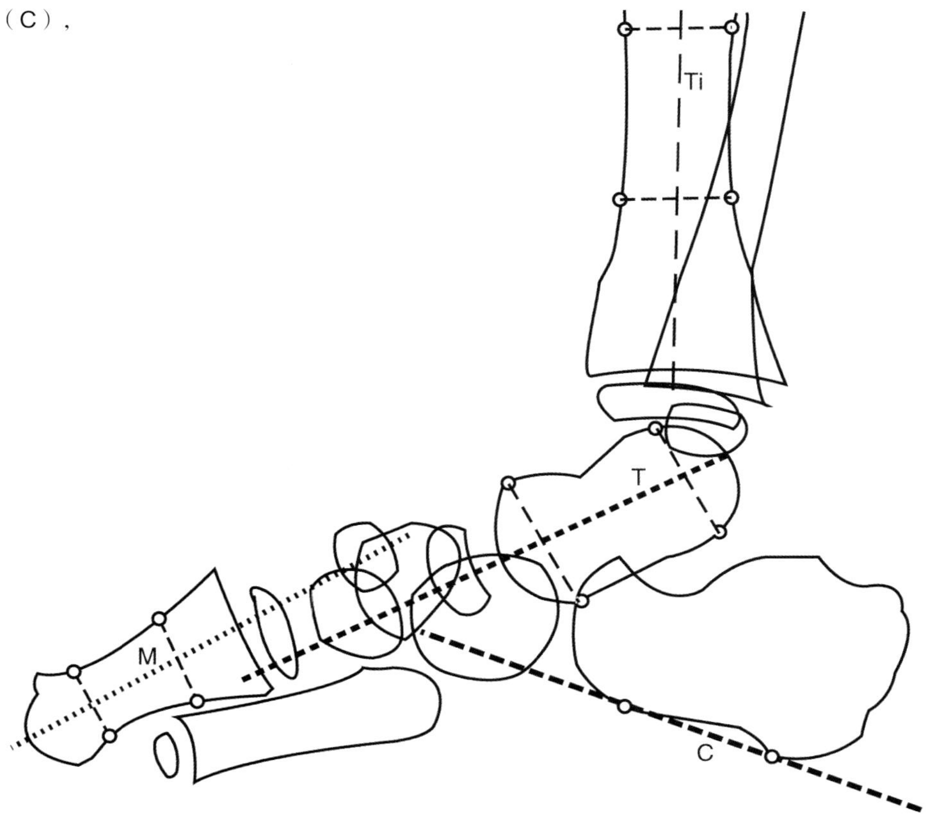

时高达 30%；因此，尽管它们在治疗和随访期间有助于进行比较，但不应仅依靠定量值来做出明确诊断，也不应用于指导年幼患儿的手术操作。然而，随着患者年龄的增加，观察者间的可靠性逐渐提高。尽管有其局限性，但 X 线上测量可用于描述儿童足部的排列不良，并有助于临床决策和结果评估。

足部正位图

跟距角（图 2.24a）

跟距角可评估后足的排列关系。它是距骨和跟骨轴线的夹角。角度为 10°~55°：Dobbs 和 Beaty 的使用范围在 30°~55° 之间，Grissom 的使用范围在 25°~50° 之间，Templeton 的使用范围在 15°~50° 之间，Beatson 和 Pearson 的报告范围在 10°~50° 之间。

尽管这一角度的范围在文献中有所不同，但人们一致认为，这一角度在出生时较高，随着年龄的增长而降低。Vanderwilde 报告说，随着年龄的增长，这一角度成线性下降，6 个月大的婴儿平均为 42°［2 个标准差（SD）为 27°~56°］，而 9 岁以上的婴儿平均为 24°（范围 12°~35°）；Simon（西蒙斯）报告的 5 岁以下儿童为 20°~40°；Templeton 报告的婴幼儿为 30°~50°，5 岁以上儿童为 15°~30°。Radler 等报告出生至 3 个月年龄组为 35°±9°、3 个月至 3 岁年龄组为 36°±9°、3~7 岁年龄组为 28°±7°、7~14 岁年龄组为 23°±4°。

距骨 – 第 1 跖骨角（图 2.24a）

距骨 – 第 1 跖骨角评估后足 / 前足的排列关系。也可用于测量婴儿的跖骨内收。这个角位于距骨和第 1 跖骨轴之间。Lee 等认为距骨 – 第 1 跖骨角是鉴别后足内翻和外翻畸形的可靠、有效的方法。

一般来说，第 1 跖骨轴要么平行于距骨轴，要么轻微外翻，外翻为 0°~20°（内翻和外翻这两个术语在不同文献中有负数和正数之分，应避免混淆）。考虑到 2 个标准差，Vanderwilde 报道了从 10° 内翻到 30° 外翻的范围，随着年龄（6 个月到 9 岁以上）的增加而减小，平均外翻为 5°~20°。还有人报道了 5°~15° 外翻的正常角度，平均 10°±7°（范围为 –3°~28°，年龄为 5~17 岁）。Xu 等报道平均

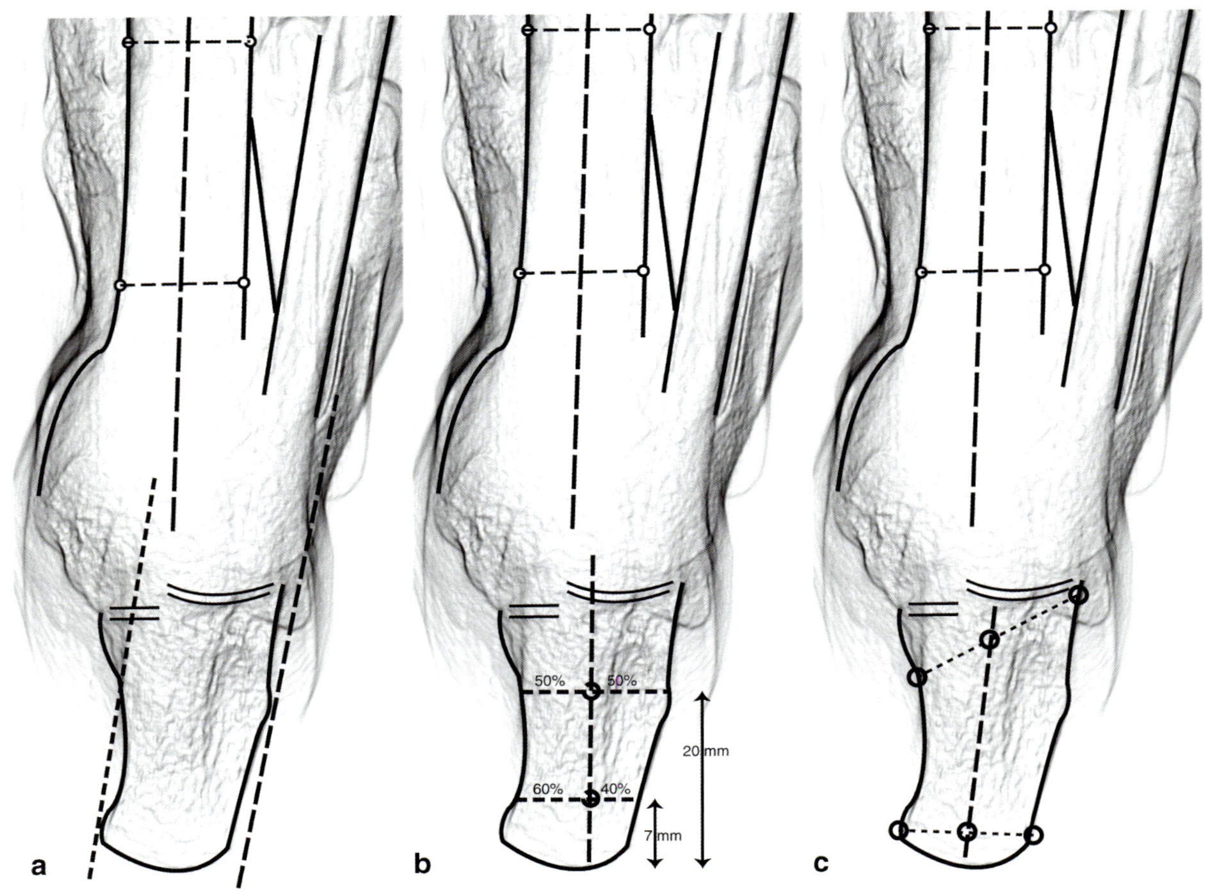

图 2.23 跟骨轴位图，跟骨轴线。（a）内侧或外侧面的平行线。（b）根据 Reilingh 等的方法。（c）根据 Buck 等的方法

16° ±10° ，范围为 –5° ~49° （平均年龄为 10 岁，范围为 8~16 岁，）。Radler 等报道了从出生到 7 岁第 1 跖骨轴的轻微外翻［（5° ~9°）±（8° ~13°）］，从 7~14 岁为 0° ±9° 。理想情况下，角度在青春期接近 0° ，距骨轴与第 1 跖骨轴在同一直线上。

跖骨内收角（图 2.24b）

传统的跖骨内收角是小跗骨与第 2 跖骨平分线的夹角。这种方法更适用于跗骨都骨化的年长儿童。正常情况下，该角度在出生时的正常为 22° ~25° ，但在成年后下降为 10° ~21° 。

第 2 跖骨 – 中间楔状骨角（图 2.24a）

测量跖骨角的简化方法就是第 2 跖骨与中间楔状骨的平分线的夹角。该角度比传统方法超过 3° （异常时可超过 24° ）。Crawford 和 Green 反对用中间楔状骨测量，因为与传统的跖骨内收测量方法相比，中间楔状骨的相关性较差。

跟骨 – 第 5 跖骨角（图 2.24a）

跟骨 – 第 5 跖骨角，像距骨 – 第 1 跖骨角一样，也用于测量后足 / 前足的排列关系，以及评估婴儿的跖骨内收。Vanderwilde 发现，在 6 个月到 10 岁的儿童中，这个测量值平均为 0° ~4° 。La Reaux 指出，跟骨 – 第 5 跖骨角通常为 5° ，>10° 视为异常。Radler 等报道在年幼儿童中为负数，后来变为正数：–4° ±11° （出生到 3 个月组）、–3° ±10° （在 3~12 个月组）、–4° ±8° （1~3 岁组）、2° ±7° （3~7 岁组），1° ±5° （7~14 岁组）。

第 1~5 跖骨角（图 2.24b）

另一种测量婴儿跖骨内收角的方法是第 1~5 跖骨角。通常这个角度为 22° ，>27° 则视为不正常的。

图 2.24 正位图。（a）跟距角（T），第 2 跖骨–中间楔状骨角（E），跟骨–第 5 跖骨角（Y），跟–第 2 跖骨角（V）。（b）踇外展（H），第 1~2 跖骨间（K），跖骨内收角（M），第 1~5 跖骨角（FF）

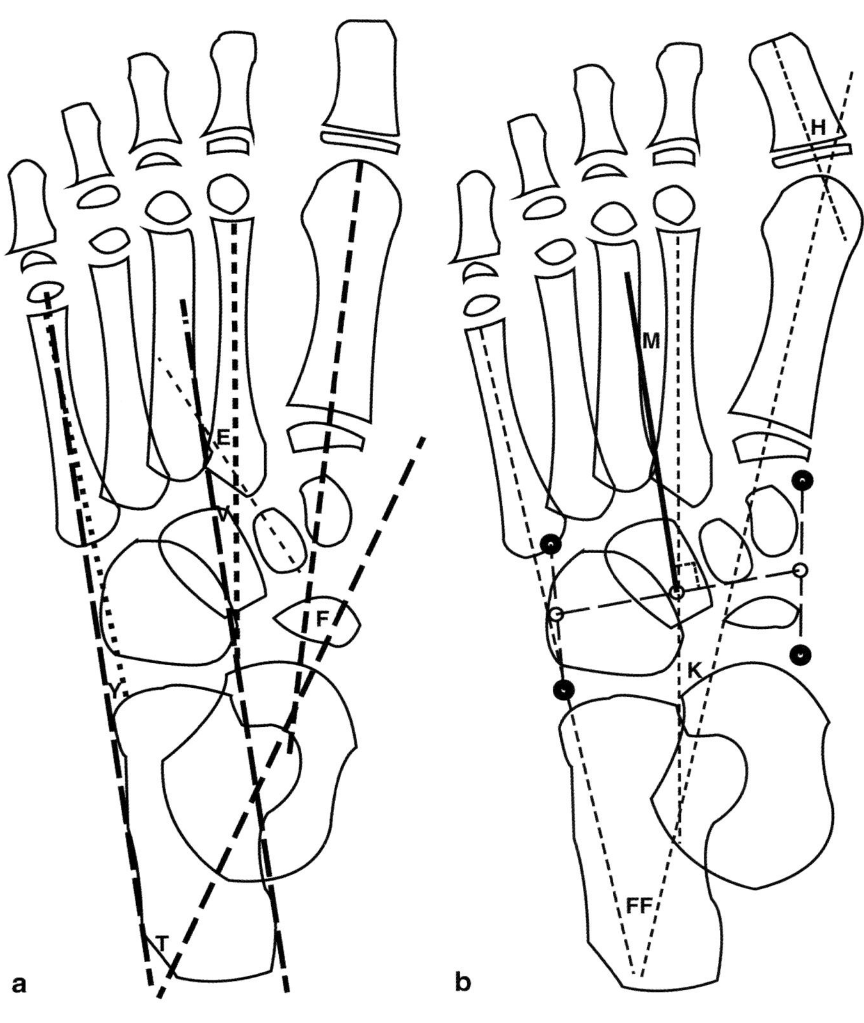

跟骨 – 第 2 跖骨角（图 2.24a）

Anley 更喜欢用跟骨 – 第 2 跖骨角来评估婴儿的前足内收情况（正常范围为 12° ~18° ）。Simons 测量这个角度正常范围稍高为：15° ~20° 。

距舟角（图 2.25）

距舟角是距骨与舟状骨关节轴的夹角。这个角度被用来评估后足和中足的排列关系。5~17 岁（平均 10 岁）患者平均 20° ± 10° （范围 5° ~39° ）。距舟角被认为是鉴别后足内翻和外翻畸形的可靠和有效的方法。Xu 等报道平均角度为 25° ± 11° ，范围 2° ~51° （平均年龄为 10 岁，范围 8~16 岁）。

跟距关节分离 / 重叠部分（图 2.26）

Simons 提出跟距分离部分，指距骨位于跟骨的前方位置。正常情况下，两骨之间会出现一个小裂口；不应该有重叠或分离，而经测量发现重叠或分离部分占 1/4。

骰骨位置（图 2.27）

LeNoir 将骰骨相对于跟骨轴的异常位置称为“骰骨征”。Simons 更进一步描述了跟骰异常位置进行影像学分级。跟骨轴（平分）通常穿过骰骨骨化中心的平分点；这被认为是 0 级。第二条线沿着跟骨的内侧边界，平行于跟骨轴，称为内切线，位于骰骨的内侧。当骰骨中线位于跟骨纵轴内侧时，就是异常的表现。用骰骨中点相对于跟骨纵轴线和内侧切线的位置来给畸形进行分级（表 2.6）。

舟状骨位置（图 2.28）

舟状骨（如果显影）应正对距骨头。正如骰骨的位置一样，Simons 扩展了舟骨和距骨头之间的关系。

分级是通过舟状骨相对于距骨头直径的位置关

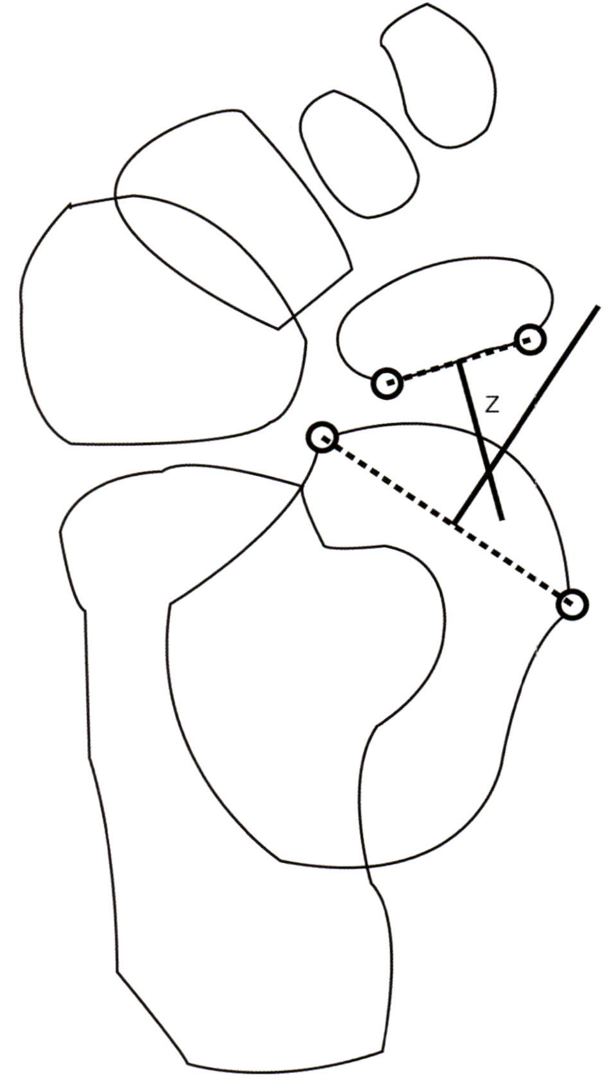

图 2.25 距舟角（Z）

表 2.6 骰骨位置（根据 1995 年 Simon 分级方法）

分级	骰骨中心点相对于跟骨中轴线的位置	骰骨中点与跟骨内侧切线的位置关系
0	中心	外侧
1	内侧（轴线超过外侧的一半）	外侧（内侧切线经过内侧的一半）
2	内侧（整个骰骨位于轴线内侧）	内侧（内侧切线经过外侧一半）
3	内侧（整个骰骨位于轴线内侧）	内侧（整个骰骨位于内侧切线内侧）

系，距骨头分为四等分。当舟状骨中心与距骨头中心对齐时，等级为 0（图 2.28b）。如果舟状骨轴线位于距骨头直径内侧的 1/4 处，则等级为 –1，如果位于 1/2 处，则等级为 –2，依此类推（图 2.28a）；如果向外侧移位，舟状骨的等级为 +1、+2（图 2.28c）。等级范围为 –2~+2 是符合要求的。

如果舟状骨尚未骨化，则使用距骨轴相对于第 1 跖骨的位置。当距骨轴穿过第 1 跖骨基底部时是正常，记为 0 级（图 2.28b）。如果它通过第 1 跖骨外侧 1/2，则为 –1 级，如果完全位于跖骨外侧，则为 –2 级（图 2.28a）。同样方法测量，如果距骨轴位于基底内侧，但使用的是正（+）数（图 2.28c）。

跗外展角（图 2.24b）

跗外展角第 1 跖骨与大跗趾近端趾骨轴的夹角。Hardy 和 Clapham 报道了 4~15 岁儿童的正常值：10°±4°（4~5 岁）、10°±5°（6~7 岁）、12°±5°（8~9 岁）、13°±5°（10~11 岁）和

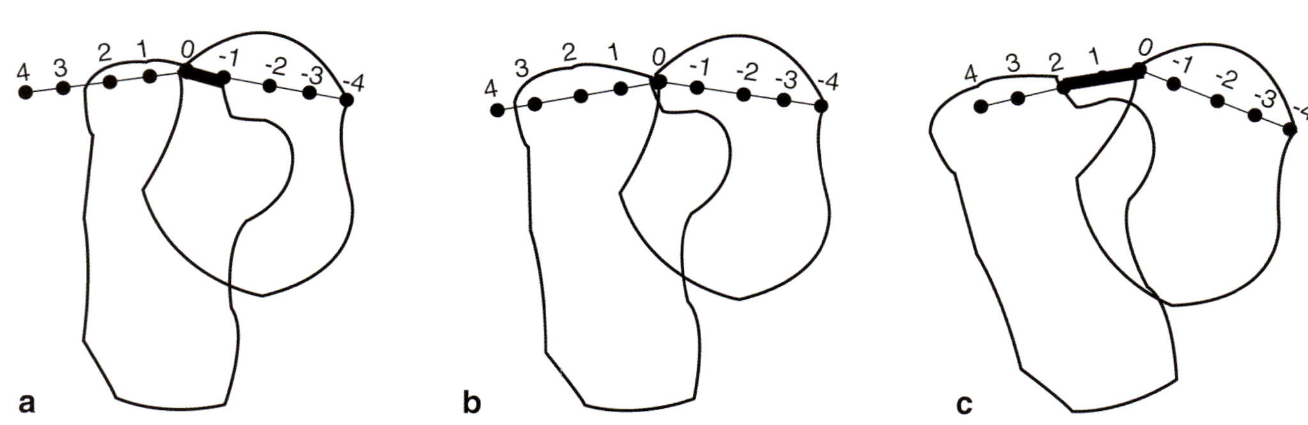

图 2.26 跟距分离 / 重叠。（a）内翻（重叠值为 -1）。（b）正常（0，没有分离或重叠）。（c）外翻（分离值 +2）

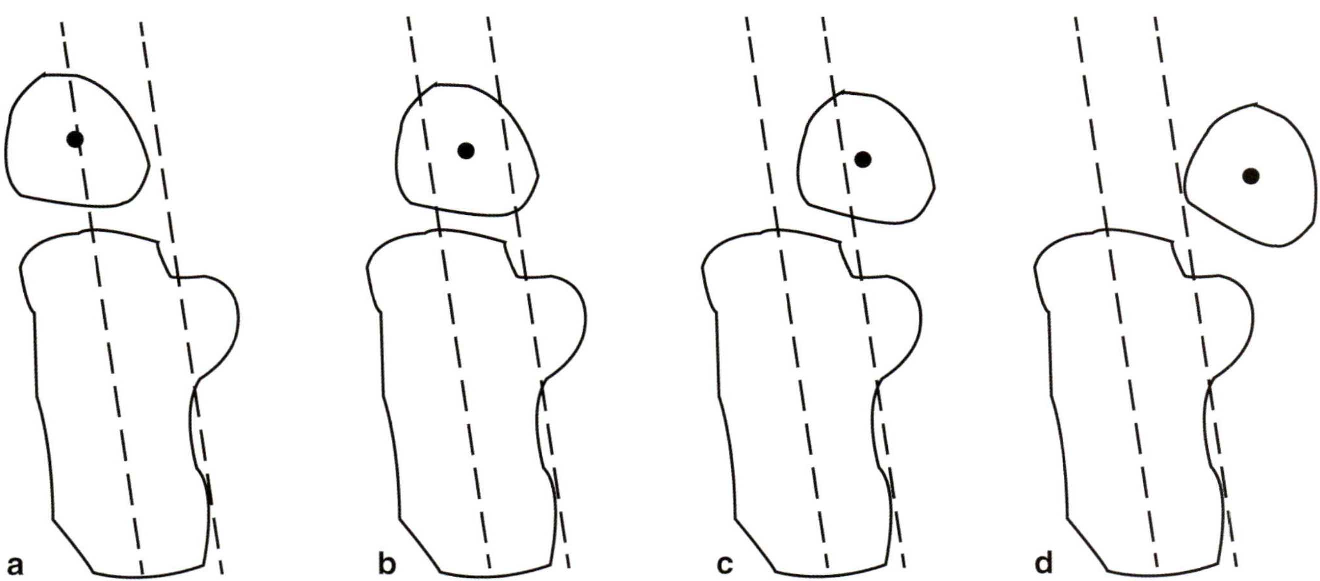

图 2.27 骰骨位置。（a）正常排列。（b）+1 级。（c）+2 级。（d）+3 级

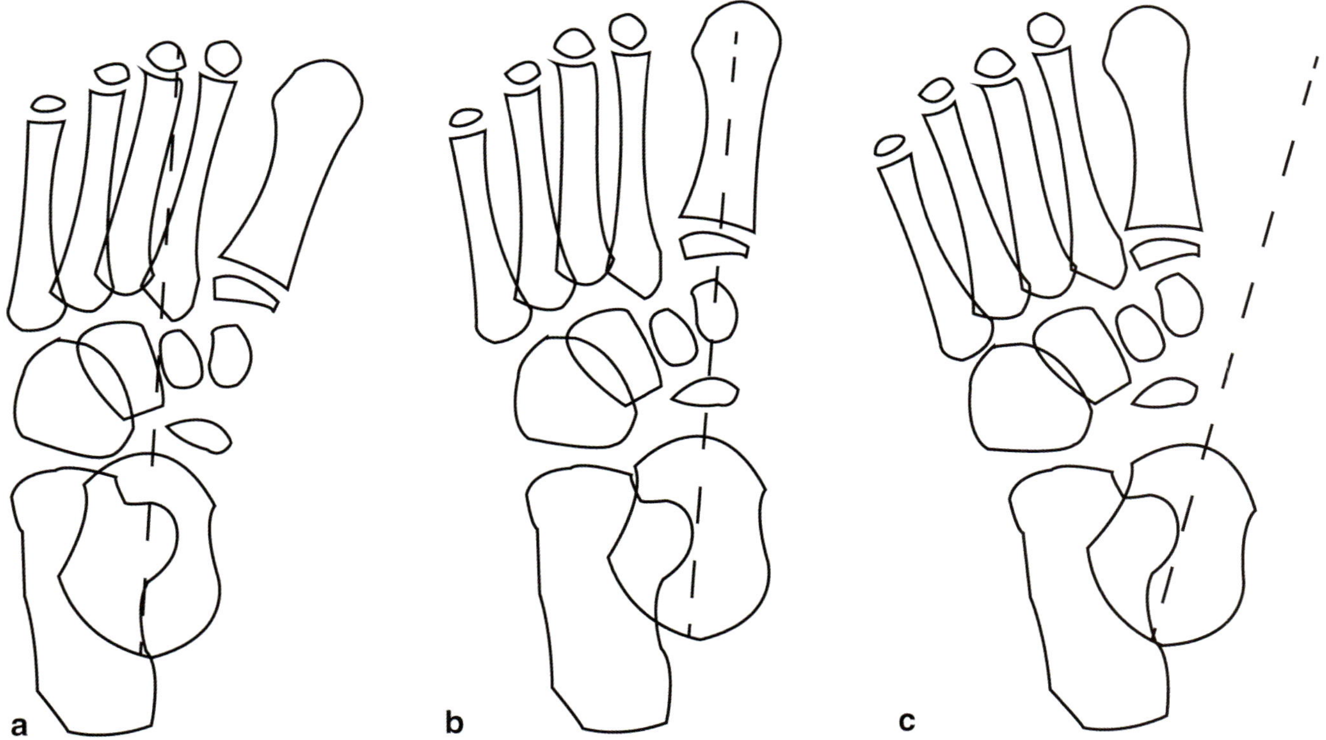

图 2.28 舟状骨位置，足背屈位。（a）-2 级。（b）0 级（正常）。（c）+2 级

14°±5°（12~15 岁）。4~15 岁的平均角度范围为 12°±5°，预期范围（在 2SD）为 2°~22°；成人平均为 15°±6°。

Piggott 将 15° 作为青少年正常与异常之间的“人工”划分；他认为，正常足部的第 1 跖趾关节面比与病理性踇外翻的更好（与移位或半脱位相比较）。

跖骨间夹角（图 2.24b）

跖骨间角位于第 1 和第 2 跖骨轴之间。Hardy 和 Clapham 报道了以下正常值：7°±2°（4~11 岁）和 8°±2°（12~15 岁）。4~15 岁的平均角度范围为 7°±2°，预期范围（在 2SD）为 3°~12°；成人平均为 9°±3°。

趾间角

趾间角位于蹋趾的近端趾骨和远端趾骨之间。Hardy 和 Clapham 用随意测量移位；没有用角度测量。

其他位置关系

跖骨基底部在近中足处稍聚集和重叠；跖骨稍微向外倾斜。跟骨轴通常与第 4 跖骨基底部相交，距骨轴与第 1 跖骨平行。

除了 Hardy 和 Clapham，很少有人用影像学角度评估儿童外翻情况。事实上，大多数文献针对的是青少年（10 岁以上），他们的脚几乎完全达到了成人的形态。

侧位图（图 2.29）

胫跟角（图 2.29）

侧位图用胫跟角评估后足排列情况，角度和足背屈位图一样。根据 Vanderwilde，角度平均在 38°~45°；年龄 6 个月时角度范围为 25°~55°；9 岁以上的角度在 30°~50°。Simons 列出正常的范围为 35°~50°/55°。Heywood 报道角度范围为 35°~50°，但也指出 20°~40° 是正常的。Templeton 用 25°~50°。Beatson 和 Pearson 报道了角度为 15°~55°。Radler 等报道了以下数值: 46° ± 11°（3~12 个月）、43° ± 6°（1~3 岁）、47° ± 7°（3~7 岁）和 43° ± 7°（7~14 岁）。Davids 等报道角度平均值为 49° ± 7°，5~17 岁儿童 36°~61°。Xu 等报道角度平均值为 39° ± 8°，范围为 13°~62°（平均年龄 10 岁，范围 8~16 岁）。

在极度背屈状态下用跟距角测量马蹄内翻足患者中马蹄足和内翻足的累积影响。Dobbs 列出的范围为 25°~50°。Hammer 提出从出生到 2 岁这个阶段的角度最大，平均为 45°，然后逐渐下降到 33°。Vanderwilde 也证实了在 6 个月大时平均角度为 45°（范围 23°~55°），9 岁以上平均为 41°（范围 31°~51°），并且随着年龄增大而稍微减小。但是 Radler 等没有发现角度减少与年龄有关，并且背屈对距骨夹角没有显著影响：47° ± 9°（出生至 3 个月）、48° ± 7°（3~12 个月）、48° ± 8°（1~3 岁）、45° ± 8°（3~7 岁）、44° ± 8°（7~14 岁）。

跟距指数

跟距指数是足背屈曲位和侧位片中跟距角的总和。Beatson 和 Pearson 首先报道了其在马蹄足畸形中的应用；他们发现正常足和马蹄畸形的跟距骨角

图 2.29 侧位图角。跟距骨（A），距骨 - 第 1 跖骨角（B），胫跟角（C），胫距角（D），距骨倾斜角（E）和跟骨倾斜角（F）

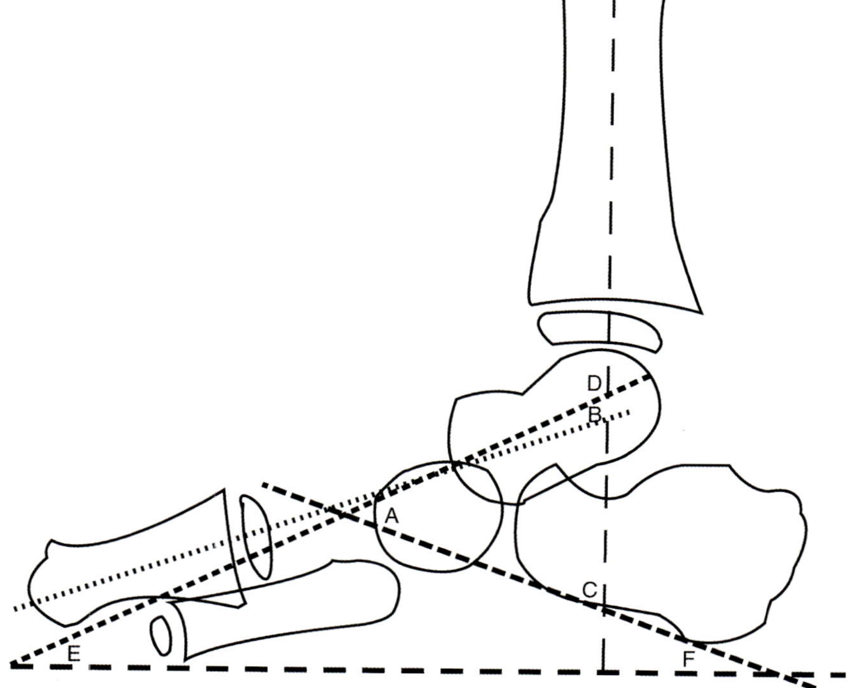

有相当大的重叠（足背屈位和侧位），但两者之和没有关联。他们报告的跟距骨指数的正常范围为40°~85°；<40°被认为是异常的。Vanderwilde 报告的范围为45°~103°，平均为65°~85°。

距骨－第 1 跖骨角（图 2.29）

在足背屈位片中，距骨外侧与第 1 跖骨的角度可评估后足 / 前足的位置。婴儿的正常范围较高而后随之减少。根据 Vanderwilde 的研究，这个角度在 6 个月大时为 18°（范围 2°~39°），在 9 岁以上时为 5°（范围 18°~7°）。（当第 1 跖骨轴相对于距骨轴发生跖屈时，结果为负值。）Simons 和 Katz 使用 0°~20°范围。在 5~17 岁的儿童中，Davids 等发现平均角度范围为 13°±8°（范围 1°~35°）。Davids 等报告的平均范围为 16°±15°（3~12 个月）、8°±6°（1~3 岁）、10°±7°（3~7 岁）和 5°±6°（7~14 岁）。Xu 等报道的平均角度为 3°±11°，范围在 ±33°~29°（平均年龄 10 岁，范围 8~16 岁）。

胫跟角（图 2.29）

胫跟角用于评估马蹄足和后足的排列情况。它通常不超过 80°。根据 Vanderwilde 的研究，6 个月时的角度平均值为 77°（范围为 60°~95°），10 岁时的角度平均值为 67°（范围为 64°~75°）。在 5~17 岁的儿童中，Davids 等报道的平均角度为 69°±8°（44°~86°）。Radler 等的测量结果非常依赖于足的位置，分别为：73°±15°（年龄 3~12 个月）、77°±9°（年龄 1~3 岁）、68°±11°（年龄 3~7 岁）和 67°±7°（年龄 7~14 岁）。Xu 等报道平均角度为 71°±10°，范围 50°~101°（平均年龄 10 岁，年龄范围 8~16 岁）。

在最大背屈时，胫跟角在 6 个月时平均为 41°（范围为 25°~60°），在 9 岁以上时平均为 50°（范围为 40°~60°）。

胫距角（图 2.29）

胫距角是测量距骨相对于胫骨的位置，也可以用来确定踝关节的活动范围。6 个月大时平均 116°（范围 86°~145°），10 岁时稍下降为 108°（范围 95°~123°）。Radler 等报告的整体平均值为 115°，非常依赖于踝关节的位置，细分如下：121°±10°（年龄 3~12 个月）、119°±8°（年龄 1~3 岁）、114°±11°（年龄 3~7 岁）、110°±8°（年龄 7~14 岁）。

脚踝的活动范围一般应大于 30°；这可以通过测量背屈和跖屈时的胫距角得到（并将前者减去后者）。在背屈时，正常范围是 70°~100°，在跖屈时是 120°~180°。

距骨倾斜角（距骨与水平轴的夹角）（图 2.29）

距骨倾斜角位于距骨轴与水平面之间；它会随着年龄增大而稍减小。Vanderwilde 等报道了 6 个月时平均角度为 35°（范围 14°~55°），10 岁时平均 25°（范围 15°~36°）。Radler 等报道如下：37°±13°（3~12 个月大）、33°±6°（1~3 岁）、30°±7°（3~7 岁）和 26°±6°（7~14 岁）。

跟骨倾斜角（图 2.29）

跟骨倾斜角位于跟骨轴与水平面之间。虽然该测量方法被广泛使用且可靠，但它在评估后足对齐方面不如其他测量方法有效。Davids 等报道 5~17 岁的儿童的平均角度为 17°±6°（范围为 5°~32°）。Radler 等报道了以下平均值：9°±14°（年龄 3~12 个月）、10°±4°（年龄 1~3 岁）、16°±5°（年龄 3~7 岁）和 18°±4°（年龄 7~14 岁）。Xu 等报道平均角度值为 12°±5°，范围在 1°~23°（平均年龄 10 岁，年龄范围 8~16 岁）。

舟骨骰骨重叠部分（图 2.30）

舟骨骰骨重叠情况用于评估后足 / 中足对齐情况。它是这样测量的：分别在骰骨的上边缘和下边缘取两点（a，b）连线；在舟状骨的下缘取第 3 个点（c）；舟骨骰骨重叠部分 =ac/ab×100%。Lee 等确定舟状骨骰骨重叠部分是鉴别后足内翻与外翻可靠有效的方法；然而，他们提醒说，这项测量并不能区分严重的内翻或外翻畸形的严重程度。Davids 等报道这个值平均为 47%±14%（22%~85%）。Xu 等报道它的平均值为 40%±20%，范围为 –8%~103%（平均年龄 10 岁，年龄范围 8~16 岁）。

舟状骨位置（图 2.31）

距骨头中心正常情况下应与舟状骨的中心平行。

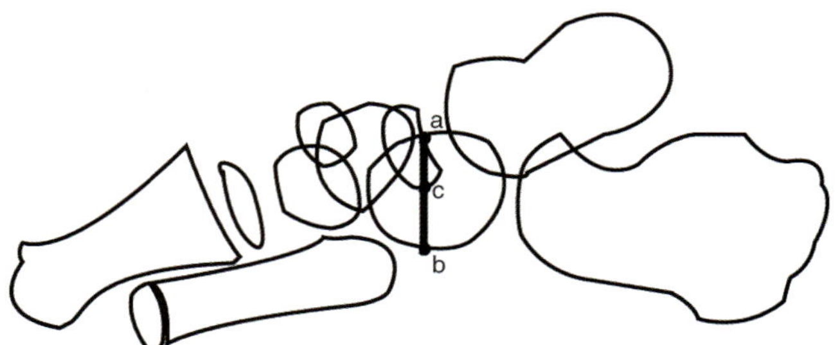

图 2.30 舟状骨骰骨重叠部分（详细见正文）

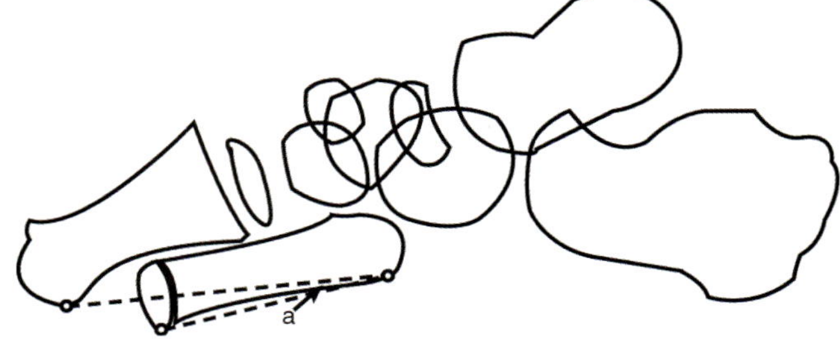

图 2.32 跖骨重叠角（a）

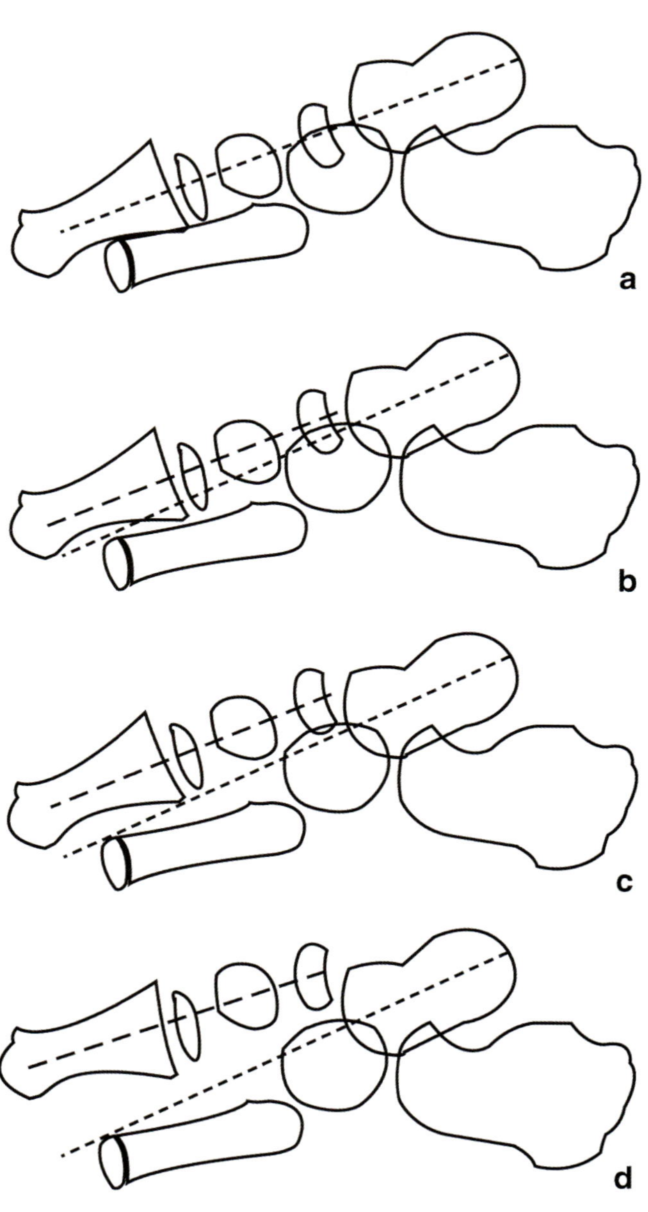

图 2.31 舟状骨位置，侧位图。（a）0 级（正常）。（b）+1 级。（c）+2 级。（d）+3 级。分级可以根据舟状骨，如果显影；或第 1 跖骨轴，如果未显影

Simons 还描述了侧位图中舟状骨相对于距骨轴位置的分级量表。正常是 0 级。如果舟状骨上移 1/3，等级为 +1，上移 2/3 是 +2 级，100% 移位（脱位）是 +3。如果舟状骨尚未骨化，则将第 1 跖骨轴与距骨轴的位置关系以此类方式进行比较。

跖骨重叠角（图 2.32）

跖骨重叠角可通过如下所示方式进行测量：分别在第 1 和第 5 跖骨的下方和第 5 跖骨基底的下方取点；将每个跖骨的点都与第 5 跖骨的点相连，形成两条线。角度是用来描述前足对齐情况。Davids 报道这个角的平均值为 8° ± 3°，范围为 1°~13°（平均年龄 10 岁，年龄范围为 5~17 岁）。Xu 等报道它的平均值为 1° ± 8°，范围为 –30° ~25°（平均年龄 10 岁，年龄范围为 8~16 岁）。

内外侧柱比值（图 2.33）

内外侧柱比值是内、外侧柱的相对长度的比值。内侧柱线是第 1 个跖骨的前缘和距骨穹隆的后下边缘的两点之间的连线。外侧柱线是第 5 跖骨头前缘末端与跟骨突起的后上角之间的连线。这个比率是内柱线的长度除以外柱线的长度。Davids 报道平均比率为 0.9 ± 0.1，范围为 0.8~1.1（平均 10 岁，年龄范围为 5~17 岁）。Xu 报告的平均比率为 1.0 ± 0.1，范围为 0.9~1.2（平均年龄 10 岁，年龄范围为 8~16 岁）。

其他

跖骨通常是远端重叠；第 2~4 跖骨很难辨认。跖骨不应呈阶梯状。

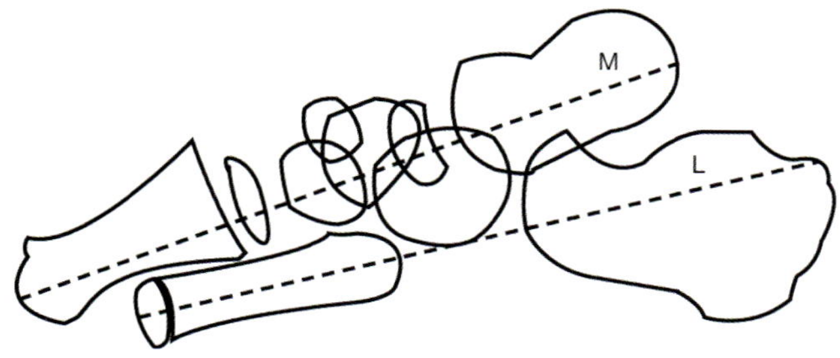

图 2.33 内侧柱与外侧柱的比。在这个例子中的内侧柱（M）长度是 4.45 英寸（1 英寸 ≈2.45cm），外侧柱（L）长度为 4.42 英寸。因此，比值为 4.45/4.42=1.01

后足排列图

后足角（图 2.34）

胫骨轴和跟骨轴形成后足角。正常为 0°~5° 外翻，任何后足内翻角度都被认为是不正常的。

胫跟冠状面移位（图 2.35）

Saltzman 和 El-Khoury 改进了 Cobey 和 Sella 测量足跟外翻的方法。他们测量了胫骨轴和跟骨最下端之间的垂直距离（如，“明显力臂”或胫骨 / 跟骨移位）。如果胫骨轴位于跟骨下方内侧，则记为正值；如果胫骨轴位于外侧，则用负值。当脚指向正前方时，平均视力臂长度为 –3.2mm。双足在其自然位置（基础角度和步态），平均视力臂长为 1.6mm。

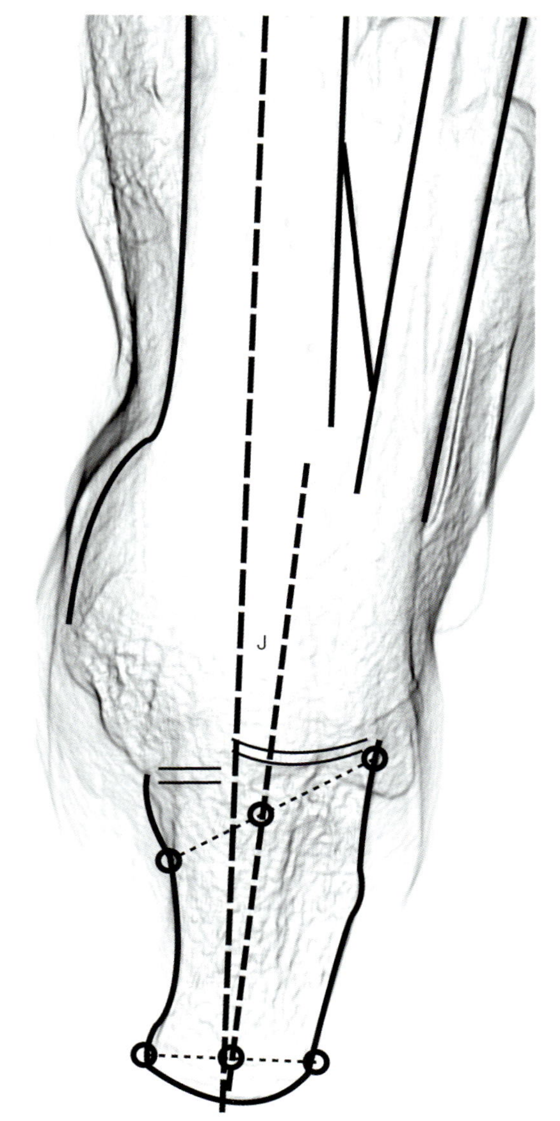

图 2.34 后足角。这个角（J）是由胫骨和跟骨轴形成的

踝关节正位图

在出生和幼儿时期，胫骨远端关节面相对于胫骨轴可能存在轻微的外翻角。到 10 岁时，它应该接近 90°，虽然在成熟后可能会出现轻微的内翻。

胫距角（图 2.36）

胫距角是由距骨隆起上表面（实线）和胫骨轴的垂线形成的角度。Davids 等用这个角度来评估 5~17 岁的儿童后足的对齐情况，5~17 岁的儿童平均角度为 1°±4°。范围为 –9°~12°；距骨相对于胫骨的位置为内翻时是负值，外翻时是正值。Beals 和 Skyhar 报道了 1 岁时平均 90°（或 0°），12 岁时增加到 8°（外翻），范围为 –6°~14°。Xu 等报道了平均值为 –6°±6°，范围在 –20°~8° 之间（平均年龄 10 岁，年龄范围 8~16 岁）。

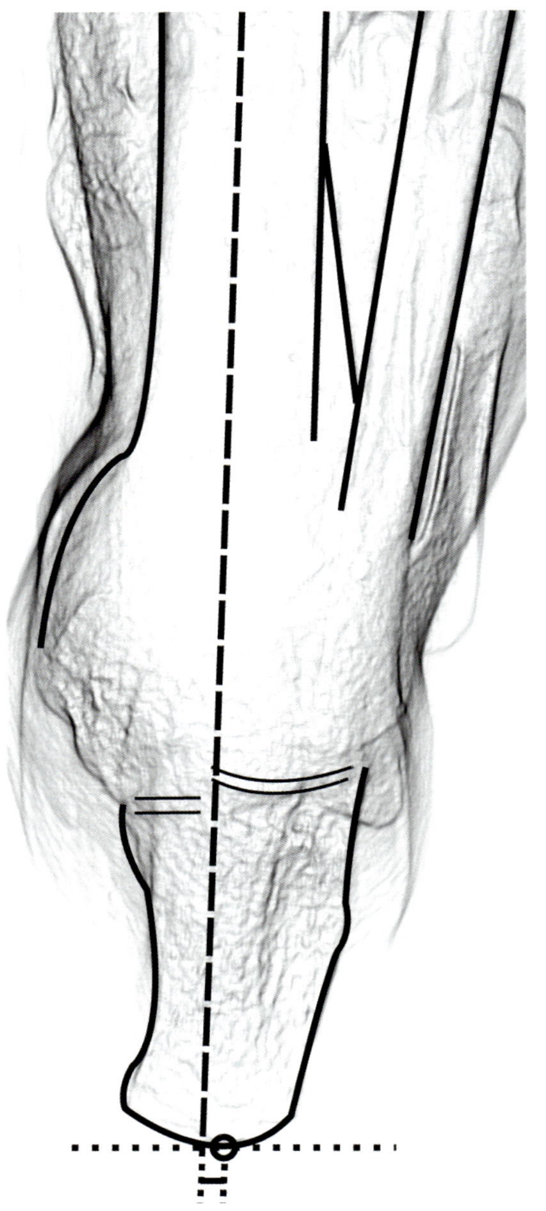

图 2.35 胫跟部的冠状轴移位。指胫骨轴（虚线）和跟骨结节最下缘的位置（O）的水平距离

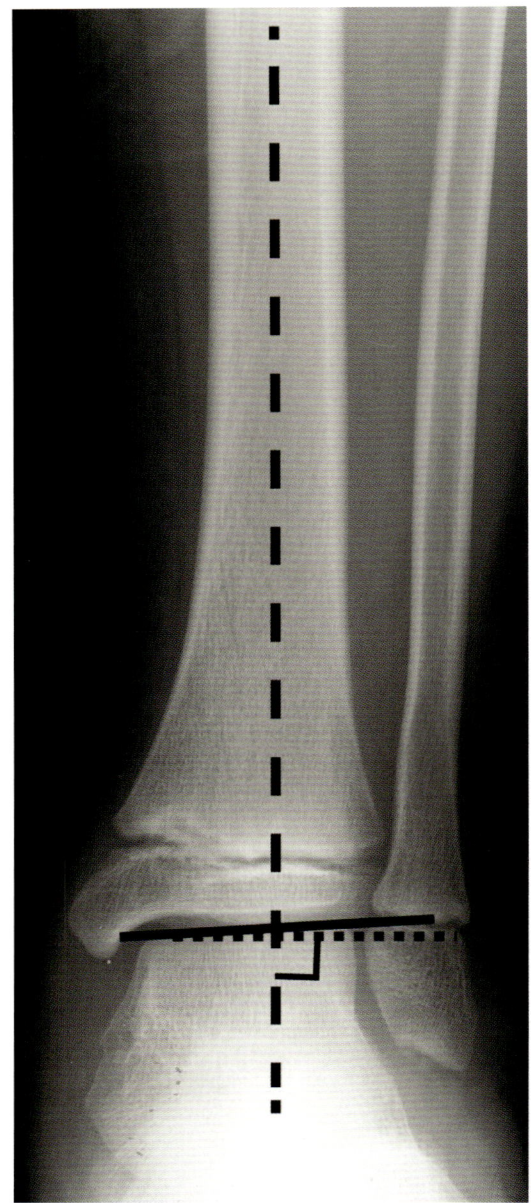

图 2.36 胫距角。距骨隆起上表面（实线）和胫骨轴的垂线（斑点线，虚线是胫骨轴）之间的夹角。在这个例子中，由于距骨相对于胫骨外翻，所以结果为正值

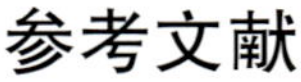

参考文献

[1] Oestreich AE, Crawford AH. Atlas of pediatric orthopedic radiology. Stuttgart/New York: Thieme; 1985.

[2] Hubbard AM, Meyer JS, Davidson RS, Mahboubi S, Harty MP. Relationship between the ossification center and cartilaginous anlage in the normal hindfoot in children: study with MR imaging. AJR Am J Roentgenol. 1993;161(4):849–853.

[3] Dorland' s illustrated medical dictionary. 31st ed. Philadelphia: Saunders; 2007.

[4] Kumar R, Madewell JE, Swischuk LE. The normal and abnormal growth plate. Radiol Clin North Am. 1987;25(6):1133–1153.

[5] Garn SM, Rohmann CG, Silverman FN. Radiographic standards for postnatal ossification and tooth calcification. Med Radiogr Photogr. 1967;43(2):45–66.

[6] Acheson R. Maturation of the skeleton. In: Falkner F, editor. Human development. Philadelphia: Saunders; 1966.

[7] Sarrafian S, Kelikian A. Development of the foot and ankle. In: Kelikian A, editor. Sarrafian' s anatomy of the foot and ankle. 3rd ed. Philadelphia: Lippincott Williams & Wilkins; 2011.

[8] Christman RA, Truong J. Normal development. In: Christman RA, editor. Foot and ankle radiology. 2nd ed. Philadelphia: Wolters Kluwer

Health; 2015.

[9] Whitaker JM, Rousseau L, Williams T, Rowan RA, Hartwig WC. Scoring system for estimating age in the foot skeleton. Am J Phys Anthropol. 2002;118(4):385–392.

[10] Hammer M, Pai D. The foot and ankle: congenital and developmental conditions. In: Stein-Wexler R, editor. Pediatric orthopedic imaging. Berlin: Springer; 2015.

[11] Waldt S, Woertler K. Skeletal age. Measurements and classifications in musculoskeletal radiology. New York: Thieme; 2014.

[12] Erasmie U, Ringertz H. A method for assessment of skeletal maturity in children below one year of age. Pediatr Radiol. 1980;9(4):225–228.

[13] Hernandez M, Sanchez E, Sobradillo B, Rincon JM, Narvaiza JL. A new method for assessment of skeletal maturity in the first 2 years of life. Pediatr Radiol. 1988;18(6):484–489.

[14] Hoerr NL, Pyle SI, Francis CC. Radiographic atlas of skeletal development of the foot and ankle. CC Thomas: Springfield; 1962.

[15] Ozonoff M. The foot. Pediatric orthopedic radiology. 2nd ed. Philadelphia: WB Saunders; 1992. p. 397–460.

[16] Gray's anatomy. The anatomical basis of clinical practice. 39th ed. London: Elsevier; 2005.

[17] Garn SM, Rohmann CG, Blumenthal T. Ossification sequence polymorphism and sexual dimorphism in skeletal development. Am J Phys Anthropol. 1966;24(1):101–115.

[18] Chung T, Jaramillo D. Normal maturing distal tibia and fibula: changes with age at MR imaging. Radiology. 1995;194(1):227–232.

[19] Love SM, Ganey T, Ogden JA. Postnatal epiphyseal development: the distal tibia and fibula. J Pediatr Orthop. 1990;10(3):298–305.

[20] Ogden JA, McCarthy SM. Radiology of postnatal skeletal development. VIII. Distal tibia and fibula. Skeletal Radiol. 1983;10(4):209–220.

[21] Kump WL. Vertical fractures of the distal tibial epiphysis. Am J Roentgenol Radium Ther Nucl Med. 1966;97(3):676–681.

[22] Ecklund K, Jaramillo D. Imaging of growth disturbance in children. Radiol Clin North Am. 2001;39(4):823–841.

[23] Keats TE, Anderson MW. Atlas of normal roentgen variants that may simulate disease. 9th ed. Philadelphia: Saunders; 2013.

[24] Lyritis G. Developmental disorders of the proximal epiphysis of the hallux. Skeletal Radiol. 1983;10(4):250–254.

[25] Johnson JM, Higgins TJ, Lemos D. Appearance of the delta phalanx (longitudinally bracketed epiphysis) with MR imaging. Pediatr Radiol. 2011;41(3):394–396.

[26] Yucel A, Kuru I, Bozan ME, Acar M, Solak M. Radiographic evaluation and unusual bone formations in different genetic patterns in synpolydactyly. Skeletal Radiol. 2005;34(8):468–476.

[27] Calif E, Stahl S. Complex bilateral polysyndactyly featuring a triplet of delta phalanges in a syndactylised digit. Eur Radiol. 2002;12 Suppl 3:S140–S142.

[28] Ogden JA, Ganey TM, Light TR, Belsole RJ, Greene TL. Ossification and pseudoepiphysis formation in the "nonepiphyseal" end of bones of the hands and feet. Skeletal Radiol. 1994;23(1):3–13.

[29] Ogden JA, Ganey TM, Light TR, Greene TL, Belsole RJ. Nonepiphyseal ossification and pseudoepiphysis formation. J Pediatr Orthop. 1994;14(1):78–82.

[30] Laor T, Clarke JP, Yin H. Development of the long bones in the hands and feet of children: radiographic and MR imaging correlation. Pediatr Radiol. 2016;46(4):551–561.

[31] Oestreich AE. Radiology. In: Drennan JC, editor. The child's foot and ankle. New York: Raven Press; 1992.

[32] Scharfbillig RW, Jones S, Scutter SD. Sever's disease: what does the literature really tell us? J Am Podiatr Med Assoc. 2008;98(3):212–223.

[33] Canale ST, Williams KD. Iselin's disease. J Pediatr Orthop. 1992;12(1):90–93.

[34] Gillespie H. Osteochondroses and apophyseal injuries of the foot in the young athlete. Curr Sports Med Rep. 2010;9(5):265–268.

[35] Schwartz B, Jay RM, Schoenhaus HD. Apophysitis of the fifth metatarsal base. Iselin's disease. J Am Podiatr Med Assoc. 1991;81(3):128–130.

[36] Christman RA. Normal variants and anomalies. In: Christman RA, editor. Foot and ankle radiology. 2nd ed. Philadelphia: Wolters Kluwer Health; 2015.

[37] Freyschmidt J, Wiens J, Brossman J, Sternberg A. Freyschmidt's "Koehler/Zimmer" borderlands of the normal and early pathological findings in skeletal radiography. 5th revised ed. New York: Thieme; 2003.

[38] Radiation protection in paediatric radiology. Vienna: IAEA International Atomic Energy Agency; 2012.

[39] Katz MA, Davidson RS, Chan PSH, Sullivan RJ. Plain radiographic evaluation of the pediatric foot and its deformities. Uni Pa Orthop J. 1997;10(Spring):30–39.

[40] Grissom L. Imaging of the normal foot. In: McCarthy JJ, Drennan JC, editors. Drennan's the child's foot & ankle. 2nd ed. Philadelphia: Lippincott Williams & Wilkins; 2010.

[41] Don S, Slovis TL. Musculoskeletal imaging strategies and controlling radiation esposure. In: Stein-Wexler R, Wooten-Gorges SL, Ozonoff MB, editors. Pediatric orthopedic imaging. New York: Springer; 2015.

[42] Staheli LT. Foot. Fundamentals of pediatric orthopedics. 5th ed. Philadelphia: Lippincott Williams & Wilkins; 2016.

[43] Thapa MM, Pruthi S, Chew FS. Radiographic assessment of pediatric foot alignment: review. AJR Am J Roentgenol. 2010;194(6 Suppl):S51–S58.

[44] Radler C, Egermann M, Riedl K, Ganger R, Grill F. Interobserver reliability of radiographic measurements of contralateral feet of pediatric patients with unilateral clubfoot. J Bone Joint Surg Am. 2010;92(14):2427–2435.

[45] Baron RL, Strugielski CF, Christman RA. Positioning techniques and terminology. In: Christman RA, editor. Foot and ankle radiology. 2nd ed. Philadelphia: Wolters Kluwer Health; 2015.

[46] Simons GW. A standardized method for the radiographic evaluation of clubfeet. Clin Orthop Relat Res. 1978;135:107–118.

[47] Templeton AW, McAlister WH, Zim ID. Standardization of terminology and evaluation of osseous relationships in congenitally abnormal feet. Am J Roentgenol Radium Ther Nucl Med. 1965;93:374–381.

[48] Kite JH. Principles involved in the treatment of congenital clubfoot. JBJS. 1939;21:595–606.

[49] Long WL, Rollins JH, Smith BJ. Merrill's atlas of radiographic positioning & procedures. 13th ed. St. Louis: Mosby; 2016.

[50] Thompson GH, Simons GW. Congenital talipes equinovarus (clubfeet) and metatarsus adductus. In: Drennan JC, editor. The child's foot

and ankle. New York: Raven Press; 1992.

[51]Harris RI, Beath T. Etiology of peroneal spastic flat foot. J Bone Joint Surg Br. 1948;30B(4):624–634.

[52]Melamed EA. Intoeing Harris view for accessory navicular visualization and hindfoot alignment: technique tip. Foot Ankle Int. 2010;31(12):1122–1124.

[53]Reilingh ML, Beimers L, Tuijthof GJ, Stufkens SA, Maas M, van Dijk CN. Measuring hindfoot alignment radiographically: the long axial view is more reliable than the hindfoot alignment view. Skeletal Radiol. 2010;39(11):1103–1108.

[54]Cobey JC. Posterior roentgenogram of the foot. Clin Orthop Relat Res. 1976;118:202–207.

[55]Mendicino RW, Catanzariti AR, John S, Child B, Lamm BM. Long leg calcaneal axial and hindfoot alignment radiographic views for frontal plane assessment. J Am Podiatr Med Assoc. 2008;98(1):75–78.

[56]Buck P, Morrey BF, Chao EY. The optimum position of arthrodesis of the ankle. A gait study of the knee and ankle. J Bone Joint Surg Am. 1987;69(7):1052–1062.

[57]Johnson JE, Lamdan R, Granberry WF, Harris GF, Carrera GF. Hindfoot coronal alignment: a modified radiographic method. Foot Ankle Int. 1999;20(12):818–825.

[58]Kleiger B, Mankin HJ. A roentgenographic study of the development of the calcaneus by means of the posterior tangential view. JBJS. 1961;43-A(7):961–969.

[59]Kandel B. The suroplantar projection in the congenital club foot of the infant; its clinical and radiological significance. Acta Orthop Scand. 1952;22(2):161–173.

[60]Oestreich AE. How to measure angles from foot radiographs: a primer. New York: Springer; 1990.

[61]Ozonoff M. The foot. Pediatric orthopedic radiology. 1st ed. Philadelphia: WB Saunders Company; 1979.

[62]Davids JR, Gibson TW, Pugh LI. Quantitative segmental analysis of weight-bearing radiographs of the foot and ankle for children: normal alignment. J Pediatr Orthop. 2005;25(6):769–776.

[63]Howard CB, Benson MK. The ossific nuclei and the cartilage anlage of the talus and calcaneum. J Bone Joint Surg Br. 1992;74(4):620–623.

[64]Bleck EE, Minaire P. Persistent medial deviation of the neck of the talus: a common cause of in-toeing in children. J Pediatr Orthop. 1983;3(2):149–159.

[65]Sensiba PR, Coffey MJ, Williams NE, Mariscalco M, Laughlin RT. Inter- and intraobserver reliability in the radiographic evaluation of adult flatfoot deformity. Foot Ankle Int. 2010;31(2):141–145.

[66]Cobey JC, Sella E. Standardizing methods of measurement of foot shape by including the effects of subtalar rotation. Foot Ankle. 1981;2(1):30–36.

[67]Donovan A, Rosenberg ZS. Extraarticular lateral hindfoot impingement with posterior tibial tendon tear: MRI correlation. AJR Am J Roentgenol. 2009;193(3):672–678.

[68]Robinson I, Dyson R, Halson-Brown S. Reliability of clinical and radiographic measurement of rearfoot alignment in a patient population. Foot. 2001;11:2–9.

[69]Buck FM, Hoffmann A, Mamisch-Saupe N, Espinosa N, Resnick D, Hodler J. Hindfoot alignment measurements: rotation-stability of measurement techniques on hindfoot alignment view and long axial view radiographs. AJR Am J Roentgenol. 2011;197(3):578–582.

[70]Lee KM, Chung CY, Park MS, Lee SH, Cho JH, Choi IH. Reliability and validity of radiographic measurements in hindfoot varus and valgus. J Bone Joint Surg Am. 2010;92(13):2319–2327.

[71]Benedetti MG, Berti L, Straudi S, Ceccarelli F, Giannini S. Clinicoradiographic assessment of flexible flatfoot in children. J Am Podiatr Med Assoc. 2010;100(6):463–471.

[72]Dobbs MB, Beaty JH. Congenital foot deformities. In: Coughlin MJ, Saltzman CL, Anderson RB, editors. Mann' s surgery of the foot and ankle. 2. 9th ed. Philadelphia: Saunders; 2014.

[73]Beatson TR, Pearson JR. A method of assessing correction in club feet. J Bone Joint Surg Br. 1966;48(1):40–50.

[74]Vanderwilde R, Staheli LT, Chew DE, Malagon V. Measurements on radiographs of the foot in normal infants and children. J Bone Joint Surg Am. 1988;70(3):407–415.

[75]Simons GW. Analytical radiography of club feet. J Bone Joint Surg Br. 1977;59-B(4):485–489.

[76]Somppi E. Clubfoot. Review of the literature and an analysis of a series of 135 treated clubfeet. Acta Orthop Scand Suppl. 1984;209:1–109.

[77]Xu J, Park KW, Kang QL, Jung YJ, Song HR. How reliable are standard radiographic measures of the foot and ankle in children with achondroplasia? Clin Orthop Relat Res. 2013;471(9):3021–3028.

[78]La Reaux RL, Lee BR. Metatarsus adductus and hallux abducto valgus: their correlation. J Foot Surg. 1987;26(4):304–308.

[79]Engel E, Erlick N, Krems I. A simplified metatarsus adductus angle. J Am Podiatry Assoc. 1983;73(12):620–628.

[80]Crawford M, Green D. Metatarsus adductus: radiographic and pathomechanical analysis. Update 2014 – the proceedings of the annual meeting of the Podiatry Institute. Tucker: The Podiatry Institute, Inc.; 2014.

[81]French S, Niespodziany J, Wysong D, Zahari D. A radiographic study of infant metatarsus adductus treatment by serial casting. J Foot Surg. 1985;24(3):222–229.

[82]Ganley JV, Ganley TJ. Metatarsus adductus deformity. In: McGlamry ED, editor. Comprehensive textbook of foot surgery. 2nd ed. Baltimore: Lippincott Williams & Wilkins; 1992.

[83]Simons GW. Complete subtalar release in club feet. Part II--comparison with less extensive procedures. J Bone Joint Surg Am. 1985;67(7):1056–1065.

[84]Westberry DE, Davids JR, Roush TF, Pugh LI. Qualitative versus quantitative radiographic analysis of foot deformities in children with hemiplegic cerebral palsy. J Pediatr Orthop. 2008;28(3):359–365.

[85]LeNoir JL. Congenital idiopathic talipes. Charles C. Thomas: Springfield; 1966.

[86]Simons GW. Calcaneocuboid joint deformity in talipes equinovarus: an overview and update. J Pediatr Orthop B. 1995;4(1):25–35.

[87]Hardy RH, Clapham JC. Hallux valgus; predisposing anatomical causes. Lancet. 1952;1(6720):1180–1183.

[88]Hardy RH, Clapham JC. Observations on hallux valgus; based on a controlled series. J Bone Joint Surg Br. 1951;33-B(3):376–391.

[89]Piggott H. The natural history of hallux valgus in adolescence and early adult life. J Bone Joint Surg Br. 1960;42(4):749–760.

[90]McCluney JG, Tinley P. Radiographic measurements of patients with

juvenile hallux valgus compared with age-matched controls: a cohort investigation. J Foot Ankle Surg. 2006;45(3):161–167.
[91] Lowery NJ, Wukich DK. Adolescent hallux valgus: evaluation and treatment. Oper Tech Orthop. 2009;19:52–57.
[92] Heywood AW. The mechanics of the hind foot in club foot as demonstrated radiographically. J Bone Joint Surg Br. 1964;46:102–107.
[93] Coughlin MJ, Mann RA, Saltzman CL. Surgery of the foot and ankle. 8th ed. Philadelphia: Mosby; 2007.
[94] Saltzman CL, el-Khoury GY. The hindfoot alignment view. Foot Ankle Int. 1995;16(9):572–576.
[95] Nakai T, Takakura Y, Tanaka Y, Sugimoto K, Tamai S, Kurumatani N. Morphologic changes of the ankle in children as assessed by radiography and arthrography. J Orthop Sci. 2000;5(2):134–138.
[96] Beals RK, Skyhar M. Growth and development of the tibia, fibula, and ankle joint. Clin Orthop Relat Res. 1984;182:289–292.

神经系统异常

3

Byron L. Hutchinson

脑瘫

在美国，脑瘫占神经肌肉源性疾病中最大的一部分，每 10000 名活产婴中约有 2 名脑瘫患儿。大约每年有 25000 名新增病例，每名患儿需要承受 921000 美元（1 美元≈ 6.41 元人民币）的经济负担。对于一个足踝外科医生来说，正确的诊断和治疗这些患儿，利用现有的循证医学证据来控制费用并提供最佳治疗方案，这是非常必要的。

脑瘫是未成熟大脑中出现的非进展性的缺陷或由损伤所致的一种姿势和运动障碍。从病变的角度来看，缺陷或损伤是“非进展性的”，但是从功能的角度来看，临床表现是进展性的。脑瘫的典型病因可分为 3 类：产前、产时和产后（表 3.1）。

胎儿成红细胞增多症、胎儿低氧血症是脑瘫最常见的产前病因。早产是最常见的产时病因，脑炎和脑膜炎是最常见的产后病因。早产儿特别脆弱，妊娠 32 周以内的早产儿脑瘫发生率约占 33%。研究表明，分娩前给予硫酸镁可降低早产儿出现脑瘫的风险。近年来，MRI 技术的普及为脑瘫的诊断提供更多详细的信息。2006 年，Bax 等的研究表明 43% 的脑白质损伤出现在早产，其中 20% 的脑损伤的主要原因为分娩意外。

应对脑瘫患者所累及的各个肢体进行临床评估，且必须把他作为一个整体。例如，轻症的脑瘫患者可以通过手术干预明显改善，而有学习障碍的重症的脑瘫则需要更多的姑息性手术治疗来改善他们生活质量。

临床中有各种特殊类型的脑瘫，且每一种都有一个独特的临床表现。最常见的类型是痉挛性脑瘫，约占 65%。这种类型的病因主要与脑损伤相关，对各种药物及和手术治疗的效果较好。最常见的表现为痉挛性双瘫或单瘫（图 3.1，图 3.2）。

患儿可能会出现痉挛性四肢瘫痪的情况较罕见。不随意运动型（手足徐动型）约占 25%，病损通常局限于中脑。多数患者合并有严重的功能障碍，他们常坐轮椅或长期卧床。共济失调型脑瘫约占 8%，病变主要在小脑，他们难以进行协调性的活动，需要在辅具帮助下才能行走。混合型脑瘫约占 2%，是最罕见的类型，这种类型具有广泛而多变的临床表现。

运动发育异常是脑瘫的另一个重要方面。原始反射在儿童时期 4~5 岁就消失。异常姿势和非对称性强直反射在脑瘫患者中仍可能出现（图 3.3）。由于某些患者的运动发育可能会有明显的延迟，在拟行手术干预时需考虑到这点，因为这类患者手术后可能需要更长的时间来恢复。

在评估脑瘫患者时，必须考虑到所有水平的代

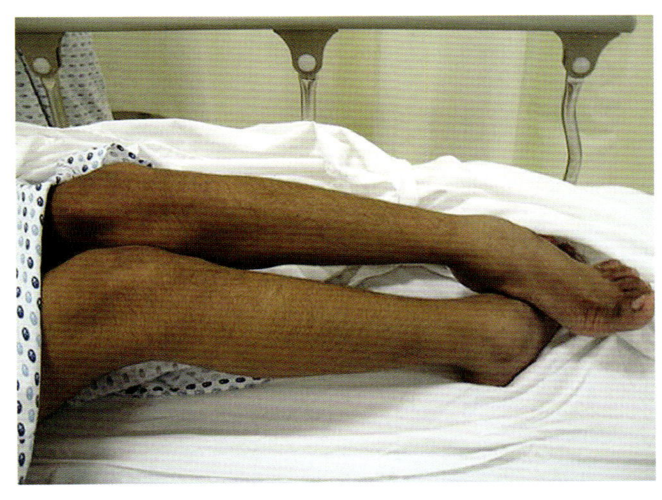

图 3.1　痉挛性双下肢瘫患者。图中可看到双下肢挛缩，足部和踝关节挛缩呈马蹄内翻足，且合并内侧腘绳肌挛缩

表 3.1 病因

产前	产时	产后
先天性脑缺损	早产	脑炎
风疹或病毒感染	窒息、创伤 麻醉并发症 / 过度镇静	脑膜炎
胎儿成红细胞增多症，胎儿低氧血症		外伤、窒息

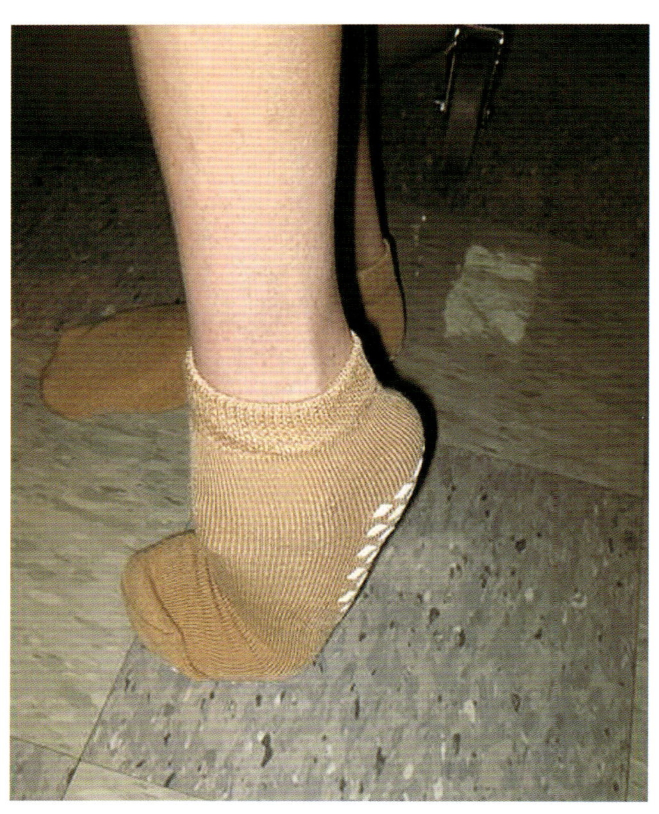

图 3.2 该患者为左下肢痉挛性单瘫。图中可以看到有马蹄内翻足畸形，类似于图 3.1，但其功能明显更好

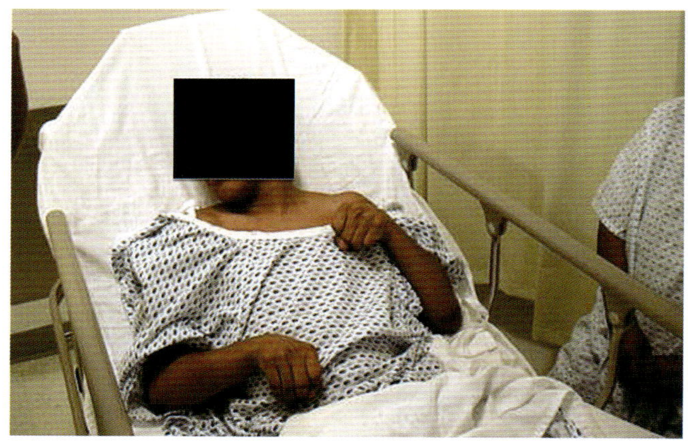

图 3.3 这是一名 9 岁的男孩，出现非对称性强直性反射。图中可见患儿的左手臂伸直指向下巴，而对侧手臂屈曲

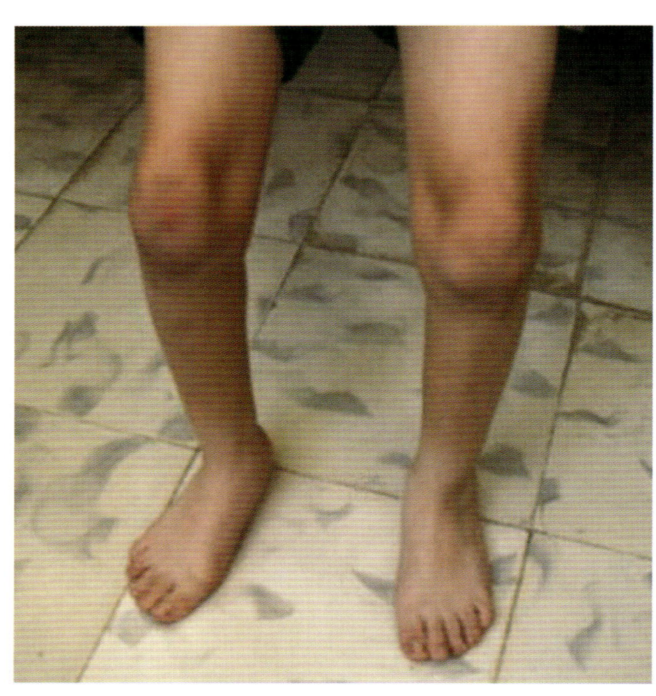

图 3.4 本例患者行双侧跟腱延长术，但由于其腘绳肌和股直肌挛缩仍然存在，患者出现“蹲伏步态”

偿，如果没意识到这一点，手术疗效可能不太理想。例如，特定的下肢痉挛可以出现和 / 或掩盖其他形式的代偿。躯干倾斜和前凸是常见的代偿机制。多数脑瘫患者可能会出现马蹄足畸形，这可能会通过膝关节反张代偿。如果外科医生没有意识到这种代偿机制，术后患者可能会出现更加不适的“蹲伏步态”（图 3.4）。

确定脑瘫患者的畸形表现相当重要。经常可能会合并其他疾病，例如多关节挛缩或其他可能影响制订诊治方案的先天性畸形（图 3.5）。多关节挛缩可能是柔软性的，但是由于脑瘫的痉挛，可能会变成僵硬性的。因此，倘若是僵硬性的畸形，保守治疗可能会失败，如果单纯进行软组织松解术，手术疗效也不佳。

部分脑瘫患者可能出现学习障碍与一定程度的智力障碍，1/3 的脑瘫患者会有癫痫表现，也可能出现听力和视力受损表现。学习障碍的脑瘫患儿可能需要很长时间才能学会走路，特别是痉挛型的脑瘫，手术可以显著地改善他们的症状，让其再次“学会走路”。一套标准的系统化治疗对于普通的脑瘫患者来说很重要，而对于合并有智力障碍的患者尤为重要。

临床表现可因受累痉挛肌群的变化而改变，需要进行详细的评估。患者可单独表现为痉挛性马蹄足，也可能合并腘绳肌、内收肌或髂腰肌挛缩（图3.6）。临床表现会因受累情况不同而有所不同，“尖足步态”和剪刀步态可同时或单独出现（图3.7，图3.8）。

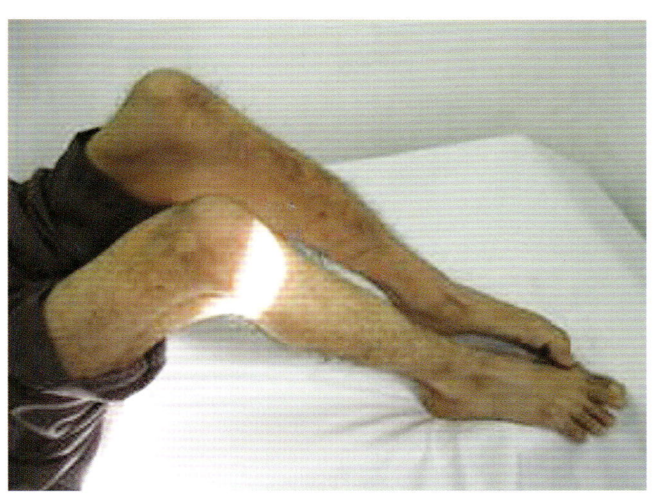

图 3.5 该患者合并有关节挛缩和脑瘫。单纯软组织松解对该患者的膝关节挛缩没有帮助

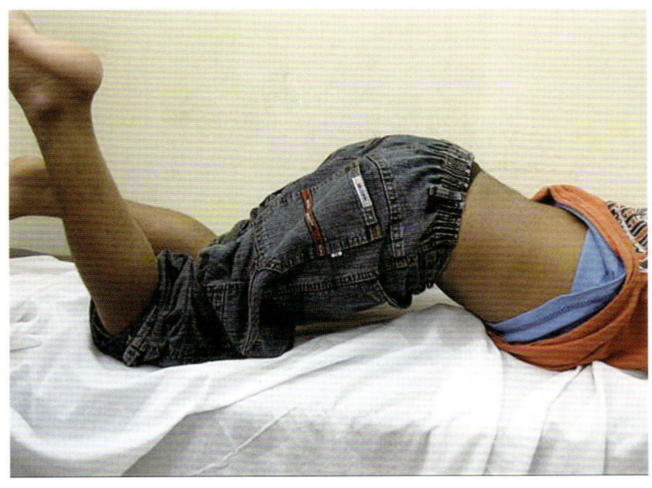

图 3.6 该图显示检查髂腰肌挛缩的 Elly 试验。当一个人俯卧时，受检查者弯曲膝盖后出现髋部脱离检查台，表明髂腰肌挛缩。正常情况下，随着膝盖弯曲髋部应始终贴于检查台

脑瘫患者也可能出现下肢旋转畸形。有时可能认为是内收肌挛缩，而实际上是股骨内旋畸形。这些患者应常规进行下肢旋转畸形的评估，应包括髋关节、膝关节和小腿（图3.9）。

脑瘫患者的保守治疗以物理治疗和预防关节挛缩为主。当关节挛缩松解后，支具是维持四肢平衡的主要支撑。绝大多数患者主要通过注射肉毒素来减轻关节挛缩的症状。化学性神经毁损术过去也很流行，但步骤比较烦琐，现在多数情况下已被肉毒素所取代。Palisano 等 1997 年提出的粗大运动功能

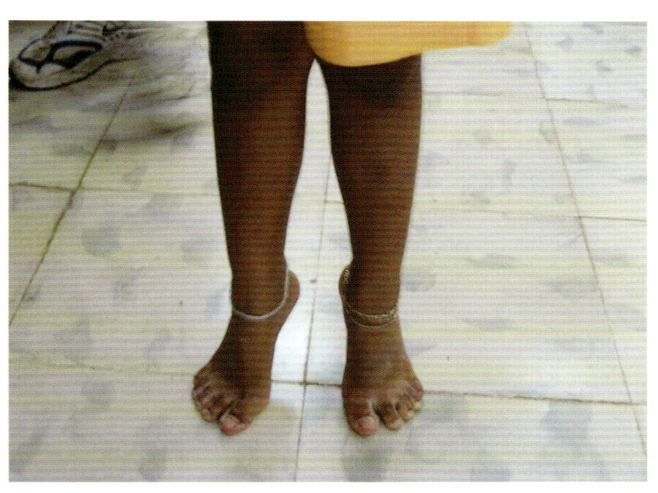

图 3.7 脑瘫患者典型的尖足步态

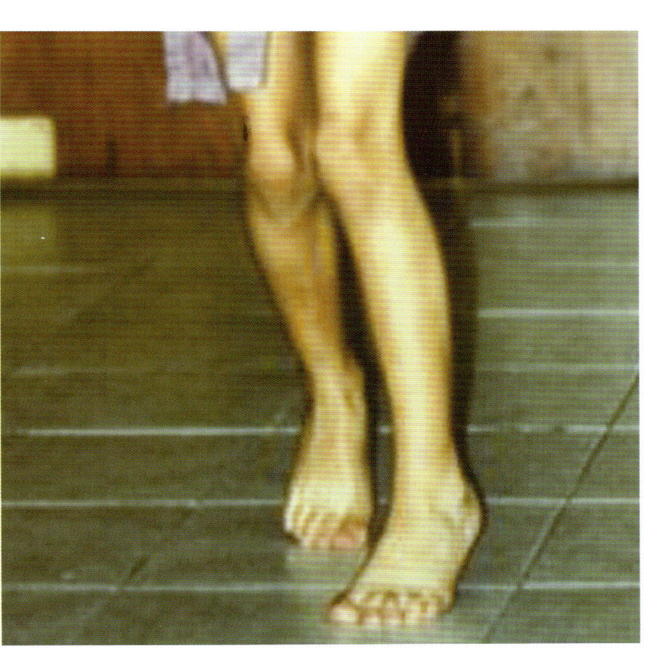

图 3.8 该患者不仅是尖足步态，而且可以看到膝关节内收，表明同时合并剪刀步态

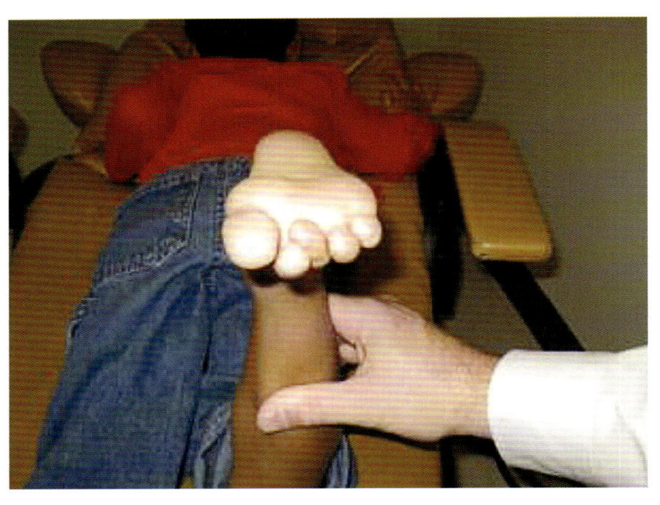

图 3.9 Staheli' s 足股轴胫骨扭转畸形试验。这是一个正常的患者，没有出现足相对于大腿的外旋

评分系统，有助于确定哪种治疗方式对脑瘫患者有效（表 3.2）。

GMFCS 功能评分是一种简单、通用的脑瘫患者功能分级系统。该系统是有效、可靠的，对于指导医生选择保守治疗还是手术治疗非常有用。

6~12 岁的患者接受手术治疗。软组织松解是改善脑瘫患者功能最有效和最普及的术式。当髋关节周围出现挛缩时，行内收肌松解术（图 3.10）。当膝关节周围有挛缩时，可行腘绳肌松解和跟腱延长术（TAL）（图 3.11，图 3.12）。由于挛缩可能会复发，所以术后支具辅助治疗至关重要。Murphy-Perrot 术对儿童患者非常有效，作者于临床使用该技术已有 15 年，成功率极高（图 3.13）。

表 3.2 粗大运动功能评分系统

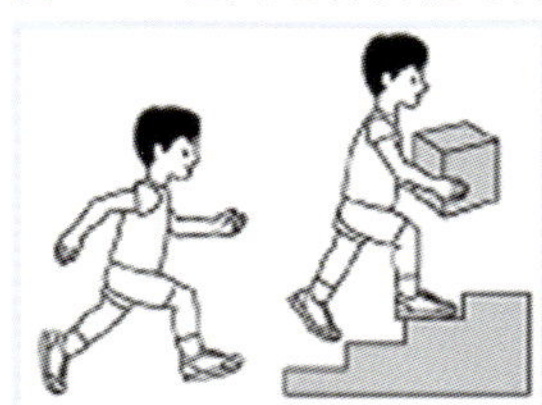	GMFCS Ⅰ级 患儿可在室内或室外自主行走、爬楼梯。粗大运动功能包括跑和跳，但速度、平衡和协调能力受损。
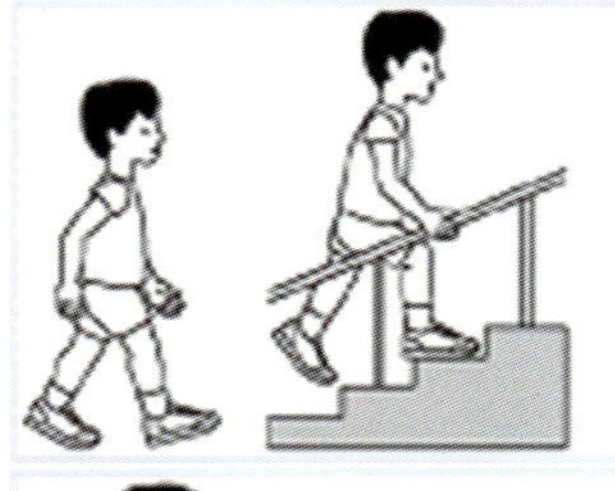	GMFCS Ⅱ级 患儿可在室内或室外自由行走、借助栏杆爬楼梯，但在不平整的地面和斜坡上行走、在人群中或狭窄的空间行走都会受到限制。
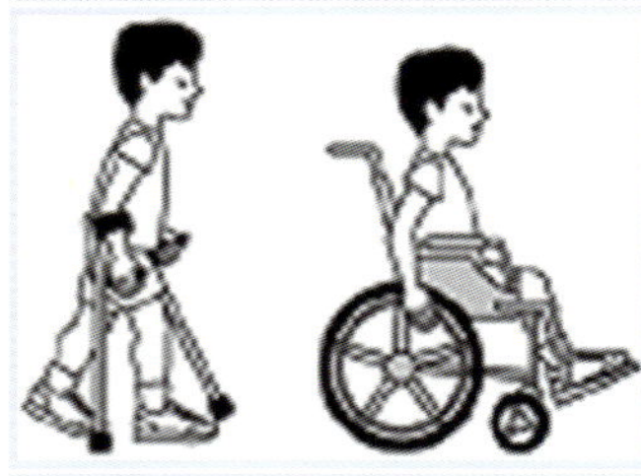	GMFCS Ⅲ级 患儿可借助辅具在室内或室外的水平地面上行走，可借助栏杆爬楼梯。患儿可以手动推轮椅或在长途旅行或在不平坦的地形上进行移动。
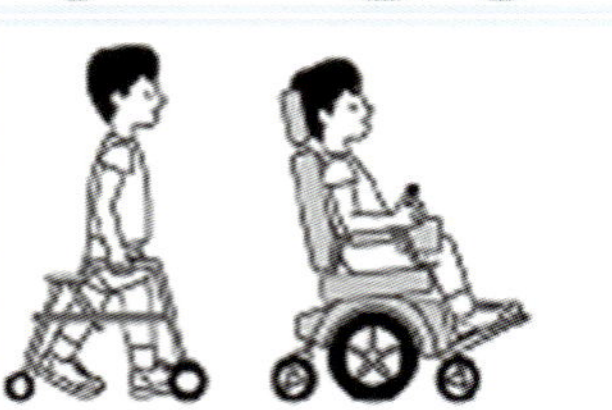	GMFCS Ⅳ级 患儿可在家里、学校和社区里用助行器行走较短距离，或者更多地依赖电动轮椅。
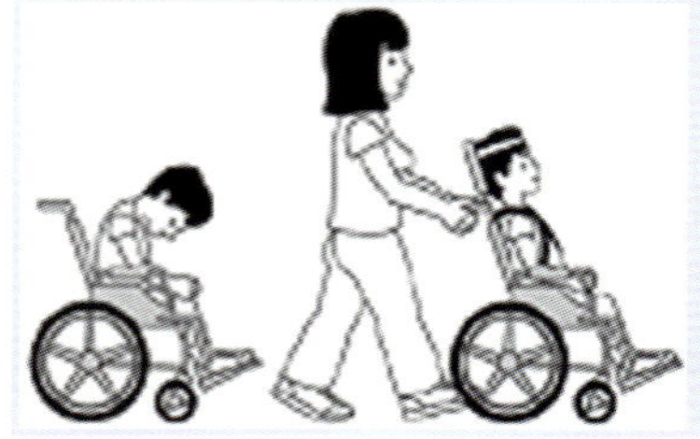	GMFCS Ⅴ级 患儿运动系统损伤限制了各种自主活动，缺乏维持头部和躯干对抗重力保持一定姿势的能力。患儿所有的运动功能均受限，没有独立行动能力，只能由他人推送。

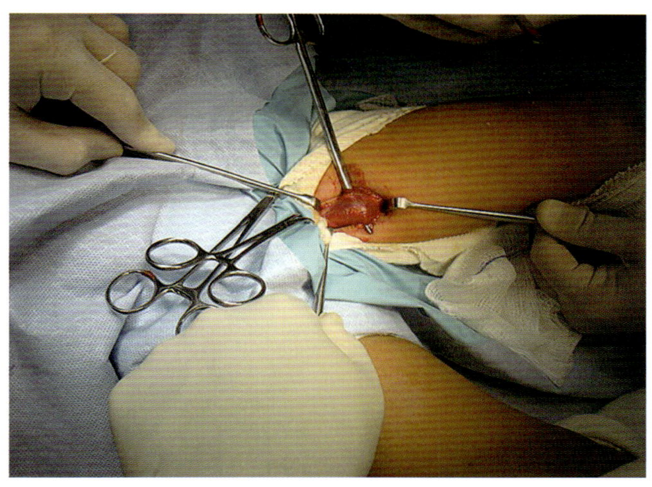
图 3.10 图示左侧腹股沟区进行内收肌松解术

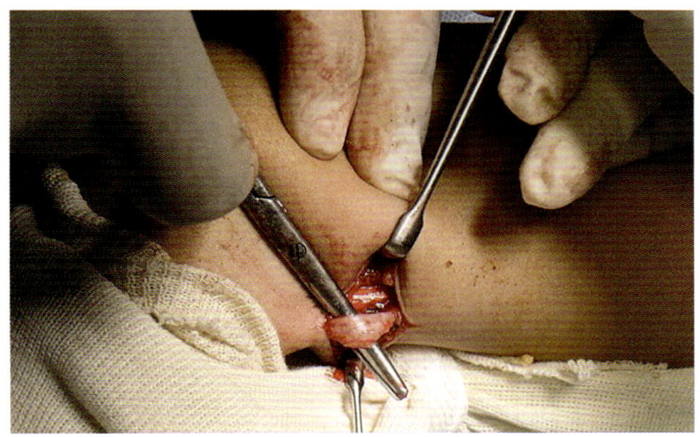
图 3.11 图示膝关节后方内侧腘绳肌松解术

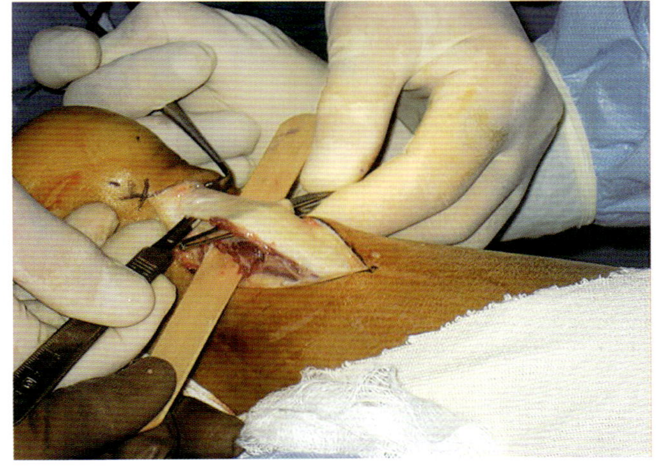
图 3.12 图示额状面跟腱劈开延长术

Murphy-Perrot 术的复发率比传统的跟腱延长术低得多，而且笔者过去都没发现有患者是否在意该

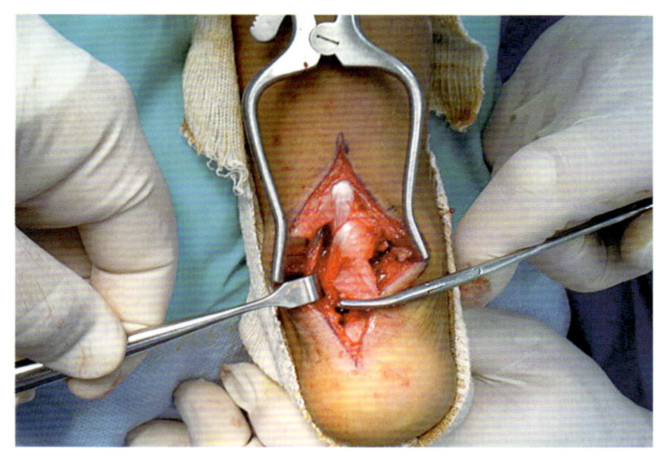
图 3.13 图示经典的 Murphy-Perrot 术。注意图中 長長屈肌腱旁边的跟腱的延长

术式对外观的影响。对于较大龄马蹄内翻足，胫前肌或胫后肌转位可有效降低复发率。对于青春期僵硬性马蹄内翻足患儿，笔者采用 Ilizarov 提出的经皮肌腱延长术辅助环形外架逐渐拉伸矫正，取得良好的疗效。最后，有些严重的僵硬性马蹄足患者需要后足及踝的关节融合术。

腓骨肌萎缩症

腓骨肌萎缩症（CMT）是一种遗传性运动感觉神经病，其特征是全身性，尤其是下肢肌肉进行性萎缩。CMT 是最常见的遗传性神经系统疾病之一，在美国每 2500 人中就有 1 人患有此病。法国巴黎的 Jean-Martin Charcot 和 Pierre Marie 以及英国的 Howard Henry Tooth 于 1886 年最早发现了这种疾病，并以他们的名字缩写命名。该疾病过去有多种不同的命名，曾一度引起混淆。Dyck 与 Lambert 采用临床和电生理诊断数据，试图将该遗传性运动和感觉神经系统疾病划分为特定的亚型。他们的工作推动了人们对该疾病的理解。最近，对腓骨肌萎缩症的基因鉴定和检测，对该病的进程中所表现出的类型及亚型有了新的认识。

CMT 是由几个特定基因的突变引起的，这些基因产生的蛋白质参与调整周围神经轴突或髓鞘的结构和功能。患病后，这些神经逐渐退化，失去传导至远端靶器官的功能。周围神经的运动部分退变导致四肢肌肉无力和萎缩，感觉部分退变导致明显的感觉障碍。

CMT 的基因突变是常染色体显性或隐性遗传，也可以是伴 X 染色体遗传。对各种突变的详细讨论超出了本章节的范围。一般来说，多种不同类型的 CMT 是基于不同染色体上某些基因的重复或缺失。外周髓鞘蛋白 -22 和外周髓鞘蛋白 -0 是最常见的两种致病蛋白。科学家们已经鉴定出仅外周髓鞘蛋白 -0 的基因上就有 120 多个不同的突变位点。治疗 CMT 患者的足踝外科医生应熟悉最常见的 CMT 类型，以及从临床角度区分每种类型的特征。

1A 型腓骨肌萎缩症（CMT）是一种常染色体显性遗传病，由 17 号染色体上携带产生周围髓鞘蛋白 PMP-22 的基因重复引起。该基因的过度表达导致髓鞘的结构与功能异常，从而出现青春期开始的下肢无力和肌肉萎缩，继而出现上肢无力及感觉障碍。这是 CMT 最常见的形式，占 60%~90% 的病例。

1B 型 CMT 是一种常染色体显性遗传病，由携带表达外周髓鞘蛋白 -0（P0）的基因突变引起，髓鞘蛋白 -0 是髓鞘的另一个重要组成部分。这将产生与类型 1A 非常相似的体征和症状。这两个亚型都被称为肥厚型的 CMT，其特征是反复的脱髓鞘和再髓鞘化，在显微镜下周围神经类似“洋葱头”样结构。

2 型 CMT 是由外周神经细胞的轴突而不是髓鞘异常引起的，典型的慢性轴突变性和再生，无脱髓鞘变。2 型 CMT 不同于 1 型，其症状出现较晚，伴有神经肥大。2 型 CMT 患者上肢症状不明显，但下肢无力和肌肉萎缩很明显。

3 型 CMT 或 Dejerine-Sottas 病是一种始于婴儿期的严重脱髓鞘神经病。婴儿时期就出现严重的肌肉萎缩、无力和感觉障碍。这种罕见的疾病可能是由 P0 基因的特定点突变或 PMP-22 基因的点突变引起的。3 型也以肥大神经为特征，但 3 型与 1 型的不同之处在于早发病于婴儿期。

4 型 CMT 包含几种不同亚型的常染色体隐性脱髓鞘性运动感觉神经病，是最严重的残疾。每种亚型均有因不同基因突变引起生理和临床特征。一般来说，4 型 CMT 患者在儿童时期就出现下肢无力的症状，到青春期可能无法行走。这种类型也可能影响特定种族的人群。

性连锁（CMTX）是由 X 染色体上联接蛋白 -32 基因的点突变引起的。这种蛋白在雪旺细胞中表达。这种蛋白质参与了雪旺细胞与轴突的信号传导。多数男性可能在儿童晚期或青春期开始出现中到重度的症状，而女性通常在青春期或之后的生活中出现轻微症状，而有些人可能根本没有症状。

首先需要详细地询问病史，尤其重视家族史。很多家庭成员都知道这种情况，某些情况下，他们会有详细的记录。有时，发现其他家庭成员也有行走困难，可以让医生更好地推断可能是 CMT 的诊断。多数患者常主诉下肢不适、疲劳和踝关节不稳，可能伴有足和手的麻木或疼痛。有些患者会担心感觉性共济失调和步态异常，这些可能在疾病早期就表现出来。

总的来说，1 型和 2 型的临床表现非常相似，绝大多数前来就诊的患者都属于这两种类型。逐渐进展性的下肢无力和腿部肌肉萎缩是该疾病的标志。这种肌无力会导致高弓足或马蹄足畸形，并伴有足趾挛缩。初期，足的内在肌萎缩，造成爪形趾，并导致高弓足。肌无力最终将累及腓骨短肌、腓骨伸肌和胫前肌的肌腱单元。

胫后肌将过度牵拉前外侧肌群，形成高弓足或马蹄内翻足。腓骨长肌是最后受累的肌肉之一。某些情况下，小腿三头肌会变得无力，但这通常是晚期的表现。一般情况下，大腿肌肉不受影响，因此当患者出现腓骨肌萎缩症时，外观类似于“鹤立腿”或倒立酒瓶状（图 3.14）。会出现特征性步态：脚底下降、踝关节不稳定、步幅缩短。手的无力可由大小鱼际肌萎缩引起，导致爪形手和功能障碍（图 3.15）。

1 型 CMT 患者可出现周围神经增粗，但 3 型 CMT 患者耳大神经或腓骨头处腓总神经会增粗，常被描述为“Cohen 灯索征”。根据足弓畸形出现的时间长短，畸形可表现为柔软性或僵硬性。肌肉的不平衡可能会使足部畸形看似僵硬性，但影像学结果可以发现关节是否协调或有无关节炎。这将决定临床医生选择保守治疗或闭合或开放的手术治疗，将在本章后面讨论。因下肢肌肉无力所致的踝关节不稳，是 CMT 的一个特征。

下肢无力最终导致后足结构的改变，并导致第 1 跖骨跖屈畸形，导致后足内翻畸形。这可以通过 Coleman 木块试验来评估（图 3.16）。随着时间的推移，后脚内翻畸形不依赖于第 1 跖骨的位置，

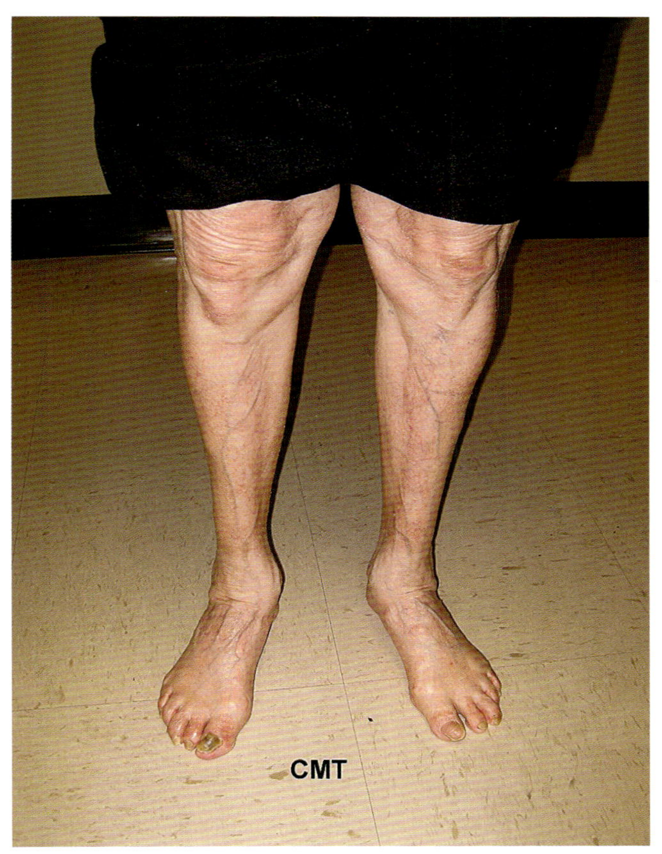

图 3.14 图示小腿远端肌肉萎缩，外观为“鹤立腿”

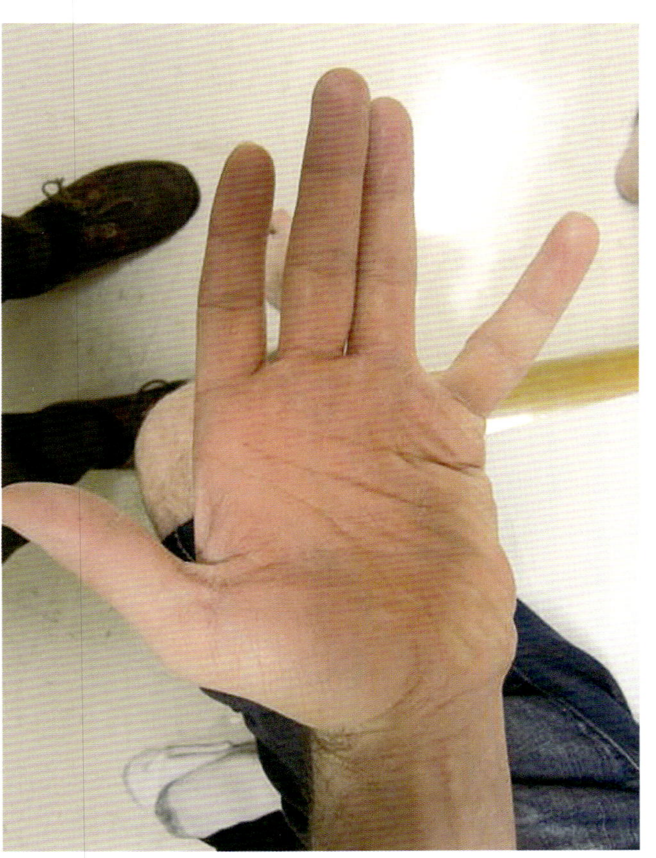

图 3.15 图示大、小鱼际肌均萎缩，导致第 5 指偏移

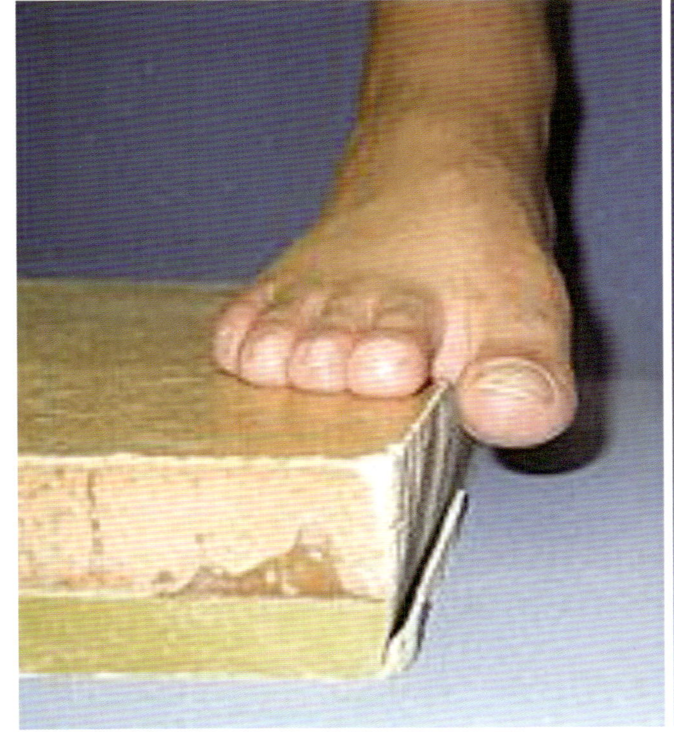

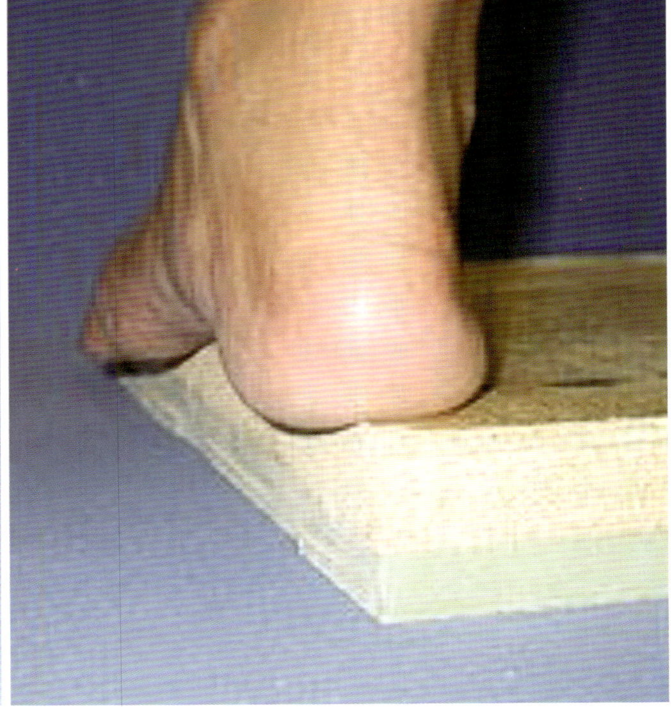

图 3.16 图示 Coleman 木块试验，当第 1 跖骨脱离木块边缘时，可以判断后足内翻是否僵硬性

而变成僵硬性，此时应怀疑内在的踝关节内翻（图 3.17）。这种情况报道较少，但笔者发现这种情况相当普遍，如果不加以重视，重建时可能会引起不理想的结果。

应该要有足部和踝关节 X 线片，以评估关节的协调性并确定畸形的顶点（图 3.18），这是畸形矫正的重要术前计划。笔者未发现 CT 或 MRI 作为 CMT 足部畸形的基本评估方法对治疗有很大帮助。患者表现出中枢神经系统受累，如共济失调或小脑受累的其他症状或体征，脊髓 MRI 检查则很重要。MRI 对部分患者的康复规划和未来手术重建也很有帮助。

电生理诊断对 CMT 患者非常有帮助。在 1 型 CMT 中，远端潜伏期通常比正常时间长 2~3 倍。在 2 型 CMT 中，通常只有轻微地减少，或在某些情况下，它们可以是正常的。

基因检测通过 DNA 分析可用于确定或帮助诊断 CMT。当进行全外显子测试时，这种检查可能非常昂贵。作为一种筛查技术，可以采用最有可能的缺陷基因来获取信息。近期，Ostern R、Fagerheim T 等提出了一种简化算法，该算法包括评估发病年龄和神经生理数据，然后检测 4 个基因：PMP22、MPZ、GJB1 和 MFN2。如果患者在这 4 个基因的突变是阴性的，那么他们应该接受更全面的分子遗传分析。

CMT 的保守治疗主要是是矫正进展性的结构畸形。超深度鞋和辅助支具可用于改善这些患者的踇趾挛缩和跖骨痛。高顶靴或鞋子可以帮助支持 CMT 的外侧踝关节不稳定。最后，在许多这些患者中，特别是当疾病进展时，支撑以协助行走是必要的。各种踝关节支具可用于踝关节不稳定时，碳素 AFO 支架往往用于在该病后期出现的足下垂和跨越步态。

CMT 手术治疗时必须要个性化。因临床表现的多样性和复杂性，难以制定具体的治疗措施。根据疾病的进展程度，分期手术很常见。

一般情况下，笔者发现许多 CMT 患者都可以进行某些手术，并取得较好的结果。

几乎所有 CMT 患者都可以看到足趾畸形，它们很少是可还原的。作者发现足趾挛缩连续松解结合近端趾间关节和远端趾间关节融合最有效。如果挛缩非常严重，可采用中跗截骨术，同时进行第 2、3 趾的趾长屈肌肌腱转位。细致的软组织解剖非常重要，因为长期的足趾背侧挛缩可能导致血管并发症（图 3.19）。踇外翻是常见的，常与第 1 跖指关节的背侧挛缩有关。一种常见的手术组合是踇趾的趾间关节融合和第 1 跖骨 Jones 肌腱悬吊，尤其是在疾

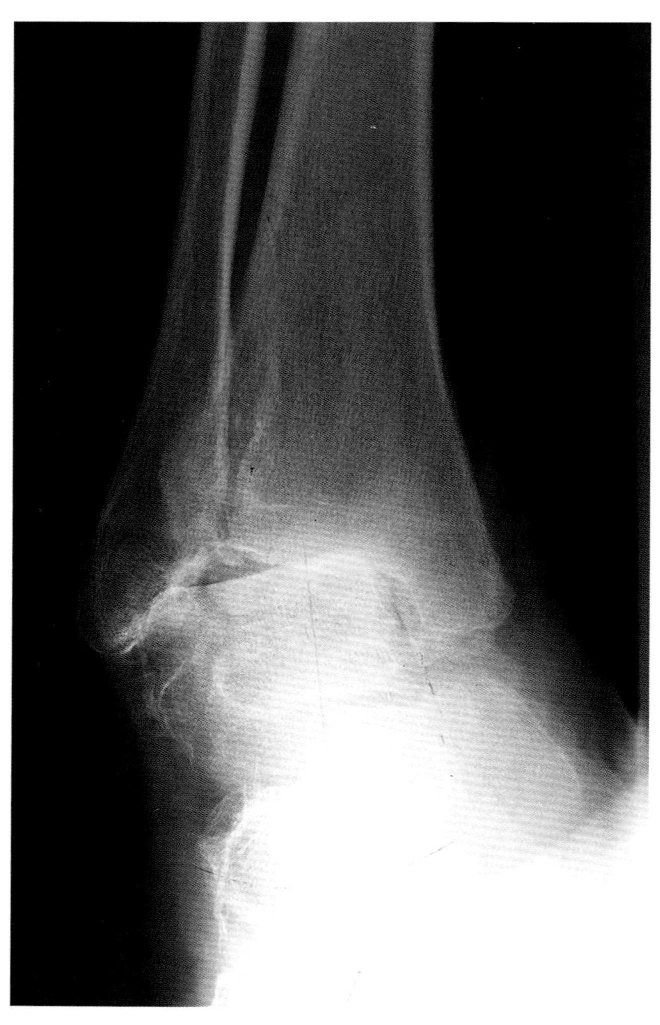

图 3.17 CMT 患者固有的踝内翻

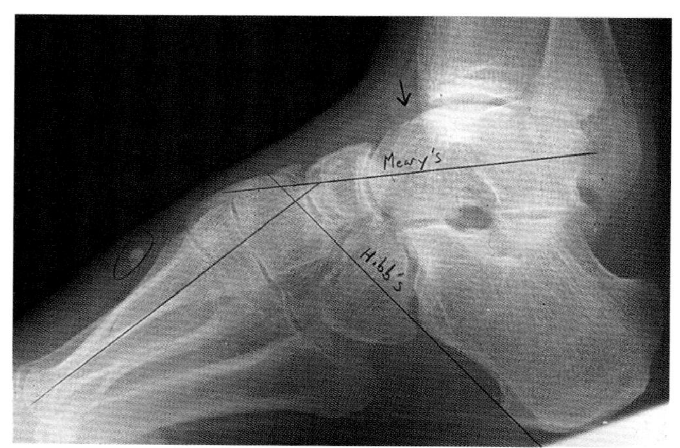

图 3.18 图示标准侧位 X 线片，Meary’s 角和 Hibb’s 角增大。畸形的顶点在中足

病早期。最终，对于僵硬性跖屈的第 1 跖骨，需要更近端融合和 / 或背屈截骨术（图 3.20）。

对于轻度至中度的后足内翻，Dwyer 跟骨截骨术常与第 1 跖骨截骨术结合，以建立合适的三点负重使体重均匀分布。对于严重后足内翻，单纯距下关节融合术比 Dwyer 跟骨截骨术更有效。最终，当畸形严重且其他矫正手术失败时，三关节融合术是必要的。在这些患者进行三关节融合术时，最需要考虑是足踝部融合的体位。若未能使后足和前足的垂直肌群对齐，可导致踝关节内翻畸形。

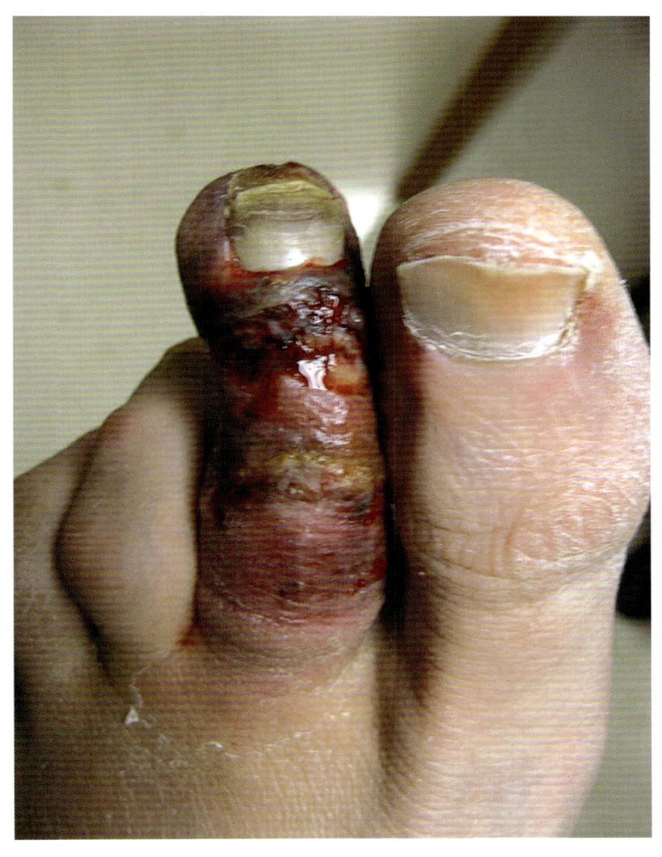

图 3.19 图中注意到足趾手术造成的血管损伤

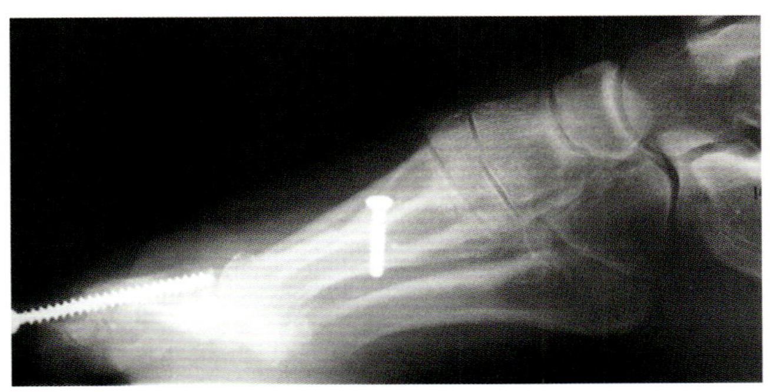

图 3.20 图中注意到通过近端斜行截骨术来恢复第 1 跖骨的跖屈畸形

CMT 患者的肌腱转位和延长术已被描述。根据笔者的经验，绝大多数 CMT 患者最终都有一定程度的足下垂，伴有马蹄内翻足畸形。胫后肌转位是一种很好的移植方法。胫后肌腱通常是最后一个进行去神经支配和萎缩的肌肉肌腱单位，是造成高弓足的主要变形力量。笔者建议通过骨间膜移植整个肌肉肌腱单元，然后将其固定到外侧楔形或骰骨。跟腱很少延长，因为大多数 CMT 患者都是假性马蹄足，而且由于前足的假性马蹄足，大部分可用的后足背屈都被消除了。外科医生在评估 CMT 患者的马蹄时应非常小心，以免由于跟腱过度延长而造成跟骨步态。

先天性脊柱裂

先天性脊柱裂是一组以神经管不完全闭合为特征的先天性疾病，这种不完全闭合可累及脊髓、脑膜、马尾、脊柱骨性成分、上覆组织和皮肤。最常见的椎管闭合障碍是脊柱裂或脊膜鞘囊肿。世界范围内的发病率为 1 ∶ 100。最常见的部位是腰骶部。延误诊断可产生不可逆的肌肉骨骼系统、神经系统和泌尿生殖系统的影响，相关的症状包括脑积水、脊髓栓系和乳胶过敏。学习障碍相对少见，除非存在其他先天性异常。68% 的脊柱裂患儿对乳胶过敏。

先天性脊柱裂被认为是由于遗传、营养和环境因素而引起的一类疾病。怀孕期间饮食中叶酸不足对该病的发病起重要的作用。一般来说，这些是根据参与神经管不完全发育的结构来分类的。隐性脊柱裂是一种轻度的类型，发生率为 10%~20%。椎骨的外部部分没有完全闭合所以脊髓没有突出。病变部位的皮肤可能正常，也常常可以看到毛茸茸的斑块，酒窝状的皮肤或胎记（图 3.21）。女性比男性更容易发病，而且通常患者甚至都不知道自己患有这种疾病。由于其隐匿性和缓慢的进展过程，神经损伤发生在临床症状出现之前。

脑膜膨出是脊柱裂最不常见的形式。椎骨正常发育，但脑膜被迫进入椎骨之间的间隙。这些人不太可能出现早期症状，除非他们有脊髓拴系。

在脊髓脊膜突出症中，椎骨没有融合，脊髓从脊柱裂的开口中突出。这会导致最严重的并发症，

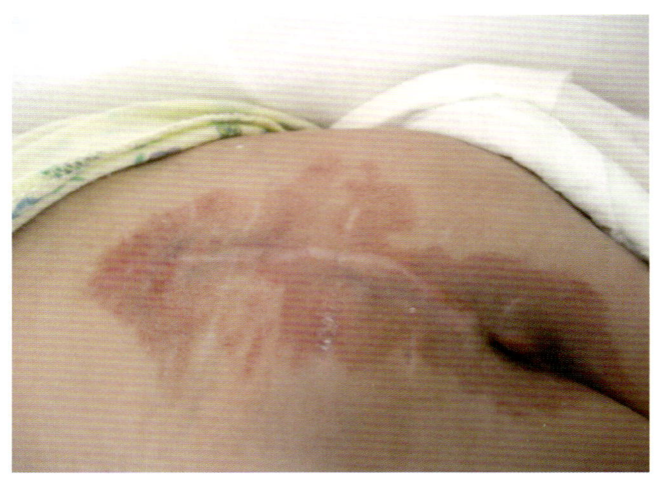

图 3.21 骶尾部巨大胎记，这名患者的脊柱裂已经闭合

包括瘫痪、感觉丧失和脑膜炎。膀胱和肠道的张力经常丧失。

如果出生前就怀疑神经管闭合不全，可以进行羊膜穿刺，甲胎蛋白（AFP）升高预示着更高患病风险。隐性脊柱裂中 AFP 不升高，因为，硬脊膜内层仍存在。超声可于出生前检测出神经管闭合不全，影像学可于出生后确诊。

起初表现取决于脊髓受累的程度，膀胱和肠道控制障碍是绝大多数患者的日常问题。足踝畸形很常见，而且性质严重，患者可出现内翻或外翻畸形，马蹄足和步态异常通常很明显。神经营养性溃疡是常见的临床表现，因为去神经支配。隐性脊柱裂从出生到成年均可发生。这些形态是微妙的，通常被皮肤覆盖。显性形式如脑膜膨出或脊髓鞘囊肿在临床上更常见和更明显，通常在出生时可诊断。

手术治疗是预防神经进一步损伤和预防感染的最有效方法。在出现脑积水或可能出现过量脑脊液的情况下，可通过脑脊液分流术治疗（图 3.22）。如果神经障碍很严重，脑脊液分流术治疗可能很困难。在神经发育停止后，对那些单纯性脑膜或脑脊膜脊髓膨出的患者，最适合的治疗是使用矫形器。手术干预的目的是改善患者的行走能力，并创造一个可跖行的足。典型的下肢手术是肌腱转位和关节融合。严重情况下，手术只是姑息性治疗，骨切除和部分截肢是治疗骨髓炎和神经营养性溃疡的方法。

肌营养不良

肌营养不良（MD）是一种肌肉的遗传性疾病，它会削弱和阻碍运动。这类疾病的特征是进行性骨骼肌无力、肌蛋白缺失，并最终导致肌细胞和组织坏死。一些疾病会影响心脏和其他器官。超过 5 万名美国人患有不同类型的肌营养不良。

肌营养不良可出现在婴儿期至中年或以后，其形式和严重程度部分取决于发病的年龄。有些类型的 MD 只影响男性。根据类型和发病，症状缓慢而轻微的 MD 患者可有正常的寿命，但迅速进展且严重的肌无力 MD 患者可能在 20 岁左右死亡。

MD 有几种类型，最常见的列在表 3.3 中。杜氏 MD 是迄今为止最常见的，于 19 世纪 60 年代由 Guillaume Duchenne 最早提出。MD 的诊断是基于肌

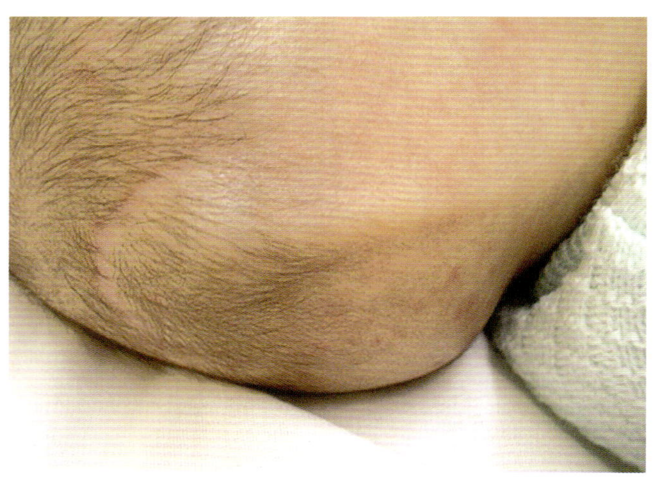

图 3.22 颅脑放置脑脊液分流器，以减轻由于过多的脑脊液造成的颅内压增高

表 3.3 肌营养不良的类型

类型	基因	描述
Becker	DMD	较杜氏 MD 症状较轻，MD 患儿寿命：老年
先天性	Multiple 多	出生，全身虚弱，寿命缩短
杜氏远端肌营养不良	DMD	最常见的，通常见于男孩，2 岁发病，寿命：14~45 岁
Emery-Dreyfus	EMD, LMNA	
面肩胛臂的 MD		

肉活检、肌酸磷酸激酶增高、肌电图和基因检测的结果。临床表现取决于 MD 的类型和疾病进程的进展。所有类型的肌肉营养不良都表现为肌肉萎缩。杜氏 MD 显示下肢肌肉萎缩并小腿肌肉假性肥大（图 3.23）。Limb-girdle MD 会显示上、下肢都有消瘦，Gower 征是一种进行性虚弱的表现，患儿从坐姿难以直立（图 3.24，图 3.25）。

肌营养不良没有方法可治愈，治疗是姑息性的。足踝畸形需要处理的是高弓足和马蹄内翻足挛缩。马蹄松解术用于治疗门诊踝部马蹄足患者。使用胫后肌和胫前肌可用于治疗任何蹄内翻足挛缩。患者一生都需要接受物理和职业治疗。支撑和有氧运动对尽可能长时间行走能力很重要。最终，大多数患者将不得不使用轮椅。一旦到了轮椅阶段，外科治疗主要包括肌腱松解术来矫正足的位置，以便使用鞋子和 AFOs，来帮助搬到轮椅上或防止溃疡。

脊髓灰质炎

脊髓灰质炎是一种主要由脊髓灰质炎病毒引起的传染病，已经存在数千年，在古代艺术中对这种疾病已有描绘（图 3.26）。Michael Underwood 于 1789 年认为小儿麻痹症是一种独特的疾病，Karl Landsteiner 于 1908 年发现了这种病毒。在 20 世纪，小儿麻痹症在美国和欧洲暴发，它成为当时最流行的儿童疾病之一。1952 年的小儿麻痹症暴发成为我国历史上最严重的一次，脊髓灰质炎病房发展成为

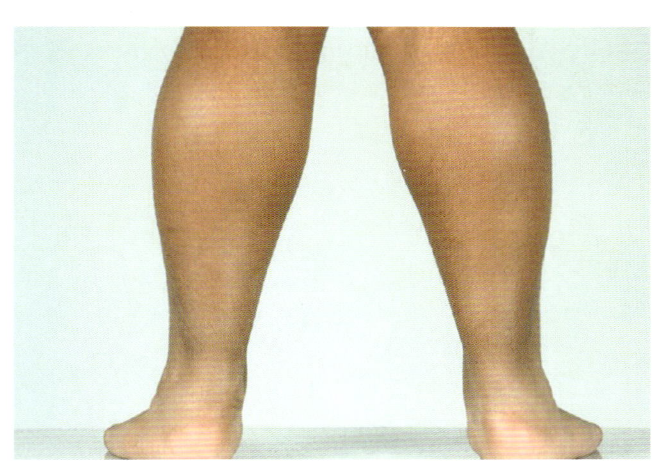

图 3.23　可见该 MD 患儿的小腿肌肉肥厚

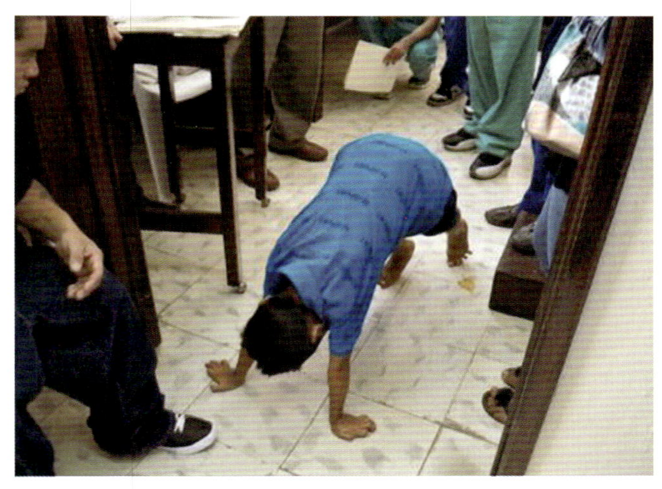

图 3.25　图示同一患儿试图从地上爬起来，图为 Gower 征

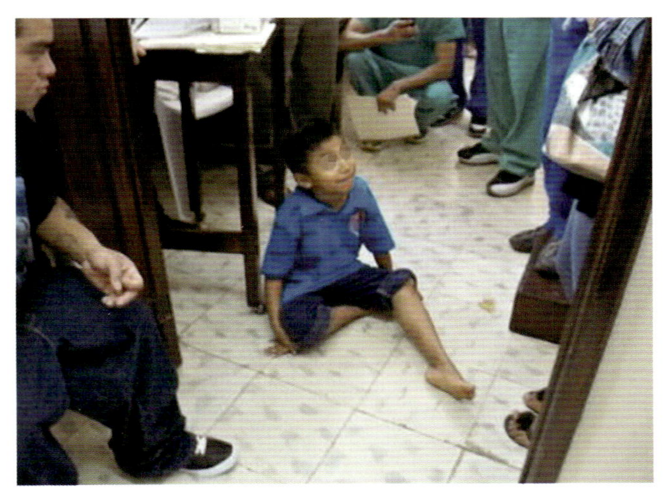

图 3.24　MD 患儿坐在地板上

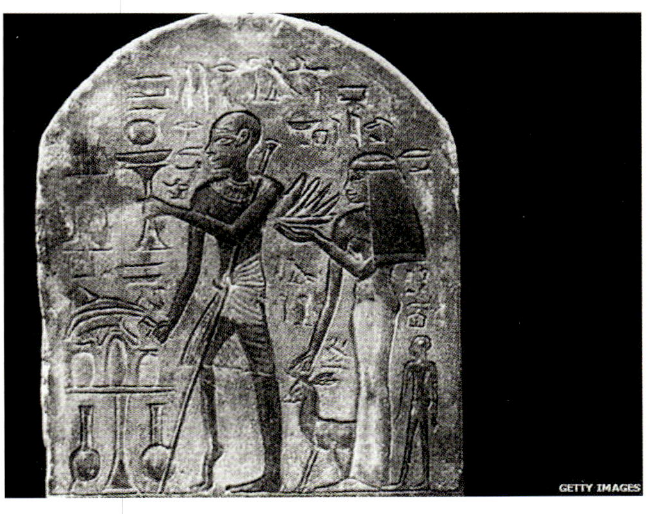

图 3.26　埃及第 18 代王朝的石碑上显示一位小儿麻痹症患者

现代 ICU 的前身（图 3.27）。

由于小儿麻痹症的流行，Jonas Salk 在 20 世纪 50 年代研制出了第一支疫苗，希望能在世界范围内根除这种疾病。1961 年，Albert Sabin 研制的口服疫苗开始商业化。不幸的是，这种疾病在 2013 年又在叙利亚卷土重来，2014 年，由于亚洲、非洲和中东暴发疫情，世界卫生组织宣布国际社会进入公共卫生紧急状态。

一旦感染，就无法治愈，因此预防至关重要。小儿麻痹症具有高度传染性，可通过粪 – 口或口 – 口污染感染，大多数病例的潜伏期为 6~20 天，感染后出现两种临床表现。最常见的是轻症患者，不涉及中枢神经系统，称为顿挫型脊髓灰质炎，发生在约 75% 的脊髓灰质炎患者身上。这些患者通常无症状，偶有轻微症状，如典型的上呼吸道症状，包括喉咙痛和发热，可能有恶心、呕吐和腹痛等胃肠道症状。

重症患者约占 1%，涉及中枢神经系统，可以是瘫痪或非麻痹性。大多数情况下，患者会发展为非麻痹性无菌性脑膜炎，以头颈疼痛为主要症状。他们通常会有腹部和四肢疼痛、发热、呕吐、嗜睡和易怒。1000 例中有 1~4 例出现麻痹，其特征是肌肉无力，最终发展为完全的麻痹。这种情况称为急性弛缓性麻痹，根据受累部位的不同，患者可能需要呼吸支持。他们的精神状态可能会发生变化。

随着年龄的增长，发生麻痹性脊髓灰质炎的可能性增加，瘫痪的程度也增加。在儿童中，每 1000 例中只有 1 例发生非麻痹性脑膜炎。成人 75 例中有 1 例瘫痪。在 5 岁以下的儿童中，单腿瘫痪最常见，

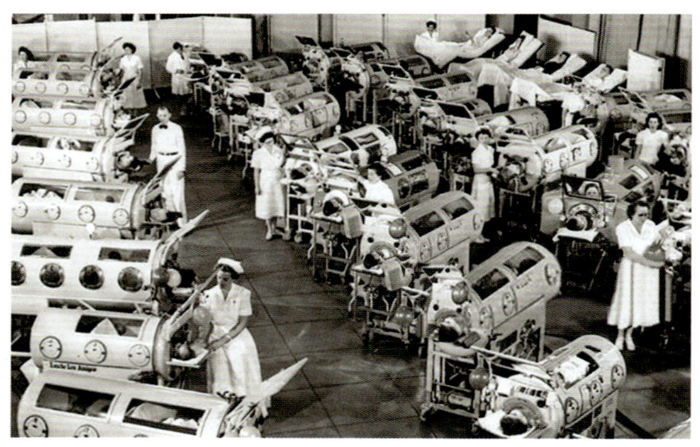

图 3.27 1952 年，洛杉矶小儿麻痹症病房

在成人中，广泛的瘫痪可导致四肢瘫痪和呼吸系统并发症。约 80% 的病例影响前角细胞，出现脊柱形态改变。会导致受累肌肉迅速瘫痪，特别是在近端组织，在任何给定的肢体。脊髓旁侧畸形的程度取决于受影响的脊髓区域，可累及颈、胸、腰椎区域。受影响区域的感觉通常不受影响。

脊髓灰质炎的治疗主要是姑息疗法。随着骨骼生长，脊髓灰质炎患者可能会出现软组织挛缩、足部畸形和肢体长度差异。手术治疗的目标是获得一个无疼痛的足底和一个稳定的下肢。这是通过常规的截骨矫形术、关节融合术和各种软组织挛缩松解来实现。开放和 / 或闭式圆形外固定架常用于下肢延长和畸形的同步矫正。

参考文献

[1] Howard J, Soo B, Graham HK, et al. Cerebral palsy in Victoria: motor types, topography, and gross motor function. J Pediatr Child Health. 2005;41:479–483.

[2] M.E.N.T.O.R.S. (Methodologies for Experts in Neurotoxin Therapy: Outreach, Resources and Support). Focus on cerebral Palsy. Monograph: a continuing medical education DVD activity. New York: The Institute for Medicaal Studies; 2004.

[3] Rouse DJ, Hirtz DG, Thom E, Varner MW, et al. A randomized, controlled trial of magnesium sulfate for the prevention of cerebral palsy. N Engl J Med. 2008;359(9):895–890.

[4] Ashwal S, Russman BS, Blasco PA, et al. Practice parameter: diagnostic assessment of the child with cerebral palsy: report of the quality standards subcommittee of the American Academy of Neurology and the practice committee of the Child Neurology Society. Neurology. 2004;62:851–836.

[5] Bax M, Tydeman C, Flodmark O. Clinical and MRI correlates in cerebral palsy; the European Cerebral Palsy Study. JAMA. 2006;296:1602–1608.

[6] Beck EE. Where have all the CP children gone? Dev Med Child Neurol. 1984;26:674.

[7] Paneth N, Stark RI. Cerebral palsy and mental retardation in relation to indicators of perinatal asphyxia. An epidemiologic overview. Am J Obstet Gynecol. 1983;147(8):960–966.

[8] Knezevic-Pogancev M. Cerebral palsy and epilepsy. Med Pregl. 2010;63(7–8):527–530.

[9] Koman AL, Mooney JF, Smith BP, et al. Botulinum toxin type A neuromuscular blockade in the treatment of lower extremity spasticity in cerebral palsy: a randomized, double-blind, placebo-controlled trial. J Pediatr Orthop. 2000;20(1):108–115.

[10] Yadav SL, Singh U, Dureja GP, Singh KK, Charturvedi S. Phenol block in the management of spastic cerebral palsy. Indian J Pediatr. 1994;61:249–255.

[11] Palisano R, Rosenbaum P, Walter S, et al. Development & reliability

of a system to classify gross motor function in children with cerebral palsy. Dev Med Child Neurol. 1997;39:214–223.

[12] Pierrot AH, Murphy OB. Albert E. Klinkicht Award, 1972. Heel cord advancement. A new approach to the spastic equinus deformity. Orthop Clin North Am. 1974;5(1):117–126.

[13] Ilizarov GA. The tension-stress effect on the genisis and growth of tissues: Part II. The influence of the rate and frequency of distraction. Clin Orthop Relat Res. 1989;239:263–285.

[14] Julieanne PS, Miller F. Overview of foot deformity management in children with cerebral palsy. J Child Orthop. 2012;7(5):373–377.

[15] National Institute of Neurological Disorders and Stroke. Charcot Marie Tooth Fact Sheet.

[16] Charcot J, Marie P. Sue une forme particulaire d' atrophie musculaire progressive souvent familial debutant par les pieds et les jamber et atteingnant plus tard les mains. Re Med. 1886;6:97–138.

[17] Tooth H. The peroneal type of progressive muscular atrophy. London: Lewis; 1886.

[18] Dyck PJ, Lambert EH. Lower motor and primary sensory neuron diseases with peroneal muscular atrophy. I. Neurologic, genetic and electrophysiologic findings in hereditary polyneuropathies. Arch Neurol. 1968;18:603.

[19] Dyck PJ, Lambert EH. Lower motor and primary sensory neuron diseases with peroneal muscular atrophy. II. Neurologic, genetic and electrophysiologic findings in various neuronal degenerations. Arch Neurol. 1968;18:61.

[20] Saporta AS, Sottile SL, Miller LJ, Feely SM, et al. Charcot Marie Tooth（CMT）subtypes and genetic testing strategies. Ann Neurol. 2011 Jan;69(1):22–33.

[21] Harding AE, Thomas PK. Genetic aspects of hereditary motor and sensory neuropathy（types I and II). J Med Genet. 1980;17:329–336.

[22] Kijima K, Numakura C, Izumino H, et al. Mitochondrial GTPase mitofusin 2 mutation in Charcot-Marie-Tooth neuropathy type 2A. Hum Genet. 2005;116:23–27.

[23] Shy M, Lupski JR, Chance PF, et al. The hereditary motor and sensory neuropathies: an overview of the clinical, genetic, electrophysiologic and pathologic features. In: Dyck PJTP, editor. Peripheral neuropathy, vol. 2. 4th ed. Philadelphia: WB Saunders; 2005. p. 1623–1658.

[24] Pareyson D. Charcot-Marie-Tooth disease and related neuropathies: molecular basis for distinction and diagnosis. Muscle Nerve. 1999;22:1498–1509.

[25] Garcia CA. A clinical review of Charcot-Marie-Tooth. Ann N Y Acad Sci. 1999;833:69–76.

[26] Hanemann CO, Muller HW. Pathogenesis of Charcot-Marie-Tooth 1A（CMT1a）neuropathy. Trends Neurosci. 1998;21:282–286.

[27] Thomas PK. Overview of Charcot-Marie-Tooth disease type IA. Ann N Y Acad Sci. 1999;883:1–5.

[28] Vance JM. Charcot-Marie-Tooth disease type 2. Ann N Y Acad Sci. 1999;883:42–46.

[29] Sabir M, Lyttle D. Pathogenesis of Charcot-Marie-Tooth disease: gait analysis and electrophysiologic, genetic, histopathologic, and enzyme studies in a kinship. Clin Orthop. 1984;184:223–235.

[30] McClusky WP, Lovell WW, Cummings RJ. The cavovarus foot deformity: etiology and management. Clin Orthop. 1989;(247):27–37.

[31] Stilwell G, Kilcoyne RF, Sherman JL. Patterns of muscle atrophy in the lower limbs in patients with Charcot-Marie-Tooth disease as measured by magnetic resonance imaging. J Foot Ankle Surg. 1995;34:583–586.

[32] Alexander IJ, Johnson KA. Assessment and management of pes cavus in Charcot-Marie-Tooth disease. Clin Orthop. 1989;(246):273–281.

[33] Leeuwestejjn AE, de Visser E, Louwerens JW. Flexible cavovarus feet in Charcot-Marrie-Tooth disease treated with first ray proximal dorsiflexion osteotomy combined with soft tissue surgery: a short-term to mid-term outcome study. Foot Ankle Surg. 2010;16(3):142–147.

[34] Wukich DK, Bowen JR. A long-term study of triple arthrodesis for correction of pes cavovarus in Charcot-Marie-Tooth disease. J Pediatr Orthop. 1989;9: 433–437.

[35] Saltzman CL, Fehrle MJ, Cooper RR, et al. Triple arthrodesis: twenty-five and forty-four year follow-up of the same patients. J Bone Joint Surg Am. 1999;81:1391–1402.

[36] Ward CM, Dolan LA, Bennett DL, et al. Long-term results of reconstruction for treatment of a flexible cavovarus foot in Charcot-Marie-Tooth disease. J Bone Joint Surg Am. 2008;(12):2631–2642.

[37] Holmes JR, Hansen ST. Foot and ankle manifestations of Charcot-Marie-Tooth disease. Foot Ankle. 1993;14(8):476–486.

[38] Roper BA, Tibrewal SB. Soft tissue surgery in Charcot-Marie-Tooth disease. J Bone Joint Surg Br. 1989;71(1):17–20.

[39] Boffeli TJ, Tabatt JA. Minimally invasive early operative treatment of progressive foot and ankle deformity associated with Charcot-Marie-Tooth disease. J Foot Ankle Surg. 2015;54(4):701–708.

[40] Fenton CF III, Schlefman BS, McGlamry ED. Surgical considerations in the presence of Charcot-Marie-Tooth disease. J Am Podiatry Assoc. 1984;74: 490–498.

[41] Memet Ozek M. Spina bifida: management and outcome. Milan: Springer; 2008. p. 58.

[42] Centers for Disease Control and Prevention. Spina bifida: health issues and treatments. 2011. Retrieved March 30, 2012.

[43] Boettcher M, Goettler S, Eschenburg G, et al. Prenatal latex sensitization in patients with spina bifida: a pilot study. J Neurosurg Pediatr. 2014;13(3):291–294.

[44] Cawley S, Mullaney L, McKeating A, et al. Knowledge about folic acid supplementation in women presenting for antenatal care. Eur J Clin Nutr. 2016; https://doi. org/10.1038/ejcn.2016.104.

[45] Sandler AD. Children with spina bifida: key clinical issues. Pediatr Clin North Am. 2010;57(4):879–892.

[46] Herman JM, McLone DG, Storrs BB, Dauser RC. Analysis of 153 patients with myelomeningocele or spinal lipoma reoperated upon for a tethered cord. Presentation, management and outcome. Pediatr Neursurg. 1993;19(5):243–249.

[47] Shoro AA. Estimation of the levels of amniotic fluid alpha fetoprotein（AFP）for the prenatal diagnosis of spina bifida and anencephaly. Methods Find Exp Clin Pharmocol. 1981;3(6):391–395.

[48] Anderson FM. Occult spinal dysraphism. J Pediatr. 1968;73:163–77.

[49] Emery AE. The muscular dystrophies. Lancet. 2002;359(9307):687–695.

[50] Turakhia P, Barrick B, Berman J. Patients with neuromuscular disorder. Med Clin North Am. 2013;97(6):1015–1032.

[51] Ciafaloni E, Fox DJ, Pandya S, Westfield CP, Puzhankara S, et al. Delayed diagnosis in Duchenne muscular dystrophy: data from the Muscular Dystrophy Surveillance, Tracking, and Research Network（MDStarnet). J Pediatr. 2009;155(3):380–385.

[52] Duchenne GBA. Recherches sur la paralysie pseudo-hypertophique au paralysie myo-sclerosique. Arch Gen Med. 1868;11:5–25.

[53] Paul JR. A history of poliomyelitis. Yale studies in the history of science and medicine. New Haven: Yale University Press; 1971. p. 16–18.

[54] Underwood M. Debility of the lower extremities. A treatise on the diseases of children, with general directions for the management of infants from the birth. 2nd ed. London: J. Mathews; 1789. p. 88–91.

[55] Skem T. 100 years poliovirus: from discovery to eradication. A meeting report. Arch Virol. 2010;155(9):137–181.

[56] Wheeler DS, Wong HR, Shanley TP. Science and practice of pediatric critical care medicine. London: Springer; 2009. p. 10–11.

[57] Sharara SL, Kanj SS. War and infectious diseases: challenges of the Syrian Civil War. PLoS Pathog. 2014;(11):e1004438.

[58] Tachdjian MO. The neuromuscular system. In: Tachdjian MO, editor. Pediatric orthopedics. 3rd ed. Philadelphia: WB Saunders Co; 1990. p. 1605–1770.

[59] Kirienko A, Peccati A, Abdellatif I, et al. Correction of poliomyelitis foot deformities with Ilizarov method. Strategies Trauma Limb Reconstr. 2011;6(3):107–120.

儿童足趾畸形

4

Irina Bazarov，Mitzi L. Williams

多趾

多趾畸形是婴儿一种常见的先天性畸形，以足趾数目增多为特征。它是足部最常见的先天性畸形，其发病率约为每 1000 名活产儿就有 1 例，25%~50% 的患者可见双侧受累。其发病率无明显性别差异。在黑种人和亚洲人群中的发病率似乎更高。多趾畸形可能与遗传综合征有关，如 Pallister-Hall 综合征、LawrenceMoon-Bardet-Biedl 综合征和 Ellis-Van Creveld 综合征，或者可能以一种常染色体显性遗传的孤立性特征出现。高达 30% 的患者有阳性家族史。

多趾畸形的分类系统有很多种。解剖学分类由 Temtamy 和 McKusick 提出。它根据多趾相对于第 2 跖骨中线位置，将畸形分为轴前畸形、轴后畸形和混合性畸形。在这个分类中，轴前多趾是指第 1 或第 2 趾的重复，而轴后多趾是指第 3、第 4 或第 5 趾的重复（图 4.1）。根据多余足趾的形态特征，每一类别进一步细分。轴前多趾畸形可分为 4 种类型：踇趾重复（1 型）、三踇趾重复（2 型）、第 2 趾重复（3 型）和多趾并趾（4 型）。轴后多趾畸形又分为两种类型：发育完全型（A 型）和发育不全型（B 型）。

Temtamy 和 McKusick 的分型系统并没有考虑到所有类型的多趾畸形，所以其他几个分类系统也相继出现，试图提供最全面的分型。Venn-Watson 提出了一个基于跖骨形态结构的分型。他将轴前多趾分为两型：第一跖骨短块状畸形和宽跖骨头畸形。轴后多趾由低分化到高分化分为五型：软组织赘生型、宽跖头型、“T”形跖骨型、“Y”形跖骨型和完全重复型（图 4.2，图 4.3）。

Watanabe 和他的同事们将分类系统建立在跖列参与度和重复程度的基础上。他们将轴前多趾症分为跗骨型、跖骨型、近节趾骨型和远节趾骨型。而中央型和轴后多趾分为跖骨型、近节趾骨型和远节趾骨型。

Lee 和他的同事们提出了另一种轴后型多趾的分类方法。根据多趾基底部的起点，将其分为 5 种类型：漂浮型、中节趾骨（MP）型、近节趾骨型、第 5 跖骨型和第 4 跖骨型。近节趾骨型进一步细分为 3 类：外侧型（PPL）、内侧型和趾骨头型（PPH）。第 4 跖骨型包含与第 5 趾并趾类型的多趾。笔者报道，基底部起源较远端的多趾与正常足趾比较，具有更高程度的骨性融合，因此更难处理。

Seok 和 Kwan 根据足部多趾畸形的解剖学特征，提出了一种足趾畸形的分类系统，这一分类旨在为手术决策和预后提供指导。他们将分类系统命名为 SAM，根据多趾合并并趾畸形程度（S）、多趾轴线偏斜程度（A）及跖骨畸形程度（M）对每种畸形进行分类。在每个类别中描述了 3 种类型（0、1、2），从最轻到最重分别用字母 S、A、M，及数字 0、1、2 组合表示。例如，S0A0M2 描述了一种没有合并并趾畸形，轴线偏差小于 15°，跖骨干重复的多趾畸形。每种畸形的字母和数字的组合也可以用来指导手术治疗，S0 需要简单的多趾切除，而 S1 和 S2 需要植皮，A1 和 A2 则需要闭合楔形截骨和根据需要决定是否行副韧带重建，M1 和 M2 要求延长近端切口及切除跖骨的多余部分。

还有一种分类方法，使用胫侧多趾和腓侧多趾来表示多趾的位置。笔者本身更喜欢这个方法，因为患者可能患有先天性下肢胫骨或腓骨畸形，并伴有多趾畸形。

多趾畸形的治疗指征包括穿鞋困难、疼痛和美

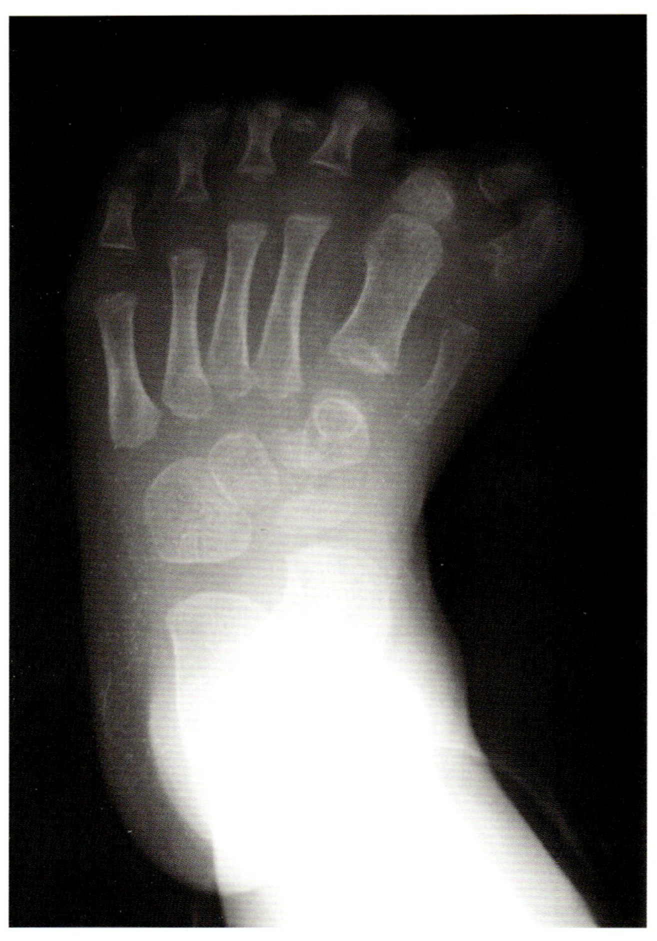

图 4.1 轴前型多趾

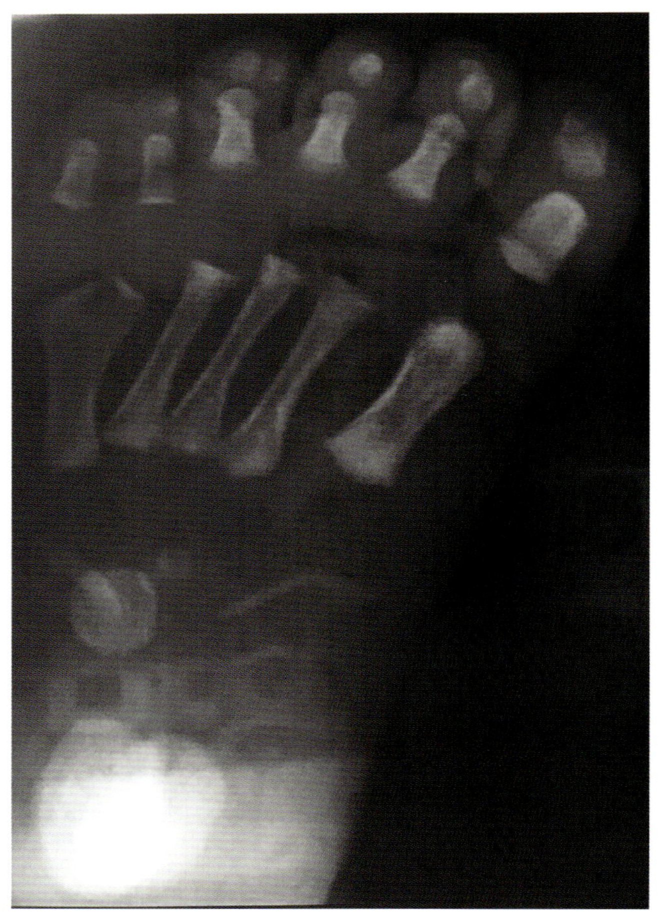

图 4.3 轴后型多趾，“Y”形跖骨头

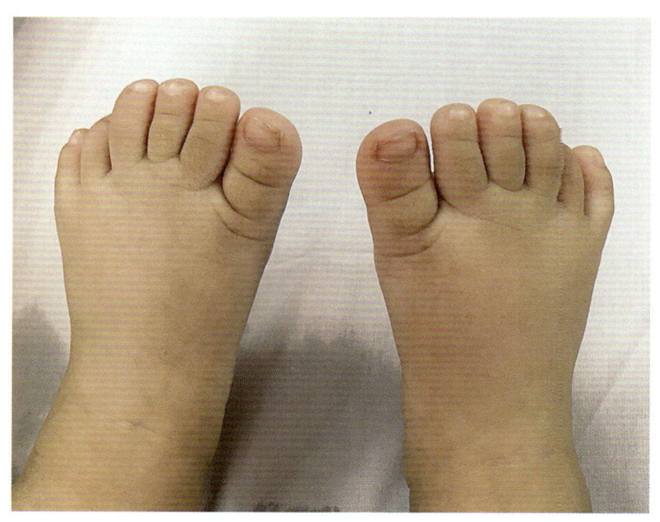

图 4.2 轴后型多趾

观问题，或因多趾导致的社交焦虑。保守治疗通常局限于利用特殊定制的鞋具，以适应足趾宽度，防止足趾挤压，而利用矫形器或跖骨垫可缓解转移性跖骨痛。如果保守治疗方案不能缓解疼痛，或出于社交问题的考虑，则应考虑手术治疗。根据多趾畸形的解剖位置和形态选择手术入路和术式。

虽然无明确的手术干预的年龄界限，但许多人倾向于至少等到出生后的第 2 或第 3 年才进行手术。明确的是手术应该至少推迟到出生后第 2 年，以降低麻醉风险及相应并发症。考虑到全身麻醉对 3 岁以下儿童认知发育的影响，如果患者病情稳定，仍可以选择推迟手术治疗时间。而且推迟手术干预可以更好地识别多趾是发育不良的足趾还是单纯的软组织性多趾。不幸的是，在持续存在的皮肤问题和 / 或感染的情况下，一些患者可能需要提前进行手术干预。

轴后（腓侧）多趾是足部最常见的多趾畸形，约占所有多趾畸形病例的 80%。通常，它也是所有多趾类型中，最容易治疗的。大多数研究都主张切除最外侧或发育不良的多趾。在跖骨重复或跖骨头宽大的情况下，建议切除多余的跖骨或宽大部分的跖骨头，行关节囊修复，并可能用克氏针稳定关节。最外侧多趾切除的典型方式是通过网球拍状切口进行切除，而在需要切除多余跖骨的情况下，切口通常以直线方式向近端延伸。术后长期随访显示，轴后多趾畸形的手术治疗总体上是非常成功的，因其低复发率或低并发症发生率。而在越早进行手术干预的患者，发现切除后的骨质和趾甲再生率往往较高。

轴前多趾占所有多趾病例的 11%~16%。轴前多趾畸形的手术治疗包括切除内侧或发育不全的跗趾，而跗内翻是该手术最常见的并发症。为了避免该并发症的发生，应仔细重新建立软组织平衡，包括重建跗外展肌肌腱和跗内收肌肌腱，以及修复跖间韧带。在 Phelps 报道的 16 例轴前多趾病例中，跗内翻发生率高达 88%。跗内翻的发生率在短块状跖骨畸形中较高。

中央型多趾是多趾畸形中不常见的类型，发病率约为 6%。其治疗方式主要是通过足背部球拍状切口进行多趾切除。而持续性前足增宽是该手术常见的并发症之一。为了改善足部外观与功能，Allen 介绍了一种利用足底和足背侧推进皮瓣进行跖骨切除的新方法。在长达 8 年随访中，利用此方法进行中央型多趾切除的患者，前足的生长与足部发育保持一致，并改善足部外观和足趾功能。但由于此方法会造成广泛的软组织剥离，因此需要特别注意避免损伤周围血管，以保护邻近足趾的血液供应。

多趾畸形的手术并发症包括多趾畸形复发、切口感染及愈合问题、甲床问题、持续性肿胀和疼痛。延迟手术可以让多趾软骨成分充分骨化，以降低多趾复发率。手术时应尽量减少手术切口的张力，当切口张力过高或未充分止血时，切口裂开率较高。切口可以简单地使用皮下连续缝合或用可吸收线缝合可免于拆线。也可以利用尼龙线进行切口缝合，特别是在活动度或张力大的区域。鉴于婴儿有感染、伤口并发症和截肢神经瘤的风险，笔者不提倡缝合结扎术。

并趾

并趾畸形是一种常见的先天性畸形，其典型特征是足趾间有蹼，通常累及第 2 和第 3 趾，发病率约为 1/2000。其病因是在胚胎发育 6~8 周，因遗传因素或宫内因素导致肢体胚芽的发育迅速停止。它可以作为一种孤立性的畸形出现，也可以作为某一种遗传综合征的部分特征出现。与黑种人相比白种人更容易出现并趾畸形，但无性别差异（图 4.4）。

Davis 和 German 将并趾分为不完全性（趾蹼未延伸至足趾末端）、完全性（趾蹼延伸至足趾末端）、简单性（无趾骨融合 / 未累及趾骨）（坎贝尔）和复杂性（趾骨变异）。Temtamy 和 McKusick 提出了另一种基于畸形特征的分类方法，他们将并趾分为五种类型：并趾型（1 型）、并趾多趾型（2 型）、无

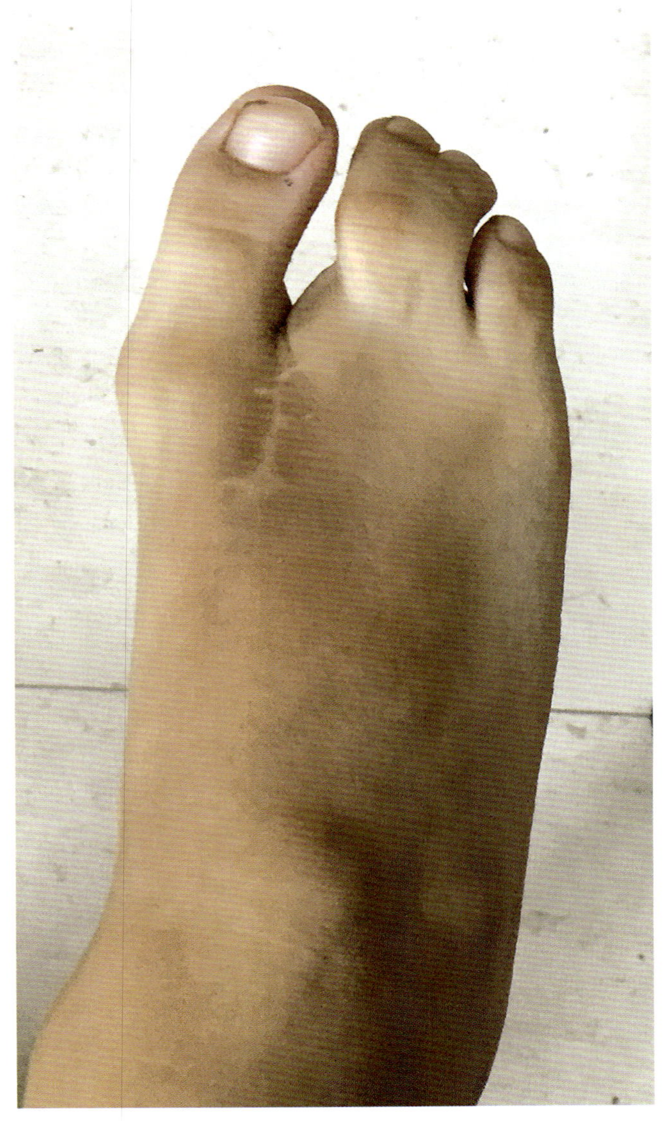

图 4.4 足趾数异常合并并趾

名趾－小趾型 / 第 4~5 趾型（3 型）、Hass 型（4 型）和趾骨融合型（5 型）。并趾的是足趾之间有蹼而不伴多趾，而并趾多趾是指第 4 和第 5 趾的蹼中包含的第 5 趾多趾。3~5 型指的是手部并指，这里不进行讨论。

并趾的治疗包括利用外科手术进行趾蹼间隙的重建。由于这种手术的术后并发症发生率高，通常不适用于没有相关骨畸形的并趾畸形。另一方面，并趾多趾通常伴随着足部功能性问题，如穿鞋困难等，但这些问题仍可通过手术解决。研究建议至少将手术干预推迟到 3 岁后，以减少麻醉相关并发症发生的风险。尽管等待到患者 5 岁后有助于对并趾进行更全面的影像评估，但长时间的观察可能会出现其他问题。

并趾分离手术包括皮瓣设计、皮瓣移植和组织扩张。有诸多文献已经描述了利用“Z”形切口的各种组合进行皮瓣移植与修复。术前应仔细计划皮瓣的位置放置，以避免并趾分离后皮瓣张力过大和皮瓣坏死。增生性瘢痕的形成可能导致严重的足趾挛缩，这是手术失败的最常见原因之一。已有笔者描述了如何利用从足背、腹股沟和腹部获得的全厚皮瓣进行移植。而后可能出现的问题包括供体部位缺损和皮肤颜色差异。

巨趾

巨趾畸形是一种罕见的先天性足部畸形，其特征是足趾肥大，包括软组织和骨性成分增大。其可以作为某一种综合征的部分症状出现，如 Klippel-Trenaunay-Weber 综合征、Proteus 综合征或神经纤维瘤病，也可以作为一种孤立性疾病的出现。其病因尚不清楚，但一些研究表明，神经营养机制过度诱导导致了足部异常生长。男性发病率较高，多出现在第 2 和第 3 趾（指）。畸形表现为趾骨的增大和纤维脂肪组织的堆积（图 4.5）。

超过 50% 的患者伴有跖骨增大，而足部的肌腱和神经通常没有异常。巨趾畸形分为两类：一类是静止型的，生长速度和其他足趾成比例；一种是进展型的，生长速度大于其他足趾。

临床体征和放射学显示，与正常足趾相比，患病足趾显得更宽更长。由于软组织和骨骼的不对称生长，增大的足趾倾向于背侧半脱位，并向外侧或内侧偏斜，故寻找一双合适的鞋来适应畸形是具有挑战性的。由于异常的生物力学和疼痛，巨趾症患者经常表现出推进步态。

巨趾根据畸形程度选择不同治疗方式，对于轻度畸形患者，可穿戴鞋具矫正，而对中度或重度畸形患者，则采用手术矫正。其治疗目标是使足部无痛、美观，并可以正常穿鞋。

手术干预的最佳时机存在争议。大多数笔者建议在行走年龄（即出生后 12~13 个月）之前进行手术，以尽量减少对邻近足趾的影响，并防止发生步态异常。然而，一些笔者主张从 4 岁到骨骼成熟之间的年龄段都可以，以促进对增生组织生长潜力的正确评估。

术前评估应包括临床检查和患足负重位的 X 线检查，术式应根据巨趾解剖位置和畸形程度进行选择。局限于趾骨的巨趾症可以用单纯进行趾骨手术干预，包括软组织剥除、趾骨切除术、关节成形术或关节融合术、骨骺阻滞术和截趾术。单纯的软组织剥除通常不被推荐，因为它有切口愈合相关的并

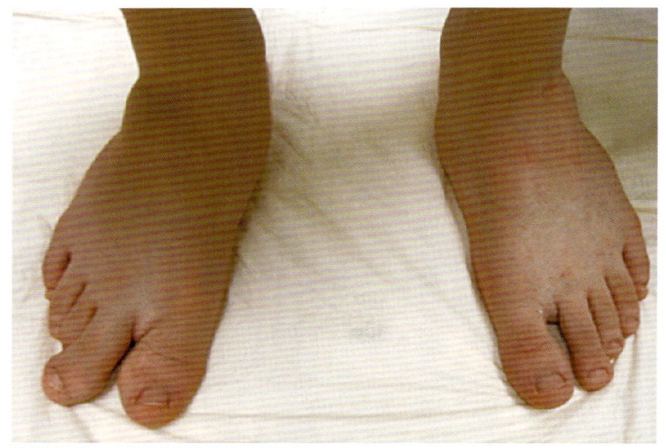

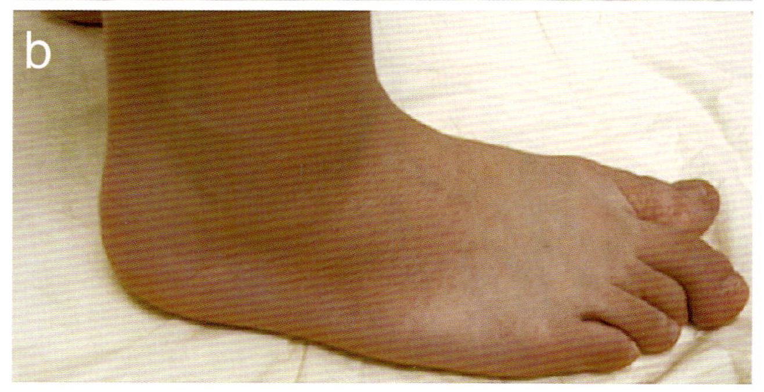

图 4.5 （a）第 2 趾巨趾。（b）第 2 趾软组织和骨骼的异常生长

发症和高复发率的风险。巨趾短缩术包括关节融合术，远端趾骨切除，背侧皮瓣、软组织重建，中节趾骨切除和近节趾骨骨骺阻滞术。然而，保留趾骨的手术适应证可能仅限于轻度的静止性巨趾畸形，因为，这些手术不能解决足趾周径增大的问题，并且具有高复发率，特别是进展性巨趾。研究表明，对于中度或严重畸形和进展性巨趾症，截趾术可能更为适合。

治疗跖列巨趾畸形的方法包括：软组织剥离合并跖骨骨骺阻滞术和跖列切除术。Chang 和他的同事提出了一个简单治疗跖骨巨趾症的方案，该方案基于患足和正常足之间的跖骨外展角（MSA）比率。MSA 在前后负重位 X 线片上测量，即第 1 跖骨内侧缘和第 5 跖骨外侧缘形成的角度。笔者认为，在跖列切除术后，MSA 平均可降低 10°。基于这一发现，他们建议，对于 MSA 小于 10° 的巨趾畸形，可以结合跖骨骺板生长阻滞和软组织剥除进行治疗，而 MSA 大于 10° 的畸形则应采用跖列切除。

由于第 1 跖骨在负重和行走中具有重要作用，故踇趾和第 1 跖骨巨趾症的治疗尤其具有挑战性。研究建议尽可能避免切除，改为巨趾短缩术和软组织剥除术。

卷曲趾（下叠趾）图 4.6

卷曲趾或下叠趾是一种常见的先天性趾畸形，其特征是足趾远端趾间关节（DIP）或近端趾间关节（PIP）的趾屈、内收和外旋。一般是遗传性的，具有常染色体显性遗传倾向，有阳性家族史发病率高。多发病于第 3、第 4 和第 5 趾，双侧发病常见。该畸形的病因尚不完全清楚。卷曲趾更多见于软性扁平足和跖骨内收的患者，这可能表明屈肌的稳定机制失常是这种畸形的重要驱动力。

卷曲趾通常在婴儿早期就可以被发现。在这个阶段，他们很少有症状，但可能会引起父母的焦虑，所以对父母的安慰和教育是初次就诊的主要目标。高达 25% 的患儿在 6 岁之前会自我畸形矫正。因此，通常建议将手术干预推迟到 6 岁后。

足趾固定是任何年龄段都可以尝试的非手术治疗方式之一。然而，它的有效性存在争议。在 Turner 的一项研究中，28 名 5 个月以上的婴儿每天进行足趾固定，平均持续 13 个月。研究组和对照组（未接受固定治疗的儿童）之间的卷曲趾改善率在统计学上没有显著差异。在另一项研究中，Smith 和他的同事对 68 名年龄都不超过 10 天的卷曲趾新生儿进行了为期 3 个月的足趾固定，作者观察到 94% 的改善率，因此他们认为足趾固定方式在较小的儿童中越早使用，成功可能性越高。

手术治疗适用于持续性畸形，并伴有症状的患者。患者可能会在重叠的足趾末端或相邻足趾的底面出现水疱或老茧，其他患者可能会出现趾甲变形或穿鞋子时出现疼痛。研究建议至少等到孩子 6 岁后，再进行手术干预，让足趾有足够的时间进行自我畸形矫正。如果病情变得越来越严重，可能会更早地进行软组织手术干预，以最大限度地减少后续骨性手术的需要。同样的，如果儿童需在全身麻醉下行另一种手术治疗，则可能会同时进行干预，以将随后的麻醉并发症降至最低。对于可复位的卷曲趾畸形患者，推荐采用肌腱转移术和肌腱切除术。而对于半僵硬或僵硬性挛缩屈曲的患者，推荐行关节成形术、关节融合术和趾骨切除术。

1951 年，趾屈－伸肌肌腱转位术已被 Girdlestone 和 Taylor 推广应用于足趾的治疗。该手术允许重建内在肌肉的动态拉力，并提供三平面矫正。这项手术可以有效地矫正第 2、第 3 和第 4 趾卷曲趾及中央型卷曲趾。该手术是通过趾伸肌止点上方的背外侧延长切口进行的。趾屈肌在其切口处附近分开，并

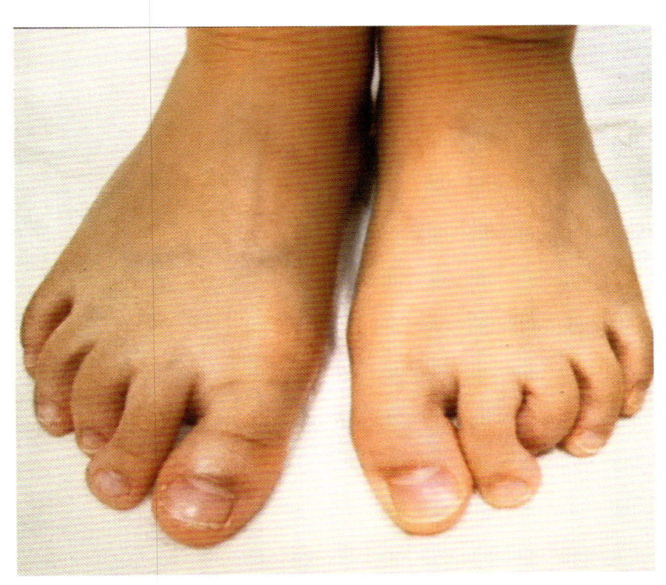

图 4.6　卷曲趾

向背外侧移位，在张力状态下略远于伸肌止点处附着、固定。而足趾僵硬是此手术方式常见的并发症。

为了避免术后足趾僵硬，切开或经皮趾屈肌腱切断术可能比屈肌－伸肌腱转移术更为可取。手术是通过足趾足底侧的一个小的横向刺入切口或一个较大的纵向切口行肌腱切断。切断趾长、短趾屈肌腱后，用克氏针将畸形的足趾固定在矫正后正确位置上。比较趾屈－伸肌腱转移术和屈肌腱切断术的研究表明，两种手术的成功率相似，患者对屈肌腱切断术的满意度更高。当趾屈－伸肌肌腱移位术不适用时，该手术方式也可用于治疗第 5 趾的下叠。

僵硬性或半僵硬性卷曲趾的治疗包括近端趾间关节成形术或融合术，同时行趾屈肌腱切断术或移位术。可以进行足背外侧闭合楔形截骨关节成形术以缩短足趾和足趾去旋转。该手术可辅以关节囊松解和趾骨截骨术，以矫正严重畸形。术后通常用克氏针固定 6 周，以防止畸形矫正丢失。对于第 5 趾僵硬性卷曲趾的治疗，仍是一个外科挑战。到目前为止，还没有令人满意的解决方案。

上叠趾

上叠趾是一种先天性畸形，其特征是在跖趾关节处足趾内收并过度背伸，导致脚趾覆盖相邻的足趾。第 4 和第 5 趾最常受累，约 25% 的患者双侧发病，这可能引起患者足部相当不舒适。该畸形的病因尚不完全清楚。有很强的家族遗传倾向。足趾内侧的关节囊、韧带、伸肌肌腱和皮肤的紧张是常见的体征。

同卷曲趾（下叠趾）首次就诊治疗一栏，对父母的安慰和教育在治疗儿童患者过程中也是必不可少的。根据畸形的严重程度，约 50% 下叠趾患者无症状，大约 15% 的病例在儿童开始行走后畸形开始自发矫正。

有症状的患者常抱怨重叠的两趾接触面上都有疼痛的茧、脚掌疼痛、穿鞋不适，以及活动受限。非手术治疗包括足趾固定、鞋具矫正、茧切除、器械矫形和康复锻炼矫正。足趾固定的有效性存在争议，它通过将脚趾维持在矫正的位置，当患者穿鞋时，足部不适得以暂时的缓解。

手术治疗选择包括软组织手术、骨性矫正术和截趾术。软组织手术适用于治疗年轻患者的可复性畸形，包括皮肤整形、软组织松解和肌腱移位。

上叠趾的背内侧皮肤挛缩可以通过 V–Y 皮肤成形术、双球拍切口或通过上叠趾与相邻趾的并趾解决。在进行 V–Y 皮肤成形术时，在上叠趾的背内侧根部行“V”形切口。切口尖端向近端延伸，形成“Y”形，并在无张力状态下闭合切口。关于这项技术并没有高质量的临床数据支持，但在 Paton 的小样本临床研究中，10 名第 5 趾上重叠的患者接受了 V–Y 皮肤成形术、关节囊切开术和趾伸肌腱切开术的联合治疗，60% 的患者在 2 年内畸形复发，主要原因是增生性瘢痕的形成。双球拍切口由 Butler 提出，包括一个环绕趾底底部的圆形切口，带有足底和足背侧手柄，以行皮肤挛缩松解及切口闭合。在 Butler 对 36 名第 5 趾上重叠患者进行回顾性分析中，78% 的患者取得了很好的效果。而这种手术的潜在并发症是神经血管受损，这可以通过手术时进行细致的解剖来避免。上叠趾与相邻的足趾（通常是第 4 和第 5 趾）并趾，这是一种技术简单能够使上叠趾得到永久性矫正，一般适用于年龄较小的患者。Marek 等已经报道了良好的功能结果。对于年龄较大的儿童和成人，如果出现僵硬的畸形，建议同时切除趾骨。而术后足趾外观异常可能是引起父母和患者不满的原因。因此，建议术前与家长和患者进行沟通讨论。

趾伸肌肌腱的延长或松解，以及跖趾关节背内侧关节囊松解，是上叠趾软组织矫正的重要环节。Lapidus 报道了将趾长伸肌肌腱转移到小趾展肌上，以此形成伸肌肌力平衡稳定，并得到良好的结果。但该手术的缺点是广泛的软组织剥离和术后足趾僵硬。

僵硬性上叠趾畸形是截骨术或关节成形术治疗的指征，这种畸形通常见于年龄较大的患者。完整的第 5 趾骨近端趾骨切除术的结果好坏参半，因为足趾过度缩短导致邻近足趾槌状畸形高发生率。

上叠趾截趾术在 20 世纪 40 年代很流行，但后来出于美观问题的考虑而逐渐失宠。然而，截趾术仍然是一种简单有效的术式，具有功能恢复迅速，有效疼痛缓解。偶尔出现的第 5 跖骨头突出导致足底外侧茧的形成，可以穿鞋填充软性垫或行跖骨手术来解决。

足趾畸形与遗传综合征

先天性足趾畸形可作为一种孤立的症状或作为已知的某一遗传综合征的部分体征发生。在某些情况下，足趾畸形可能是广泛性遗传病最容易辨认的表现。因此，足踝外科医生可能是第一个做出诊断，并对患者做进一步评估的临床医生。因此，掌握与足趾病理学相关的遗传综合征的知识，了解病史和临床检查是非常重要的。下面，我们简要回顾与足趾畸形相关的遗传综合征。

超过 300 多个特征明确的遗传综合征中都会出现多趾。当它是遗传病的部分特征时，可以在几代人中看到多趾畸形，并且是双侧对称的。Ellis-Van Creveld 综合征是一种常染色体隐性遗传疾病，其特征是轴后多趾畸形，侏儒症，趾甲、牙齿和牙龈发育不良，以及先天性心脏病。大约一半的患者在童年早期死于心肺并发症。其余的患者可能会很好地生活到成年，成为社会中的一员，从事各种工作，尽管他们有严重的骨性畸形。Weiner 报道了居住在宾夕法尼亚乡村的一大群 Ellis-Van Creveld 综合征的 Amish 患者，他们成功地参与了各种体力劳动工作。

多趾是唐氏综合征或 21 三体综合征的常见特征。患有这种疾病的患者不仅有智力和身体残疾，还存在普遍的关节松弛和低眼压。足部问题在这一人群中非常普遍，高达 66% 的患者日常经历足部疼痛。除了多趾，唐氏综合征患者通常还会出现严重的扁平足和蹞外翻。这些患者的显著临床特征表现为下肢肌力下降、推进相步态和姿势不稳。其治疗方法应侧重于减轻疼痛和提供稳定的承重平台。这可能需要同时处理多个畸形，而不是只专注于纠正一个特定的畸形或足部的某一个区域。

手和脚的多发性并指是 Apert 综合征的特征。这种情况非常罕见，发病率为每 65000 名活产儿中出现 1 例。它的特点是颅缝融合、面中部发育不良、所有足趾（手指）并趾（指）、蹞趾（指）肥大或宽大。Apert 综合征患者的其他共同特征是跖骨间的融合（图 4.7）。

肢体畸形的程度和严重程度决定了其治疗方法。与唐氏综合征患者一样，Apert 综合征患者的手术目标是提供一个稳定、无痛的行走平台。除非并趾（指）与多趾（指）相关，否则不建议分离并趾（指）。而截骨术和截趾术适用于僵硬性畸形的矫正。与大多数综合征一样，建议处理全足而不是其特定部位，以恢复足部更多的功能，并避免额外的手术。

低出生体重和脑性瘫痪与早产有关，随着新生儿重症监护病房中早产儿存活率的提高，临床医生可能会发现更多与脑瘫有关的足趾畸形，以及可能出现的高弓足、马蹄内翻足或足外翻畸形。早期干预是预防发育迟缓的关键，而足部和手指的畸形需另行评估。

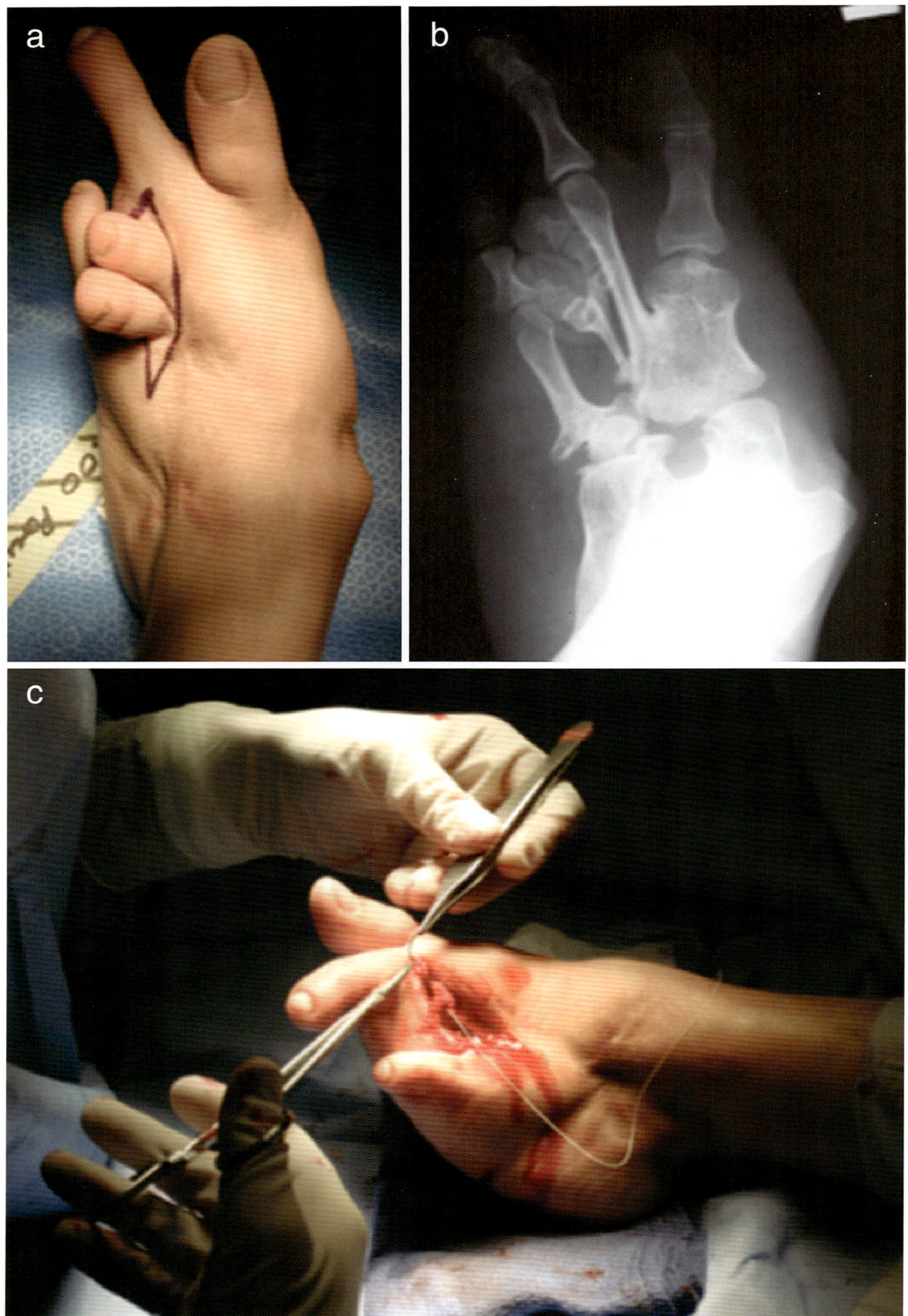

图 4.7 （a）Apert 综合征的临床表现。（b）前足和跗骨结构异常。（c）足趾截断术

参考文献

[1] Phelps DA, Grogan DP. Polydactyly of the foot. J Pediatr Orthop. 1985;5(4):446–451.

[2] Fahim R, Thomas Z, DiDomenico LA. Pediatric forefoot pathology. Clin Podiatr Med Surg. 2013;30(4):479–490.

[3] Frazier TM. A note on race-specific congenital malformation rates. Am J Obstet Gynecol. 1960;80:184–185.

[4] Lee HS, Lee WC. Congenital lesser toe abnormalities. Foot Ankle Clin. 2011;16(4):659–678.

[5] Temtamy S, McKusIcK V. Synopsis of hand malformations with particular emphasis on genetic factors. Birth Defects Orig Artic Ser. 1969;5(3):125–184.

[6] Venn-Watson EA. Problems in polydactyly of the foot. Orthop Clin North Am. 1976;7(4):909–927.

[7] Watanabe H, Fujita S, Oka I. Polydactyly of the foot: an analysis of 265 cases and a morphological classification. Plast Reconstr Surg. 1992;89(5):856–877.

[8] Lee HS, Park SS, Yoon JO, Kim JS, Youm YS. Classification of postaxial polydactyly of the foot. Foot Ankle Int. 2006;27(5):356–362.

[9] Morley SE, Smith PJ. Polydactyly of the feet in children: suggestions for surgical management. Br J Plast Surg. 2001;54(1):34–38.

[10]Galois L, Mainard D, Delagoutte JP. Polydactyly of the foot. Literature review and case presentations. Acta Orthop Belg. 2002;68(4):376–380.

[11]Christensen JC, Leff FB, Lepow GM, Schwartz RI, Colon PA, Arminio ST, et al. Congenital polydactyly and polymetatarsalia: classification, genetics, and surgical correction. 1981. J Foot Ankle Surg. 2011;50(3):336–339.

[12]Osborn EJ, Davids JR, Leffler LC, Gibson TW, Pugh LI. Central polydactyly of the foot: surgical management with plantar and dorsal advancement flaps. J Pediatr Orthop. 2014;34(3):346–351.

[13]Wagreich C. Congenital deformities. Banks A, Downey MS, Martin DE, Miller SJ, editor. Baltimore: Williams & Wilkins; 2001.

[14]Davis JG, Syndactylism WJ. Arch Surg. 1930;21(1):32–75.

[15]Lim YJ, Teoh LC, Lee EH. Reconstruction of syndactyly and polysyndactyly of the toes with a dorsal pentagonal island flap: a technique that allows primary skin closure without the use of skin grafting. J Foot Ankle Surg. 2007;46(2):86–92.

[16]Itoh Y, Arai K. A new operation for syndactyly and polysyndactyly of the foot without skin grafts. Br J Plast Surg. 1995;48(5):306–311.

[17]Kajikawa A, Ueda K, Katsuragi Y, Momiyama M, Horikiri M. Aesthetic repair for syndactyly of the toes using a plantar rectangular flap. Plast Reconstr Surg. 2010;126(1):156–162.

[18]Hop MJ, van der Biezen JJ. Ray reduction of the foot in the treatment of macrodactyly and review of the literature. J Foot Ankle Surg. 2011;50(4):434–438.

[19]Barsky AJ. Macrodactyly. J Bone Joint Surg Am. 1967;49(7):1255–1266.

[20]Inglis K. Local gigantism（a manifestation of neurofibromatosis): its relation to general gigantism and to acromegaly; illustrating the influence of intrinsic factors in disease when development of the body is abnormal. Am J Pathol. 1950;26(6):1059–1083.

[21]Kalen V, Burwell DS, Omer GE. Macrodactyly of the hands and feet. J Pediatr Orthop. 1988;8(3):311–315.

[22]Chang CH, Kumar SJ, Riddle EC, Glutting J. Macrodactyly of the foot. J Bone Joint Surg Am. 2002;84-A(7):1189–1194.

[23]Krengel S, Fustes-Morales A, Carrasco D, Vazquez M, Duran-McKinster C, Ruiz-Maldonado R. Macrodactyly: report of eight cases and review of the literature. Pediatr Dermatol. 2000;17(4):270–276.

[24]Tsuge K. Treatment of macrodactyly. Plast Reconstr Surg. 1967;39(6):590–599.

[25]Kotwal PP, Farooque M. Macrodactyly. J Bone Joint Surg. 1998;80(4):651–653.

[26]Topoleski TA, Ganel A, Grogan DP. Effect of proximal phalangeal epiphysiodesis in the treatment of macrodactyly. Foot Ankle Int. 1997;18(8):500–503.

[27]Pollard JP, Morrison PJ. Flexor tenotomy in the treatment of curly toes. Proc R Soc Med. 1975;68(8):480–481.

[28]Downey MRL. Common pediatric digital deformities. In: DV S, editor. Foot and ankle disorders in children. St. Louis: Mosby; 1992.

[29]Smith WG, Seki J, Smith RW. Prospective study of a noninvasive treatment for two common congenital toe abnormalities（curly/varus/underlapping toes and overlapping toes). Paediatr Child Health. 2007;12(9):755–759. 4 Pediatric Digital Deformities

[30]Turner PL. Strapping of curly toes in children. Aust N Z J Surg. 1987;57(7):467–470.

[31]Talusan PG, Milewski MD, Reach JS Jr. Fifth toe deformities: overlapping and underlapping toe. Foot Ankle Spec. 2013;6(2):145–149.

[32]Taylor RG. The treatment of claw toes by multiple transfers of flexor into extensor tendons. J Bone Joint Surg. 1951;33-B(4):539–542.

[33]Biyani A, Jones DA, Murray JM. Flexor to extensor tendon transfer for curly toes. 43 children reviewed after 8（1-25）years. Acta Orthop Scand. 1992;63(4):451–454.

[34]Ross ER, Menelaus MB. Open flexor tenotomy for hammer toes and curly toes in childhood. J Bone Joint Surg. 1984;66(5):770–771.

[35]Hamer AJ, Stanley D, Smith TW. Surgery for curly toe deformity: a double-blind, randomised, prospective trial. J Bone Joint Surg. 1993;75(4):662–663.

[36]Choi JY, Park HJ, Suh JS. Operative treatment for fourth curly toe deformity in adults. Foot Ankle Int. 2015;36(9):1089–1094.

[37]Murgier J, Knorr J, Soldado F, Bayle-iniguez X, Sales de Gauzy J. Percutaneous correction of congenital overlapping fifth toe in paediatric patients. Orthop Traumatol Surg Res. 2013;99(6):737–740.

[38]Black GB, Grogan DP, Bobechko WP. Butler arthroplasty for correction of the adducted fifth toe: a retrospective study of 36 operations between 1968 and 1982. J Pediatr Orthop. 1985;5(4):439–441.

[39]Wilson JN. V-Y correction for varus deformity of the fifth toe. Br J Surg. 1953;41(166):133–135.

[40]Paton RW. V-Y plasty for correction of varus fifth toe. J Pediatr Orthop. 1990;10(2):248–249.

[41]Leonard MH, Rising EE. Syndactylization to maintain correction of overlapping 5th toe. Clin Orthop Relat Res. 1965;43:241–243.

[42]Marek L, Giacopelli J, Granoff D. Syndactylization for the treatment of fifth toe deformities. J Am Podiatr Med Assoc. 1991;81(5):248–252.

[43]Lapidus PW. Transplantation of the extensor tendon for correction of

the overlapping fifth toe. J Bone Joint Surg. 1942;25:555–559.

[44]Malik S. Polydactyly: phenotypes, genetics and classification. Clin Genet. 2014;85(3):203–212.

[45]Biesecker LG. Polydactyly: how many disorders and how many genes? 2010 update. Dev Dyn. 2011;240(5):931–942.

[46]Weiner DS, Jonah D, Leighley B, Dicintio MS, Holmes Morton D, Kopits S. Orthopaedic manifestations of chondroectodermal dysplasia: the Ellis-van Creveld syndrome. J Child Orthop. 2013;7(6):465–476.

[47]Pikora TJ, Bourke J, Bathgate K, Foley KR, Lennox N, Leonard H. Health conditions and their impact among adolescents and young adults with Down syndrome. PLoS One. 2014;9(5):e96868.

[48]Lim PQ, Shields N, Nikolopoulos N, Barrett JT, Evans AM, Taylor NF, et al. The association of foot structure and footwear fit with disability in children and adolescents with Down syndrome. Journal of foot and ankle research. 2015;8:4.

[49]Galli M, Cimolin V, Pau M, Costici P, Albertini G. Relationship between flat foot condition and gait pattern alterations in children with Down syndrome. J Intellect Disabil Res. 2014;58(3):269–276.

[50]Fearon JA. Treatment of the hands and feet in Apert syndrome: an evolution in management. Plast Reconstr Surg. 2003;112(1):1–12; discussion 3–9.

[51]Collins ED, Marsh JL, Vannier MW, Gilula LA. Spatial dysmorphology of the foot in Apert syndrome: three-dimensional computed tomography. Cleft Palate Craniofac J. 1995;32(3):255–261; discussion 62.

骨牵张延长矫正跖骨短小症

5

Bradley M. Lamm，Emily D. Pugh，Jessica M. Knight

引言

跖骨短小症是因一个或多个跖骨骨骺早闭引起的肢体短缩的疾病。第 4 跖骨最常受累，当多个跖骨受累称之为掌跖短小症。第 4 趾倾向于被挤压到足背侧引起疼痛、胼胝体并激惹引起相关临床问题（图 5.1）。一次性和渐进性延长手术都适用于矫正跖骨短小症，当需要延长长度≥ 1cm，通过外固定支架牵张成骨原理进行渐进性延长是更好的方案。

病因可能是先天性、获得性或者特发性。获得性跖骨短缩可能由创伤、感染、肿瘤、Freiberg’s 病、辐射或者手术，可能同时伴随骨骼和全身性疾病如镰状细胞性贫血、多发骨骺发育不良、多发遗传性软骨瘤（先天性多发性软骨瘤）及青少年类风湿性关节炎。获得性跖骨短小症主要表现为单侧，而先天性跖骨短小症更多是双侧并且伴随其他骨骼畸形。

跖骨短小症可能是在手术时候导致的医源性原因引起的。可能是由于手术中跖骨截骨、横跨骺板固定、内固定或者外固定诱发的生长过早停滞或者跖骨间骨性融合。踇外翻手术或者第 1 跖骨与内侧楔状骨过度侵袭的关节融合术可能导致医源性的第 1 跖骨短缩引起第 1 跖骨位置不正。

治疗跖骨短小症包括治疗有症状的生物力学问题、外观（美观）和心理问题。临床问题包括受累趾背侧移位、疼痛性鸡眼和胼胝体、足趾发育不良包括短趾骨及转移性跖骨疼痛。由于足趾足背高位骑跨可引起穿鞋困难，可引起足底跖骨头胼胝体和足趾背侧鸡眼。邻近的足趾会向短缩足趾偏移，引起邻近足趾畸形。在长期的跖骨短小症的病例中，由于足趾的全部横向偏移，常出现风吹畸形，从而导致踇外翻畸形。手术延长跖骨可以从根本上解决这些畸形，同时也因此改善外观和减少相关的疼痛；一旦获得足够的延长，可以通过进一步手术微调解决伴随畸形使足部重新获得平衡。

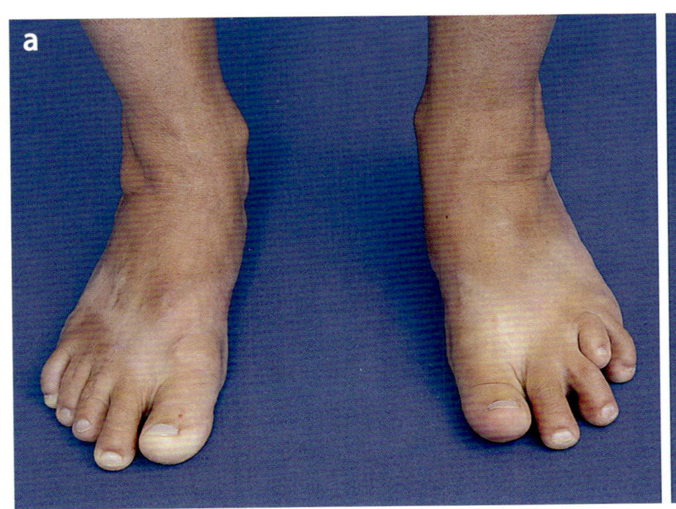

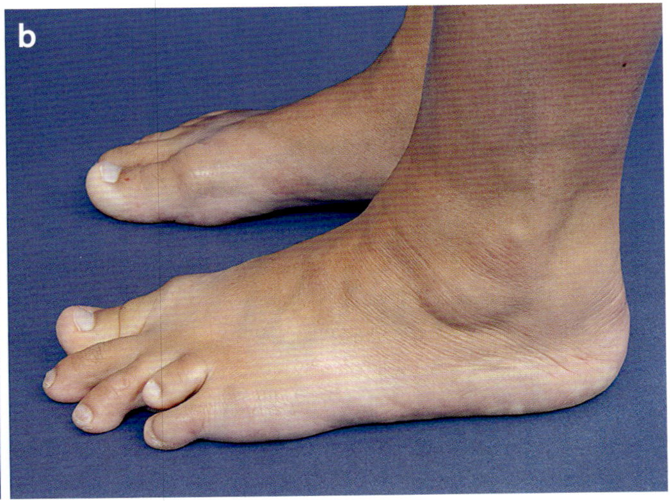

图 5.1　左足先天性第 4 跖骨短缩临床术前外观照。可见到第 4 趾抬高、背侧移位。足（a）正面观。（b）侧面观

发病率

普遍报告的第 1 跖骨发病率为 1/10000，其他小跖骨发病率为 1/4586~1/1820。女性发病率更高，男女比例 1 ： 25，72% 的患者双侧发病。跖骨短小症可以是孤立性的或者伴随系统性综合征、内分泌疾病、多趾 / 指、并趾 / 指畸形。

临床评估

因为跖骨短小症通常伴随其他骨骼或者系统畸形，获得一个详细的病史资料很关键。如果还未诊断伴随的系统性疾病，患者在术前需要完整的医学评估。对下肢进行全面的临床检查对于评估病变跖骨和发现可能伴发的畸形至关重要。

具体的临床评估包括负重和非负重检查。在负重状态，脚掌着地可以观察到受累足趾抬高，在足步态推进相，可以确定其是否存在承重面（图 5.2）。在非负重状态，跖屈跖趾关节使跖骨头向背侧皮肤突出，可显露跖骨头自然形态。彻底检查皮肤并评估胼胝形态，可以提供负载分布的有效信息。

足趾背侧移位通常伴随先天性短跖骨。它发生在患儿生长发育过程中，缩短的跖骨试图与相邻的跖骨头在同一水平面上接触地面。这增加了跖骨头倾斜角，导致跖趾关节反向屈曲，对应足趾背侧移位。这样反常的足趾位置导致该足趾近端趾间关节背侧皮肤形成胼胝。当第 1 跖骨受累时，跖骨倾斜的增加也会在跖骨头下产生更多的足底压力，导致足底的胼胝和高弓足。

通过被动跖屈跖趾关节评估其挛缩软组织代偿能力，判断可复位性和重建的潜力。Kelikian 支撑试验通过在非负重足外侧施加负荷来模拟负重。只有当模拟负重完成时才能进行足趾可复性试验。正如槌状趾畸形有不同级别的可复性，槌状趾畸形伴随跖骨短小症僵硬程度可分为柔软、半僵硬性、不可复性。可复性足趾允许近节趾骨跖屈、足趾跖行。半可复性畸形跖趾关节无法跖屈足趾不能跖行。不可复性畸形同样跖趾关节不能跖屈，区别是同时发生足趾完全脱位。

在这些病例中彻底的跖趾关节松解包括背侧关节囊切开、中间和侧副韧带松解、伸肌腱延长、建议松解跖板。对于可复位的畸形建议通过背侧关节囊切开对跖趾关节进行松解。关节成形术和关节融合术反而加重足趾短缩。通常情况下，放置固定器时不需要延长足趾的联合伸肌腱。而某些特殊情况下，在骨延长后需要延长足趾的联合伸肌腱。跨过跖趾关节在足趾上植入半钉连接到外固定支架上可使足趾在延长过程中和延长后维持在解剖位置上。

任何跖骨短小症矫正术前评估关键点是影像学评估。受累跖骨通常表现为在矢状面和横断面轻度偏移，因此术前获得双足负重位图像可以多平面评估短缩的跖骨，这对术前计划截骨平面及外固定位置十分重要。

第 1、第 2、第 5 跖骨远端关节面连接形成的夹角称为跖骨抛物线，在正位片上评估是最理想的（图 5.3a）。这条曲线定量是通过测量第 1 和第 2 跖骨远端连线以及第 2 和第 5 跖骨夹角。这两条线形成的夹角称为跖骨抛物线角（正常值为 142.5°）。偏离

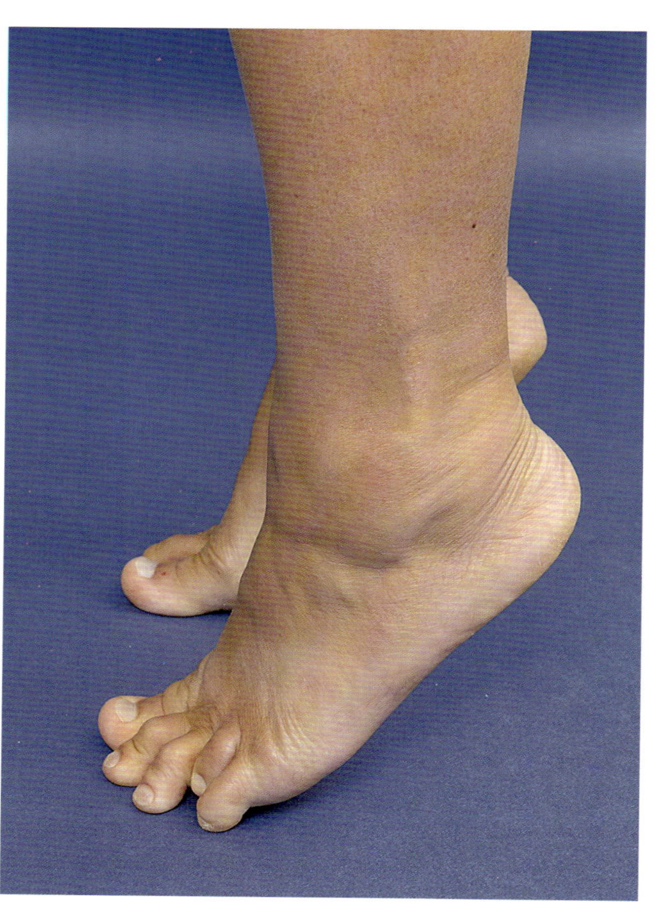

图 5.2 先天性第 4 跖骨短小症，足处于推进相术前外观照，可以看到第 4 趾在推进相缺少承重

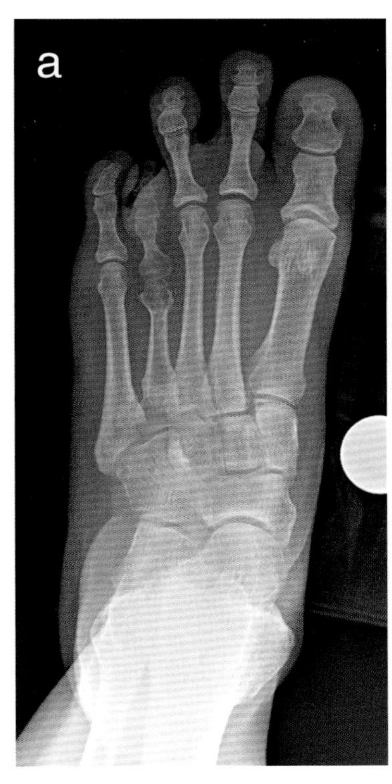

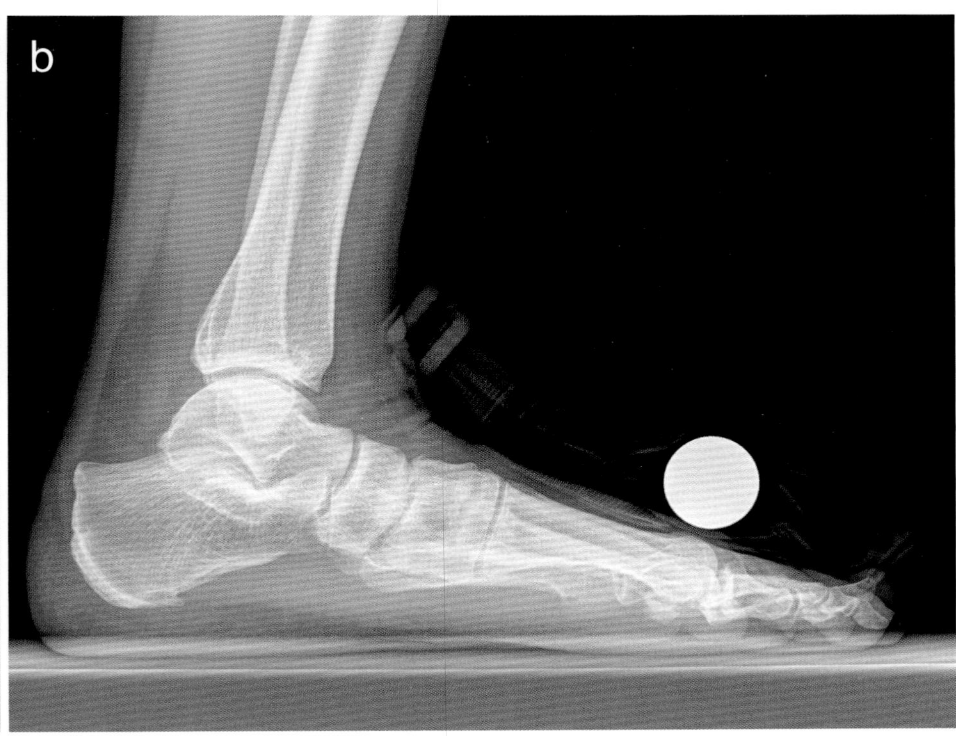

图 5.3 术前 X 线片显示左足先天性第 4 跖骨短小症。左足（a）正位片，（b）侧位片

这个角度表明一个或者多个跖骨变长或者变短。双侧拍片有助于评估多个跖骨短缩。

其次，正位片用于测量第 1 跖骨突出长度（正常值 ±2mm），第 1 跖骨突出长度定义为第 1 和第 2 跖骨最远端的距离。最后，短缩跖骨横断面移位评估也很重要。如果第 1 或者第 2 跖骨短小症没有横断面畸形，第 3 或者第 4 跖骨短小症通常伴有轻微中间弓形。测量第 4 跖骨间角（正常值 8°~10°）用于评估此弓形。延长一个有轻微弓形的跖骨，精确地延长矢量很关键。不考虑此弓形可能导致跖骨头挤压和足趾横断面偏移引起继发性疼痛。

侧位 X 线片上，在远端干骺端骨干交界处（前生长板所在区域）可观察到受影响的跖骨倾斜增加，可导致跖骨远端屈曲畸形（图 5.3b）。软组织为了适应短缩的跖骨使对应的近节趾骨发生了背侧移位。短缩跖骨倾斜决定了延长平面，外固定装置半针垂直安装在矢状面上跖骨的中线。

术前计划确定重建跖骨抛物线所需的跖骨长度很重要。预测需要延长跖骨长度可以精确计算延长的时间。测量方法是画出跖骨抛物线角，测量受累跖骨头最远端点到跖骨抛物线的纵向距离。在延长阶段所需要的天数是需要延长长度的两倍（0.5mm/d）。例如，如果重建跖骨抛物线所需的跖骨长度为 20mm，根据预期的每天 0.5mm 的延长速度计算，获得该长度所需的时间约为 40 天。然后加上潜伏期（5 天），算得延长阶段的总时间（45 天）。

然而在术后延长的速度需要根据延长的进程调整。矿化期通常至少需要与延长期相同的时间，甚至更长。矿化时间是可变的，但通常为 2~4 个月。

跖骨短小症 Lamm 分型

根据作者对跖骨短小症丰富的手术矫正经验，在 X 线检查基础上进行分型。这些畸形的包括从单纯的跖骨长度缩短到骨骼特定区域（骨干、关节和头部）畸形。分为三大类：A 型，跖骨只有长度短缩其他各方面正常；B 型，涉及受累跖骨体成角；C 型，跖趾关节匹配度，通常合并跖趾关节不匹配和跖骨头趾骨基底部畸形。分型系统使用 5 个数字（1、2、3、4、5）和 3 个字母（A、B、C），数字表示哪个跖骨短或发育不全。例如，1 表示第 1 跖骨，4 表示第 4 跖骨。

治疗方案选择

治疗跖骨短小症手术不仅要延长跖骨还要恢复跖骨抛物线，维持或者改善足趾功能从而减轻疼痛。治疗跖骨短小症的手术方法有两种：一次性和渐进性延长。一次性跖骨延长术可植骨或不植骨的，适用于延长长度 <1cm 的病例。渐进性延长包括植入外固定支架和牵张成骨。其他技术包括延长短缩的跖骨和短缩过长的跖骨，滑动截骨可植骨或者不植骨、植入人工合成物，以及截趾术。

跖骨延长牵张成骨方法（骨痂延长），优先用于延长 ≥ 1cm 的病例，不需要考虑延长长度，跟一次性延长比具有明显优势。与一次性延长相比，由于同时对肌腱、神经和血管进行渐进延长，骨痂延长可降低神经血管损伤的风险，一次性延长可导致严重的急性软组织过度牵张。由于牵张成骨可以自然形成再生骨，因此完全避免了植骨和供骨部位的并发症。

患者可能出于多种原因而选择牵张成骨，其中一个原因可能是能够看到获得最终长度。使用外固定装置的另一个主要优势是，由于手术的微创性与不需要大的手术切口，在整个治疗过程中可以穿手术鞋负重和淋浴。

与一次性延长相比，渐进牵张延长具有最低的并发症发生率，由于它是相对可预测的，所以可作为在其他重建手术失败后的首选技术。该技术可通过经皮跖骨截骨术以微创方式进行，保留骨膜，减少邻近软组织破坏，从而最大限度地发挥愈合潜力，最大限度地减少瘢痕。多种形式的外固定支架都已经用于渐进性延长，包括 mini–Hoffman、Ilizarov 半环和单边外支架。

术后跖趾关节僵硬是牵张成骨的一个固有风险，通常是由于在延长阶段对关节的压迫造成的。随着跖骨延长的长度增加，半脱位和跖趾关节僵硬的风险也随之增加。为了降低术后僵硬的风险，必须减少施加在关节上的压力；这可以通过使用第 2 个外部固定器跨越跖趾关节来实现，Lamm 在 2010 年首次对此进行了描述，下一节将对此进行概述。

手术技巧

患者仰卧位于透视台上，一侧骶骨垫高以获得足向前位。术前计划用小外固定支架决定初始钉的分布和位置。半钉在透视下经皮双皮层放置，垂直于跖骨轴。

第 1 根半钉放置在骨干、干骺端交界处的尽可能远端。在侧位透视的引导下，经皮插入 1 根 1.8mm 的克氏针，以垂直于跖骨的中心方向预先钻孔。然后在克氏针附近做一个切口，随后用 2.5mm 的半钉替代克氏针，通常长度为 70mm，螺纹长度为 20mm。第 1 根钉决定了延长的平面，因为固定器以垂直的方式安装。注意确保跖骨头的最终位置在矢状面上的适当位置。

在侧位片上，短跖骨的背侧皮质与邻近的跖骨平行，因此放置垂直的半钉可以准确定位跖骨头。仔细观察侧位片，在远端干骺端 – 骨干连接处（生长板所在区域）可见第 4 跖骨倾斜角增加。跖骨头部的远端屈曲畸形会导致足趾的背伸挛缩。

为了确保足够的延长潜力，外固定架需要设置使延长杆足够长，以适应所需的跖骨长度。在跖骨非常短的病例中，需要跨过 Lisfranc 关节置入跖骨近端基底部近端的半钉。

第 2 根半针置入跖骨基底部，是 4 根半针中最靠近近端的。它位于 Lisfranc 关节的远端并在矢状面和横断面都应与第 1 根钉平行。置入方式与第 1 根半钉相似，使用 1.8mm 克氏针经皮预钻孔。第 2 根半针对确定跖骨延长方向至关重要，因为两个置入点之间的直线决定了跖骨头在横断平面上的最终位置。

因此向远端折弯克氏针与远端半钉的重叠可以决定延长的平面。这个位置很重要，可以确保跖骨不会延伸到邻近的跖骨。在完成预钻孔之前，将近端半针在跖骨基部稍微向内侧或向外侧移动，以调整方向。此外，第 2 半针（25mm 螺纹长度和 70mm 钉长度）决定了最近半钉位置，同时间接决定了截骨水平。因此，第 2 根钉放置得越近，截骨的位置越接近干骺端也越好，因为骨干截骨术需要较长的矿化期。

第 3 根钉被放置在第 4 跖骨基底处第 2 根钉的远端，而第 4 根钉（也就是最后 1 根钉）应放置在跖骨轴向上第 1 根钉的近端。第 3 和第 4 根半钉的放置与前 2 根半钉相同，利用 1.8mm 克氏针作为预钻。第 3 和第 4 个预钻孔是通过小型外固定支架中提供的导向孔进行的。这确保了剩余半钉的准确和平行放置。

然后通过两个小的背侧经皮切口将两个直径 1.6mm 的螺纹钉置入近端趾骨基部。这两个钉是通过延长杆远端外固定支架上的第 2 个钉鞘安装。近节趾骨半钉以相对于跖骨倾斜角大约 15° 的屈曲角安装。通过趾骨最大背屈侧位透视片以确定合适的钉位置。截骨后将 2 根趾骨螺纹钉与外固定架连接。

用 15 号刀片在跖骨 2 个钉群中间靠近端跖骨干骺端交界处做一个 5mm 的切口，用直钳分离到跖骨，避免损伤骨膜。截骨开始时，在透视下，用 1.8mm 克氏针在跖骨上钻多个互相垂直的孔。用小的 Hoke 骨刀完成截骨，可避免截骨端移位撕裂骨膜。使用预装的外固定支架并锁紧该装置可以复位截骨端，经透视检查后调整好跖骨在矢状位和正位上的位置。

近节趾骨中的两个 1.6mm 螺纹钉安装到主固定架背侧的附架上。复位足趾，远端钉夹块连接到延长杠上。这是用来维持足趾于中立位防止跖趾关节在延长过程中发生半脱位和受到挤压。然后将 MTPJ 关节撑开 3mm。同时推压足部（上推试验）使足趾复位到中立位并锁紧螺钉，把跖趾关节合并入撑开结构可以减少术后僵硬。此外，在近端干骺端 – 骨干连接处截骨减少了直接施加在跖趾关节上的压力。

两个固定架完成后，透视正位和侧位，最终关闭切口，并在所有 6 根固定钉周围使用压缩敷料包扎。术后允许患者穿木底的支具即刻负重。双侧跖骨短小症可以在一次手术中矫正。

5~7 天的潜伏期后开始进行延长。开始延长后速度通常是 0.25mm 每天两次。这个速度和潜伏期时间是根据多种因素调整的，包括患者的年龄和健康状况，手术技术及截骨位置。在延长治疗阶段应每 2 周随访一次，并连续拍 X 线片以评估进展。一旦达到适当的长度，矿化期就开始，其持续时间取决于多种因素，包括截骨的位置、患者的年龄与健康状况、药物使用、烟草使用，以及延长的速度和数量。通常矿化期为 2~4 个月。一旦移除外固定架，穿支具负重 4 周，以确保钉道愈合。

应该注意的是，第 1 和第 2 根连续的半钉分别决定了力线的平面。第 1 根半钉置于跖骨颈部，垂直于跖骨轴，因此，该钉是矢状面延长的主要决定因素。由于半钉垂直于跖骨轴，且短缩的跖骨倾斜角度正常，跖骨头的最终位置将与邻近跖骨持平。第 2 根半钉决定了跖骨延长的方向或矢量，因为两个点决定一条直线。重要的是，跖骨延长的矢量必须使跖骨头的最终位置在第 3 和第 5 跖骨之间的适当位置。图 5.4~ 图 5.7 展示了术后临床和影像学结果。

并发症

外固定支架牵张成骨成功地恢复了跖骨的长度，足趾获得适当位置并维持跖趾关节的功能。尽管该技术一直在不断进步，但外固定固有的并发症和那些跖骨短小症独有的并发症仍有发生。这些症状包括足趾挛缩、横断位和矢状位力线不正、过度延长或延长不足、骨不连 / 骨畸形愈合或骨延迟愈合、过早骨矿化、跖骨痛、跖趾关节僵硬及钉道感染。

足趾挛缩

在骨延长的过程中，邻近的肌肉组织产生张力，从而发生关节挛缩。在撑开延长过程中足内的足底肌肉紧张会导致足趾在跖趾关节处发生跖屈。随着跖骨长度的增加，肌肉张力也会增加，对足趾产生更大的影响。跖骨短小症患者最初表现为足趾背侧

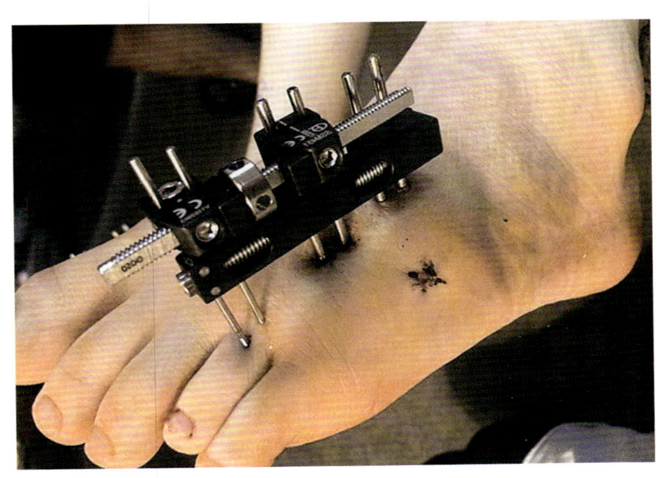

图 5.4　第 4 跖骨和第 4 趾行外固定术后外观照。注意跨跖趾关节可以调整足趾力线并提供保护

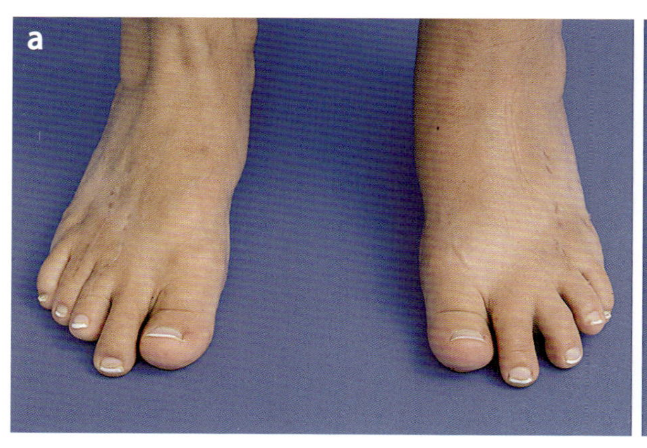
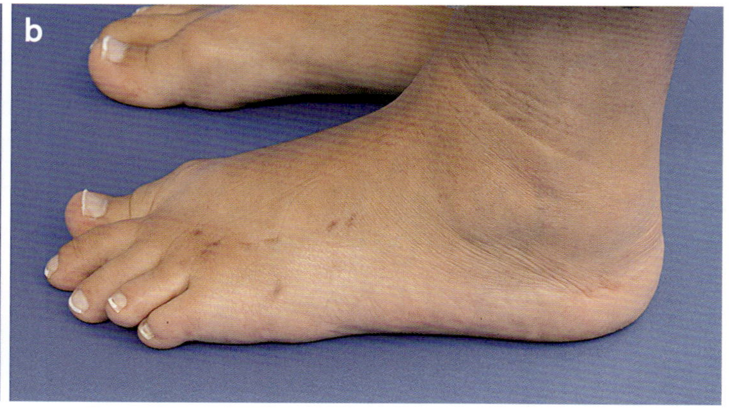

图 5.5 术后外观照提示术前抬高的第 4 趾获得复位。（a）前面观和（b）侧面观

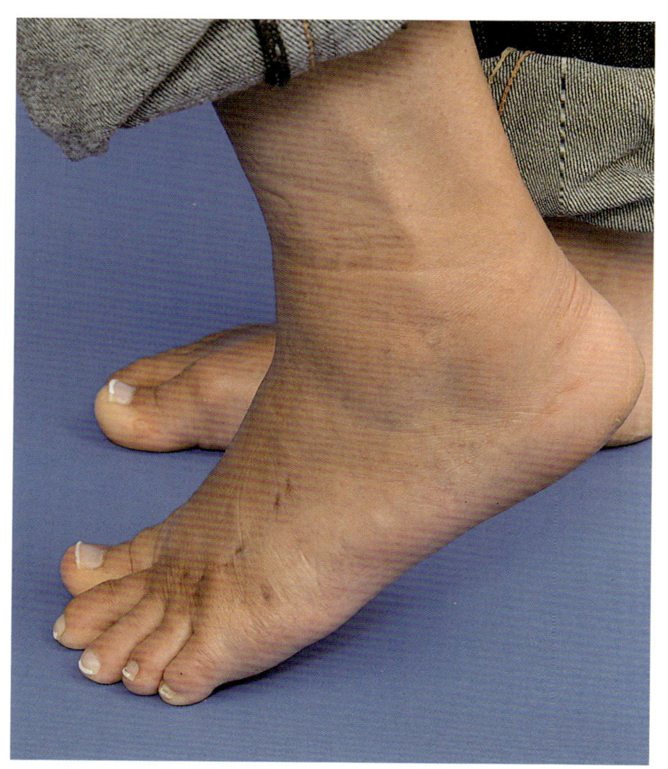

图 5.6 先天性短第 4 跖骨在术后推进相的外观照；注意在推进相中提高了第 4 趾启动力，以及跖趾关节运动幅度

移位和跖趾关节背侧挛缩。通过跨跖趾关节控制关节对位和足趾位置。

力线异常

不能准确放置第 1 个半钉（最远端）或第 2 个半钉（最近端）可能会导致横断面或矢状面力线异常。延长骨的头部与相邻跖骨之间的间距不相等会造成横断面畸形，导致关节囊或副韧带不稳定。这可能引起软组织撞击以及相应足趾的横断面偏移。横断面的偏移常继发于跖骨过度延长。

在矢状面跖趾关节处的背屈或跖屈可导致跖痛和足趾畸形。在矢状面上建立跖行的跖骨头，对重建正常的足部功能是必需的。

过度延长 / 延长不足

保持适当的术后随访对避免跖骨过度延长或延长不足至关重要。推荐每间隔两周复查和拍片，以正确评估进展。如果跖骨抛物线没有充分复位，可能会引起疼痛和继发性足趾畸形。通过牵张成骨延长第 1 跖骨超过其原有长度的 40% 会造成高弓畸形。

骨不连 / 骨畸形愈合

尽管经皮截骨技术具有微创性，且已知其对骨再生的益处，但仍可能发生跖骨骨不连，畸形愈合或延迟愈合。延迟愈合可能由术中操作引起，包括皮质切开术造成的创伤、过度快速牵张和不稳定的外固定装置。在手术中尽量减少骨膜和骨内膜的损伤，可降低延迟愈合的风险。此外，术前应注意患者的内在因素，包括营养状况、吸烟和甲状旁腺功能。术后发生的感染和结构的损伤也可能导致延迟愈合。治疗需要使用外部刺激，同时使用钙片和维

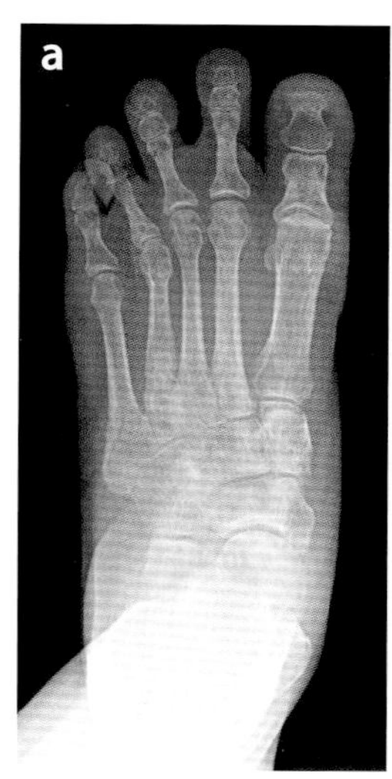

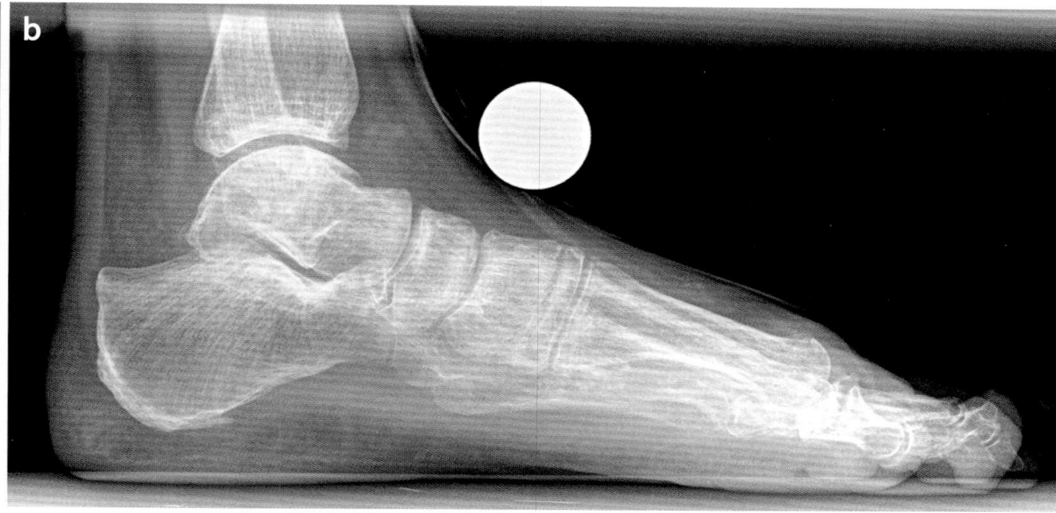

图 5.7 先天性左足第 4 跖骨短缩牵张成骨术后 X 线片。（a）正位片和（b）侧位片

生素 D 等营养补充剂。

过早骨矿化

没有正确地调整外固定支架可能导致过早骨矿化。原因通常是牵张速度过慢。其他原因包括术中不完全截骨，以及外固定延长前的潜伏期过长。

为了纠正过早骨矿化，可能需要再次截骨，并且应避开原截骨位置进行。另外，延长治疗牵张时间可以解决这个问题。

跖骨痛

如果没有得到合适的跖骨长度，所造成的延长不足或过度延长可能导致跖骨痛或跖趾关节僵硬。跖骨过度延长的最终矢状面位置会让患者感到突出并产生疼痛。过度延长可能导致跖趾关节僵硬和畸形。虽然趾骨置钉可以预防跖趾关节半脱位，但它也可能导致关节僵硬。

钉道感染

外固定装置的常见并发症是钉道感染，这些可以通过应用一个疗程的抗生素解决。感染通常是由外向内发展，可以通过保证置钉足够稳定使感染率最小化。敷料包括无菌纱布和 Ilizarov 海绵，在皮肤和外部环境之间起到屏障的作用。用无菌纱布紧紧包扎针眼，避免钉道周围皮肤活塞活动，可防止皮肤发生暂时性水肿，从而抑制钉道的炎症。术前对患者进行正确的钉道护理技术教育对于降低感染风险至关重要。当钉道感染未得到治疗时，感染可能会从软组织扩散到骨骼，可能需要静脉抗生素或手术清创和移除感染的螺钉。

结论

未来手术牵张成骨矫正跖骨短小症的方向包括已经开发用于治疗股骨和胫骨的内延长方法。迄今为止，已经证明渐进性牵张成骨矫正法已能够可靠和安全地延长跖骨，同时通过外固定支架跨越跖趾关节保持邻近足趾在适当位置。只要采用稳定的外固定支架并定期随访，患者就可以成功地恢复正常的跖骨抛物线，足趾适当的对位和功能。

参考文献

[1] Davidson RS. Metatarsal lengthening. Foot Ankle Clin. 2001;6(3):499–518.

[2] Levine SE, Davidson RS, Dormans JP, Drummond DS. Distraction osteogenesis for congenitally short lesser metatarsals. Foot Ankle Int. 1995;16(4):196–200.

[3] Root ML, Orien WP, Weed JH. Normal and abnormal function

of the foot. Clinical biomechanics, vol. 2. Los Angeles: Clinical Biomechanics Corporation; 1977. p. 455.

[4] Lamm BM. Percutaneous distraction osteogenesis for treatment of brachymetatarsia. J Foot Ankle Surg. 2010;49(2):197–204.

[5] Mah KK, Beegle TR, Falknor DW. A correction for short fourth metatarsal. J Am Podiatr Med Assoc. 1983;73(4):196–200.

[6] Urano Y, Kobayashi A. Bone lengthening for shortness of the fourth toe. J Bone Joint Surg. 1978;60A:91–93.

[7] Takakura Y, Tanaka Y, Fujii T, et al. Lengthening of short great toes by callus distraction. J Bone Joint Surg. 1997;79B:955–958.

[8] Handelman RB, Perlman MD, Coleman WB. Brachymetatarsia: a review of the literature and case report. J Am Podiatr Med Assoc. 1986;76(7):413–2416.

[9] Lamm BM. Metatarsal lengthening. In: Rozbruch RS, Ilizarov S, editors. Limb lengthening and reconstruction surgery. New York: Informa Healthcare; 2007. p. 291–302.

[10] Oh CW, Satish BR, Lee ST, et al. Complications of distraction osteogenesis in short first metatarsals. J Pediatr Orthop. 2004;24(6):711–715.

[11] Wilusz PM, Van P, Pupp GR. Complications associated with distraction osteogenesis for the correction of brachymetatarsia: a review of five procedures. J Am Podiatr Med Assoc. 2007;97(3):189–194.

[12] Schimizzi A, Brage M. Brachymetatarsia. Foot Ankle Clin. 2004;9(3):555–570, ix.

[13] Lee KB, Yang HK, Chung JY, et al. How to avoid complications of distraction osteogenesis for first brachymetatarsia. Acta Orthop. 2009;80(2):220–225.

[14] Lelievre J. Pathology of the foot [in French]. Paris: Masson; 1971.

[15] Harris RI, Bearth T. The short first metatarsal: its incidence and clinical significance. J Bone Joint Surg Am. 1949;31(3):553–565.

[16] Fox IM. Treatment of brachymetatarsia by the callus distraction method. J Foot Ankle Surg. 1998;37(5):391–395.

[17] Magnan B, Bragantini A, Regis D, et al. Metatarsal lengthening by callotasis during the growth phase. J Bone Joint Surg Br. 1995;77(4):602–607.

[18] Gilbody J, Nayagam S. Lengthening of the first metatarsal through an arthrodesis site for treatment of brachymetatarsia: a case report. J Foot Ankle Surg. 2008;47(6):559–564.

[19] Choi IH, Chung MS, Baek GH, et al. Metatarsal lengthening in congenital brachymetatarsia: one-stage lengthening versus lengthening by callotasis. J Pediatr Orthop. 1999;19(5):660–664.

[20] Herzenberg JE, Paley D. Ilizarov applications in foot and ankle surgery. Adv Orthop Surg. 1992;16:162–174.

[21] Masuda K, Fujita S, Fuji T, Ohno H. Complications following metatarsal lengthening by callus distraction for brachymetatarsia. J Pediatr Orthop. 1999;19(3):394–397.

[22] Skirving AP, Newman JH. Elongation of the first metatarsal. J Pediatr Orthop. 1983;3:508–510.

[23] Steedman JT, Peterson HA. Brachymetatarsia of the first metatarsal treated by surgical lengthening. J Pediatr Orthop. 1992;12:780–785.

[24] Paley D, Kovelman HF, Herzenberg JE. Ilizarov technology. In: Stauffer R, editor. Advances in operative orthopaedics, vol. 1. St. Louis: Mosby-Year Book; 1993. p. 243–287.

[25] Baek GH, Chung MS. The treatment of congenital brachymetatarsia by one-stage lengthening. J Bone Joint Surg Br. 1998;80-B:1040–1044.

[26] Lamm BM, Gourdine-Shaw MC. Problems, obstacles, and complications of metatarsal lengthening for the treatment of brachymetatarsia. Clin Podiatr Med Surg. 2010;27:561–582.

[27] Paley D. Problems, obstacles, and complications of limb lengthening by the Ilizarov technique. Clin Orthop Relat Res. 1990;(250):81–104.

[28] Choudhury SN, Kitaoka HB, Peterson HA. Metatarsal lengthening: case report and review of the literature. Foot Ankle Int. 1997;18(11):739–745.

跖骨内收（中足内收）

6

Patrick Stephen Agnew

儿童面临的问题

儿童在足踝的治疗和手术上面临着许多麻烦，这可能对于许多其他学科来讲也是如此。以下提出的问题没有特定的排序。

没有人希望他们的孩子进入对照组。如果某些特定的治疗方法可能会帮助一些特殊的患儿，那么即使存在一定风险，父母也有可能选择尝试这种治疗方法。这使得这些家庭不能接受随访观察且研究者难以招募到对照组的人员。

在过去数十年的时间里，人们通常都不了解相关治疗方法会带来的后果。随着时间的流逝，原来一些似乎有利于患儿的治疗可能在后来会被认为是有害的。例如，通过中足软组织的松解来治疗跖骨内收，采用足外展鞋来改善足部的外观。

谁都不会故意去伤害一个孩子，甚至许多低等动物天生就会保护它们的后代。只有坏人才会对孩子的痛苦无动于衷。而事实是，某些治疗带来的伤害，可能使得孩子的父母、治疗提供者、实施治疗的技术人员、孩子的兄弟姐妹以及整个（文明）社会都感到痛苦。

这些因素可能会使这个特殊群体的诊治决策变得困难。此外，治疗提供者和研究者同样容易受到情感的影响，但一旦做出决定，就必须英勇地捍卫（正确或错误）决策。

每当我们开发新疗法或已经建立“公认的治疗方法”时，我们必须牢记这些方法的缺陷。此外，我们必须尽可能尝试遵循标准的科学方法，如果做不到这一点，我们应该承认我们的研究存在不足。

发病率

中足内收的发病率呈逐年上升趋势，至少目前报道如此。较广泛认可的发病率是每 1000 例活产婴儿中就有 1 例。

病因学（图 6.1）

中足内收可能是畸形（“制造缺陷”）和 / 或变形（“包装缺陷”）的结果。左脚更常见，可能是因为该脚在子宫内更常靠在母亲的脊柱上所致。这种情况在初次怀孕中比较普遍，可能是因为子宫通常比再次怀孕的时候更紧。结缔组织疾病可能使胎儿更容易受到这些变形力的影响，因为通常比未成熟骨骼强的韧带无法保护它们（图 6.2~ 图 6.4）。至于中足内收是否在其兄弟姐妹中更普遍存在目前还存在一些争论。

已被证明，此病一些病例是由于内侧楔状骨畸

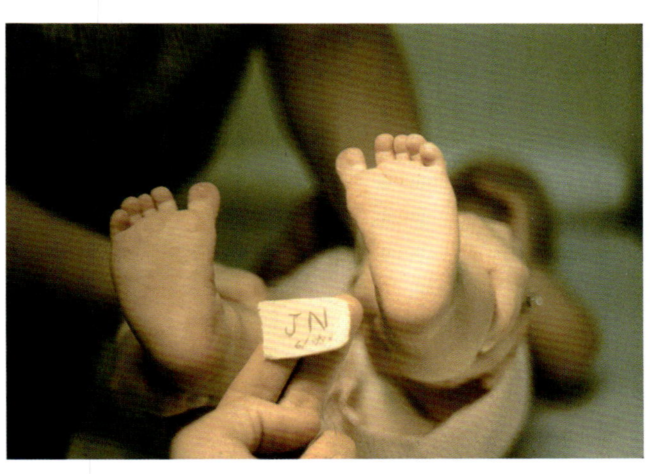

图 6.1 常见的儿童足部外观

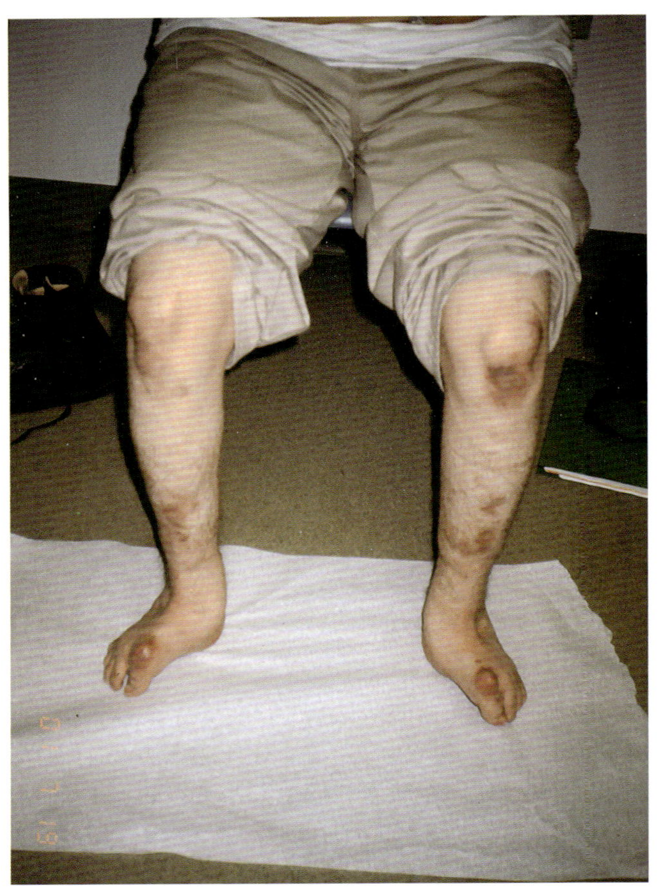

图 6.2 成年人 Ehlers-Danlos 综合征的跖骨内收内翻畸形

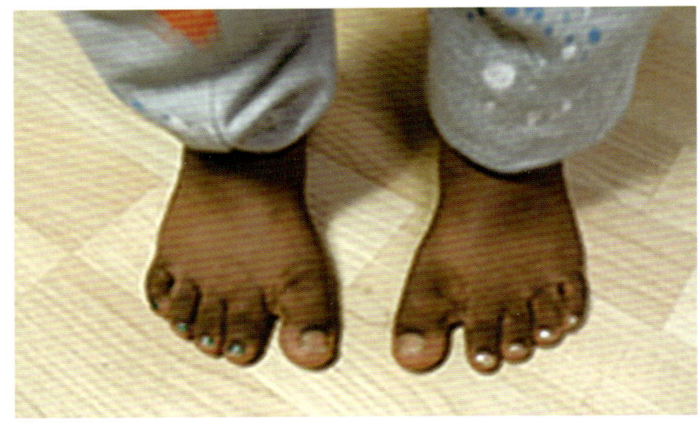

图 6.3 第 1 跖骨内翻 / 内收。21 三体综合征的特殊运动员难以穿鞋

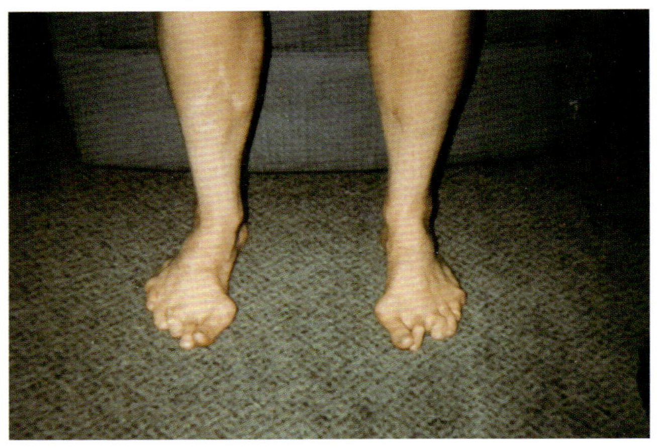

图 6.4 成年人 Ehlers-Danlos 综合征的“Z”形足外观

形所致。这进一步支持了中足内收这一术语的使用。据报道跗外展肌的异常附着可能是引起中足内收的原因。

疾病分类

跖骨内翻一词从来没有作为一个真正有用的描述性术语。首先，它可以被追溯到用来描述挂在绞刑架上尸体的解剖结构。在两足负重的人类中，脚的位置被更精确地描述为内收状态。实际上，大多数情况下，跖骨本身是不可能内收的，以后会详细讲解。这位笔者无法相信他们真的想让我在 56 岁的时候开始用不同的术语交流。然而，ICD 10（《疾病和有关健康问题的国际统计分类》第 10 版）的引入可能提供了一个可以更准确地描述畸形或变形的机会。不过，这种额外的复杂性可能只会使沟通变得更加混乱。这个笔者倾向于做一个合并派，而不是分类学家。所有跖骨内翻的变异都有一个共同点，那就是中足内收。这是一个描述性术语，我希望它能被用于教育那些试图诊断和治疗这些疾病的人。要归功于 Ganley 和 Ganley，术语跖骨内收是可用于互相交流的。

诊断

中足内收可能很容易被发现。实际上，仅诊断中足内收确实容易。但是，要具体识别受累的骨骼和关节可能很困难。混杂的因素包括了患者发病的年龄，结缔组织的相对完整性，肌力、神经控制（上下运动神经元），患者的配合，父母的焦虑，检查者的技术和经验等因素。

幸运的是，我们对年轻的、骨骼不成熟的患者的治疗建议可能不会改变。但是，年龄较大的儿童，尤其是可能需要手术的患者，必须进行更详细地诊断，包括骨骼的影像学。应当确定畸形并且矫正它。放射学角度的测量可能会有所帮助，但容易受到技术变化和评估人员不一致的影响（图 6.5，图 6.6）。此外，理想情况下应该在中足骨骨化之前就诊断出此病。相对于跖骨，简单地识别跗骨间的畸形可能会得到更好的决策。Ganley 和 Ganley 确实提出了一种以跟骨为参考点的可重复 X 线摄片技术。跟骨角平分线和第 2 跖骨角平分线在冠状面（前后位像）正常夹角约为 15°。据 Meta 分析的研究报道提示跗骨的角平分线和第 2 跖骨角平分线在冠状面上形成的角度平均为 15°，且在骨发育成熟的中足内收畸形患者上二者间的夹角更大。

此外，我们还必须认识到相对常见的变异，例如：

- 跖骨或中足内收伴有（真）前足内翻（跖骨内收内翻）。
- 跖骨内收联合中足平移（复杂的跖骨内收）。
- 跖骨内收或中足内收伴后足内翻（弓形 / 高弓内翻畸形）。
- 跖骨内收伴后足外翻（蛇形足）。
- 跖骨内收伴有中足平移和后足外翻（复杂蛇形足）。
- 跖骨内收或中足内收伴前足内翻（马蹄内翻足）（图 6.7）。

所有骨骼、结缔组织解剖部分的畸形和严重程度组合起来的结果几乎是无限的。碰到过诸如“C”形足、凹陷足、钩足、鹦鹉足和鸽子趾之类的术语描述，但应尽量避免这些术语的使用因为它们不能充分描述畸形并且没有很强的画面感。

识别可能相关 / 相邻 / 合并的问题至关重要。发育和 / 或先天性髋关节脱位可能是其中伴随的一种疾病，尽管这种观点存在争议。未解决的股骨后倾或过度的股骨前倾可能与中足内收并存。也可能出现胫骨内外侧的过度旋转，其发生原因可能与中足内收的原因相同。应鉴别先天性和 / 或发育性马蹄足或假性马蹄足并予以适当处理。

经常存在由于中足内收诊治不当而引发的原发性或继发性足趾畸形。踇外翻和（或）足趾挛缩是进行性的并且通常最终会导致残疾。这些问题可以发生在任何年龄和伴随任何合并症的情况下以各种不同的方式治疗，但可能取得的成功程度不同。与其他任何儿科的畸形一样，早期识别和治疗有望获得更好的预后。

识别系统和 / 或局部的合并症是非常重要的。足

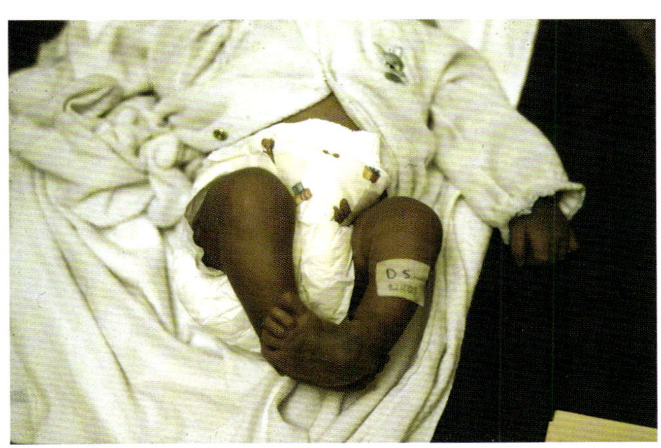

图 6.5 一个马蹄内翻足患儿的中足内收外观

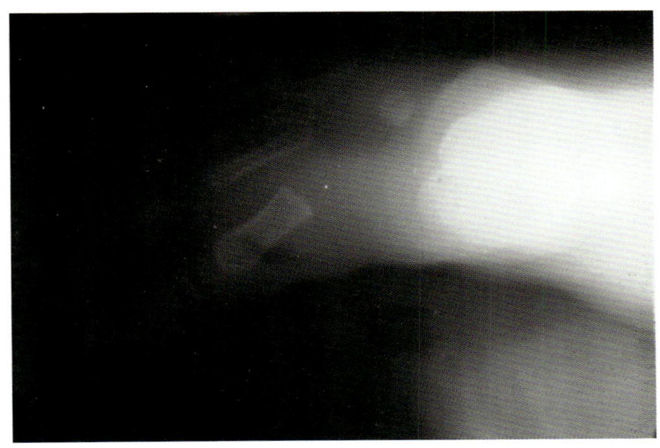

图 6.6 前后足的关系明显异常，尽管中足骨尚未骨化

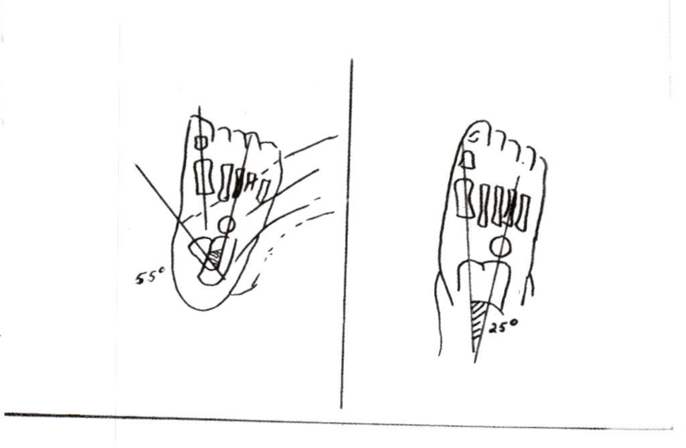

图 6.7 Ganley 博士家人捐赠的绘图，图中详细介绍了患有马蹄内翻足石膏矫形前后患者的前足与后足的关系

踝部治疗师应考虑许多先天性综合征包括中足内收，或将患者转介给其他合适的治疗者。

体格检查

适宜的检查环境可能会得到最佳的检查数据。这可能包括不让不安分的孩子睡午觉，或者让睡眠质量好的孩子睡午觉。饥饿的孩子在检查过程中可能会因进食而分心，或变得无法安慰。与父母一起制订检查计划对成功至关重要。特殊装饰的儿科检查室中带有受儿童欢迎的人物图片可能有助于使孩子放松。据说，美国人仅有的文化共同点之一就是有迪士尼卡通人物。此外，检查者脱去白大褂，可以避免很多吵闹、哭泣和挣扎。

我们建议采用由 James V.Ganley，DPM 设计的 A.R.M. 方法。“A”是指姿态。在查体时评估下肢的静息姿态。有时，患者的焦虑会导致姿势改变。但是，通过对患者进行的反复评估，可以发现在大多数情况下都会表现出某种特殊的姿态，例如中足内收。“R”是指下肢节段的关系。在所有中足内收的变化中，前足都向身体中线倾斜。如果包括后足和踝关节在内的其他部分也有变形，这可能就不容易识别。胫骨旋转等情况可能会掩盖相关畸形或使评估更加复杂。“M”是指活动。评估相关结构的活动范围。畸形是固定的还是可复位的？矫枉过正的中足外展是否可复位？同样，这些运动可能会受到患者情绪和身体状态的影响（图 6.8）。

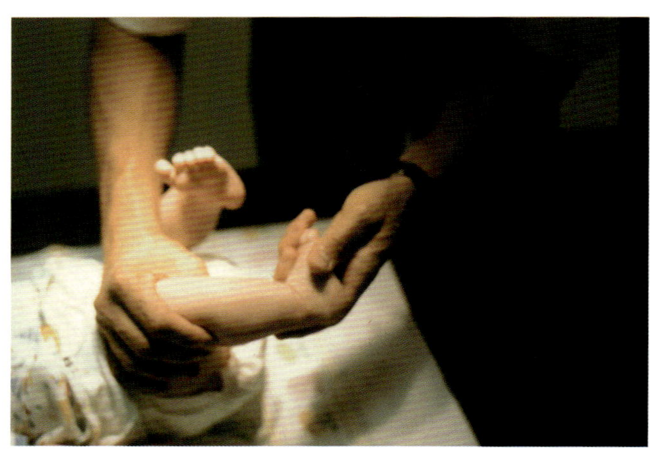

图 6.8 婴儿胫骨内侧活动过度的检查。照片提供者：Ganley 博士

保守治疗

任何全面治疗成人足踝问题的医生都不能忽视在寻求帮助的患者中，有很大比例的患者存在中足内收。从这个观点来看，绝大多数的中足内收都可以自发纠正的理论是不受支持的。基于一些学者的研究数据，已经表明儿科医生和小儿骨科医生趋向于不干预、放任观察的方法来对待中足内收，骨科和足踝科医生则更倾向于治疗先天异常的婴儿。讽刺的是，似乎儿科医生和小儿骨科医生在受过更好的训练或更有丰富知识来做出决策，但是，这个观点并非永远可靠，而骨科医生和足踝科医生的优势在于可以看到无数的成年人并未摆脱这种状况。反而在成年期的开始出现症状。

目前有多种治疗方法。决定治疗技术和适当方法的混杂因素包括了高度可变的发病年龄。通常中足内收在出生时就被辨认出来，且一般情况下无法自发地恢复。对婴儿的亲属进行简单但有见地的检查通常会发现有持续的畸形 / 变形和相关的病理情况。对于没有充分受过训练的检查者这可能被代偿性继发畸形如过度内旋所掩盖。过度内旋会产生相对直立的足，但仍会保持中足内收。然而，该足也会有距下和中跗关节的功能障碍。此外，继发性前足畸形也可能出现，例如踇外翻和第 5 跖骨外展。这种过度内旋可能是自然发生的，也可能是医源性干预所致，例如反向穿鞋和 / 或手法拉伸。

最佳的情况是，经过数十年的适当的盲法和充分对照研究，可以揭示持续中足内收的真实发生率及其对相关病理的影响。但我怀疑是否会进行这样的研究（参见上面的“儿童面临的问题”）。在缺乏充分循证决策的情况下，个体治疗提供者必须至少对患者和患者的看护人做到完全诚实。然后，他们可以共享决策权，并且在获得足够知情同意的情况下继续摸索前进。

治疗决策通常取决于发病的年龄，并将在以下部分中进行讨论。

新生儿（图 6.9）

提倡基于畸形“柔韧性”来诊断疾病的严重程

度。当明确新生儿患有中足内收时，要认真周密的决定是否进行治疗。没有防范可用来重复评估该特征和预后。没有人将胶原蛋白异常、神经肌肉发育异常、检查者能力和其他变量等因素考虑在内（图6.10）。我们也不清楚这些模糊评估是否有预测价值，因此，将这些畸形分类为轻度、中度和严重与临床无关。此外，家属也许不知道疾病的相关性，但是我们确认合并症和家族史与疾病高度相关。这些相关的病理包括（图6.11）：

1. 蹞外翻，伴或不伴过度内旋。
2. 屈曲稳定失败（过度内旋）或伸展替代（在未代偿的中足内收中）引起的小趾挛缩。
3. 第5跖骨内收伴或不伴小趾囊炎（跖骨头对足底压力的影响）。
4. 第5跖骨基底部疼痛（图6.12）。
5. 外侧足踝扭伤和骨折的发生率增加。
6. 整个负重骨架的减震效果差。
7. 快速的脚部磨损退化。
8. 动作笨拙。

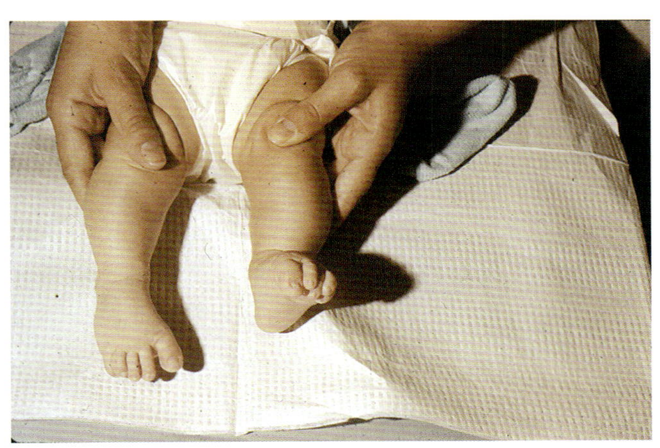

图6.9 婴儿右脚中足内收和左脚跟骨外翻

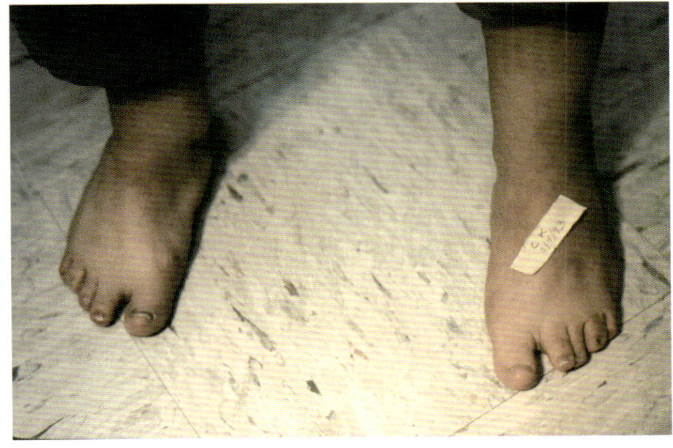

图6.10 患有中足内收和短趾综合征患者

即使排除了神经肌肉和结缔组织以及其他引起变异或疾病的情况，作者仍建议进行治疗。同样，目前尚无经过验证的预后评估。不能浪费非负重婴儿快速成长塑性能力强的黄金期。在这个年龄段的治疗是非常有效的，并且风险很小。

学龄前儿童

同样，在学龄前儿童中，畸形将在某种程度上被“定型”到成熟的骨骼中。可以通过支具、夹板甚至石膏保守地矫正一些畸形。但是，只要存在畸形就必须通过石膏或夹板进行处理的理论，使得此阶段的保守治疗非常不受欢迎。话虽如此，学龄前儿童被嘲笑的可能性比学龄儿童要小，因为学龄儿童有更多的同伴互动。因此，治疗至少应谨慎尝试。同样，需要完全知情同意。

这个年龄段的手术结果相对令人失望。一些作者对中足关节囊切除术进行了长期跟踪研究，发现患者在以后的生活中会出现足部僵硬。Lichtblau手术是可以尝试先进行一些软组织平衡以允许进行某些骨骼重塑的一种微创技术。在某些病例中，大多数畸形涉及第1跖骨和第1足趾，在附着点周围松解蹞外展肌腱或延长该结构的方法是可取的。这种手术方法只允许采用神经或血管损伤风险小的入路，使用合理的技术不容易损伤相邻骨骼的生长板。

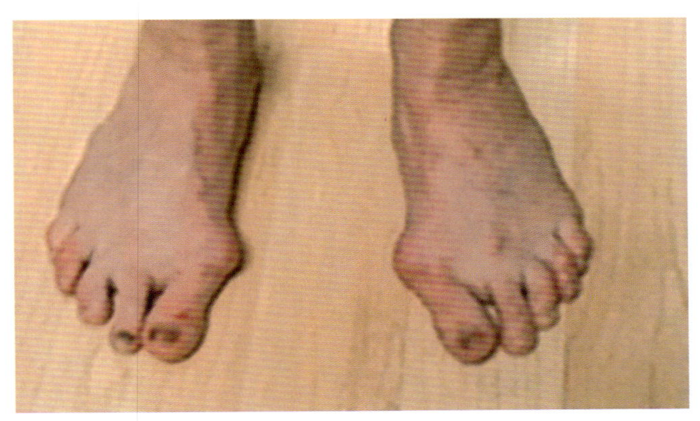

图6.11 常见的成人足部外观，请注意容易被忽视的第5跖骨骨基底部突出

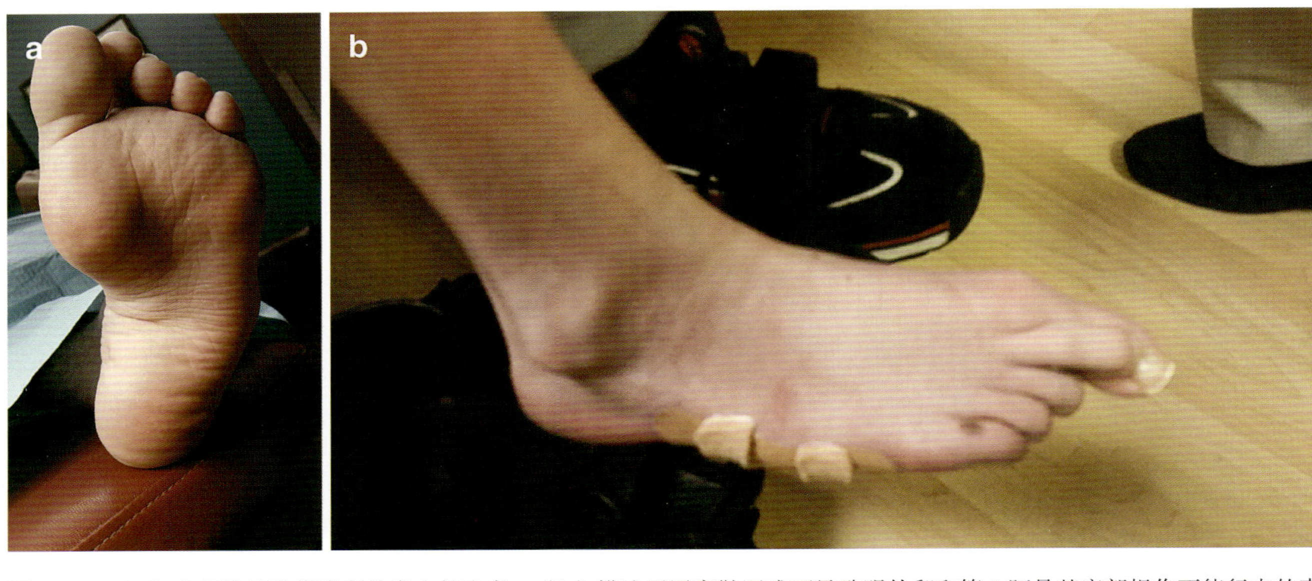

图 6.12 （a）患有腓骨肌萎缩症的青少年患者。（b）描述了因穿鞋困难而导致踇外翻和第 5 跖骨基底部损伤不能行走的青少年的特殊需求

学龄儿童

尽管在这个年龄段中，正常患者可能已经具备了一定水平的推理能力和配合治疗的能力，但他们这样做的意愿非常有限。不管他们是否有意识地认识到这一点，自我意识的出现可能会导致其抗拒任何可见的治疗。在睡觉时进行治疗会取得一定程度的成功，但无疑会延长治疗时间。在这个年龄段完全扭转畸形不再是一个现实的目标。这个年龄段的治疗包括夹板和支具甚至是石膏固定。其次，非常有限的软组织平衡手术与踇外展肌肌腱的松解是适合的。

谨慎使用足部矫形器有助于降低后足代偿性变形的风险。通过使用“步态板”类型的伸展 / 牵伸，也可以在步态角度上获得一些美观的改进。但是也应谨慎使用，以免使包括踝关节、膝关节和髋关节在内的更多近端结构发生紊乱。

有人指出，许多短跑运动员和其他运动员在成年时表现出一定程度的足尖行走。这可能为短距离加速提供一个更好的推进结构。据我所知，还没有哪位学者主张要创作或诱导这样的结果。我们也可以推测，大多数将跖骨内收保持到成年的人将不是竞技运动员，而是必须找到能适合他们畸形的脚的鞋子。

青少年

图 6.13 描述了常见的青春期前表现。这无疑是最易受无意心理伤害的年龄段。在很多情况下，自我意识已经变成了自我专注，我们当前的文化无疑过度强调了外表。尽管如此，未能在患者人生早期阶段进行治疗已经造成了无法弥补的伤害。此时去适应畸形是适合大多数患者的。适当地选择鞋子多用于保护矫正的足弓支撑，以防止后脚出现代偿性过度内旋的方法是可取的。在极少的顽固性疼痛病例中，需要手术干预。已经提出了各种外科手术方法，并且通常都能获得相对令人满意的结果。这些包括多处跖骨截骨术和跗骨截骨术。病例包括闭合楔形截骨术和多处跖骨斜形截骨术（图 6.14，图 6.15）。虽然能够达到令人满意的结果，但这些手术在技术上具有挑战性。单跖骨截骨术并发症的风险是众所周知的。这种风险随着跖骨截骨部位的增加而增加。过度矫正、矫正不足、骨不连和畸形愈合都是很现实的问题，以及常见的外科手术的问题，如感染、伤口愈合、深静脉血栓等。

此外，James V. Ganley 博士有一个著名的学说，在大多数情况下“正常跖骨”的放射学轮廓与许多临床跖骨内收患者相比较是一样的。这意味着，在许多情况下实际的畸形更接近于近端位置。若在可能的情况下，于实际畸形的部位进行手术干预在解剖学上来说是可取的。因此，在许多病例中采用跗骨截骨更为合适。在这个水平上进行干预的额外优势包括松质骨含量更高有利于骨愈合及更少的截骨次数。因此，根据外科医生的经验在这个水平实行截骨手术是可取的。图 6.16 描绘了一名从婴儿时期就开始治疗的 9 岁马蹄内翻足综合征患者，最近才刚从残余的中足内收畸形矫正治疗中恢复过来的影像学照片。

为了避免对生长板的影响也增加了在这一水平进行手术的呼声。最大的缺点是需要进行内侧开放截骨术和必要的骨或适当的替代物移植。当然，这些手术由于增加了成本，以及需要进行其他手术以获取骨移植物，但最终结果是不确定的。外侧闭合性截骨术在技术上带来了一些挑战，其中最重要的是可以取出并能维持稳定的骨量有限。然而，中足截骨术的多平面畸形矫治能力与跖骨截骨术相比更强，这会增加使用该术式的呼声，以矫正医源性损伤所致的代偿性中足或后足畸形。

青壮年

青壮年的骨骼已经发育成熟，而到了老年，他们的骨骼可能会因为未处理的中足内收的严重影响而出现退化。具有讽刺意味的是，这些患者往往完全不知道他们有此出生缺陷。他们可能会出现临床上常见的踇外翻和 / 或趾囊炎。他们也可能出现第 5 跖骨茎突滑囊炎、腓骨 / 腓侧肌腱损伤，包括慢性与急性，以及外侧足部和 / 或踝关节的扭伤和骨折。不幸的是，这些患者并没有从婴儿时期数周的石膏矫正中获益。这些情况中有许多是很难纠正的，需要积极的外科手术，有些如腓骨肌腱损伤和外侧踝关节韧带损伤预后很差。这些情况的详细治疗超出了这本书的范围，但任何提供全面的足部和踝关节治疗的人都应该把这些成年人不良预后的情况作为应

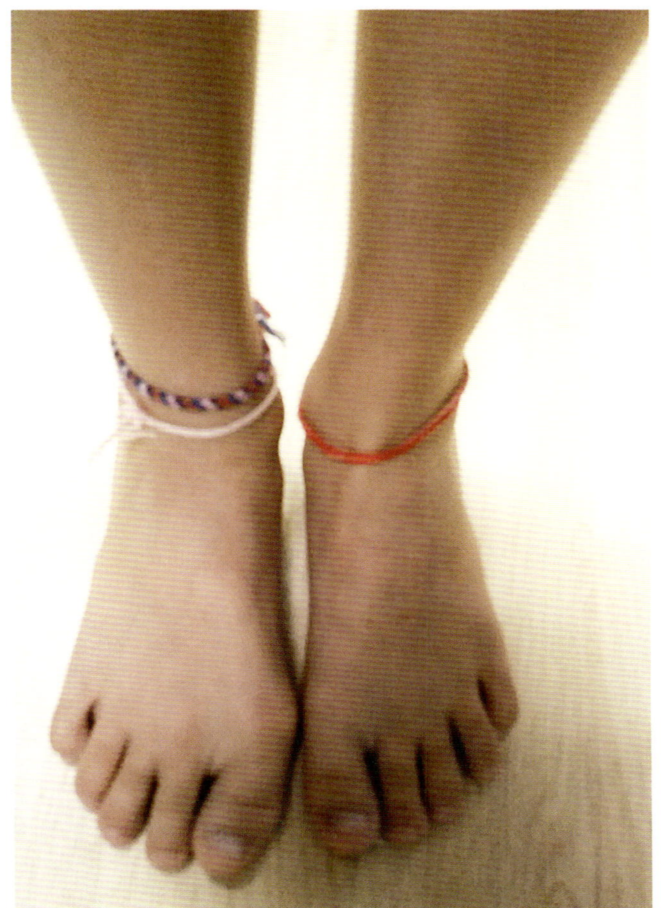

图 6.13　常见的青少年足外观

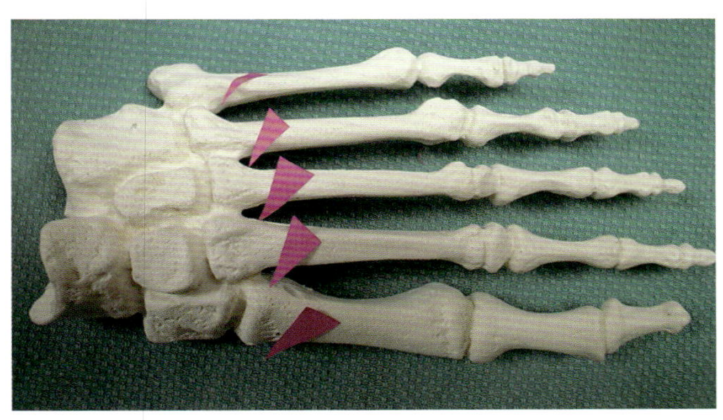

图 6.14　闭合楔形截骨

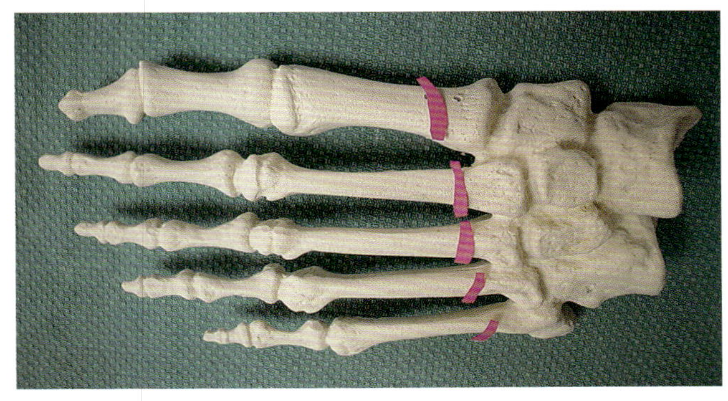

图 6.15　横向截骨

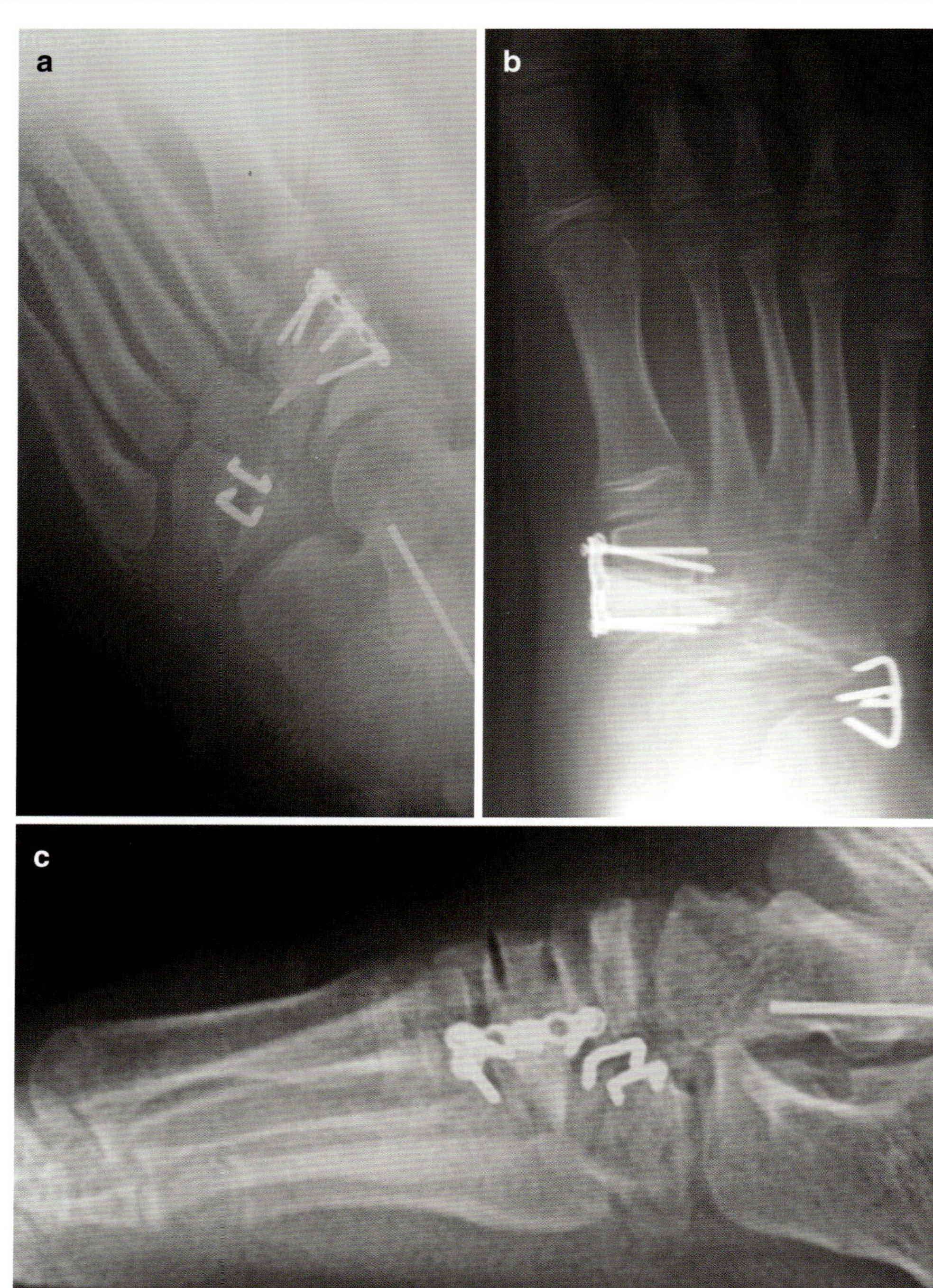

图 6.16 从婴儿时期就开始治疗的 9 岁马蹄内翻足综合征患者，最近才刚从残余的中足内收畸形矫正治疗中恢复过来

在婴儿期间就纠正本畸形的一个强大动力。

老年人

这类被忽视的患者可能会遭受在青壮年部分讨论的所有后果。老年患者也可能承担多系统疾病的额外风险，骨骼和肌肉的失调以及血供变差，从而使想要达到成功的治疗更具挑战性。

治疗方法

善意的忽视

通常提倡观察等待或积极观察。同一笔者经常推荐并主张在某些情况下采用石膏矫正治疗那些尚不会走路的婴儿。但这两种方法之间明显的矛盾是极不合理的。要等多久？要观察多长时间？为什么要等到问题变得更困难的时候才去纠正呢？

任何有经验的医疗工作者都会同意，用石膏夹板或其他任何方式治疗婴儿都要比两三岁学步的孩子容易得多。一个学龄儿童在某些情况下是可能合作的，但是骨骼已经相对成熟治疗需花费更长的时间才能获得成功，并且不太可能完全矫正。此外，一些建议忽视畸形的医生还指出，用支具和夹板治疗可能会影响患者在当时或以后生活中的自尊心。他们实际上是利用这一理论基础来暗示儿童时期的治疗是不恰当的，然而却没有描述任何关于治疗年龄或治疗类型的分层。当然，很明显，学龄儿童戴着可视的支具或夹板可能会被嘲笑，并因此遭受到心理伤害。但是一个婴儿在出生早期的几周内，穿着一件成型的石膏似乎不太可能受到类似的伤害。我们再次发问，为什么有人会决定推迟治疗这种明显的畸形？

拉伸 / 伸展

一些笔者有时建议护理人员在每次换尿布时进行“伸展”操作。这可能是 Voltaire 评估医学的一个很好例子，医学是一种使患者愉悦而病情好转的“艺术”。但在这种情况下是个例外，因为这个疾病本身在大多情况下可能不会好转。此外，“拉伸”的行为是不可取的。在其他方面正常的儿童，下肢韧带通常比发育中的骨骼更加强壮。因此，认为可以拉伸韧带以使骨骼正常发育的想法是不合理的。在这个笔者的推断中，初级护理人员具有临床技能以适当地执行手法操作的期望是不现实的。因为对于婴儿的石膏固定与中足内收及其他畸形的手法操作需要特殊的训练才能达成。而石膏技术在拥有丰富经验治疗者的适当应用下是有效的。

石膏固定

手法操作后再进行石膏固定是治疗小儿畸形的基础。早在古埃及就有记载使用这种技术。一遍又一遍地证明了此术可成功治疗复杂的畸形，例如马蹄内翻足。相关的详细石膏治疗技术论文已有广泛的发表。

夹板

使用各种夹板和支具“纠正”中足内收是一种混合治疗。一些经过深思熟虑的、有助于保护后足不因过度内旋而引起医源性变形的器械完全适合用来治疗。从表面上看，诸如足外展鞋之类的有效技术无疑无法改变畸形骨骼的生长方向，反而使后足过度内旋引起医源性畸形。由于这种干预，脚可能会变直，但有两个或多个畸形，而不是矫正初始的畸形。

任何装置都必须至少将跟骨稳定在中立或略微相反的位置，以防止过度内旋。此外，显然适当合脚是必不可少的。必须与父母全面讨论装置正确的应用方式和潜在的负面影响。应用说明通常伴随着新的支具，应将说明书打印给患者。

负面影响在我们的经验中很少见，文献中也没有报道。问题包括皮肤刺激，支具中使用少量婴儿爽身粉和 / 或使用袜子可以防止水分在支具下积聚。当然，不合适的支具会刺激甚至在最坏的情况下损坏皮肤和深层的结构。建议定期确认夹板或支具的正确安装和使用。制造商会建议这些检查的具体频率。我们建议在安装和配制后尽快检查。我们还建议在午睡时使用，以便在白天和较短的时间内发现问题（图 6.17）。

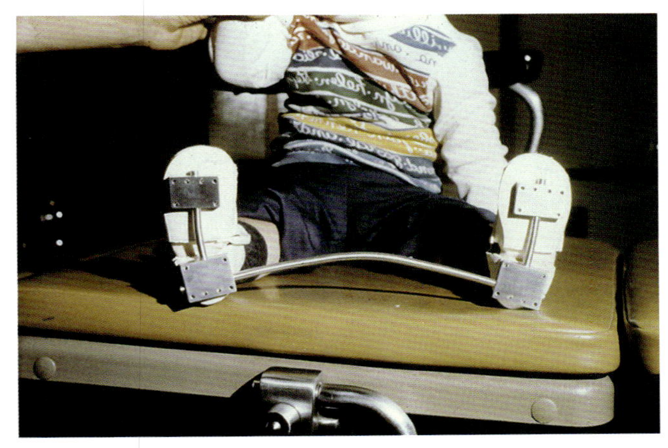

图 6.17 儿童佩戴的 Ganley 夹板

手术治疗

详细的手术描述不在本文讨论范围之内，但已有相关研究书籍出版。干预的类别可能包括软组织松解、前足截骨、中足截骨和后足截骨。

软组织手术包括松解踇外展肌、Heyman-Herndon 手术（跖楔关节囊松解）和 Strong 的术式（跖跗关节囊切开术）。我们不推荐使用后者，因为已有报道在以后的生活中会出现足部僵硬。有时我们还是采用 Lichtblau 术式作为一种独立的干预手段。关于患者出现踇外翻的任何趋势仍然值得关注。已经发明出多种跖骨截骨术，包括闭合性楔形截骨术和横向截骨术，例如 Lepird 截骨术。

中足截骨术是我们最常使用的术式。正如 Ganley 和 Ganley 指出的，出于多种原因我们通常更喜欢这些术式。这些原因如下：与远端相比，在畸形部位进行手术，截骨处更少并且骨头的愈合更好。在畸形部位进行手术，而不是造成第二个畸形以改善器官的外观，是更好选择。手术次数越多，累积并发症的可能性越大。跗骨中的松质骨比跖骨多，因此可以预期获得更快的骨愈合（图 6.18）。

后足截骨术很少独立用于中足内收的治疗。后足手术是必要的，而且对于解决由于未矫正的中足内收引起的偶发性畸形和代偿性畸形是有益的。例如，跟骨内移截骨术可减少因代偿性中足内收引起的过度内旋，或在外侧矫正非代偿性中足内收引起的弓形畸形。外侧柱短缩截骨术 / 跟骰关节融合术可改善中足内收的外观，并同时矫正弓形畸形。外侧

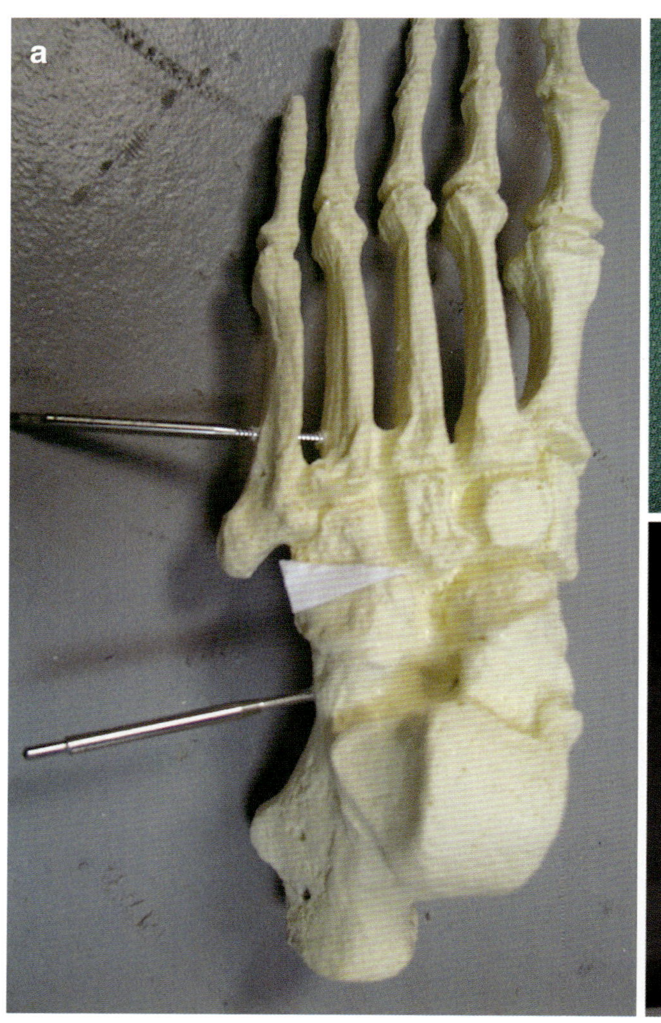

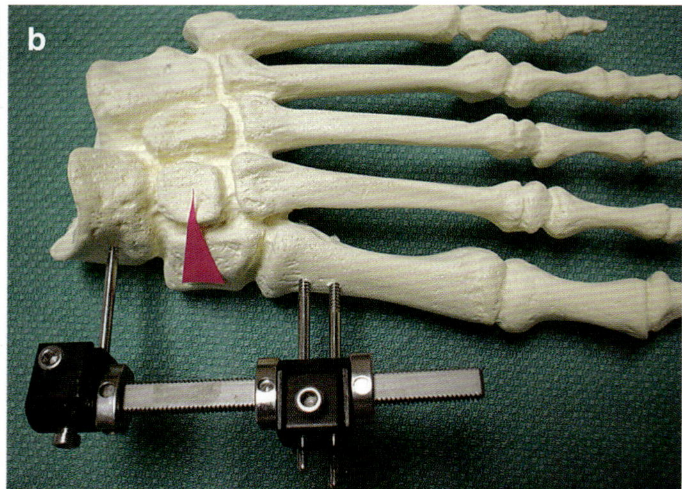

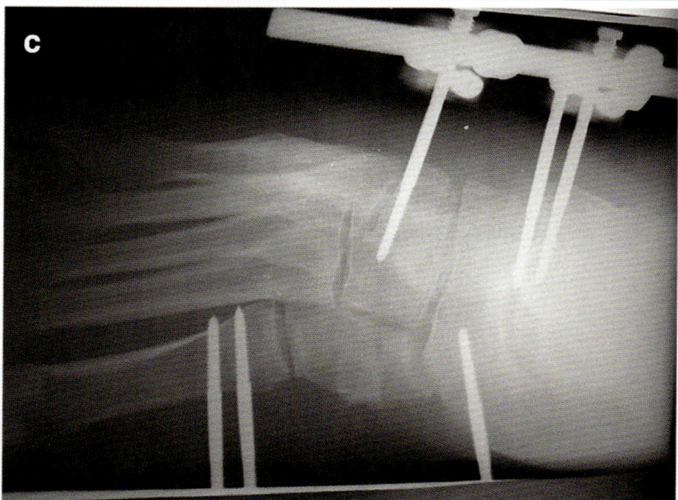

图 6.18 （a，b，c）带外固定针及支架的截骨前计划

柱延长截骨术可以矫正中足内收代偿引起的过度内旋，但是与纠正过度内旋的其他外科手术方法相比，也可能加剧中足内收的外观。此外，距下关节融合术可以矫正过度内旋且不加重中足内收。

总结

中足内收的治疗原则包括：

1. 早期识别。
2. 谨慎确定潜在的危险因素，例如神经系统疾病、肌肉疾病和结缔组织疾病。
3. 实事求是且真实地告知预后。
4. 早期轻柔有效地干预。
5. 在不理想年龄出现症状选择适合年龄进行干预。

参考文献

[1] Kite HJ. The clubfoot. New York: Grune & Stratton; 1964.

[2] Wegner DR, Rang M. The art and practice of children' s orthopedics. New York: Raven Press; 1993.

[3] McDonough MW. Fetal positions a cause of right and left-sided foot and leg disorders. J Am Podiatry Assoc. 1981;7:65–68.

[4] Ponseti IV, Becker JR. Congenital metatarsus adductus: the results of treatment. J Bone Joint Surg Am. 1996;48:702.

[5] Agnew PS. Evaluation of the child with ligamentous laxity. Clin Podiatr Med Surg. 1997;14:117–130.

[6] Wynne-Davies R. Family studies and the cause of congenital clubfoot, talipes equino-varus, talipes calcaneovalgus and metatarsus varus. J Bone Joint Surg Br. 1964;445(9):46.

[7] Hunziker UA, Largo RH, Due G. Growth and development neonatal metatarsus adductus, joint mobility, access and rotation in preterm and term children 0-5 years of age. Eur J Pediatr. 1988;148:19–23.

[8] Morcuende JA, Ponseti IV. Congenital metatarsus adductus in early human fetal development: a histological study. Clin Orthop. 1996;46:376.

[9] Sgarlato TE. A discussion of metatarsus adductus. Arch Podiatr Med Foot Surg. 1973;1:35.

[10] Ganley JV, Ganley TJ. Metatarsus adductus deformity. In: Mcglamry ED, Banks AS, Downey MS, editors. Comprehensive textbook of foot surgery. 2nd ed. Baltimore: Williams & Wilkins; 1992. p. 829–852.

[11] Halvac HF. Differences in x-ray findings with varied positioning of the foot. J Am Podiatry Assoc. 1987;57:465–471.

[12] Root ML, Orien WP, Weed JH, et al. Biomechanical examination of the foot. Los Angeles: Clinical Biomechanics; 1971. p. 33.

[13] Yu GV, DiNapoli DR. Surgical management of hallux abductovalgus with concomitant metatarsus adductus. In: Mcglamry ED, editor. Reconstructive surgery of the foot and leg: update ' 89. Tucker: Podiatry Institute; 1989. p. 262–268.

[14] Weissman SD. Biomechanically acquired foot types. In: Weissman SF, editor. Radiology of the foot. Baltimore: Williams & Wilkins; 1982. p. 50–76.

[15] Heatherington VJ, Lehtinen J, Grill F. The pediatric patient. In: Levy LA, Heatherington VJ, editors. Principles and practice of podiatric medicine. New York: Churchill Livingstone; 1990. p. 571–612.

[16] McCormick D, Blount WP. Metatarsus adducto varus. JAMA. 1949;449(5):141.

[17] Berg EE. A reappraisal of metatarsus adductus and skewfoot. J Bone Joint Surg Am. 1986;68:1185.

[18] Paulos L, Coleman SS, Samuelson KM. Pes cavo varus. J Bone Joint Surg Am. 1980;62:942–953.

[19] Valmassy RL. Torsional and frontal plane conditions of the lower extremity. In: Thompson P, editor. Introduction to podopaediatrics. London: WB Saunders; 1993.

[20] Banks AS, Hsu YS, Marish S, et al. Juvenile hallux abducto valgus association with metatarsus adductus. J Am Podiatr Med Assoc. 1994;84:219–224.

[21] Hardy RH, Chlapham JCR. Observations on hallux valgus. J Bone Joint Surg Br. 1951;33:376–391.

[22] LaReaux RL, Lee BR. Metatarsus adductus and hallux abducto valgus: their correlation. J Foot Surg. 1987;26:304–308.

[23] Ganley JV. Lower extremity examination of the infant. J Am Podiatry Assoc. 1981;71:92–98.

[24] Kight HJ. Congenital metatarsus varus. J Bone Joint Surg Am. 1967;49:388–397.

[25] Yoho RM, Vardaxis V, Dikis J. A retrospective review of the effect of metatarsus adductus on healing time in the fifth metatarsal jones fracture. Foot. 2015;25:215–219.

[26] Yoho RM, Carrington S, Dix B, Vardaxis V. The association of metatarsus adductus to the proximal fifth metatarsal Jones fracture. J Foot Ankle Surg. 2012;51(6):739–742.

[27] Crawford AH, Gabriel KR. Foot and ankle problems. Orthop Clin North Am. 1987;18:649–666.

[28] Scheimer OM. Chiropodical management of infantile metatarsus varus. J Mat Assoc Chirop. 1957;47:435.

[29] Ganley JV. Corrective casting in infants. Clin Podiatry. 1984;1:501–516.

[30] Lynch FR. The Ganley splint: indications and usage. Clin Podiatry. 1984;1(15):517–534.

[31] Thompson GH, Simons GW. Congenital talipes equino varus（clubfeet）and metatarsus adductus. In: Drennan JC, editor. The child' s foot and ankle. New York: Raven Press; 1992.

[32] Lichtblu S. Section of the abductor hallucis tendon for correction of metatarsus adductus varus deformity. Clin Orthop. 1975;110:227–232.

[33] Heyman CH, Herndon CH, Strong JM. Mobilization of the tarsometatarsal and intermetatarsal joints for correction of resistant adduction of the forepart of the foot in congenital clubfoot or congenital metatarsus varus. J Bone Joint Surg Am. 1958;40:299–310.

[34] Stark JG, Johanson JE, Winter RB. The Heyman-Herndon tarsometatarsal capsulotomy for metatarsus adductus: results in 48 feet. J Pediatr Orthop. 1987;7:305–310.

[35] Yu GV, Wallace GF. Metatarsus adductus. In: McGlamry ED, editor. Comprehensive textbook of foot surgery, vol. 1. Baltimore: Williams

and Wilkins; 1987. p. 324–353.
[36] Fowler SB, Brools AL, Parrish TF. The cavovarus foot. J Bone Joint Surg Am. 1959;41:75.
[37] Harley BD, Fritzhand AJ, Little JM, et al. Abductory midfoot osteotomy procedure for metatarsus adductus. J Foot Ankle Surg. 1995;34:153–162. P. S. Agnew

青少年踇外翻

7

Michelle L. Butterworth，John T. Marcoux

关于踇外翻的确切定义缺乏共识，但是，大多数临床医生将这种情况描述为骨骼发育未成熟的儿童出现第 1 跖骨的内翻偏移和踇趾的外翻偏移。

然而，Goldner 和 Gaines 把这种情况归类为发生在年龄小于 20 岁的群体中。Zollinger 发现，青春期出现踇外翻的概率仅为 3.5%，这是一个相对罕见的发现。其他研究表明，50% 的成人踇外翻患者，其畸形的发生始于青春期。

Coughlin 和 Mann 发现，40% 的青少年踇外翻患者在 10 岁之前的儿童时期就出现了畸形。Chell 和 Dhar 同样证实了大约有一半的踇外翻患儿在 10 岁以前就出现了畸形。

这些研究还表明，出现青少年踇外翻的儿童中有 80% 以上是女性，并且种族在青少年踇外翻的进展过程中起着重要作用，黑种人儿童患踇外翻的概率是白种人儿童的 5 倍。Helal 的报道还提到 75% 的踇外翻病例表现为双侧病变。

病因学

引起踇外翻畸形的因素包括外因和内因。鞋类，尤其是窄头鞋，已被确认为是引起踇外翻畸形的外在因素。研究表明，穿鞋的人比赤脚走路的人更容易发生踇外翻。然而，在青少年踇外翻患者中，只有 24% 的患者是由于穿缩窄的鞋引起的。

一些学者指出，踇外翻患者的阳性家族史为 58% ~80%。Johnson 认为踇外翻是属于外显不完全的常染色体显性遗传性疾病。2007 年，Pique-Vidal 等在评估遗传作为踇外翻发生的内在因素时也与 Johnson 的观点一致，并发现了常染色体显性遗传特征，其不完全外显率为 56%。他们检查了 350 名患者的系谱图，发现 90% 的患者都有家族史，影响了三代人中的一些家庭成员。

这种病理性畸形形成的生物力学基础多年来一直存在争议。踇外翻的发生与许多结构异常有关，包括扁平足、马蹄足、内侧柱功能不全、跖骨内收、韧带松弛、第 1 跖骨头的形状或关节软骨偏移以及第 1 跖骨楔形关节的结构性倾斜。

青少年踇外翻也可被视为其他疾病的表现，例如唐氏综合征中由于肌肉的不平衡和痉挛以及韧带松弛和肌张力降低引起的脑瘫。重要的是要了解家族史，看看其他兄弟姐妹、父母，或亲戚是否有踇趾外翻或其他足部畸形。最近的文献为我们对踇外翻畸形的整体认识带来了新的理论。研究表明，踇外翻畸形通常是额状面和横断面畸形与近端畸形顶点的结合。将第 1 跖骨旋转至外翻（内旋、外翻、外旋）位置，籽骨在籽骨轴位片上仍与骨嵴对齐。为了更好地定义踇外翻的病理学表现，学者们提出了“踇外翻伴跖骨内收外旋”这一术语。在外科手术重建过程中，未能纠正其额状面结构异常是导致复发性畸形的一个主要因素。Mortier 和他的同事对 100 例经手术治疗的踇外翻足进行了一项前瞻性的单中心放射学和解剖学研究，利用 X 线检查确定术前第 1 跖骨头在冠状面上的位置，证实了踇外翻患者跖趾关节存在病理性内旋。

临床表现

通常情况下，青少年踇外翻患儿的父母比孩子更加关注畸形。对于年幼的患儿，踇外翻引起的疼痛并不典型，也不会限制活动。患儿可能出现其他骨科症状，例如足外翻、足弓改变或足跟疼痛，孩子往往没有抱怨蹈趾的外翻畸形，大多是被偶然发现的。如果畸形引起疼痛，则通常与鞋子的挤压刺激或蹈趾与第 2 趾的邻接有关。青少年时期是最常见的患儿抱怨畸形的年龄阶段。蹈外翻畸形常常引起穿鞋受限，尤其是对于那些运动能力较强的儿童，而且对于发育中的年轻人而言，蹈外翻畸形往往是一个值得重视的问题。

临床上，青少年患儿的蹈趾内侧隆起明显小于成人，外翻旋转较少（图 7.1）。与成年人相比，患儿的疼痛也较少，并且他们的第 1 跖趾关节在大多数情况下并没有发生退行性改变。虽然可能存在跖楔关节的过度活动，但青少年蹈外翻畸形通常比成人更加稳定。同时，常伴有其他的结构异常，最明显的是跖骨内收和扁平足畸形。青少年患者跖骨内收的发生率远高于正常人群。在不同的研究中，这个比例为 22%~75%（图 7.2）。文献中关于扁平足畸形导致青少年蹈外翻畸形的报道，其发病率从 0 增加至 41%，不同报道具有明显差异（图 7.3）。

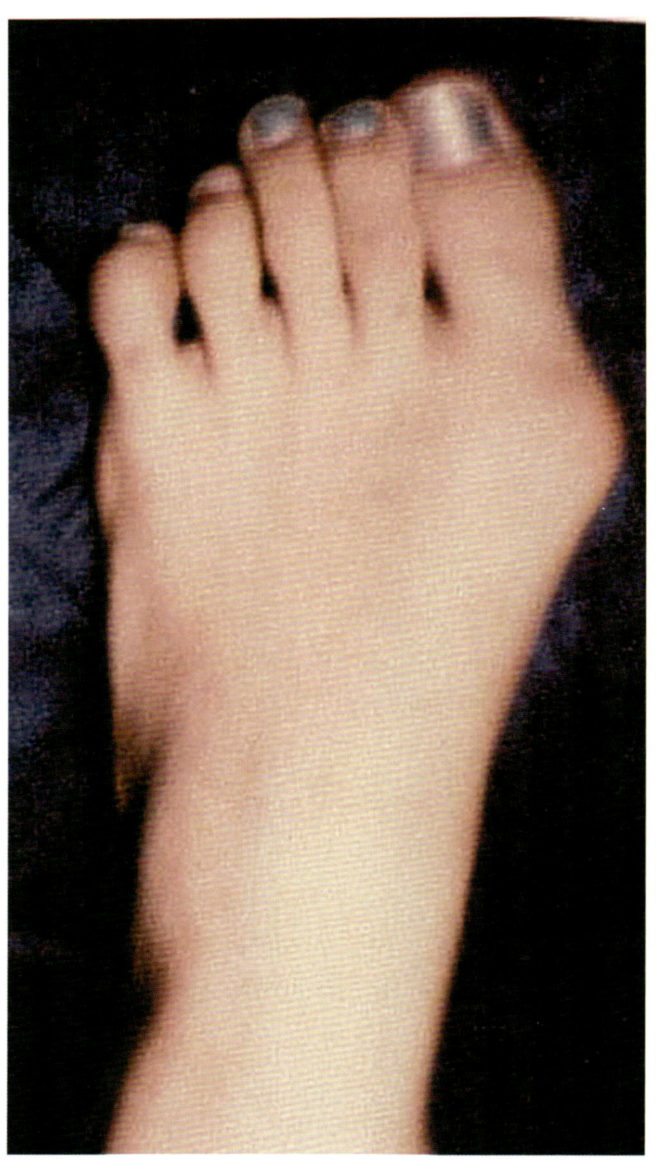

图 7.1 小儿蹈外翻畸形的典型临床表现。注意，上诉病例并未出现蹈趾的过度外旋

放射学评估

青少年蹈外翻畸形的影像学评估应包括：负重状态下足的正位、内斜位片、侧位片和籽骨轴位片，以评估所有层面的畸形。标准 X 线片的问题在于仅提供了畸形的三维空间组织结构的二维影像。蹈外翻角、跖骨间角和通过籽骨轴位片获得的籽骨位置，提供了最可靠以及可重复性的畸形评估。近端关节固定角（PASA）在青少年蹈外翻畸形评估中也很重要。PASA 的定义是第 1 跖骨头内外侧关节缘连线与第 1 跖骨纵轴线之间的夹角。0°~8° 的测量值被认为是正常的。Vittetoe 等，还建议术中对 PASA 进行评估，因为只有 95% 的机会评估误差在 5mm 范围内的真实角度。PASA 的增大表明由于蹈趾的长期力线不正和异常应力导致第 1 跖骨的功能适应性改变。在儿童蹈外翻畸形的 X 线评估中，PASA 增大是一个常见的表现。由于关节面的侧偏导致第 1 跖趾关节的外翻畸形（图 7.4），使得第 1 跖趾关节更加稳定，不易发生退行性改变。在成人患者中，PASA 通常不增大，并且第 1 跖趾关节外翻后关节不匹配，导致第 1 跖趾关节的稳定性较差，因此，半脱位是常见的，跖趾关节也容易发生退行性改变。

在评估儿童蹈外翻畸形时，测量第 1 跖骨的长度也很重要。根据 McLuney 和 Munuera 等的研究，过长的第 1 跖骨是导致青少年蹈外翻畸形的重要因素也是预测畸形发生的因素之一，其准确率为 94.3%。影像学评估的其他因素还包括骨骺、第 1 跖楔关节以及其他伴随畸形。骨骺端位于第 1 跖骨基底部，通常在 17 岁时闭合。值得注意的是，女性的生长板通常比男性更早闭合。还应评估小儿跖骨内收角。青少年蹈外翻患者常存在跖骨内收角的增大。虽然在评估青少年蹈外翻畸形时，跖骨间角（IMA）可能较小，但为了计算更准确的角度，必须考虑潜在的

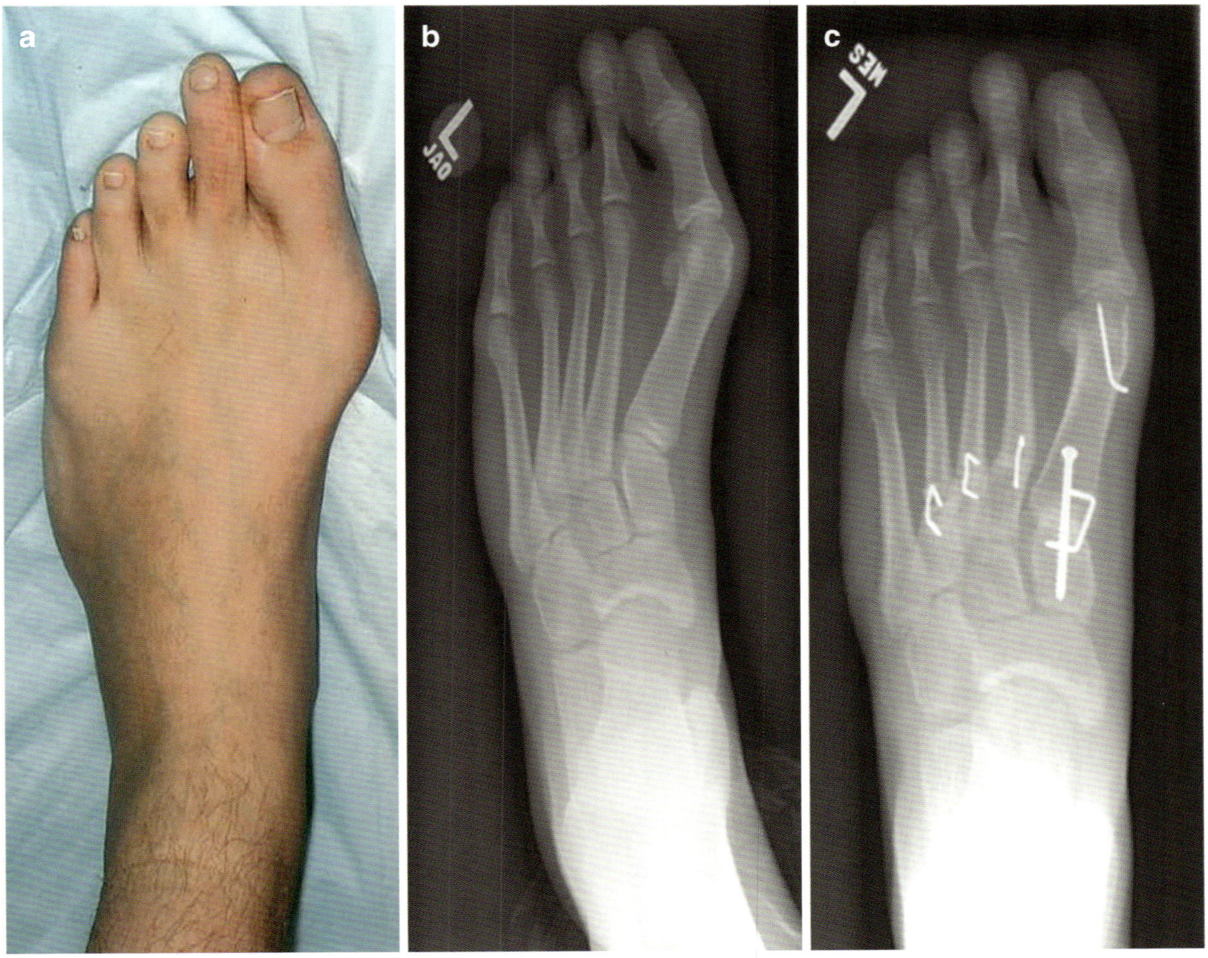

图 7.2 （a，b）一名 15 岁的男童，患有青少年踇外翻和潜在的跖骨内收畸形的临床和影像学表现。（c）采用 Lapidus 关节融合术和 Reverdin 截骨术矫正踇外翻畸形，跖骨内收畸形也得到矫正

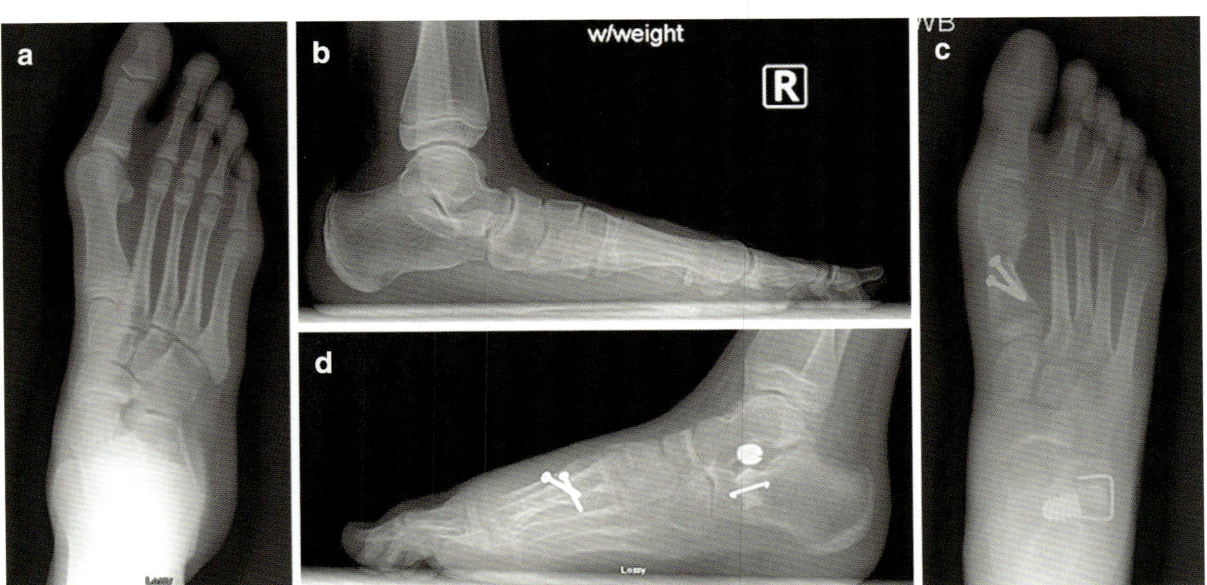

图 7.3 （a, b）一名 13 岁的女童，患有疼痛性的踇外翻畸形和潜在的扁平足。（c, d）术后 X 线片显示手术方式采用闭合楔形截骨术，Evans 跟骨截骨术加异体骨移植联合距下关节融合术，矫正了足部的全部畸形

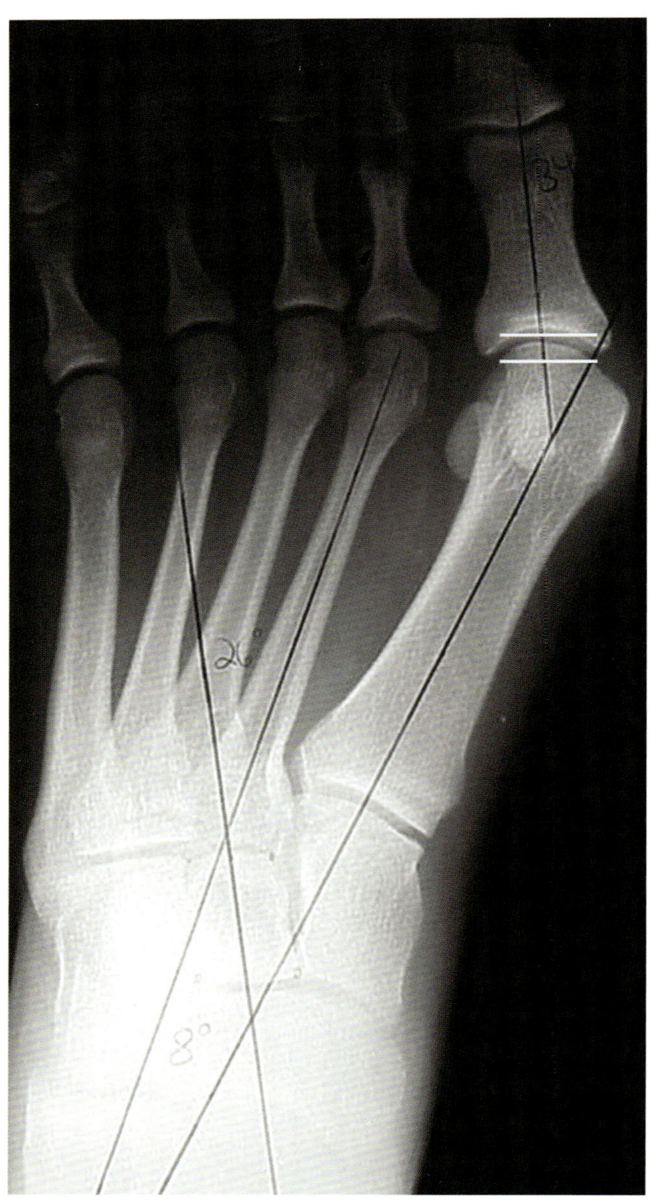

图 7.4 为临床青少年踇外翻畸形的 X 线片。X 线片显示患足踇趾内侧隆起较小、第 1 跖骨较长，踇外翻角异常增大（HAA），第 1、第 2 跖骨间角较小（IMA），以及跖骨内收角和近端关节固定角的增大（PASA）。由于关节面的侧偏导致第 1 跖趾关节的外翻畸形，使得第 1 跖趾关节更加稳定。成人患者与青少年相反，其 PASA 通常不增大，第 1 跖趾关节外翻后关节不匹配，导致第一跖趾关节的稳定性较差，容易发生半脱位

跖骨内收角（MAA）的增大。真实或有效的 IMA 由 Yu 等通过以下公式定义：IMA+（MAA−15）= 真实的 IMA。因此，必须考虑潜在的跖骨内收角（MAA）的增大，这一点，在决定手术方式时非常重要。并且还应评估患足是否存在扁平足畸形，因为踇外翻畸形患者可能同时伴有足部的扁平足畸形。

Griffiths 和 Palladino 发现，在儿童踇外翻畸形中，跖骨内收角及踇外翻角的增大和近端关节固定角的增大有统计学上显著的直接关系，但跖骨间角有减小的趋势。这与成年人有较大的跖骨间角，适度的踇外翻角，较小的跖骨内收角和较小近端关节固定角有明显的区别（图 7.5）。

治疗注意事项

治疗选择取决于许多因素，不应只考虑肢体美观。在制订诊疗计划之前，外科医生需要考虑的因素包括患者的年龄、骨骼成熟度、骨骺是否闭合、畸形关节的活动度、畸形的发生和进展、潜在病因、伴随畸形、症状的严重程度，以及患者和家长的期望。小儿踇外翻畸形的非手术治疗重点在于控制症状并尽可能解决任何潜在的结构性问题。穿宽头鞋、衬垫填充、活动调整和抗炎措施可以缓解疼痛。

使用功能性足部矫形器和踇外翻夹板通常可以解决结构性问题。重要的是要继续监测踇外翻畸形的进展情况，并在孩子骨骼发育成熟后重新评估治疗方案。只有在保守治疗失败以及出现疼痛和活动受限时，才应考虑外科手术。获得患者的完整病史和体格检查是极其重要的。必须从父母或看护人处获得任何可能导致关节松弛的家族性或遗传性病史。必须评估任何可能导致踇外翻畸形的伴随畸形，如跖骨内收、扁平足、马蹄足、胫骨内旋和股骨前倾。未能识别和解决伴随病理改变，可能导致矫正不足或踇外翻畸形的复发。

虽然在评估儿童的手术选择时，患者的年龄很重要，但患者骨骼成熟度的评估是手术干预的关键。对于 6 岁以下的儿童，第 1 跖骨非常小且未发育成熟，大小仅达到成人跖骨的 40%~50%，手术的疗效有限。尽管儿童第 1 跖骨长度在 6~10 岁时已经达到了成人跖骨的 60%~80%，且跖骨的大小和形状与成人的相似性，但生长板仍未闭合，如果可能的话，仍应避免对这些患者进行手术治疗。对于这个年龄段的患者，只有症状非常严重、疼痛和畸形进展迅速的患者才应采取手术干预。

女性比男性更早达到骨骼成熟。12 岁时，女性获得正常跖骨长度的 95%，男性获得 90%。生长板通常在女性 13~15 岁时和男性 15~17 岁时闭合。由

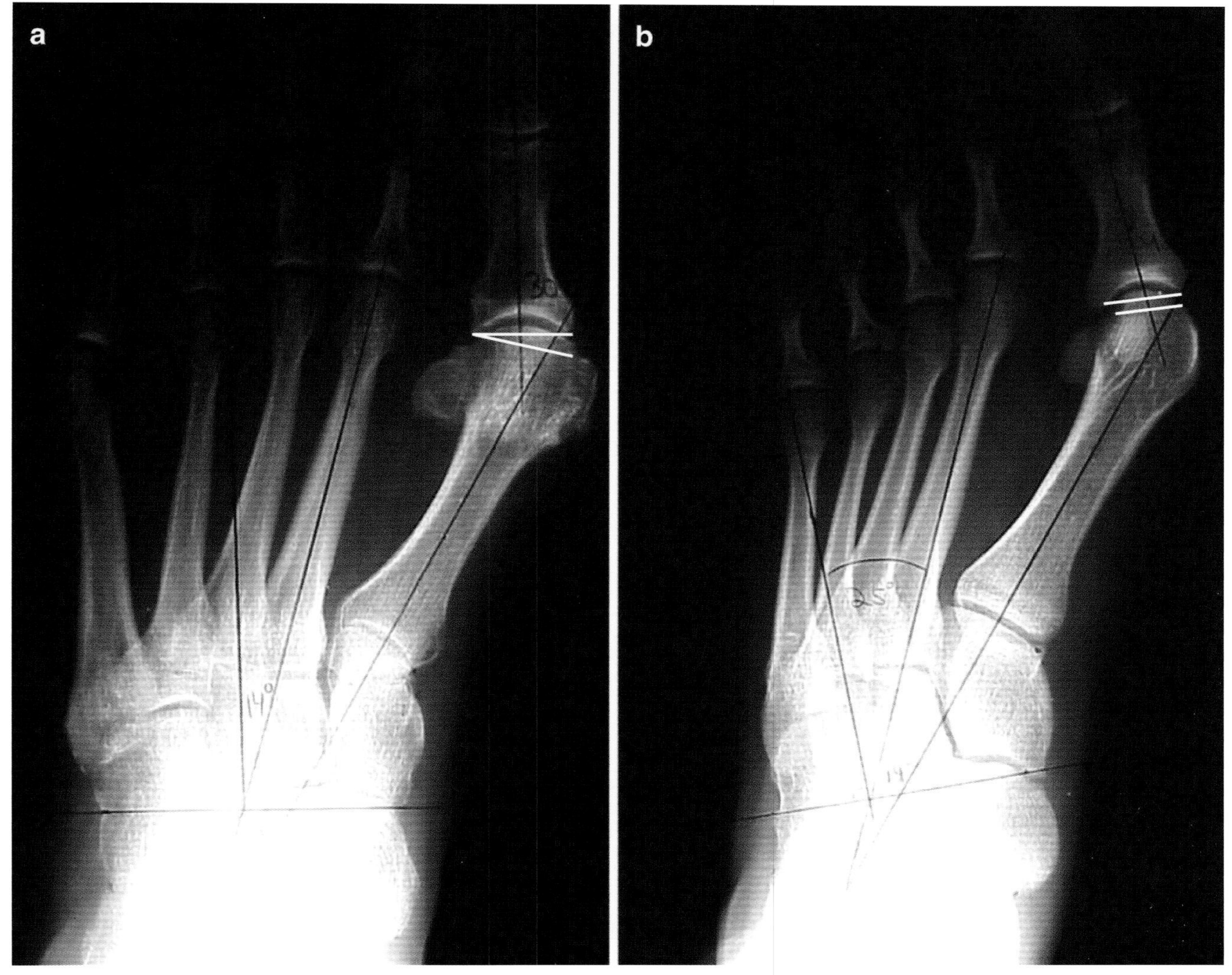

图 7.5 （a）成人踇外翻畸形常见的 X 线表现，包括较小 MAA、中度 HAA、较小 PASA、不协调的外翻畸形和第 1 跖趾关节半脱位。（b）儿童踇外翻畸形的常见影像学表现，包括较大 MAA、较大 HAA、较大 PASA、协调的外翻畸形和稳定的第 1 跖趾关节，以及较长的第 1 跖骨

于第 1 跖骨基底部的生长板尚未闭合，因此手术矫正时间可能需要延迟，或需要在跖骨更远端位置进行截骨手术，以避免对生长板的损伤。目前，在儿童人群中，笔者倾向于等到患者骨骼发育成熟，即生长板闭合。第 1 跖骨达到正常长度后，再进行选择性踇外翻矫形手术。因此，手术最有效的干预时间应在孩子年龄超过 16 岁时。

手术治疗

与任何类型的畸形矫正手术一样，踇外翻手术治疗的原则包括重新调整骨骼和平衡关节周围的软组织结构，使其回到正确的位置。过去，青少年踇外翻矫正手术的选择主要是跖骨远端截骨术和跖骨基底部手术。

由于青少年踇外翻畸形通常需要比成人更大、更积极的手术干预，因此，仅靠跖骨远端截骨术通常不足以完全矫正畸形（图 7.6）。在手术治疗时，常采用跖骨远端截骨术与基底部手术联合术式，以矫正第 1 跖骨关节的适配性。最常见的基底部手术是闭式楔形截骨术以及第 1 跖楔关节融合术。这两种手术都是矫正踇外翻畸形的有效方法，二者的取决通常由外科医生评估选择。如果生长板尚未闭合，则采用闭式楔形截骨术，可以在不影响生长板的情况下进行截骨和放置固定物。如果需要对畸形进行矫正，则首选第 1 跖楔关节融合术（图 7.7）。其他

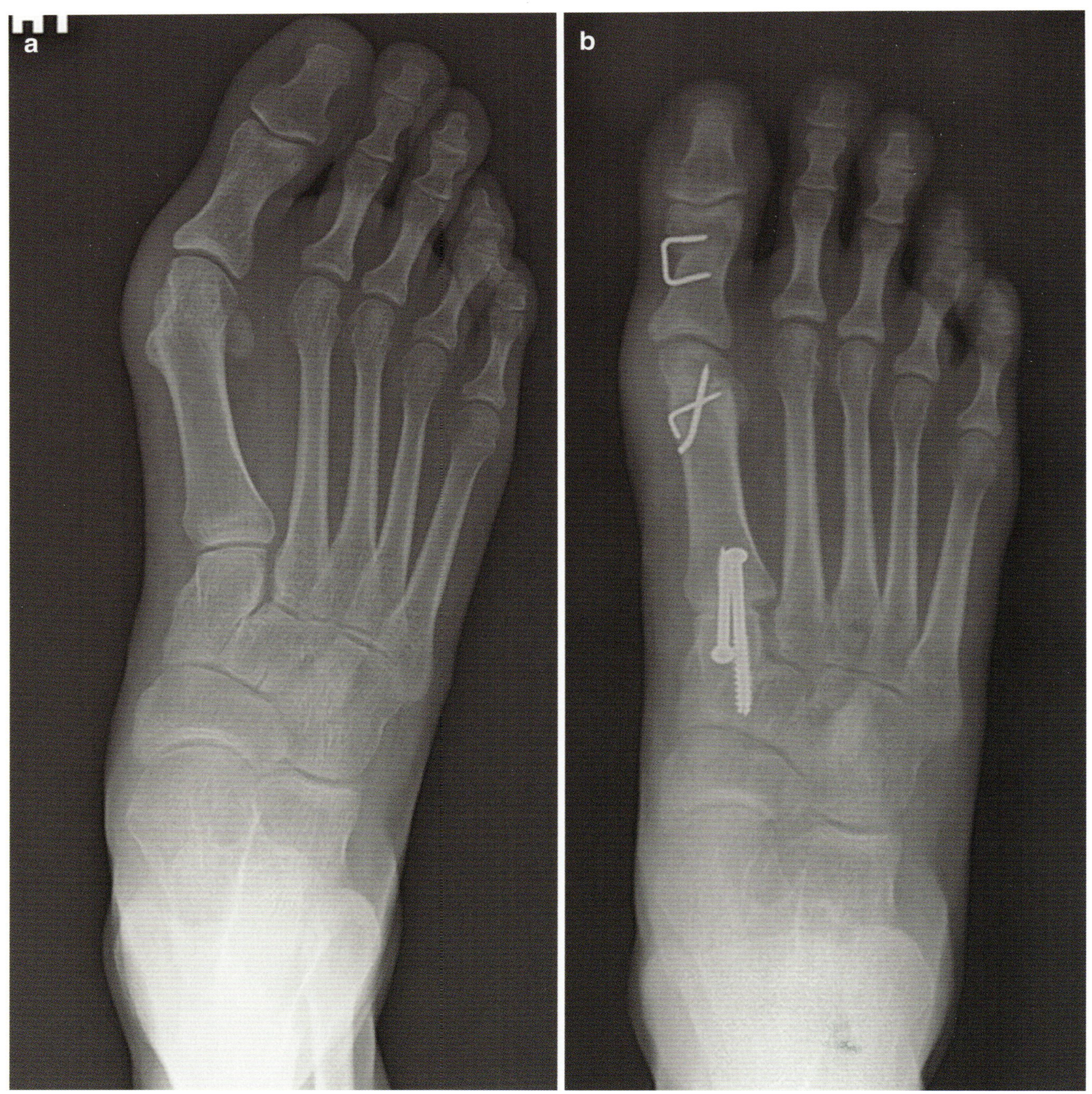

图 7.6 （a）一名患有脑瘫的 16 岁女性患者，1 年前进行了第 1 跖骨头内侧骨赘切除术，但并不足以完全矫正畸形，需要进行额外的手术治疗。（b）行矫正手术，包括 Lapidus 骨赘切除术、Reverdin 截骨术和远端 Akin 手术，并获得畸形完全矫正

手术方式包括基底部开放性楔形截骨术、新月形截骨术和骨骺阻滞术。

跖骨远端截骨术

尽管跖骨远端截骨术避免跖骨基底部的骨骺损伤，但其对于跖骨间角的矫正有限。Reverdin 截骨术及改良术式是临床上治疗踇外翻畸形的常用术式，（Reverdin 截骨术）通过从跖骨头内侧作楔形截骨，可以纠正倾斜的跖骨关节面。其改良术式 Reverdin-Green 手术是指在跖骨头跖侧进行截骨，从而避免对籽骨的损伤。Reverdin-Laierd 截骨术，切断了跖骨远端外侧皮质，因此，截骨的远端部分可以向外侧推移以达到矫正跖骨间角的目的。另一种

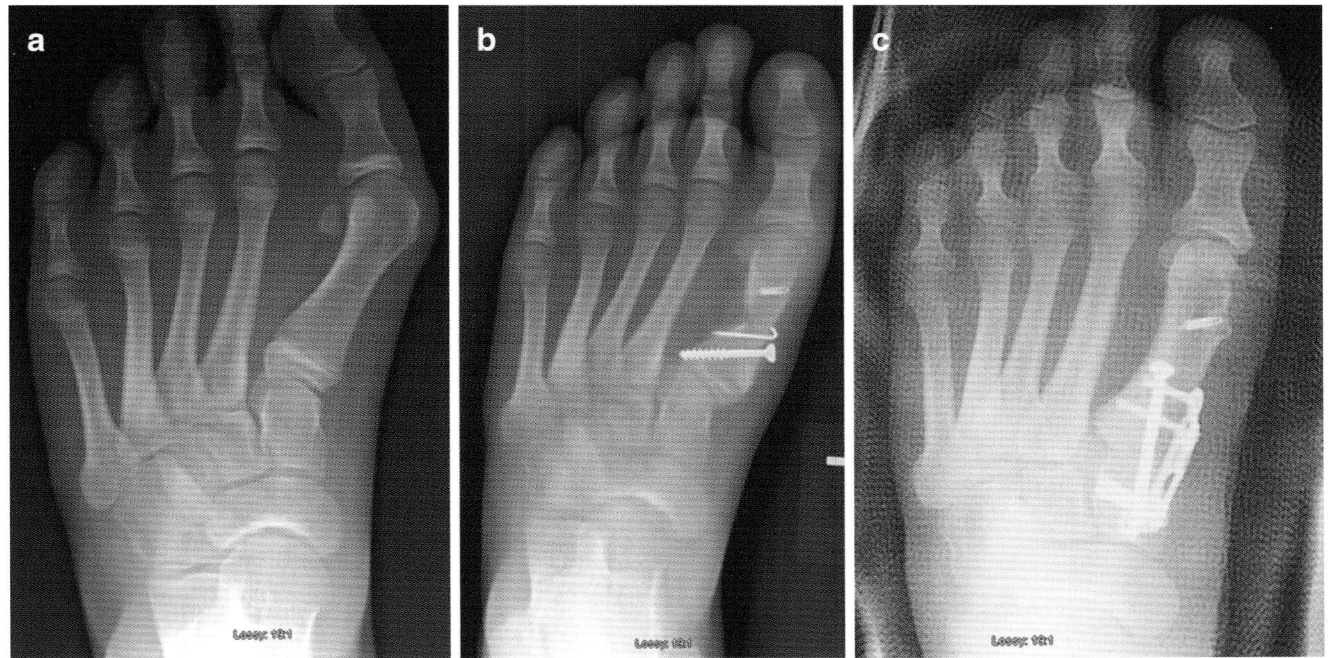

图 7.7　（a）一名 12 岁女性，患有严重的青少年踇外翻畸形。（b）首次手术干预为闭式基底部楔形截骨术伴内收肌肌腱转位。（c）6 年后，由于内柱功能不全，踇外翻畸形复发，以及出现轻微的跖骨痛，需要进行 Lapidus 手术

远端截骨术 Chevron 截骨术及其改良术式，同样可以矫正跖骨间角，在某些情况下，还可通过旋转截骨端以解决术中注意到的跖骨关节面的不匹配。进行远端截骨后，通常选择克氏针或小螺钉固定截骨端（图 7.8）。

跖骨近端截骨术

青少年踇外翻畸形通过新月形截骨术，可以矫正包括额状面在内的多个平面上的结构异常，并且还能够避免跖骨的缩短。然而，截骨端难以进行有效固定，因此该术式并不常用。基底部开放性楔形截骨术也曾被提及，但很少应用于矫正青少年踇外翻畸形。这种截骨术虽然延长了跖骨，但可能会导致第 1 跖趾关节的卡滞和僵硬。由于大多数青少年的第 1 跖骨较长，因此这种手术并不是理想的选择。此外，开放性楔形截骨还需要进行植骨和 / 或特殊骨填充物和固定（图 7.9）。

多年来，在治疗儿童踇外翻畸形时，最常用的跖骨近端截骨术是基底部闭式楔形截骨术。该术式可以在生长板尚未闭合时进行，其截骨的顶点位于骨骺远端。可惜的是，当截骨端越靠近跖骨远端，则越难以矫正跖骨间角，并且越有可能加剧第一跖骨头的关节错位（图 7.10）。在施行截骨术时，应注意尽量保留近端内侧面截骨顶点的铰链。内固定通常采用垂直于跖骨长轴的锚钉联合垂直于截骨端的加压螺钉固定（图 7.11）。如果术中发现 PASA 偏差较大，则可同时进行跖骨远端截骨术，如 Reverdin 截骨术联合基底部闭式楔形截骨术。该联合术式在矫正青少年踇外翻畸形，特别是在矫正跖骨内收畸形和 PASA 增大时，可取得良好的疗效。

跖骨近端截骨术的一个主要缺点是术后患者必须禁止负重，直到截骨端愈合。在开始使用可拆卸式行走靴进行保护性渐进负重前，通常需要 6~8 周的短腿石膏固定。当患者医从性较差时，可能导致严重的并发症，包括跖骨头的抬高、截骨不愈合、截骨畸形愈合和内固定失效。

第 1 跖楔关节融合术

Lapidus 于 1934 年首次描述了第 1 跖楔关节融合术用于矫正青少年踇外翻畸形。如果生长板已经闭合，在矫正小儿踇外翻畸形时，Lapidus 第 1 跖楔关节融合术与第 1 跖指关节周围肌力平衡是一种可行

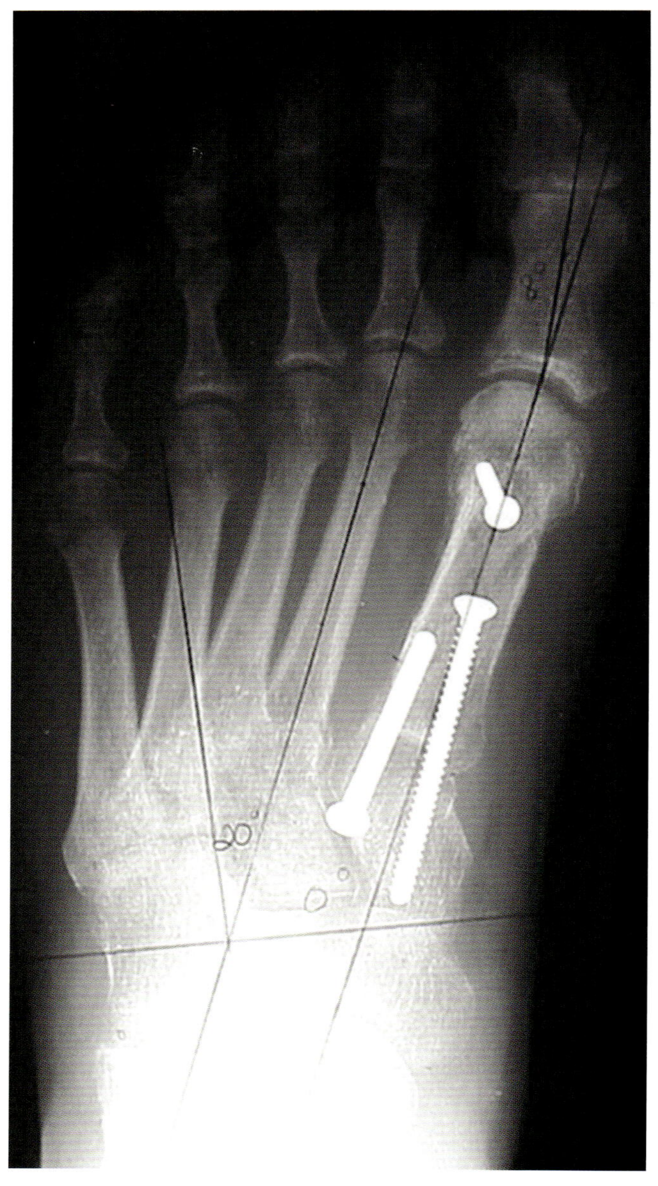

图 7.8 除 Lapidus 关节融合术外，还进行了 Reverdin 截骨术并使用螺钉固定，以重新调整第 1 跖骨关节面，畸形获得完全矫正

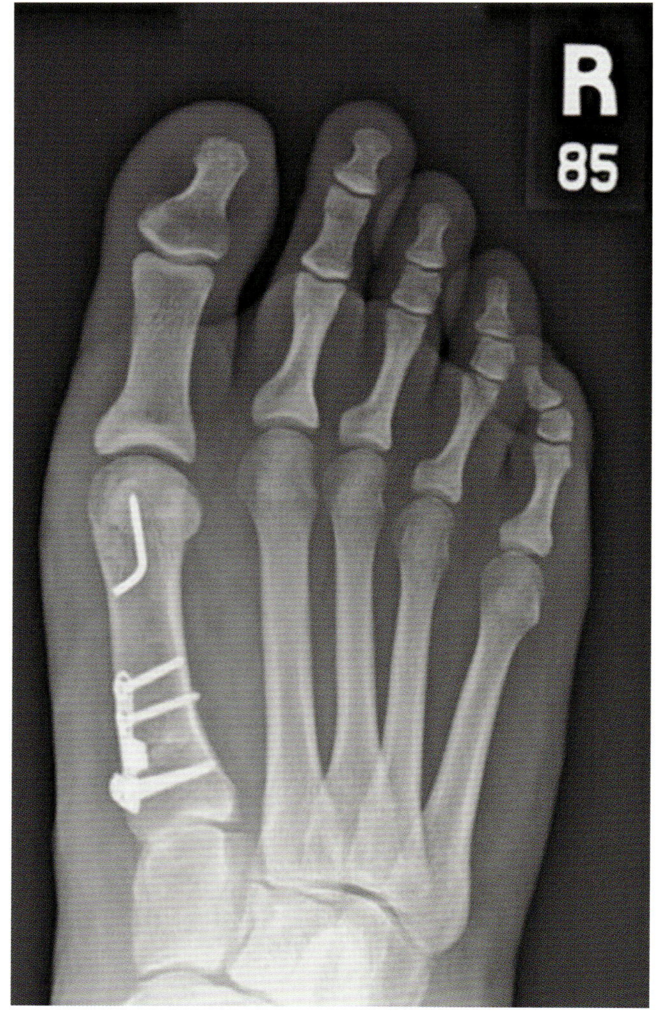

图 7.9 对一个第 1 跖骨较短的患者进行了开放性楔形截骨，并使用钢板固定。为了矫正 PASA，还进行了 Reverdin 截骨术

的选择。Lapidus 手术可在 3 个主平面内进行矫正，并有助于在内侧柱上提供稳定性。因此，该术式对于存在额平面畸形和 / 或过度活动的患者有良好的疗效。

使用手或器械对第 1 跖楔关节截骨。以往，为了提供足够的跖骨矫正，需要在关节处进行侧方的楔形截骨。然而，这通常容易造成第 1 跖骨的缩短。为了适应跖骨的短缩，跖骨常被向足底方向推移。近年来，通过跖骨的短缩，且不需要将第 1 跖骨向足底方向推移即可重塑关节面。由于大多数儿童踇外翻畸形的第 1 跖骨较长，该手术可以根据需要有效地缩短第 1 跖骨长度。

关节切除后，可在 3 个平面上矫正第 1 跖骨，并可根据需要，改善第 1 跖骨的跖间角度、额状面旋转以及矢状面位置。Lapidus 手术后可以采用各种形式的固定物，以提供足够稳定，包括螺钉、“U”形钉、钢板、髓内钉和外固定（图 7.12）。由于该手术使用的固定物贯穿关节，会影响生长板的生长潜力，因此不推荐对生长板尚未闭合的患者进行 Lapidus 术式矫正。虽对于生长板尚未闭合的患者可使用光滑克氏针进行固定，以尽量避免对生长板的损伤，但固定效果并不理想。

采用 Lapidus 关节融合术矫正踇外翻畸形的一个缺点是术后需要禁止负重。然而，随着固定技术的

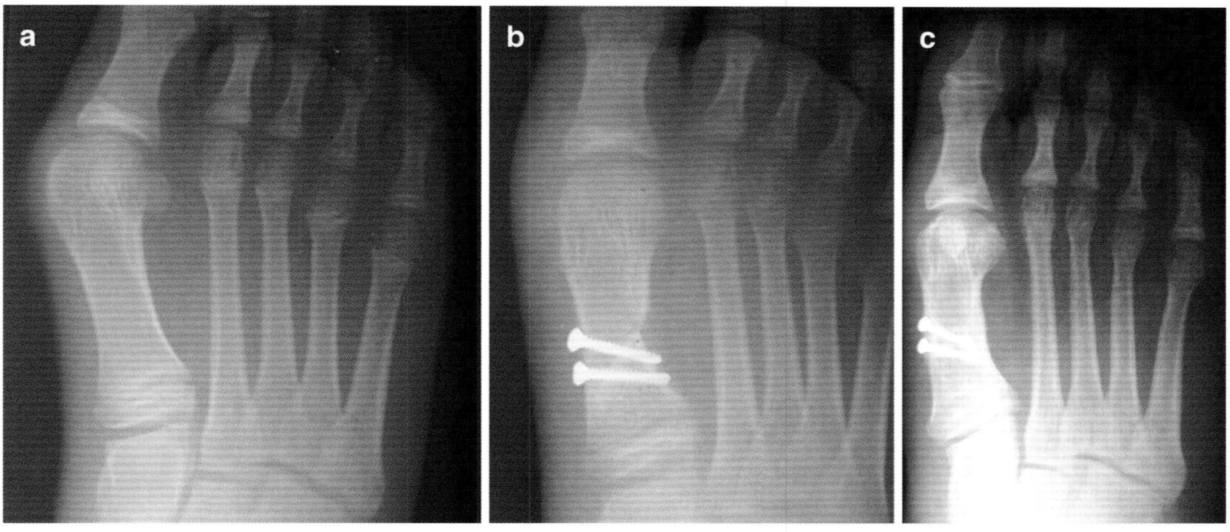

图 7.10 （a）一名 11 岁男性患者的术前 X 线片，患足踇外翻畸形且伴有明显的疼痛，影响其日常活动，需要手术干预。注意第 1 跖骨基底部的生长板尚未闭合。（b）在尚未闭合的生长板远端进行基底部闭式楔形截骨术。（c）同一患者行基底部闭式楔形截骨术 10 年后的 X 线片。注意，一旦获得完全生长，螺钉将在跖骨的远端出现

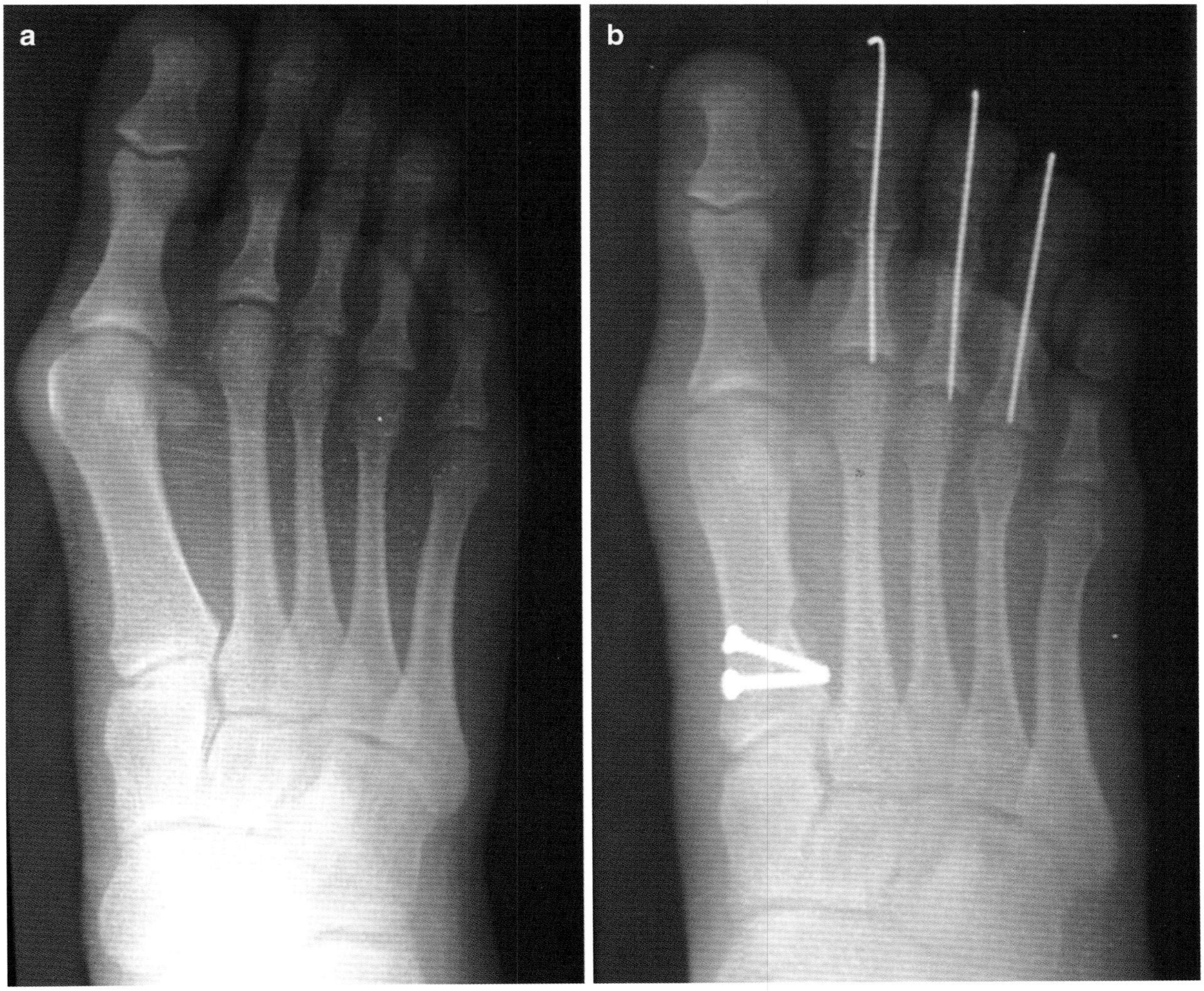

图 7.11 （a）一名 15 岁女性患者的术前 X 线片。生长板已经闭合，第 1 跖骨没有长偏，所以选择的手术是闭式楔形截骨术。（b）截骨矫形后采用双螺钉固定截骨端。锚钉垂直于第 1 跖骨长轴，加压螺钉垂直于截骨端

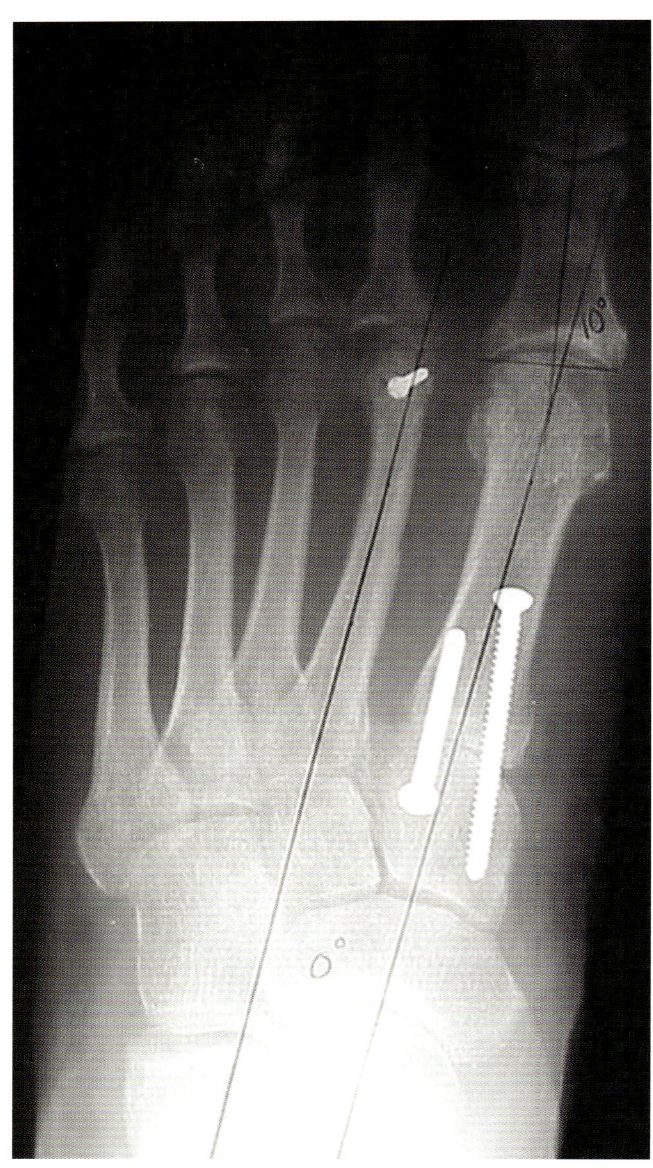

图 7.12 存在过度活动的 17 岁女性患者行 Lapidus 关节融合术并使用双螺钉固定

提高，对禁止负重的需要已大大减少。一些外科医生早在术后两周就让患者开始负重，并且没有出现骨不连或关节融合部位的断裂等并发症。

骨骺阻滞术

比较少见的是，对于骨骼发育不成熟的青少年踇外翻畸形患者，可以进行外侧半骨骺阻滞术。这种骨骺阻滞术在 20 世纪 30 年代首次被描述用于矫正儿童的成角畸形。对于有明显踇外翻畸形和跖骨过度生长的患者，该手术可以作为第 1 跖骨截骨术的替代术式。通过外侧骺板阻滞造成跖骨内侧的不对称生长，以达到降低跖骨间角度的目的，并随着时间的推移逐渐矫正畸形。Green 等认为，第 1 跖骨的生长模式遵循对数回归曲线。这可以根据年龄和性别对第一次跖骨生长进行临床预测，进而指导外侧半骨骺阻滞术的时机选择。不幸的是，目前，半骨骺阻滞术的临床结果还不能与笔者提供的解剖学预测相关联。

总结

成功的治疗青少年踇外翻畸形必须彻底了解畸形本身和治疗方式选择。外科医生必须能够识别导致踇外翻畸形发展的所有病因、伴随畸形和生物力学影响。如果这些影响因素没有得到解决，维持长期矫正效果是不可能的。医生还必须认识到儿童畸形不同于成人畸形，并应指导儿童进行相应的治疗。骨骼成熟是外科手术成功的关键。在骨骼完全成熟之前进行手术，有较高的并发症风险，包括生长板损伤。通常，为了完全矫正踇外翻畸形，远端和近端联合手术是必要的。外科医生必须根据临床和 X 线检查结果制订个性化的治疗方案，并选择最适合每个病人的手术方法。如果医生认识到，并解决导致畸形的所有因素，在手术干预前骨骼已经成熟，并且治疗计划是个性化制订的，就可以成功矫正青少年踇外翻畸形。

参考文献

[1] Piggot H. The natural history of hallux valgus in adolescence and early adult life. J Bone Joint Surg Br. 1960;42B:749–760.

[2] Coughlin MJ. Juvenile hallux valgus: etiology and treatment. Foot Ankle Int. 1995;16(11):682–697.

[3] Goldner JL, Gaines RW. Adult and juvenile hallux valgus: analysis and treatment. Orthop Clin North Am. 1976;7:863.

[4] Zollinger H, Fellman J, Brumm C. Juvenile hallux valgus. Orthopade. 1996;25:349–353.

[5] Hardy R, Clapham J. Observations on hallux valgus based on a controlled series. J Bone Joint Surg Br. 1951;33:376–391.

[6] Chell J, Dhar S. Pediatric hallux valgus. Foot Ankle Clin N Am. 2014;19:235–243.

[7] Gould N, Schneider W, Ashikagu T. Epidemiological survey of foot problems in the United States. Foot Ankle Int. 1980;1:8.

[8] Helal B. Surgery for adolescent hallux valgus. Clin Orthop Relat Res. 1981;(157):50-63.

[9] Coughlin MJ, Thompson FM. The high price of high-fashion footwear. Instr Course Lect. 1955;44: 371–377.

[10] Coste F, Desoille H, Illouz G, Chavy AL. Locomotor apparatus and classical dancing. Rev Rheum Mal Osteoartic. 1960;27:259–267.

[11] Coughlin MJ, Thompson FM. Women' s shoe wear and foot disorders. West J Med. 1995;163:569–570.

[12] Shine IB. Incidence of hallux valgus in a partially shoe-wearing community. Br Med J. 1965;1:1648–1650.

[13] Sim-Fook L, Hodgson AR. A comparison of foot forms among the non-shoe and shoe-wearing Chinese population. J Bone Joint Surg Am. 1958;40-A:1058–1062.

[14] Geissele AE, Stanton RP. Surgical treatment of adolescent hallux valgus. J Pediatr Orthop. 1990;10:642.

[15] Meier PJ, Kenzora JE. The risks and benefits of distal first metatarsal osteotomies. Foot Ankle Int. 1985;6:7.

[16] Glynn MK, Dunlop JB, Fitzpatrick D. The Mitchell distal metatarsal osteotomy for hallux valgus. J Bone Joint Surg Br. 1980;62:188.

[17] Johnson O. Further studies of the inheritance of hand and foot anomalies. Clin Orthop. 1954;8:146.

[18] Pique-Vidal C, Sole MT, Antich J. Hallux valgus inheritance: pedigree research in 350 patients with bunion deformity. J Foot Ankle Surg. 2007;46: 149–154.

[19] Craigmile DA. Incidence, origin, and prevention of certain foot defects. Br Med J. 1953;2:1953.

[20] Cole S. Foot inspection of the school child. J Am Podiatry Assoc. 1959;49:446.

[21] Dayton P, Kauwe M, Feilmeier M. Clarification of the anatomic definition of the bunion deformity. J Foot Ankle Surg. 2014;53(2):160–163.

[22] Mortier JP, Bernard JL, Maestro M. Orthop Trauma Surg Res. 2012;98:677–683.

[23] Pontious J, Mahan KT, Carter S. Characteristics of adolescent hallux abducto valgus; a retrospective review. J Am Podiatr Med Assoc. 1994;84:208–218.

[24] Ferrari J, Malone-Lee J. A radiographic study of the relationship between metatarsus adductus and hallux valgus. J Foot Ankle Surg. 2003;42(1):9–14.

[25] Trott A. Hallux valgus in the adolescent. Am Acad of Orthopaedic Surgeons Instructional Course Lectures, XXI. St. Louis: CV Mosby; 1972. p. 262–268.

[26] Scranton P. Adolescent bunions: diagnosis and management. Pediatr Ann. 1982;11:518–520. Kalen V, Brecher A. Relationship between adolescent bunions and flatfeet. Foot Ankle Int. 1988;8:331–336.

[27] Kilmartin TE, Barrington RI, Wallace WA. Metatarsus primus varus. A statistical study. J Bone Joint Surg Br. 1991;73:937–940.

[28] Dayton P, Kaume M, Feilmeier M. Is our current paradigm for evaluation and management of the bunion deformity flawed? A discussion of procedure philosophy relative to anatomy. J Foot Ankle Surg. 2015;54(1):102.

[29] Dayton P, Feilmeier M, Kaume M, Hirschi J. Relationship of frontal plane rotation of first metatarsal to proximal articular set angle and hallux alignment in patients undergoing tarsometatarsal arthrodesis for hallux abducto valgus: a case series and critical review of the literature. J Foot Ankle Surg. 2013;52(3):348.

[30] Vittetoe D, Saltzman C, Krieg J, et al. Validity and reliability of the first distal metatarsal articular angle. Foot Ankle Int. 1994;15(10):541–547.

[31] McCluney JG, Tinley P. Radiographic measurements of patients with juvenile hallux valgus compared with age-matched controls: a cohort investigation. J Foot Ankle Surg. 2006;4(1):63–74.

[32] Munuera PV, Polo J, Rebollo J. Length of the first metatarsal and hallux in hallux valgus in the initial stage. Int Orthod. 2008;32(4):489–495.

[33] Yu GV, Landers P, Lo K, et al. Juvenile and adolescent hallux abducto valgus deformity. In: DeValentine SJ, editor. Foot and ankle disorders in children. New York: Churchill Livingstone; 1992.

[34] Griffiths TA, Palladino SJ. Metatarsus adductus and selected radiographic measurements of the first ray in normal feet. J Am Podiatr Med Assoc. 1992;82:616.

[35] Banks AS, Hsu YS, Mariash S, and Zirm R. Juvenile Hallux Abductovalgus Association with Metatarsus Adductus. J Am Podiatr Med Assoc. 1994;84:219.

[36] Lapidus PW. The operative correction of the metatarsus primus varus in hallux valgus. Surg Gynecol Obstet. 1934;58:183.

[37] Phemister DB. Operative arrest of longitudinal bones in the treatment of deformities. J Bone Joint Surg Am. 1993;15:1.

[38] Green JD, Nicholson AD, Sander JO, Cooperman DR, Liu RW. Analysis of serial radiographs of the foot to determine normative values for the growth of the first metatarsal to guide hemiepiphysiodesis for immature hallux valgus. Pediatr Orthop. 2017;37(5):338–343.

儿童马蹄畸形

8

Patrick A. DeHeer

介绍

马蹄畸形足被称为“世界上最糟糕的足”“生物力学异常的足部疾病中最有意义的病因”“多种足部畸形最基本病理改变”。高达 95.5% 的下肢生物力学疾病与马蹄畸形相关，它“非常常见”。马蹄畸形对儿童的影响与对成人类似，但是儿童马蹄畸形具有明显特殊的病理改变。以前，主要在神经源性疾病提及儿童马蹄畸形，尤其是在脑瘫患者。然而，关于非神经源性马蹄畸形中的功能性马蹄畸形研究很少。早在 100 多年前就有关于马蹄畸形病理改变相关研究。

1913 年，John Joseph Nutt 博士研究了马蹄畸形，尤其是腓肠肌源性马蹄畸形对足弓的影响。研究认为腓肠肌挛缩是导致马蹄畸形的唯一原因，并在 2014 年 11 月期《北美足踝外科杂志》发表。尽管关于马蹄畸形的研究很多，但是治疗和评估仍未明确。Pierre Barouk 博士作为客座编辑在《北美足踝外科杂志》腓肠肌专题引言部分讨论了这个问题。

找出腓肠肌挛缩的原因是足踝部查体最主要的部分，不仅对于外科医生如此，对于任何从医者都如此。尽管近 50 年来，研究都认为马蹄畸形对足部有影响，但是很少有医生常规检查腓肠肌。在正常人群中，腓肠肌紧张比例很高，但是在有足踝疾病的患者中比例更高。腓肠肌紧张可以引起一些症状（小腿抽筋、下肢不稳定、尖足步态、腰痛），对于这类患者综合治疗很重要，笔者希望你能够意识到这些，不再对它们视而不见！

解剖

掌握腓肠肌比目鱼肌（GSC）复合体的解剖对于理解马蹄畸形非常重要。GSC 复合体是小腿后侧浅层结构，由腓肠肌、比目鱼肌、跖肌组成。

跟腱

跟腱是人体中力量最强、结构最厚、功能最大的肌腱，全长约 15cm（11~26cm），起始部平均宽度 6.8cm（4.5~8.6cm），向远端逐渐变窄，平均宽度 1.8cm（1.2~2.6cm），然后逐渐增宽，平均宽度 3.4cm（2.0~4.8cm）。跟腱由腓肠肌、比目鱼肌的腱性部分移行而成。Cummins 等研究了跟腱中两种成分的精确比例，发现 100 具尸体标本中有 52 具尸体的跟腱是由 52% 比目鱼肌和 48% 腓肠肌组成，35 具尸体标本中比目鱼肌和腓肠肌的比例相等，13 具尸体标本中腓肠肌比例超过 60%。跟腱移行附着于跟骨后侧中 1/3，两者之间有跟骨后滑囊。跟腱纤维螺旋式上升以将近 90° 的方向在内外侧移行至腓肠肌纤维中，中间移行至比目鱼肌纤维中。跟腱没有真正的腱鞘，但有腱旁组织辅助跟腱滑动。腱旁组织为跟腱提供保护和营养。跟腱的血供来自肌 – 腱联结、腱旁组织、跟骨骨膜。跟腱移行部上方 4cm 是“薄弱区”，该区域血供较差，容易断裂（图 8.1~图 8.3）。

腓肠肌、比目鱼肌、跖肌

组成 GSC 复合体的肌肉解剖学名称见表 8.1。腓肠肌跨过膝关节、踝关节、距下关节，GSC 复合体挛缩造成的影响与上述结构相关。在步态支撑中期

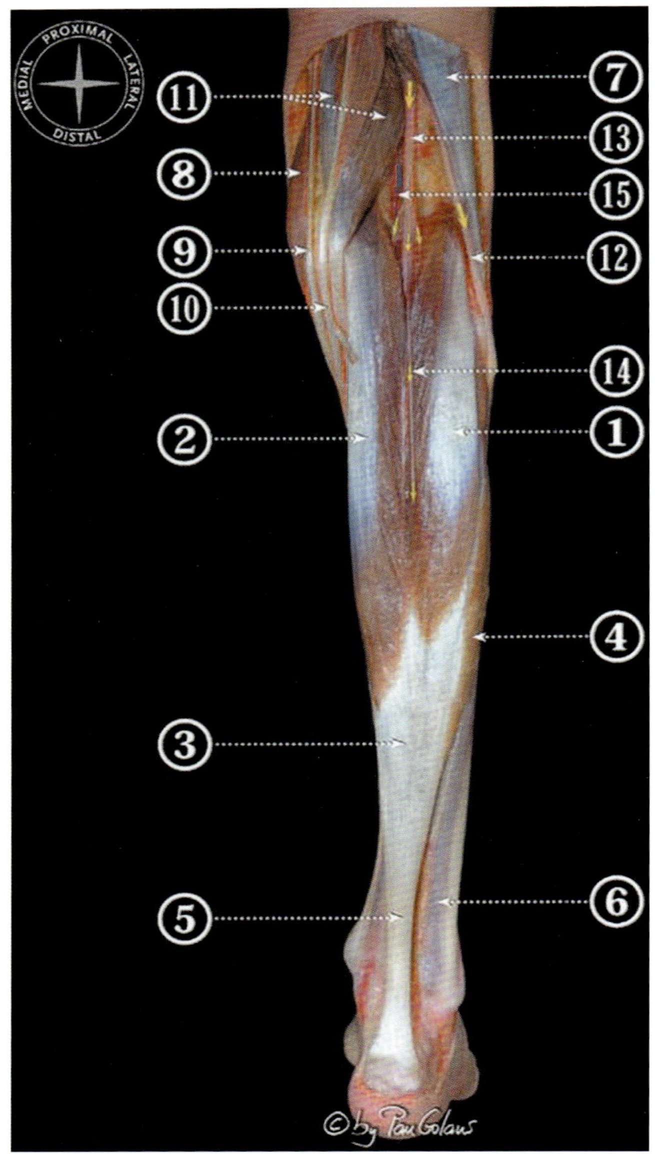

图 8.1 小腿以及腘窝部浅表解剖，显示小腿三头肌及其周围结构的后视图。①腓肠肌外侧头；②腓肠肌内侧头；③腓肠肌腱膜；④比目鱼肌；⑤跟腱；⑥小腿后侧深筋膜；⑦股二头肌；⑧缝匠肌；⑨股薄肌；⑩半腱肌；⑪ 半膜肌；⑫ 腓总神经；⑬ 胫神经及分支；⑭ 腓肠神经；⑮ 腘动静脉

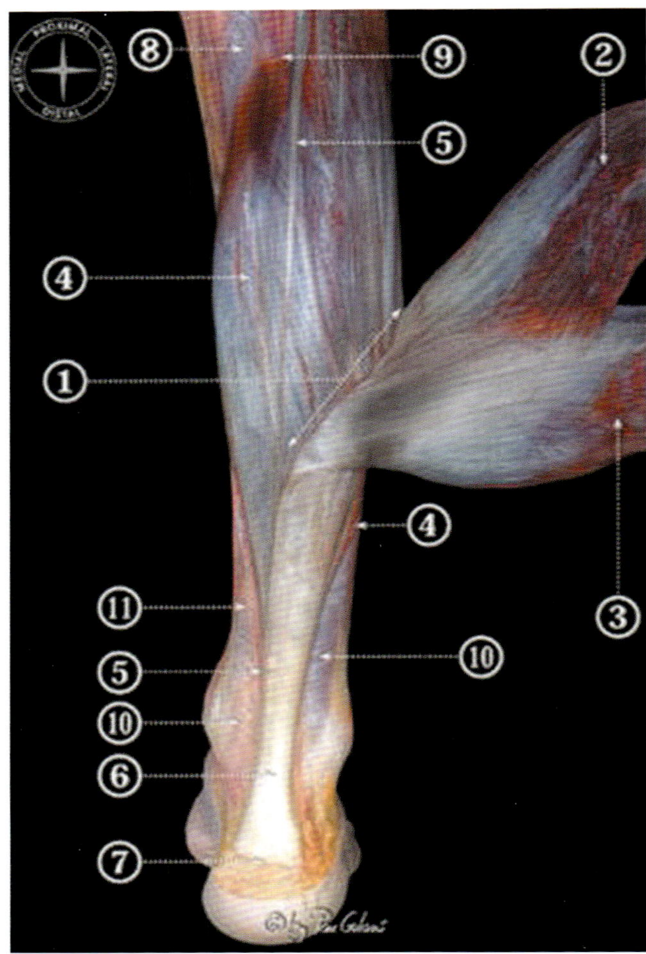

图 8.2 小腿部肌肉解剖显示小腿三头肌成分（分离腓肠肌显示比目鱼肌后腱膜）。①腓肠肌腱膜移行至比目鱼后腱膜（连接处）的区域；②腓肠肌内侧头；③腓肠肌外侧头；④比目鱼肌后腱膜；⑤跖肌腱；⑥跟腱；⑦跟腱插入区；⑧腘肌；⑨比目鱼肌腱弓；⑩小腿后侧深筋膜；⑪ 股内侧肌间隔

末，伸膝且足背伸使腓肠肌处于最大拉伸状态。当GSC复合体挛缩时，会出现相应的生物力学问题。

临床诊断

关于马蹄畸形临床查体的文献很多，多数都认为临床查体中踝背伸角度并不可靠。尤其是使用量角器测量踝关节背伸角度，这种方法一直被质疑。尽管使用量角器测量评分者与评分者间可信度低，但仍然是最实用的方法。关键是在测量时使用适当的方法。Barouk 和 Barouk 提出了一种正确的方法，通过合适的力度（10nm/2kg）将后足外翻矫正为中立或内翻位（以防止在距下关节或中跗关节处发生背伸），避免伸肌收缩（尤其是胫骨前肌）。文献中关于评估踝背伸角度的方法超过 23 种，所以对马蹄畸形的评估产生困惑也不难理解。足旋后位和旋前位踝背伸角度可以相差 8.5°~10° 。当足旋后时，踝关节背伸，中跗关节活动限制在 2.5° ，这在临床

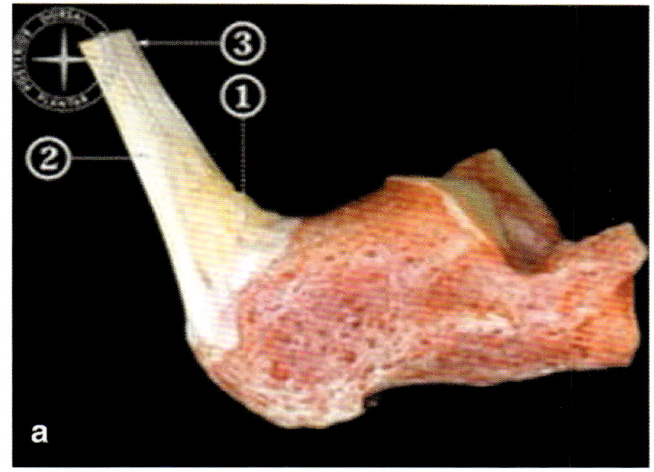

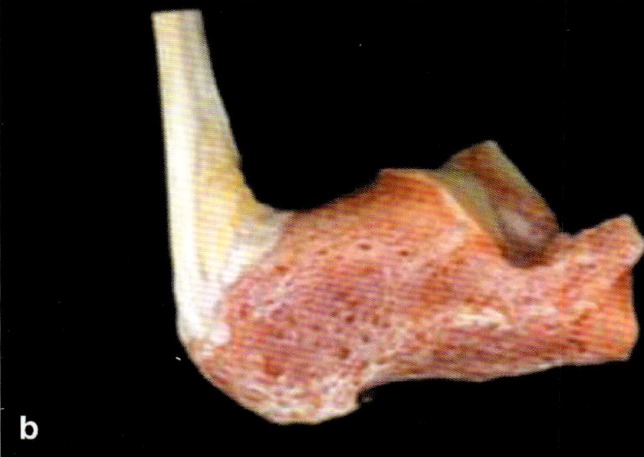

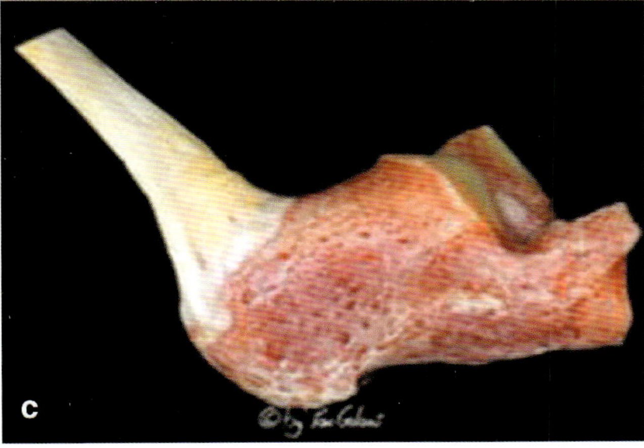

图 8.3 分离跟腱以及在跟骨的插入部，通过活动踝关节显示跟骨后滑囊（跟骨已从足部骨骼中分离出来）。（a）踝关节中立位；（b）踝关节背伸；（c）踝关节跖屈。①跟骨后滑囊；②跟腱；③跖肌腱

上可以忽略不计，这种方法可以提高临床评估准确。不同研究者研究结果的一致性让人感到放心。Dayton 等研究了足在旋后、旋前、中立位时影像学结果与临床查体的差异。他们发现足在不同位置，临床查体评估踝背伸角度有明显差异（旋后位与旋前位相差近 14°，旋后位与中立位相差近 9°），然而在影像学上通过胫距角评估并没有明显差异。研究得出以下结论：在过去一直推荐中立位当作测量标准时，足从中立位到旋后位时会导致因为测量方法差异导致的潜在误差。我们推荐在足旋后位测量踝关节活动范围，这样更可靠，建议将其定义为足测量标准位（图 8.4）。

马蹄畸形的扭转

在 2002 年 JBJS 杂志的一篇文章中，DiGiovanni 等提出了马蹄畸形循证医学定义。该研究纳入了 34 名有症状患者以及 34 名无症状对照患者，测量了两个参数，各组足背伸角度以及用量角器测量准确率。实验组伸膝位踝背伸角度平均 4.5°±4.5°，屈膝位踝背伸角度平均 17.9°±9.0°。对照组伸膝踝背伸角度平均 13.1°±8.2°，屈膝位踝背伸角度平均 22.3°±10.9°。两组伸膝位踝背伸角度差异有统计学意义，屈膝位踝背伸角度差异没有统计学意义。实验组、对照组患者踝背伸 <5°，患者比例分别为 65% 和 24%；<10° 患者比例分别为 88% 和 44%。在实验组、对照组踝背伸 <5° 患者中，经马蹄畸形测量仪证实，量角器测量正确率分别为 76% 和 94%。踝背伸 <10° 患者中，量角器测量正确率分别为 88% 和 79%。作者认为，把伸膝位踝背伸 <5° 作为诊断马蹄畸形的标准，因为它诊断出有症状患者准确性相当高（76%），更重要的是，它能避免多数（94%）无症状患者接受不必要的治疗。Gatt 等做了进一步研究，将静态测量与足跟离地前步态支撑相中期末的动态功能相关联。研究表明在足跟离地前步态支撑中期末，将身体从脚的后方移动至脚上方需要踝背伸 10°~15°。该研究设计分两组：A 组足最大旋后位、足背伸 <-5°；B 组足最大旋后位，足背伸≤ -5°~0°。在步态支撑中期末，两组踝背伸分别为 4.4° 和 13.9°。显然，在步态支撑相中期末 4.4° 的踝背伸是不够的，需要近端和 / 或远端关节代偿。笔者认为：一方面，静态检查踝背伸为 0° 和步态中踝背伸没有关联；另一方面，在静态诊查踝背伸角度小于 -5° 时，步态中踝关节活动度的确减少了。

表 8.1 腓肠肌比目鱼肌复合体解剖

	腓肠肌	比目鱼肌	跖肌
起点	股骨髁后方以及膝关节囊	腓骨头，腓骨上 1/3，胫骨中 1/3 内侧，比目鱼肌线和骨间膜	股骨外髁腓肠肌外侧头内侧、上方
腱膜位置	腓肠肌前方	比目鱼肌后方	无 –与跟腱融合或者在内侧移行至跟腱
神经支配	胫神经（骶 1、骶 2 神经）	胫神经（骶 1、骶 2 神经）	胫神经（S1、S2 神经）
血供	腘动脉腓肠支动脉	腘动脉腓肠支动脉，胫后动脉，腓动脉	腘动脉腓肠支动脉
跨越关节	膝关节、踝关节、距下关节	踝关节、距下关节	膝关节、踝关节、距下关节
功能	踝关节跖屈，膝关节伸直	踝关节跖屈，站立时稳定小腿	辅助踝关节跖屈，膝关节伸直

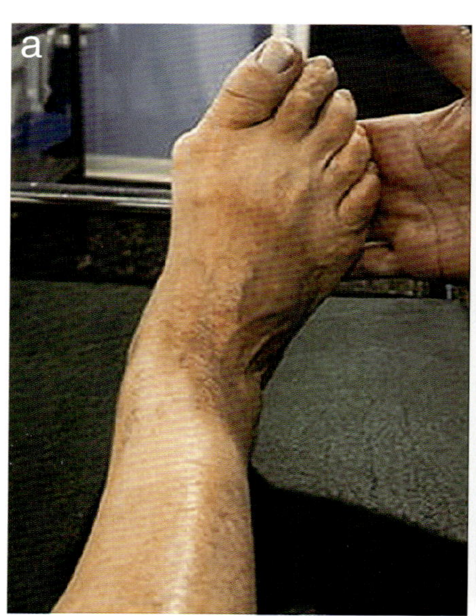

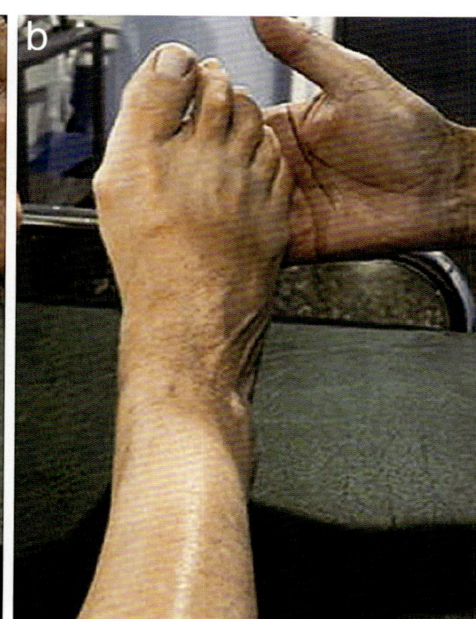

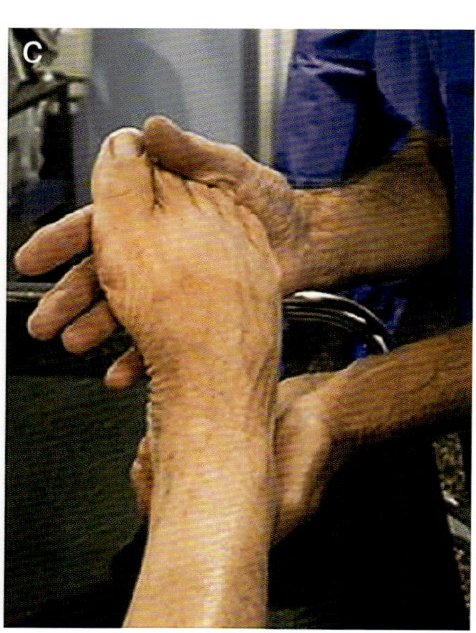

图 8.4 后足外翻位（a），中立位（b），内翻位（c）检查踝背伸角度

1924 年，Silverskoild 提出了一种检查踝背伸的方法，通过屈伸膝关节鉴别腓肠肌源性马蹄畸形还是跟腱源性马蹄畸形。使用 Gatt 等的标准，当踝关节处于最大旋后位，伸膝位踝背伸≤ –5° ，屈膝位踝背伸≥ 10° 属于腓肠肌源性马蹄畸形，伸膝位踝背伸≤ –5° ，屈膝位踝背伸≤ 10° 属于跟腱源性马蹄畸形。最大背伸时侧位 X 线片上踝前有阻挡结构，这使踝关节活动时能够突然终止（图 8.6）。如果踝关节在最大旋后位时伸膝踝背伸≥ –5° ，那么就不是马蹄畸形。

马蹄畸形分类

马蹄畸形可分为肌源性畸形和骨性畸形以及根据临床检查进一步分出的各种亚型（图表 8.1 和图表 8.2）。

当前足相对于后足跖屈时，为使前后足平衡踝关节需背伸，这导致踝关节进一步背伸受限，这称为假性马蹄畸形。这不是真正的马蹄畸形，当评估这种高弓足伴踝背伸受限时需尤为小心（图 8.5）。当前足相对后足跖屈时，量角器的水平臂应对齐第 5 跖骨基底部，而不是第 5 跖骨头。骨性马蹄畸形最好能在侧位 X 线片上评估最大踝背伸角度，并检查是否有踝前撞击（图 8.6）。

马蹄畸形发病率

Hill 在超过 6 周时间研究了 206 例马蹄畸形患者

图表 8.1 肌源性马蹄畸形

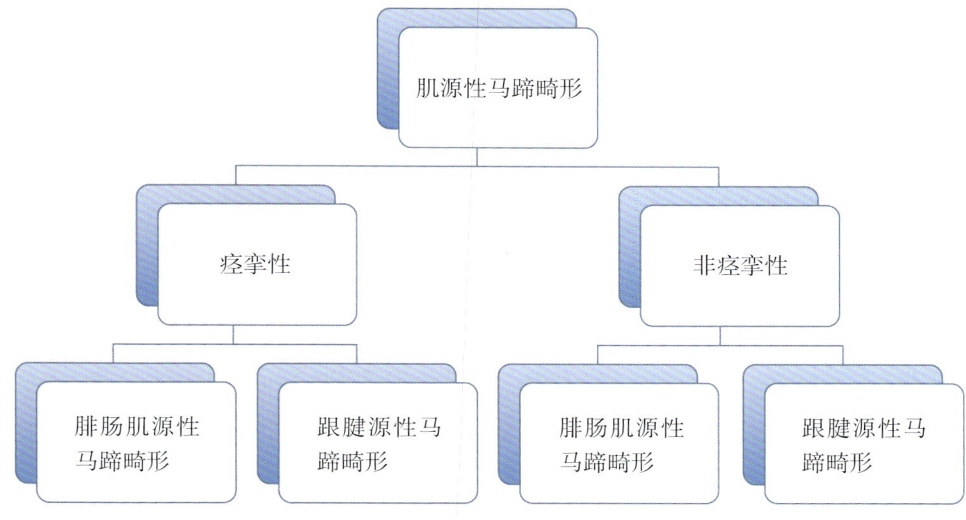

图表 8.2 骨性马蹄畸形

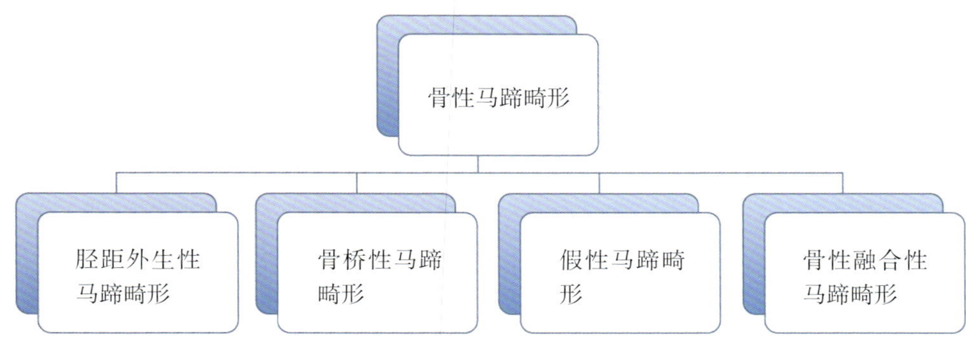

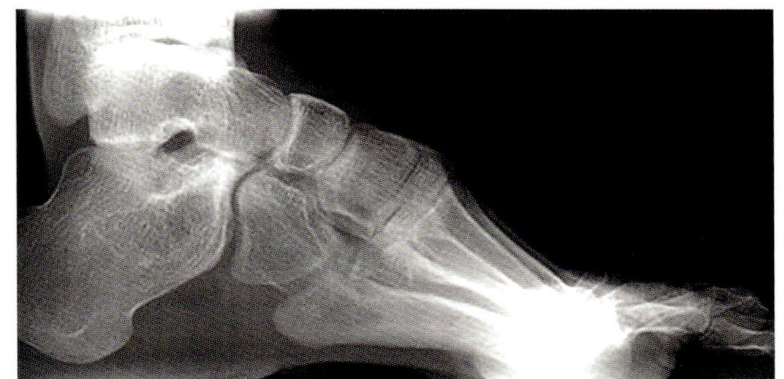

图 8.5 负重侧位 X 线片显示假性马蹄畸形伴高弓畸形

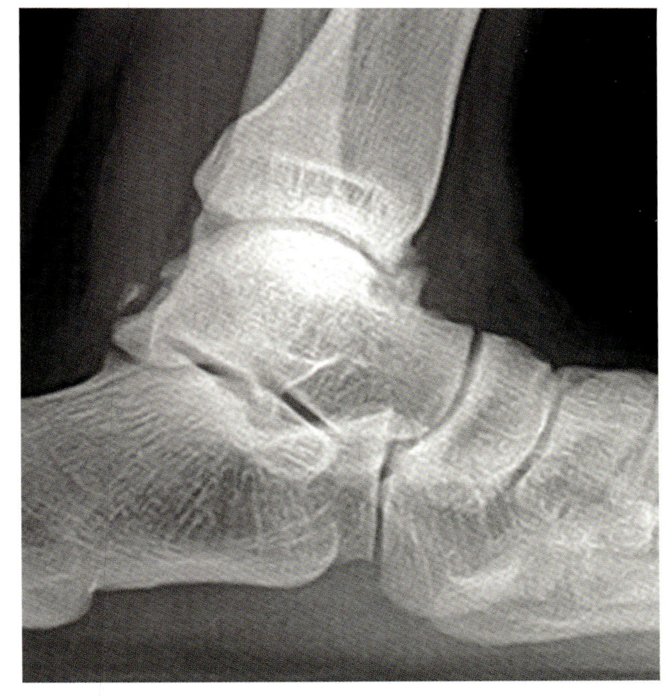

图 8.6 极度踝背伸负重侧位 X 线片显示胫距关节前方撞击

发病率，排除 26 例不符合纳入标准的病例，用伸膝踝背伸≤ 3° 诊断标准。6 例患者踝关节背伸正常，168 例患者达到马蹄畸形标准（3 例腓肠肌源性马蹄畸形，165 例腓肠肌比目鱼肌源性马蹄畸形）。研究表明在有足踝疾病患者中马蹄畸形发病率在 96.5%。其他研究者也认可本研究中马蹄畸形高发病率这一结论。

儿童马蹄畸形相关疾病

Becerro de Bengoa Vallejo、Szames 等报道了跟骨骨骺炎与马蹄畸形的关系。儿童扁平足是另一个有潜在马蹄畸形的常见病因。一些学者研究了踇外翻和马蹄畸形的关系。跟腱炎是另一个与马蹄畸形相关的疾病。其他疾病例如踝关节扭伤、踝关节骨折、髌股关节综合征、髂胫束综合征、槌状趾 / 爪形趾、慢性踝关节不稳定、膝反屈、应力性骨折较少与马蹄畸形相关。

马蹄畸形生物力学

要全面掌握马蹄畸形对下肢的影响，除了要理解腓肠肌比目鱼肌复合体解剖外，理解其生物力学同样重要。因为腓肠肌和比目鱼肌与下肢生物力学相关，Root 研究了其功能（表 8.2）。

关于腓肠肌比目鱼肌复合体在内侧足弓和第 1 跖列作用有两篇里程碑式的文章，为理解马蹄畸形的生物力学提供了基础。Thordarson 等研究了“在步态站立相活动的腿部肌肉和足底腱膜对人纵向弓的动态支撑”。测量各个腿部肌肉的渐进负重以及矢状面（距骨至第 1 跖骨）和横切面（舟骨至距骨）内侧弓的角位移。研究表明，随着载荷的增加，腓肠肌比目鱼肌复合体在横断面和矢状面均产生最大的弓形变形，而足底筋膜和胫骨后肌腱在矢状面及横断面中产生最大的弓形变形。

Johnson 和 Christensen 将传感器放置在尸体的距骨、舟状骨、第 1 楔状骨和第 1 跖骨上。研究腓肠肌比目鱼肌复合体对第一跖列的影响。随着腓肠肌比目鱼肌复合体负载增加，对腓骨长肌有抑制作用，导致中跗关节的解锁（活动过度）和舟楔关节跖屈（第 1 跖骨和第 1 楔状骨的背伸，距骨和舟骨跖屈）。该发现符合在步态中后期腓肠肌比目鱼肌复合体限制胫骨（相对于脚）正常前进时发生的远端补偿。腓肠肌比目鱼肌复合体使压力中心相对于距下关节轴线发生前外移位，导致旋前活动增加，舟楔关节通过解锁中跗关节发生跖屈（斜向纵形中跗关节轴线平行排列），最终的效果是足旋前，这种增加的旋前活动是潜在马蹄畸形的病理学因素。

表 8.2　Root 研究中关于腓肠肌、比目鱼肌功能

腓肠肌功能	比目鱼肌功能
维持膝关节屈伸张力-触地相晚期到支撑中期晚期	稳定前足外侧-触地相晚期，整个支撑中期
稳定膝关节-阻止膝关节过伸	减慢前-触地相终末
降低距下关节内旋-触地结束	减慢伸膝-支撑中期
支撑中期增加距下关节旋前以及推动力	减小胫骨向前动量-支撑中期
锁止中跗关节-距下关节、中跗关节旋后	提踵-停止 AJ 推进时 DF
提踵、伸膝-发起推进	
趾尖离地-蹬离期前 1/2 伸直膝关节	

马蹄畸形非手术治疗

关于马蹄畸形的非手术治疗有几个问题，文献给出了答案。首先关键的问题如下：什么是拉伸锻炼？拉伸肌肉还是拉伸肌腱？ Konrad 和 Tilp 评估了肌性部分短期静态拉伸锻炼有效性。受试者使用跑步者拉伸器每天拉伸 30min，总共 6 周时间。和对照组相比，拉伸组踝关节活动度增加，且有统计学意义。肌肉或者肌腱的组成差异没有明显改变。踝关节活动度增加可能是因为伤害性神经末梢的适应。

第二个要考虑的问题是每天拉伸多长时间？文献报道从每天拉伸 30min 到通过夜间支具整夜拉伸都有。Radford 等的 Meta 分析研究静态小腿拉伸是否能增加踝关节活动度，同时也研究拉伸时间。拉伸时间分为≤ 15min、15~30min、≥ 30min，增加踝关节背伸分别为 2.07°、3.03° 和 2.49°。总体的结论是除了拉伸≥ 30min 组，其余组拉伸时间越长，踝关节背伸角度增加越多。笔者分析原因是因为在拉伸≥ 30min 组样本量不足。

距下关节位置会影响 GSC 复合体拉伸吗？Johanson 等研究了距下关节位置对踝背伸的影响。研究纳入了 27 名患者，每天旋前、旋后位拉伸 5 次，每次 30s。右侧伸膝踝关节背伸 4.6° ± 4.1°，左侧伸膝踝关节背伸 4.6° ± 2.9°。这表明当距下关节旋前位拉伸较旋后位拉伸时，中 / 前足背伸增加。旋后时膝关节更加伸直（距下关节旋后时胫骨旋转通过“螺钉复位机制”使得膝关节更加伸直），垂直地

面的应力旋后统一化。踝关节/后足背伸在旋前旋后位改变不明显。

拉伸时哪些因素会影响踝关节活动度？这是马蹄畸形非手术治疗的关键点。如果拉伸锻炼不能增加踝关节活动度，那么这种治疗就无效。Macklin研究了小腿拉伸时踝关节活动度、足底压力最大值、足跟触地时间、起步相时间。该研究纳入了13例伸膝踝背伸≤6°的无足踝疾患的跑步者，排除了足结构异常（扁平足或高弓足）患者，使用足姿指数作为研究指标（纳入病例-8°≤足姿指数≤+8°）。通过可调坡度垫每天拉伸GSC复合体2次，每次4min，分别在4、8周用量角器（3次平均值）测量踝背伸角度。初始左右侧伸膝踝背伸角度为5°。8周拉伸后踝关节活动度增加将近200%，左足平均增加11°，右足平均增加10°。原以为最大足底压力值随着踝关节活动度改善减小，但是研究结果表明，双足第1、第2跖骨头下最大压力，右足第5跖骨头下最大压力均增加。原以为足跟触地时间会随着踝背伸角度增加而提高，而研究显示是降低的。作者认为这是因为足机械结构改善，较高的足底压力峰值在较短的时间内更均匀地分布。他们认为这对足的伤害更小。研究结果认为“这些证据强烈支持在手术治疗前，可以先采取非手术拉伸方案治疗。”

关于马蹄畸形非手术治疗方案，文献中最常提到是手法拉伸。这种治疗方案存在很多缺点。如先前所述，每天需要的拉伸时间仍未有文献明确。假如每条腿每天拉伸30min是个合理方案，那么手法拉伸需要患者使用拉伸器拉伸一天。而且目前普遍接受的观点是需要拉伸6周，能达到正常（笔者根据他的临床经验认为8~12周更加合理）。这些原因使得手法拉伸锻炼医从性低，最终失败。最后，拉伸锻炼是技术性的，需要指导的，后跟需要完全贴在地面上，膝关节后方是一条直线，前方弯曲，髋关节避免屈曲太多，距下关节必须旋后位（旋前导致中足背伸，对GSC复合体拉伸没有作用）。手法拉伸实际上是技术要求很高的操作，在儿童患者，这些问题尤为明显，使得依从性非常低。

如果手法拉伸无效，夜间支具是否有用呢？不过膝夜间支具不能维持膝关节完全伸直导致拉伸效果不佳。尤其是对于穿戴支具睡觉的患者，穿戴支具的那侧肢体膝关节总是屈曲的。完全起不到拉伸腓肠肌作用，因此对马蹄畸形无用。所以，患者应该穿戴过膝支具，但是当背伸足部时伸直膝关节会非常不舒服，并且膝关节的中立位应该是轻度屈曲的。除非把膝关节锁住在完全伸直并且外旋，否则它趋向于稍微屈膝以减轻不适感，并采取轻微屈膝的自然状态。而且，如果距下关节没有旋后，胫骨就不会外旋使膝关节完全伸直。最后，夜间支具并不能准确控制踝背伸角度导致拉伸不足或者过度拉伸。理想的支具应该是过膝，使膝关节完全伸直、可调，踝部铰链可以控制踝背伸角度，并且能够使距下关节旋后。这些功能仅在The Equinus Brace®（IQ Med，Carmel，Indiana）这个品牌的支具中出现。推荐每天穿戴支具1h。如果使用支具治疗马蹄畸形，那么需要每个月对患者进行一次评估，直到患者伸膝踝背伸角度能达到5°。这一般需要8~12周。对功能需要比较高的患者，像跑步者以及和跑步相关的运动员，推荐使用维持治疗方案避免复发。在跑步态周期中，当踝关节处于背伸时，膝关节不会完全伸直。根据Davis定律（随着时间的推移，软组织会收缩到最短的长度），腓肠肌比目鱼肌复合体在长期跑步步态周期中会缩短，会使跑步者或参加跑步相关运动的运动员再次出现畸形。这种情况在糖尿病患者中也有出现，因为肌腱糖基化使腓肠肌更容易挛缩。在儿童患者生长高峰时，骨骼比腓肠肌比目鱼肌复合体生长更快，这会导致马蹄畸形。当患者处于生长高峰时往往需要维持治疗。根据患者对治疗的反应而订制的维持治疗方案，提供了合理的治疗算法，比如，患者每周拉伸锻炼1天，每个月评估踝背伸角度判断是否需要更改治疗方案。如果踝背伸角度到不了5°，那么改为每周拉伸2天，一个月后再评估，每周拉伸天数需要结合患者治疗效果来调整。

在一些儿童足踝疾病，保守治疗被认为是基础治疗。如果马蹄畸形是继发性，那么在治疗马蹄畸形前或者同时治疗原发疾病。比如，使用支具治疗儿童扁平足时，一般建议使用支具治疗前，先治疗马蹄畸形。通过治疗马蹄畸形，纠正了舟楔关节跖屈，提高了支具穿戴的耐受性。相反，治疗跟骨骨骺炎的同时治疗马蹄畸形是最有效的方法。

马蹄畸形非手术治疗最后要讨论的问题是关于

单侧还是双侧治疗。如果是单侧马蹄畸形，对侧要治疗吗？不管是肌肉 – 肌腱结构评估，还是马蹄畸形拉伸治疗相关文献都支持双侧治疗。Manal 等研究了患者小腿肌肉纤维角度，发现左右侧无明显区别。此外，Johanson、Macklin 等均发现初始左右侧伸膝踝背伸角度分别为 4.6° 和 5° 。研究表明，在一般情况下，双侧踝背伸角度相同，当出现问题时，双侧均会有马蹄畸形。如果患者表现为单侧马蹄畸形，建议双侧都治疗，因为畸形一般是双侧对称累积的，如果只治疗单侧可能导致功能性肢体不等长。

马蹄畸形的外科治疗

马蹄畸形手术主要在腓肠肌比目鱼肌复合体的 5 个区域进行（图 8.7，图 8.8）。以前，马蹄畸形手术主要在于延长跟腱。而现在转变为通过 Baumann 和 Strayer 方法进行腓肠肌延长。关于这个问题，文献给出了明确的结果认为腓肠肌延长更好，尤其是 Baumann 方法。跟腱延长最主要的并发症是过度延长发生跟行足，会出现跛行。Holstein 等用跟腱延

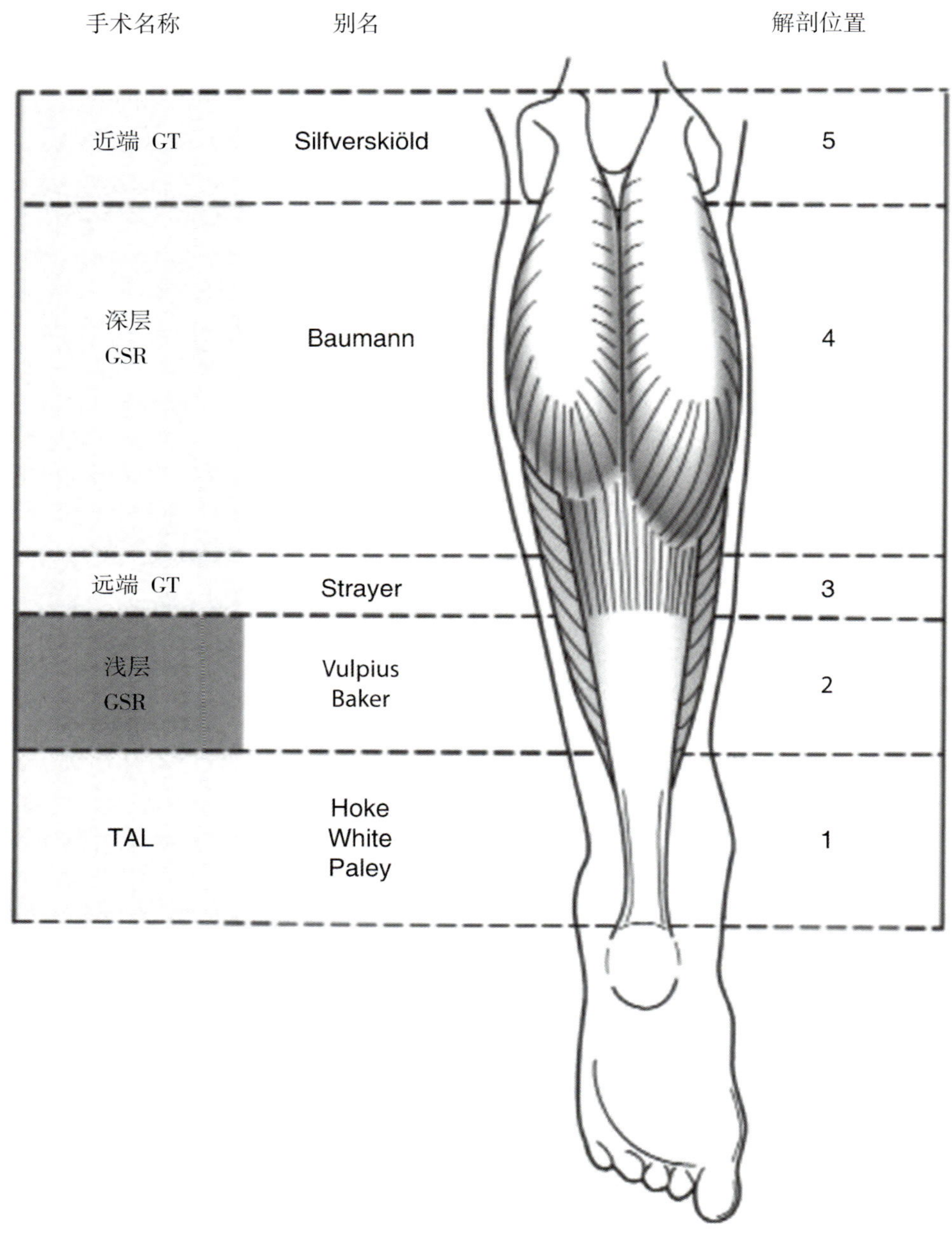

图 8.7 小腿后部可分为 5 个解剖层次，手术方式需要基于解剖层次和临床评估。腓肠肌和比目鱼肌延长位置最为浅表突出。GT，腓肠肌延长；GSR，腓肠肌比目鱼肌延长；TAL，跟腱延长

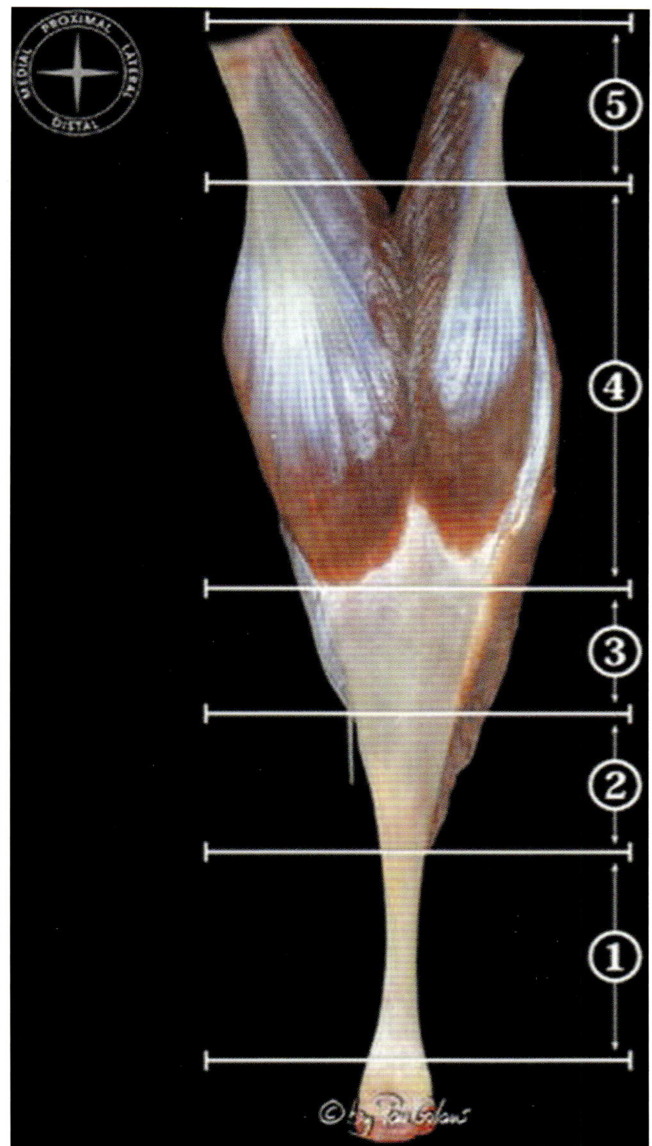

图 8.8 小腿三头肌外科解剖。小腿三头肌分为 5 个部分，这样能更好地理解每个部分手术中延长的结构。Lamm 及其同事将其分为以下部分：① 1 级，跟腱。② 2 级，开始于比目鱼肌和腓肠肌腱膜总腱，终止于比目鱼肌远端。③ 3 级，起自腓肠肌腹汇合形成肌腱处，终止于腓肠肌、比目鱼肌汇合处。④ 4 级，包括腓肠肌内侧肌腹部。⑤ 5 级，包括近端插入部以及腓肠肌内外侧头的腱性部

长术治疗糖尿病足前足溃疡，成功率 80%。但是有 11% 足跟溃疡率。同样的，跟腱过度延长并发症在其他文献中均有报道（发生率为 13%、2%~10%、22%）。相反，腓肠肌延长的并发症如神经损伤，切口延迟愈合相对少。而且，在神经源性马蹄中，跟腱延长马蹄畸形复发率比腓肠肌延长更高。

Baumann 和 Koch 报道了肌内腓肠肌腱膜延长，腓肠肌多平面延长增加了踝背伸角度。Baumann 手术和 Strayer 不同，前者延长腓肠肌腱膜可能导致踝跖屈无力。Herzenberg 研究了 Baumann 方法延长腓肠肌、比目鱼肌、跟腱后的踝背伸角度。该研究的结果见图 8.9，有趣的是，研究发现腓肠肌两次延长比一次延长踝背伸增加 6°。然而多延长比目鱼肌踝背伸角度才增加 1°。在一次延长后踝背伸角度可达 8°，这已经超过了 DiGiovanni 等提出了马蹄畸形定义（踝背伸小于 5°）。术中，除了腓肠肌腱膜层多层次延长还可以延长跖底筋膜，这使踝关节活动度明显增加。

Rong 等研究发现 Baumann 手术的两处延长和 Strayer 腓肠肌延长增加同样的踝背伸角度，Strayer 腓肠肌延长不会引起踝背伸无力。Saraph 等回顾性研究发现，在 22 名脑瘫患者 28 个肢体实施了 Baumann 手术。踝背伸角度明显增加，未发现腓肠肌比目鱼肌复合体无力。

此外，术后增加了腘窝角（脑瘫患者治疗中的要点），并且发现，在站立中间期，原先的异常力量增加转变为典型的力量削弱模式。同样，El-Adwar 等研究表明，在脑瘫患者中，Baumann 手术满意率为 80%。Rong 等把 Baumann 手术位当作成人、儿童扁平足手术中的一部分。术后屈膝踝背伸角度平均增加 13.6°，伸膝位踝背伸角度平均增加 9.7°。美国足踝外科协会踝-后足评分（AOFAS-AH 评分）平均值从 57.8° 增加至 72.1°。

文献报道，腓肠肌比目鱼肌复合体延长术后任何类型的挛缩复发率为 9.1%~35%。马蹄畸形复发率如此高，术后支具的维持应该是有利的，可推荐的。

结论

马蹄畸形很普遍，尤其是在一些生物力学相关的疾病当中。实际上，马蹄畸形是很多其他畸形的

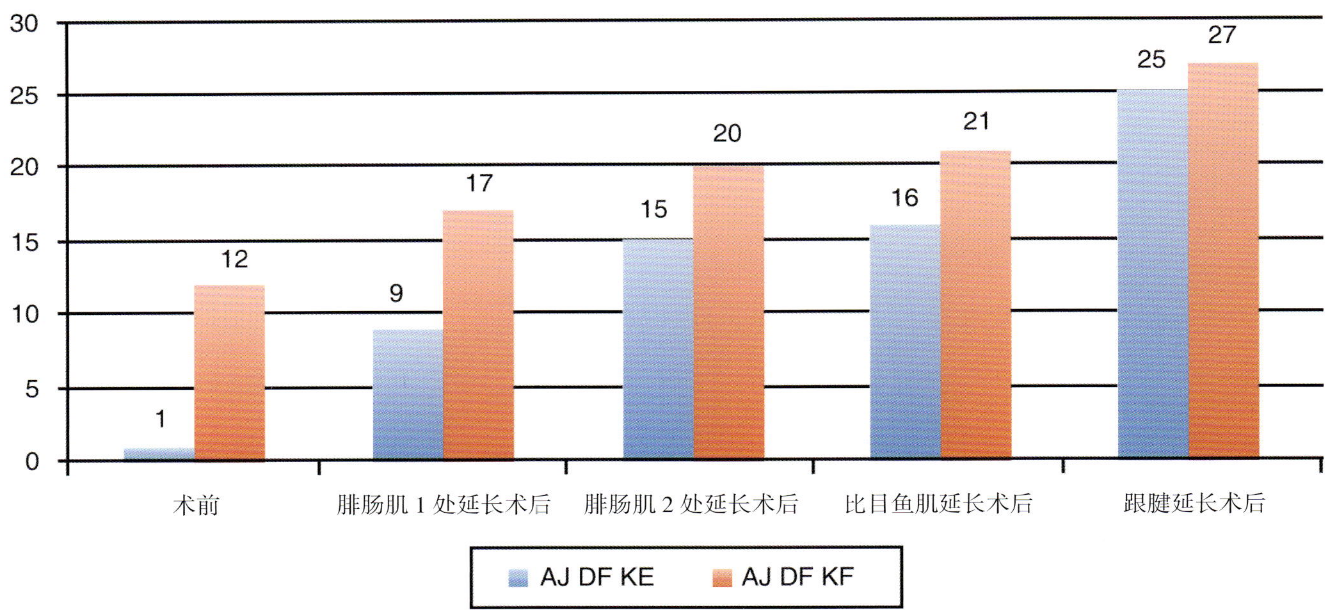

蓝色 = 伸膝踝背伸角度，红色 = 屈膝踝背伸角度

图 8.9 术前踝背伸角度，腓肠肌 1 处延长术后，腓肠肌 2 处延长术后，比目鱼肌延长术后，跟腱延长术后踝背伸角度

"病因" 或者 "主要致病因素" 。James Amis 博士在 2014 年北美足踝外科杂志发表的一篇文章里这样说道：

据推测，流行病学因素，例如肥胖、久坐的生活方式、合并症、鞋子、水泥地面、平均年龄、女性、过度负重等因素是造成足踝病理改变的主要原因。尽管这些问题可能和各种足踝疾病相并存，并且似乎有因果关系，但我断言它们之间几乎没有直接关系。腓肠肌挛缩是这些流行病学因素单一、真正的连接点。足踝问题的大多数病因是通过腓肠肌挛缩致病的。这些因素会导致腓肠肌挛缩，从而引起足踝渐进性损伤。

Amis 博士认为马蹄畸形是大多数下肢生物力学相关疾病的 "独立、真正病因" 。随着关于成人、儿童马蹄畸形有意义的证据不断增加，深入理解以及合理治疗马蹄畸形对于患者预后至关重要。

声明：Patrick A. DeHeer 是 EquinusBrace® 的发明者和 IQ Med 的所有者。

参考文献

[1] Root M, Orien W, Weed J. Normal and abnormal function of the foot. Clinical Biomechanics Corp.: Los Angeles; 1977.

[2] Johnson C, Christensen J. Biomechanics of the first ray part V: the effect of equinus deformity. J Foot Ankle Surg. 2005;44(2):114–120.

[3] Hill R. Ankle equinus. Prevalence and linkage to common foot pathology. J Am Podiatr Med Assoc. 1995;85(6):295–300.

[4] Nutt J. Diseases and deformities of the foot. New York: E.B. Treat & Company; 1913.

[5] Barouk P. Introduction to gastrocnemius tightness. Foot Ankle Clin. 2014;19(4):xv.

[6] Dalmau-Pastor M, Fargues-Polo B, Casanova-Martínez D, Vega J, Golanó P. Anatomy of the triceps surae. Foot Ankle Clin. 2014;19(4):603–635.

[7] Doral M, Alam M, Bozkurt M, Turhan E, Atay O, Dönmez G, et al. Functional anatomy of the Achilles tendon. Knee Surg Sports Traumatol Arthrosc. 2010;18(5):638–643.

[8] Cummins E, Anson B, Carr B, Wright R, Hauser E. The structure of the calcaneal tendon（of Achilles）in relation to orthopedic surgery, with additional observations on the plantaris muscle. Surg Gynaecol Obst. 1946;83:107–116.

[9] Digiovanni C, Kuo R, Tejwani N, Price R, Hansen S, Cziernecki J, et al. Isolated gastrocnemius tightness. J Bone Joint Surg. 2002;84-A(6):962–970.

[10] Van Gheluwe B, Kirby K, Roosen P, Phillips R. Reliability and accuracy of biomechanical measurements of the lower extremities. J Am Podiatr Med Assoc. 2002;92(6):317–326.

[11] Lundgren P, Nester C, Liu A, Arndt A, Jones R, Stacoff A, et al. Invasive in vivo measurement of rear-, mid- and forefoot motion during walking. Gait Posture. 2008;28(1):93–100.

[12] Martin R, McPoil T. Reliability of ankle goniometric measurements. J Am Podiatr Med Assoc. 2005;95(6):564–572.

[13] Evans A, Scutter S. Sagittal plane range of motion of the pediatric ankle joint. J Am Podiatr Med Assoc. 2006;96(5):418–422.

[14] Barouk P, Barouk L. Clinical diagnosis of gastrocnemius tightness. Foot Ankle Clin. 2014;19(4):659–667.

[15] Silfverskiold N. Reduction of the uncrossed two joint muscles of the leg to one joint muscle in spastic conditions. Acta Chir Scand. 1924;56:315–330.

[16] Amis J. The gastrocnemius. Foot Ankle Clin. 2014;19(4):637–647.

[17] Becerro de Bengoa Vallejo R, Losa Iglesias M, Rodríguez Sanz D, Prados Frutos J, Salvadores Fuentes P, Chicharro J. Plantar pressures in children with and without Sever' s disease. J Am Podiatr Med Assoc. 2011;101(1):17–24.

[18] Szames S, Forman W, Oster J, Eleff J. Sever' s disease and its relationship to equinus: a statistical analysis. Clin Podiatr Med Surg. 1990;7(2):377–384.

[19] Reimers J, Pedersen B, Brodersen A. Foot deformity and the length of the triceps surae in Danish children between 3 and 17 years old. J Pediatr Orthop B. 1995;4(1):71–73.

[20] DiGiovanni C, Langer P. The role of isolated gastrocnemius and combined Achilles contractures in the flatfoot. Foot Ankle Clin. 2007;12(2):363–379.

[21] Downey M, Banks A. Gastrocnemius recession in the treatment of nonspastic ankle equinus. A retrospective study. J Am Podiatr Med Assoc. 1989;79(4):159–174.

[22] Sgarlato T, Morgan J, Shane H, Frenkenberg A. Tendo achillis lengthening and its effect on foot disorders. J Am Podiatr Med Assoc. 1975;65(9):849–871.

[23] Hansen S Jr. Hallux valgus surgery. Morton and Lapidus were right! Clin Podiatr Med Surg. 1996;13(3):347–354.

[24] Holstein A. Hallux Valgus – an acquired deformity of the foot in cerebral palsy. Foot Ankle Int. 1980;1(1):33–38.

[25] Barouk L. The effect of gastrocnemius tightness on the pathogenesis of juvenile hallux valgus. Foot Ankle Clin. 2014;19(4):807–822.

[26] Phisitkul P, Rungprai C, Femino J, Arunakul M, Amendola A. Endoscopic gastrocnemius recession for the treatment of isolated gastrocnemius contracture: a prospective study on 320 consecutive patients. Foot Ankle Int. 2014;35(8):747–756.

[27] Pinney S, Hansen S Jr, Sangeorzan B. The effect on ankle dorsiflexion of gastrocnemius recession. Foot Ankle Int. 2002;23(1):26–29.

[28] Tabrizi P, McIntyre W, Quesnel M, Howard A. Limited dorsiflexion predisposes to injuries of the ankle in children. J Bone Joint Surg. 2000;82(8):1103–1106.

[29] Lun V. Relation between running injury and static lower limb alignment in recreational runners. Br J Sports Med. 2004;38(5):576–580.

[30] Johanson M, DeArment A, Hines K, Riley E, Martin M, Thomas J, et al. The effect of subtalar joint position on dorsiflexion of the ankle/rearfoot versus midfoot/forefoot during gastrocnemius stretching. Foot Ankle Int. 2013;35(1):63–70.

[31] Neely F. Biomechanical risk factors for exercise-related lower limb injuries*. Sports Med. 1998;26(6):395–413.

[32] Messier S, Pittala K. Etiologic factors associated with selected running injuries. Med Sci Sports Exerc. 1988;20(5):501–505.

[33] Green D, Ruch J, McGlamry E. Correction of equinus-related forefoot deformities: a case report. J Am Podiatr Med Assoc. 1976;66(10):768–780.

[34] Wilder R, Sethi S. Overuse injuries: tendinopathies, stress fractures, compartment syndrome, and shin splints. Clin Sports Med. 2004;23(1):55–81.

[35] Lilletvedt J, Kreighbaum E, Phillips R. Analysis of selected alignment of the lower extremity related to the shin splint syndrome. J Am Podiatr Med Assoc. 1979;69(3):211–217.

[36] Pope R, Herbert R, Kirwan J. Effects of ankle dorsiflexion range and pre-exercise calf muscle stretching on injury risk in Army recruits. Austr J Physiother. 1998;44(3):165–172.

[37] McGlamry E, Banks A. McGlamry' s comprehensive textbook of foot and ankle surgery. Philadelphia: Lippincott Williams & Wilkins; 2001.

[38] Fredericson M. Common injuries in runners. Sports Med. 1996;21(1):49–72.

[39] Verrall G, Schofield S, Brustad T. Chronic Achilles tendinopathy treated with eccentric stretching program. Foot Ankle Int. 2011;32(09):843–849.

[40] Gurdezi S, Kohls-Gatzoulis J, Solan M. Results of proximal medial gastrocnemius release for Achilles tendinopathy. Foot Ankle Int. 2013;34(10):1364–1369.

[41] Lamm B, Paley D, Herzenberg J. Gastrocnemius soleus recession. J Am Podiatr Med Assoc. 2005;95(1):18–25.

[42] Kiewiet N, Holthusen S, Bohay D, Anderson J. Gastrocnemius recession for chronic noninsertional Achilles tendinopathy. Foot Ankle Int. 2013;34(4):481–485.

[43] Duthon V, Lübbeke A, Duc S, Stern R, Assal M. Noninsertional Achilles tendinopathy treated with gastrocnemius lengthening. Foot Ankle Int. 2011;32(04):375–379.

[44] Gentchos C, Bohay D, Anderson J. Gastrocnemius recession as treatment for refractory Achilles tendinopathy: a case report. Foot Ankle Int. 2008;29(6):620–623.

[45] Laborde J, Weiler L. Achilles tendon pain treated with gastrocnemius-soleus recession. Orthopedics. 2011;34(4):289–291.

[46] Cychosz C, Phisitkul P, Belatti D, Glazebrook M, DiGiovanni C. Gastrocnemius recession for foot and ankle conditions in adults: evidence-based recommendations. Foot Ankle Surg. 2015;21(2):77–85.

[47] Thordarson D, Schmotzer H, Chon J, Peters J. Dynamic support of the human longitudinal arch. Clin Orthop Relat Res. 1995;(316):165–172.

[48] Konrad A, Tilp M. Increased range of motion after static stretching is not due to changes in muscle and tendon structures. Clin Biomech. 2014;29(6):636–642.

[49] Grady J, Saxena A. Effects of stretching the gastrocnemius muscle. J Foot Surg. 1990;30(5):465–469.

[50] Youdas J, Krause D, Egan K, Therneau T, Laskowski E. The effect of static stretching of the calf muscle-tendon unit on active ankle dorsiflexion range of motion. J Orthop Sports Phys Ther. 2003;33(7):408–417.

[51] Zito M, Driver D, Parker C, Bohannon R. Lasting effects of one bout of two 15-second passive stretches on ankle dorsiflexion range of motion. J Orthop Sports Phys Ther. 1997;26(4):214–221.

[52] Barry L, Barry A, Chen Y. A retrospective study of standing gastrocnemius-soleus stretching versus night splinting in the treatment of plantar fasciitis. J Foot Ankle Surg. 2002;41(4):221–227.

[53] Batt M, Tanji J, Skattum N. Plantar Fasciitis. Clin J Sport Med. 1996;6(3):158–162.

[54] Porter D, Barrill E, Oneacre K, May B. The effects of duration and

frequency of Achilles tendon stretching on dorsiflexion and outcome in painful heel syndrome: a randomized, blinded, control study. Foot Ankle Int. 2002;23(7):619–624.

[55] Evans A. Podiatric medical applications of posterior night stretch splinting. J Am Podiatr Med Assoc. 2001;91(7):356–360.

[56] Roos E, Engström M, Söderberg B. Foot orthoses for the treatment of plantar fasciitis. Foot Ankle Int. 2005;27(8):606–611.

[57] Berlet G, Anderson R. A prospective trial of night splinting in the treatment of recalcitrant plantar fasciitis: the Ankle Dorsiflexion Dynasplint. Orthopedics. 2002;25(11):1273–1275.

[58] Radford J, Burns J, Buchbinder R, Landorf K, Cook C, Rome K. Does stretching increase ankle dorsiflexion range of motion? A systematic review * Commentary. Br J Sports Med. 2006;40(10):870–875.

[59] Macklin K, Healy A, Chockalingam N. The effect of calf muscle stretching exercises on ankle joint dorsiflexion and dynamic foot pressures, force and related temporal parameters. Foot. 2012;22(1):10–17.

[60] Lamm B, Paley D, Herzenberg J. Gastrocnemius soleus recession. J Am Podiatr Med Assoc. 2005;95(1):18–25.

[61] Manal K, Roberts D, Buchanan T. Optimal pennation angle of the primary ankle plantar and dorsiflexors: variations with sex, contraction intensity, and limb. J Appl Biomech. 2006;22(4):255–263.

[62] Grant W, Sullivan R, Sonenshine D, Adam M, Slusser J, Carson K, et al. Electron microscopic investigation of the effects of diabetes mellitus on the Achilles tendon. J Foot Ankle Surg. 1997;36(4):272–278.

[63] Holstein P, Lohmann M, Bitsch M, Jørgensen B. Achilles tendon lengthening, the panacea for plantar forefoot ulceration? Diabetes Metab Res Rev. 2004;20(S1):S37–S40.

[64] Mueller M, Sinacore D, Hastings M, Strube M, Johnson J. Effect of Achilles tendon lengthening on neuropathic plantar ulcers. J Bone Joint Surg. 2003;85-A(8):1436–1445.

[65] Nishimoto G, Attinger C, Cooper P. Lengthening the Achilles tendon for the treatment of diabetic plantar forefoot ulceration. Surg Clin N Am. 2003;83(3):707–726.

[66] Chilvers M, Malicky E, Anderson J, Bohay D, Manoli A. Heel overload associated with heel cord insufficiency. Foot Ankle Int. 2007;28(6):687–689.

[67] Rush S, Ford L, Hamilton G. Morbidity associated with high gastrocnemius recession: retrospective review of 126 cases. J Foot Ankle Surg. 2006;45(3):156–160.

[68] Sharrard W, Bernstein S. Equinus deformity in cerebral palsy. J Bone Joint Surg Br. 1971;54-B(2):272–276.

[69] Baumann J, Koch H. Ventrale aponeurotische Verlängerung des Musculus gastrocnemius. Oper Orthop Traumatol. 1989;1(4):254–258.

[70] Baumann J, Koch H. Lengthening of the anterior aponeurosis of musculus gastrocnemius through multiple incisions. Orthop Traumatol. 1992;1(4):278–282.

[71] Strayer L. Recession of the gastrocnemius. J Bone Joint Surg. 1950;32(3):671–676.

[72] Herzenberg J, Lamm B, Corwin C, Sekel J. Isolated recession of the gastrocnemius muscle: the Baumann procedure. Foot Ankle Int. 2007;28(11):1154–1159.

[73] Saraph V, Zwick E, Uitz C, Linhart W, Steinwender G. The Baumann procedure for fixed contracture of the gastrosoleus in cerebral palsy. J Bone Joint Surg. 2000;82(4):535–540.

[74] El-Adwar K, El-Rashidi A, Al-Magrabri E. The treatment of fixed contracture of the gastrosoleus in cerebral palsy using the Baumann procedure: preliminary results of a prospective study. Curr Orthop Pract. 2009;20(4):448–453.

[75] Rong K, Ge W, Li X, Xu X. Mid-term Results of Intramuscular Lengthening of Gastrocnemius and/or Soleus to Correct Equinus Deformity in Flatfoot. Foot & Ankle International. 2015;36(10):1223–1228.

[76] Chung C, Sung K, Lee K, Lee S, Choi I, Cho T, et al. Recurrence of equinus foot deformity after Tendo-Achilles lengthening in patients with cerebral palsy. J Pediatr Orthop. 2015;35(4):419–425.

[77] Firth G, Passmore E, Sangeux M, Thomason P, Rodda J, Donath S, et al. Multilevel surgery for equinus gait in children with spastic Diplegic cerebral palsy. J Bone Joint Surg Am. 2013;95(10):931.

[78] Gatt A, et al. A pilot investigation into the relationship between static diagnosis of ankle equinus and dynamic ankle and foot dorsiflexion during stance phase of gait: time to revisit theory? Foot. 2017;30:47–52.

[79] Dayton P, et al. Experimental comparison of the clinical measurement of ankle joint dorsiflexion and radiographic Tibiotalar position. J Foot Ankle Surg. 2017;56(5):1036–1040.

[80] Rong K, et al. Comparison of the efficacy of three isolated gastrocnemius recession procedures in a cadaveric model of gastrocnemius tightness. Int Orthop. 2016;40(2):417–423.

跟骨外翻和先天性垂直距骨

9

Marissa S. David，Glenn M. Weinraub

先天性扁平足是指在出生时就存在不同严重程度的足部扁平畸形。跟骨外翻是足部柔韧的背伸及外翻畸形，且通过治疗可以实现复位（图 9.1）。先天性垂直距骨是一种表现为垂直距骨表面上的因舟骨凸出而产生的不可复位的严重畸形，并伴有背外侧软组织和跟腱挛缩。柔韧性和僵硬性垂直距骨的诊断和治疗方法不同。

跟骨外翻

介绍

跟骨外翻是指全足柔韧的背伸和外翻畸形，是新生儿最常见的足踝畸形。发生率为 0.1%~30%，轻度的跟骨外翻可能会被忽视和漏诊，并可自我纠正。

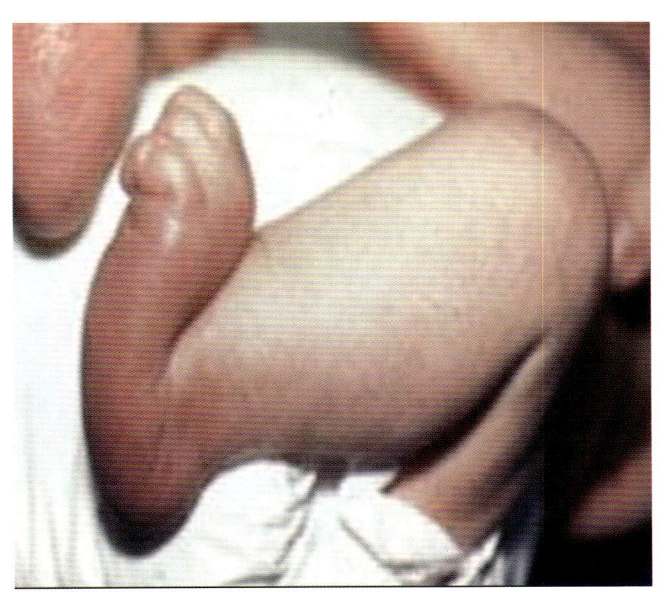

图 9.1　跟骨外翻表现为柔软的全足背伸及外翻畸形

女性的发病率高于男性，且多见于第一胎。这种姿势性畸形常常是由于宫内胎位不正和在子宫的狭小空间内受到压迫所致，这和第一胎高发病率的结果一致。更为重要的是，跟骨外翻不会伴有骨性改变、发育不全、半脱位或者不可复位的全脱位。治疗目的是识别出那些通过轻柔的手法或连续石膏固定治疗可以获得治愈的病例，而不需要手术治疗。

诊断

轻度的跟骨外翻表现为轻度的背伸、外翻和外展，但严重的跟骨外翻可表现为足背可触碰到小腿的前侧。通过柔和的跖屈、内翻和内收手法，足部可以恢复正常的力线。手法可以鉴别背外侧结构不同程度的紧张度。畸形的可复位性是区别跟骨外翻与复杂的先天性扁平足或先天性垂直距骨的重要因素。先天性垂直距骨表现为由于僵硬的距舟关节脱位而产生的典型的足底摇椅样外观，这会在后面的内容中作详细地论述。如果足部可以完全复位，那么影像学上就不会有表现。伴有背外侧软组织极度挛缩的严重的跟骨外翻需要通过 X 线片来排除适应性的骨性改变。

治疗

虽然所有的跟骨外翻都是柔软的，但是畸形的严重程度取决于是否可复位。轻度的跟骨外翻足跖屈和内翻可以超过中立位，中度的跟骨外翻恢复到中立位有一些困难，而严重的跟骨外翻可表现为具有柔韧性但不能完全跖屈及内翻到中立位。严重程度也影响治疗方法的选择。轻度的跟骨外翻可以在 3~6 个月实现自我纠正。中度的跟骨外翻通过患儿家长频繁、轻柔的足底拉伸手法，可以达到恢复足中立位和放松背外侧挛缩软组织的目的。拉伸手法要让患儿感到舒适，每天做数十次，每次维持 10~20s。拉伸手法要做到儿童可接受，以确保患儿配合重复的治疗。严重的跟骨外翻需要每周一次的连续石膏固定治疗，为期 4~6 周。畸形不需要手术介入就可以得到完全矫正。

无论严重程度如何，跟骨外翻的预后都是极好的。一个对 125 名患者为期 3~11 年随访的早期研究表明，通过手法及弹力绷带治疗跟骨外翻与单独治疗组的比较，显示两组之间没有显著差异。提示为最佳疗效，甚至连拉伸手法都是不必要的。大多数跟骨外翻在长期的随访中表现为正常的结构和功能。有症状的柔韧性扁平足作为影响儿童生长的因素，家长和临床医生要保持警惕，且既往研究已指出与其病理改变高度相关。最近一份对 13 名治疗跟骨外翻的儿童进行 16 年随访的研究表明，其跟骨外翻没有向扁平足发展的趋势。

先天性垂直距骨

介绍

与跟骨外翻相比，先天性垂直距骨（CVT）出现在出生时，并伴有突起的僵硬性扁平足。足舟骨脱位到距骨头上方并且不可复位。跟腱和背外侧软组织挛缩。跟骰关节可能半脱位或脱位。就像命名的一样，影像学上表现为距骨处于垂直方向且平行于胫骨长轴。这种情况很少见，但如果不及时治疗可能会导致残疾。微创手术联合连续石膏固定明显优于既往的广泛软组织松解技术，而且预后良好。

诊断

儿童扁平足可能有多种畸形的表现特点，包括柔软的跟骨外翻、胫骨弯曲、距骨倾斜、特发的扁平足和先天性垂直距骨。新生儿先天性垂直距骨表现为伴有因僵硬的前足外展和后足外翻引起的足底突起。足底中间可明显触及距骨头。因为先天性垂直距骨不会延迟行走的进程，所以在幼儿期晚期出现的病例中儿童可能已经在行走。表现为没有正常减震的“假肢”步态或脚尖离地。步态前进相无法做到足后跟、足侧方或脚趾触地相。内侧的纵弓完全塌陷、突出的距骨成为足部的主要承重面。足部在整个步态周期处于最大旋前位。

CVT 的典型特征是不可复位性且通过初步检查可以很快地鉴别出来，但建议需要进一步进行影像学确认。检查需要包括前后位、侧位及应力位。儿童足部的不完全骨化会限制对畸形全方位的描述，但尽管如此，其特征是可见并可确诊。前后位 X 线片显示跟距角异常增加超过 30°。在侧位 X 线片上，胫距角、跟距角、胫跟角及距骨 – 第 1 跖骨角异常。距骨 – 第 1 跖骨角超过 35°。距骨处于垂直位且与胫骨长轴平行，胫距角接近 180°（图 9.2）。动力位 X 线片上中足背伸不会减少。虽然未骨化的舟骨不能显影，但距骨 – 第 1 跖骨角处于不正常关系。临床表现为凸出和僵硬的跟骨外翻扁平足并伴有动力位 X 线片上不可复位的中足脱位，即可诊断为 CVT。

CVT 的产生可能是因为中 – 后足解剖结构改变并伴有足底表面凸起和背外侧组织挛缩。解剖结构改变的程度与畸形的严重程度有关。舟骨的背侧移位导致足底外观的发育不全。邻近距骨头背侧的关节软骨增大以适应异常的关节。胫距关节内的距骨穹隆部仅占胫距关节的后 1/3。跟骨的关节面畸形以适应垂直排列的距骨，载距突不再支撑距骨且距下关节的非关节面的中前部面积缩小或者纤维化。跟骰关节可能无移位、半脱位或全脱位。

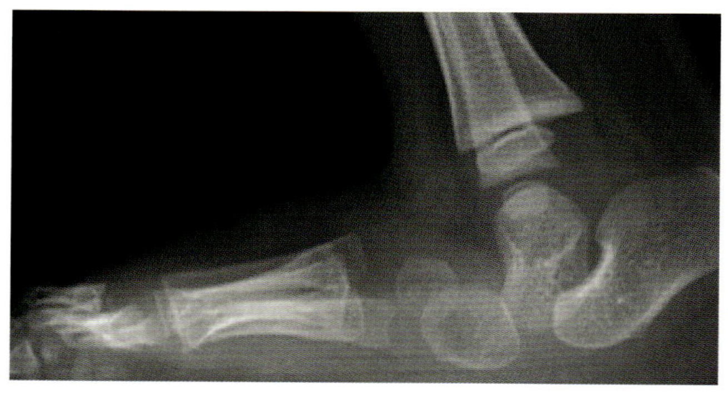

图 9.2 先天性垂直距骨的侧位片显示距骨–第 1 跖骨角增大且距骨处于垂直方向，胫距角几乎达到 180°

足底内侧韧带结构变长变细以适应距骨头改变引起的足内侧突出。相反的，包括距舟韧带、跟腓韧带、后踝及距下关节囊在内的背外侧和后侧结构挛缩。伸肌支持带变厚且伸肌的背伸力量增强。小腿三头肌和前侧肌群短缩，这与马蹄足和中足挛缩一致。

病原学

CVT 是一种罕见的缺陷，大约每 10000 名新生儿中就有 1 例。CVT 可表现为“独立的”畸形，其定义为无任何相关并发症，但大约 50% 的患者是“非独立的”，这与基因和神经肌肉条件相关。非独立的 CVT 一般更严重，甚至伴有更僵硬的畸形。肌肉和神经条件经常与 CVT 相关，包括关节挛缩和脊髓硬膜突出。脊髓纵裂、马尾脂肪瘤、骶骨发育不全及神经纤维瘤病也与 CVT 有关，还有许多罕见的遗传综合征。约 20% 的病例的遗传模式显著表明 CVT 是伴有不完全外显率的常染色体显性遗传。虽然在独立的 CVT 的特定家族血统中已经注意到 HOXD10 和 GDF5 的特异性突变，但对基因及环境遗传因素的影响仍然了解甚微。大多数的 CVT 病例是原发的，其余的大多数是相关性的。虽然治疗不是由病因决定，但非独立的 CVT 较严重的挛缩和僵硬需要更长时间或者有创治疗。许多近期研究表明独立和非独立的 CVT 通过相同的治疗能获得一样的结果。

治疗

治疗的目的是使僵硬的背伸畸形相对地恢复活动、全足着地、无痛及恢复足的功能。从 1914 年关于 CVT 的首次完整的解剖描述以来，CVT 的治疗方法逐渐形成。在 1956 年至 1970 年间，已证明单独的保守石膏治疗能获得低限度的成功，但通过早期的距骨或舟骨切除和后期的两阶段肌腱延长和后关节囊松解能获得成功。1979 年，描述了一种伴有软组织松解的单阶段内侧入路。Seimon 在 1987 年通过一系列成功的案例普及了一种更受欢迎的背侧入路，踇长伸肌和第 3 腓骨肌延长术、距舟关节囊切开术、经皮肌腱 – 跟腱延长术和距舟关节复位克氏针内固定术。Mazzocca 等在 2001 年通过比较单纯的背侧松解和多切口后侧入路，证实单一背侧入路可以获得成功复位及维持距舟关节，有更好的临床结果、并发症更少且手术时间更短。尽管近数十年趋向于微创治疗，但单侧和双侧切开软组织松解术因存在切口周围软组织坏死、后足和踝关节僵硬或关节纤维化、不完全复位及距骨头缺血性坏死等并发症而没有广泛应用。

CVT 的首选治疗方法在 2006 年经历了令人瞩目的改变，因为 Dobb 等提出了一种联合连续石膏、经皮克氏针固定距舟关节和经皮肌腱 – 跟腱延长术（TAL）的方法。Ponseti 方法治疗马蹄足使距骨头周围的高弓内翻畸形得到逐步矫正，取得了令人瞩目的效果，提示即使是相反的，但相同的原则可以应用于矫正 CVT 中的背外侧脱位。通过为期 5 周的对足底内侧距骨头施加压力和每周一次的一系列石膏固定逐步矫正到跖屈内翻位。用一根克氏针将距舟关节固定在矫正后的位置。实行经皮肌腱 – 跟腱延长术。对于通过单一的石膏固定距舟关节不完全复位的病例，在背外侧做一个小切口以便辅助复位，而不做广泛的关节囊切开。对 11 名患者（共 19 只足）进行了最少两年的随访，3 名患者再次发生舟骨的半脱位，末次随访中所有患者的影像学测量数据均显著改善到正常的范围内。重要的是，与广泛的软组织松解相比，这种方法保留了后足活动度，使踝关节有 30° 的跖屈和 25° 背伸。随后的研究表明，在短期内无论是独立的还是非独立的 CVT 都有相似的良好疗效。

2015 年，长期随访获得良好的结果证实与广泛的软组织松解相比，Dobbs 或反 Ponseti 方法的联合能获得良好的踝关节活动范围和疼痛评分。Yang 和 Dobbs 对 27 名患者（42 只足）进行了平均 7 年的随访（5~11.3 年），16 名患者（24 只足）采用联合微创治疗。他们平均年龄 6.6 个月，而 11 名患者（18 只足）接受了包括踝关节及距下关节后侧关节囊切开术、跟腓韧带横切术和跗骨间关节囊切开术在内的广泛软组织松解，平均治疗年龄 12.5 个月。用 PODCI 调查表在影像学、临床表现及主观感受方面对患者进行评估。微创治疗的背伸和跖屈角度及活动总范围明显比广泛松解组更好，背伸角度平均

18.5°，跖屈 23.9°，总活动范围为 42.4°，广泛松解组角度分别为 5°、7.7° 和 12.7°。微创治疗组的标准疼痛评分显著低于广泛软组织松解组（51.0 ：34.1），标准的总体功能评分更好（48.3 ：34.3）。影像学改变相同。广泛松解组需要更进一步的软组织松解，1 名患者发生了软组织坏死。

总结和建议

CVT 是一种罕见的、具有致残性的畸形，以患足承重面突起为特征，伴有舟骨的背侧移位和跟腱及足背外侧软组织结构的挛缩。跟骨外翻可能有相同表现但通过畸形恢复到中立位的复位能力可以非常容易地区别开来，这决定了治疗方法。

轻度的跟骨外翻不需要干预可自我矫正。中度的跟骨外翻通过简单拉伸手法可以恢复。严重的跟骨外翻通过连续石膏固定可以迅速恢复。患儿和家属可以预期正常的发展，最近的文章表明，青春期时不会向有症状扁平足发展的倾向。

目前 CVT 的最佳治疗方法与病因无关，采用连续石膏固定联合微创手术以矫正畸形和保持复位。通过 4~6 周的连续石膏固定以拉伸挛缩的背外侧软组织且部分或完全地复位舟骨的背侧移位。足部序列的改善可通过经皮螺钉固定距舟关节来维持。背侧小切口更利于距舟关节的完全复位，同时可行经皮肌腱 - 跟腱延长术。这种联合入路可以维持正常踝关节的活动度，达到疼痛最小化、完全复位和维持复位。目前，这种联合治疗的随访还没进行到成人阶段，但通过平均 7 年的长期随访发现治疗效果极好。

参考文献

[1] Tachdjian MO. The child’s foot. Philadelphia: WB Saunders Company; 1985.

[2] Sullivan JA. Pediatric flatfoot: evaluation and management.J Am AcadOrthop Surg. 1999;7:44–53.

[3] Graham JM, Sanchez-Lara PA. Calcaneovalgus（pes planus）in Smith Recognizable Patterns of Human Deformation. 4th ed. Philadelphia: Elsevier; 2016.

[4] Larsen B, et al. Congenital calcaneovalgus. Acta Orthop Scand. 1974;45:145.

[5] Giannestras NJ. Recognition and treatment of flatfeet in infancy. Clin OrthopRelat Res. 1970;70:10–29.

[6] Widhe T. Foot deformities at birth: a longitudinal prospective study over a 16-year period. J PediatrOrthop. 1997;17:20–24.

[7] Jacobsen ST, Craford AH. Congenital vertical talus. J PediatrOrthop. 1983;3（3）:306–310.

[8] Mickie J, Radomisli T. Congenital vertical talus: a review. Clin Podiatr Med Surg. 2010;27:145–156.

[9] Yang JS, Dobbs MB. Treatment of congenital vertical talus: comparison of minimally invasive and extensive soft tissue release procedures at minimum five-year follow-up. J Bone Joint Surg. 2015;97:1354–1365.

[10] Levinsohn EM, et al. Congenital vertical talus and its familial occurrence: an analysis of 36 patients. SkeletRadiol. 2004;33:649–654.

[11] Shrimpton AE, et al. A HOX gene mutation in a family with isolated congenital vertical talus and Charcot-Marie-tooth disease. Am J Hum Genet. 2004;75:92–96.

[12] Gurnett, et al. Absence of HOXD10 mutations in idiopathic clubfeet and sporadic vertical talus. Clin Orthop Rel Res. 2007;462:27–31.

[13] Merrill, et al. Skeletal muscle abnormalities and genetic factors related to vertical talus. Clin OrthopRelat Res. 2011;469（4）:1167–1174.

[14] Osmond-Clarke H. Congenital vertical talus. J Bone Joint Surg Br. 1956;38（1）:334–341.

[15] Herndon CH, Heyman CH. Problems in the recognition and treatment of congenital pes valgus. J Bone Surg Am. 1963;45:413–429.

[16] Coleman SS, et al. Pathomechanics and treatment of congenital vertical talus. Clin OrthopRelat Res. 1970;70:62–72.

[17] Ogata K, et al. Congenital vertical talus and its familial occurrence: an analysis of 36 patients. Clin OrthopRelat Res. 1979;139:128–132.

[18] Seimon LP. Surgical correction of congenital vertical talus under the age of 2 years. J PediatrOrthop. 1987;7（4）:405–411.

[19] Mazzocca AD, et al. Comparison of the posterior approach versus the dorsal approach in the treatment of congenital vertical talus. J PediatrOrthop. 2001;21（2）:212–217.

[20] Dobbs, et al. Early results of a new treatment for idiopathic congenital vertical talus. J Bone Joint Surg. 2006;88（6）:1192–1200.

[21] Chalayon O, et al. Minimally invasive approach for the treatment of non-isolated congenital vertical talus. J Bone Joint Surg Am. 2012;94（11）:73.

[22] Eberhardt O, et al. The talar-axis-first metatarsalbase angle in CVT treatment: a comparison of idiopathic and non-idiopathic cases treated with the Dobbs methods. J Child Orthop. 2012;6（6）: 491–496.

[23] Aslani, et al. Primary outcomes of the congenital vertical talus correction using the Dobbs method of serial casting and limited surgery. J Child Orthop. 2012;6（4）:307–311.

[24] Wright et al. Reverse Ponseti-type treatment for children with congenital vertical talus: comparison between idiopathic and teratological patients. Bone Joint J. 2014;96（2）:274–278.

儿童和青少年足外翻畸形

10

Kieran T. Mahan，Caitlin Mahan Madden

术语

以往用于描述这种病理状态的专业术语比较混乱。“Flatfoot”和“Pes Planus”都不能准确的表达。这两个术语描述了低弓足，但是没有体现出低弓足的不稳定性。因此，我们认为这些术语本质上是在正常解剖和功能范围之内进行的描述。因为有些患者足弓低但稳定，不需要治疗，容易与那些真正有病理改变的足相混淆。

Sigvard Hansen 用“距骨周围半脱位”来描述成人扁平足，而 McGlamry 用“塌陷的扁平外翻足”来描述。不管怎样，使用一个专业术语要能够概括我们需要解决的畸形状态的很重要。足外翻畸形（Pes Valgus Deformity）是作者最常用的专业术语。

功能解剖学

足部的支撑功能取决于几个因素，包括骨性结构、韧带的稳定性和肌肉运动。Basmajian 和 Stecko 证实了在站立相，外在肌群几乎不影响足弓的稳定性。也就是说，在站立相，骨性结构和韧带结构提供了主要的稳定性。而这些肌肉提供的稳定性取决于它们相对于足部关节活动轴线的位置。例如，位于距下关节活动轴旋内侧的肌肉可以缓冲外翻。胫后肌是这些肌肉里最强健的，因为其体积大、力臂长、在深部移行成肌腱与韧带结构。胫后肌、胫前肌、比目鱼肌和腓骨长肌在足外翻畸形的患者中有更大的活动度。在外翻足的患者中，当跟腱落于关节的外侧时会进一步加重足的外翻。

桁架梁概念用于描述足弓的稳定性。在这个模型中，跖骨和跗骨是前侧支撑结构，距骨和跟骨是后侧支撑结构，跖筋膜起拉杆的作用连接两者。当后侧支撑结构承受负荷，前后支撑结构趋向分离，拉杆（筋膜）在这种张力的作用下开始负荷。跖筋膜或跖腱膜的中央带提供主要的稳定性。在步态摆动相中，内在肌的运动会协助发挥韧带的功能。Mann 和 Inman 发现扁平足患者在行走时需要更大的内在肌运动来稳定足部。在步态的站立相和摆动相，完整的韧带提供了巨大的稳定性。可以把足看成是一种带有铰链式的横梁，在负荷时，足背的凸面承受压力，足底的凹面产生张力。

足弓稳定的复杂性表现在各种各样的软组织松弛都可以导致足弓塌陷。弹簧韧带就是其中之一，目前已知它的损伤可以导致成人足弓塌陷。弹簧韧带宽而厚，位于跟骨内上侧连接距骨头，提供从内到外的关节稳定性。在严重的儿童足外翻畸形中，依照常理弹簧韧带会出现变形，并且随着畸形的矫正会使弹簧韧带处于松弛状态，需要修复。众所周知，胫后肌腱损伤可引起成人扁平足足弓塌陷，尤其是在腓骨短肌完整的情况下，目前没有任何办法可以抵消胫后肌腱损伤带来的影响。目前认为弹簧韧带的损伤是导致成人内侧足弓塌陷的独立因素。腓骨长肌的损伤会破坏第 1 跖列的稳定性，会导致一连串瀑布效应，最终引起足内侧纵弓的塌陷。跖筋膜的损伤可以引起长期的足弓塌陷。弹簧韧带、三角韧带、距跟骨间韧带是稳定足弓最重要的部分。

由于缺乏标准的定义和诊断方法，以前很难对其进行流行病学研究。Staheli 在无症状的儿童和成人中对足底拓印进行纵向研究表明，扁平足（Flatfeet）的足底拓印是在正常范围内。尽管这项研究有助于我们理解儿童的足部从扁平到正常足的变化，但这项研究很大程度上受限于足底拓印技术的使用，无法评估功能。尽管该研究有局限性，足底脂肪垫的发育可能会影响结论，但明确的是，作为正常发育的一部分，孩子的足的稳定性会随着年龄的增长而增加。

Cowan 等（1994 年）研究临床医生对足弓高度的视觉评估的一致性，强调了研究的客观性。一位临床医生将足确定为扁平足，另一位临床医生也将同一足确定为扁平足的概率的中位数为 0.57%，这表明观察者间的可靠性较差。Hillstrom 和 Song 描述了足底压力中心偏移指数（CPEI）来捕捉动态不稳定性，并成功地区分了正常足和外翻足。该技术客观地量化了步态中足的外翻程度。踝外翻指数（MVI）是 Song 等描述的一种方法，他们利用现成的扫描技术来量化足静态稳定性。

Menz 等（2013）在弗雷明汉足部研究中研究了足部姿势和足外翻功能与足部疼痛的关系。足外翻功能与男性普遍性足痛可能有关。扁平足姿势也与男性足弓疼痛明显相关。他们得出的结论是，扁平足姿势与足外翻功能与足部症状有关，对足的姿式和功能进行干预可能在预防及治疗足痛中起作用。

发病机制

许多因素可能会导致病理性足外翻。Harris 和 Beath 对成年患者进行了研究，发现其中 23% 患有扁平足。他们将其细分为僵硬性（腓肠肌痉挛），柔软性和带有一点跟腱紧张的柔软性。在评估柔软性扁平足患儿时，出生时就有一定程度跟腱紧张的儿童是最容易出问题的，这是由于短缩的跟腱位于距下关节的外侧。马蹄足是病理性足外翻最易致病的病因之一。

前足内翻、胫骨内旋、跖骨内收、膝外翻和其他畸形可作为后足外翻的代偿表现。可以术前在中立位拍摄 X 线片来评估跖骨内收。这时，距舟关节位置变化，距下关节处于中立位。拍摄足背正位 X 线片，评估跖骨内收角。如果进行 Evans 跟骨截骨术将增加足内收并消除代偿性跖骨内收，这一点尤其重要。

已经明确韧带松弛是病理性外翻的病因之一。已经证明一些极度韧带松弛的情况如 Ehlers-Danlos 综合征或 Marfan 氏综合征存在明显的不稳定性，但其他疾病引起的韧带松弛也可引起明显的不稳定。术前确认韧带松弛很重要，因为这些患者需要特殊考虑，并且通常进行典型的手术效果不佳。Chen 等报告指出，在 3~6 岁的学龄前儿童中与扁平足发病风险高度相关的有关节松弛、W 坐姿、肥胖、男性和年龄较小。

肥胖症患病率升高是另一个重要病因。Pourghasem 等（2016 年）在对 1158 名学生通过足底拓印研究发现，体重指数（BMI）与扁平足有显著相关性。Stolzman 等发表了一项系统评价，在 13 项横断面研究中确定了扁平足与肥胖之间存在显著相关。但是，由于对扁平足的定义不同、研究方法不同，因此无法确定足痛、扁平足和肥胖之间的直接相关性。同时患有肥胖和扁平足疼痛的儿童，应该与足踝外科医生与儿科医生之间保持良好的沟通。

生物力学

Green 和 Carol 提出主要平面概念，一个有助于解释外翻足畸形的某些方面的简单概念，对于手术计划特别有用。因畸形出现的变形力引起的代偿发生在垂直于运动轴的平面。当变形力作用在垂直方向的距下关节轴运动轴时，代偿发生在横断面，跟骨骰骨角增加，距舟关节脱位。而变形力作用在水平方向的距下关节轴运动轴时，代偿发生在矢状面，跟骨倾斜角减小，距骨倾斜角增加，舟楔关节凹陷。这是对实际情况的简化，却是一种对手术计划有用的方法。

与成人患者相比，对患有外翻畸形的儿童患者进行回访通常更具挑战性。他们一生基本都在承受病痛，很难准确的描述出症状的类型、性质和持续时间。副舟骨疼痛是一个例外。儿童会因为症状而避免剧烈的活动，这是获得病史的一条线索。倾听孩子的心声很重要，尤其是青少年，而不仅仅听父母的表述。

应当注意分辨僵硬性扁平足、韧带松弛和某些综合征，如可以影响结缔组织的 Ehlers-Danlos 综合征、Marfan's 综合征和 Down 综合征。Down 综合征与严重的足外翻有关。检查韧带松弛应该是标准检查的一部分，因为韧带松弛对于治疗这种类型的足畸形很重要。患者能过伸腕关节或肘关节或具有广义上“关节异常灵活”，提示出现关节松弛综合征。良性关节松弛综合征与松弛素水平升高有关，也被证明与扁平足显著相关。

体格检查应包括髋部外观和活动度，膝关节外观，胫骨扭转，踝关节外观，负重和不负重足的姿势，踝关节、后足和前足关节的活动度。应当注意立姿跟骨休息位、前足相对于后足的外展角度和负重后舟骨下降高度。应当评估畸形的柔韧性。僵硬的畸形可能和骨桥或腓骨肌痉挛性扁平足有关。就评估柔韧性而言，Hubscher 试验或 Jack 试验很有帮助。患者单脚站立的平衡能力和足底拓印的宽度是相关的。柔韧性扁平足患者中，踮脚尖一般会引起内侧足弓的重塑和足跟的内翻。骨桥的诊断和评估不在本章节阐述，但是临床检查和影像检查通常足以诊断，并且与柔软性扁平足相鉴别是很重要的。跟骨轴位 X 线片或 Harris 轴位 X 线片可以帮助确定内侧关节面骨桥。足内斜位可以确定跟舟联合。

步态检查很关键，应记录在病历中。在步态分析中可以寻找代偿平面，有无垂直距骨，有无距骨头跖屈内收。从后跟向前看，同成人一样，会出现“过多足趾征”。如果在足跟离地早期，中跗关节弹射的时候出现这一现象应当记录在病历中。成角和旋转畸形会使这一现象在步态中更加明显。

马蹄足的检查是查体和病历的重要组成部分。Silfverskiold 试验可以帮助确定是否存在马蹄足。距下关节保持在中立位置，膝关节伸直将足背伸，然后将膝关节屈曲将足背伸（消除跨越膝关节的腓肠肌的影响）。扁平外翻足畸形在青少年时可能会出现跟腱或腓肠肌挛缩性马蹄足，这时需要手术治疗。另外，Evans 跟骨截骨后应当进行术中检查，因为截骨后前足相对于后足处于跖屈位，外观上马蹄足更明显。

临床上可以通过固定后足跟观察前足的内收来观察跖骨内收。如果考虑进行 Evans 跟骨截骨术，需要拍摄距下关节中立位的足正位 X 线片。因为 Evans 截骨后有内收的效果，截骨应考虑到现有的跖骨内收而进行限制或改良。并非每个扁平足患者都需要进行常规的 X 线检查，特别是在年幼的儿童中。但是，如果怀疑有僵硬性扁平足，则需要拍 X 线片。有症状的扁平足也需要进行 X 线检查。在足正位 X 线片上，应重点观察距骨头未覆盖比例和距骨跟骨角。两者和骰骨内收角都是横断面代偿的表现。应当记录跖骨内收角。在侧位 X 线片上，距骨倾斜角和跟骨倾斜角是矢状面代偿的表现。Meary’s 角（距骨第 1 跖骨角）有助于判断畸形的顶点。注意任何影像学上舟楔异常对于临床检查很有帮助，并能够决定舟楔关节是否需要固定。跟骨轴位 X 线片可以了解跟骨冠状面畸形。下肢全长 X 线片可以了解后足的位置。僵硬性扁平足或有其他的问题需要诊断时才进行 CT 扫描。

保守治疗

马蹄足的保守治疗包括居家拉伸运动、理疗师治疗和夜间支具。起初接受理疗师的治疗可以确保治疗能有个良好的开端。年龄稍大一点的孩子需要和他沟通，让他明白拉伸的重要性并适当的激励他。患儿可以建立一个日程表来激励自己，保持进度。夜间支具很有效，但很难坚持。但当后足外翻继发出现代偿性马蹄足时，这些保守治疗是值得尝试的。

非处方鞋垫可以作为治疗轻度有症状扁平足的第一步，尽管缺乏客观的证据。更严重的扁平足可以使用矫正鞋垫来治疗。这些鞋垫不会改变足部骨性结构，但是对缓解症状有很大帮助。关于这点，Cochrane 协作网的综述有所帮助，尽管该研究有局限性。他们的结论是，目前随机对照研究证据不足，无法得出明确的关于非手术治疗儿童扁平足的结论。

手术适应证

保守治疗疼痛无法缓解是公认的手术适应证。通常还会伴有跟腱挛缩。很多儿童和青少年患有扁平足，但很少需要治疗。使用非处方鞋垫或矫正鞋垫可能会缓解疼痛，这样的话就可以避免手术。

一般手术的适应证包括疼痛、保守治疗无法矫正的形变力、副舟骨疼痛、严重的畸形以及足部塌陷引起的姿势异常或近端力学改变（例如膝外翻）。每一种适应证都是保守治疗无效的。在大多数情况下，应首选在手术干预之前尝试进行保守治疗。

手术治疗

手术治疗的选择取决于畸形的顶点、畸形的严重程度和症状、骨骼的成熟度、实际年龄和发育年龄、体重、畸形平面及代偿平面等因素。

Evans 截骨

Evans 跟骨截骨术是一种非常有效的方法。但矫形同时也带来了并发症。跟骨前方截骨在延长外侧柱的同时，也在足底韧带上施加了张力。最开始认为截骨矫正横断面上的畸形，但它也会矫正矢状面和冠状面的畸形。距舟关节重新排列，足正位 X 线片上跟骰关节和跟距角也显著改善。冠状面矫正时伴有距下关节整体的活动减小，尤其是距下关节外翻活动。矢状面矫正时伴有跟骨倾斜角增加，因为随着跖筋膜和足底长韧带紧缩，前足相对于后足跖屈。其原理是中足相对于后足的内收和跖屈。骰骨和舟骨作为一个整体移动，切口可以是斜行或纵行的。在松弛皮肤张力线上作切口瘢痕小。纵行切口平行于腓肠肌和足背中间皮神经，很少有损伤的情况。两种手术切口都可行，笔者更倾向于作斜行切口，但必须注意保护神经。将趾短伸肌拉向背侧，将腓骨肌和腓肠神经拉向下方。跟骰关节可以暴露，但不切开，这样有助于保持关节的稳定。截骨端需要避开距下关节中间的关节面。通常截骨端选在跟骰关节近端 10~15mm 处，位于距下关节中间关节面之前。如果术中不清楚关节面的位置，可以术中使用 C 型臂透视，利用如剥离子等器械辅助定位截骨端。距下关节和截骨端的解剖关系使得截骨容易损伤距下关节面，因此在哪里截骨的问题是关注的重点。很多情况下距下前关节面和中间关节面是相连的。Canavese 等在儿童扁平足 Evans 截骨术后进行跟骨 CT 三维重建，认为以下几点是损伤关节面的风险因素：（1）Bunning 和 Barnett’s 分型 B1 和 B2 型关节面；（2）截骨距离跟骰关节面 <10mm 或 >15mm；（3）截骨方向错误。这是对主要危险因素很好的总结。

截骨要平行跟骰关节面、垂直于负重关节面。Evans 截骨术是一种将跟骨完全截断实现充分延长的术式。但可以对其进行改良，保留内侧铰链，使其成为楔形截骨。保留铰链的优点是减少截骨端前侧骨块向背侧移位，减少过度矫正。主要的缺点是用骨块撑开相同间隙获得的矫正减少。笔者倾向于保留内侧铰链完整，这样可以提高植骨块的稳定，骨融合更快。植骨块形状不同使得矫正的程度不同，矩形的骨块可以获得最大程度的矫正，矩形骨块上截去一个三角形，根据形状可获得最小的矫形。可供选择的材料包括预切的同种异体髂骨楔形骨块、自体骨和泡沫钛骨块。预切楔形骨块的制作可以使用一套试模及夯实模具来完成。楔形骨块有双面皮质（外侧和背侧），不如三面皮质的楔形骨块强度大。对于 Cotton 截骨和 Evans 截骨也可采用三面皮质同种异体骨块。因为同种异体骨的效果很好，笔者认为不需要使用自体骨。另一种选择是使用金属楔形钢板来代替骨块。如果有需要，可以使用碎骨屑和骨块填充剩余的间隙。

当前争议的地方截骨术后是否需要固定。截骨后足底软组织被拉伸，随着时间的延长会导致跟骨截骨端前部出现高度丢失。笔者的个人经验是不需要常规固定。但有其他笔者认为固定可以防止截骨后跟骨前部移位，并可减少植骨骨块随时间被压缩。固定和非固定植骨融合率没有任何差异。骨块的大小决定了是否需要内固定。和过去的几年使用的骨块相比，笔者更倾向用更小的骨块。例如，在 30 年前，青少年使用的骨块可长达 14~15mm。这么多年来的经验表明这些骨块显然太大。这造成前足相对于后足明显的跖屈，足过度内翻，并且由于足底长短韧带的张力增加，有使跟骨截骨端前方移位的可能。因为该手术能够引起影像学明显改善，所以不断尝试将畸形所有的改变通过手术全部矫正过来。但是手术的目的是使足的症状获得改善，没有必要矫正全部畸形。一般来说，有经验的医生会选用 8~9mm 楔形骨块来进行 Evans 截骨，个别特殊的情况下，会使用更大或者更小的骨块。

需要根据距舟关节的排列来决定适合的矫正程度。可以在有或没有术中 X 线的情况下使用试模进行测量。同种异体骨块的形状可以根据所需的尺寸和形状进行塑形。

骨块塑形后，使用撑开器撑开截骨端，插入骨块。或者可以使用光滑的椎板撑开器。为了使压缩力更均匀地分布在骨块上，应使用骨填塞器使骨块两端接触截骨端。否则，骨块壁会破裂，从而导致植骨块坍塌。骨块应稍微保持突起，这样就不会在跟骨的松质骨内塌陷。

很多笔者都已证明，Evans 跟骨截骨术的影像学改变是可重复的并且是一致的。这些放射学变化发生在多个平面中，但在横断面中最明显。

并发症包括前足和跟骨压力的增加。利用大小刚好的骨块进行结构矫正可以减少这些并发症的发生。

跟骨“Z”形截骨术

跟骨“Z”形截骨术可用于改善后足外翻和延长外侧柱。Weil 所描述的这种手术比单独的 Evans 或跟骨内移要涉及更多的解剖，但是许多作者发现它是一种可靠的足重建技术。Xu 等结合跟骨“Z”形截骨术和关节制动术治疗青少年足外翻畸形。截骨术对于距下关节的影响类似于 Evans 截骨术。

在跟骨外侧做一个 5cm 的切口，注意辨认腓肠神经。这种截骨术通常需要拉开腓骨肌腱才能暴露跟骨外侧。确认跟骰关节，并在跟骰近端 1.5cm 处的背侧进行截骨。而后横行向后做一长约 2cm 截骨，最后再向下进行截骨。可以使用试模来确定截骨需要的长度。

跟骨内移截骨术

跟骨内移截骨术由 Koutsogiannis 提出，是一种贯穿截断跟骨后方的截骨。它将跟腱从距下关节运动轴线的外侧通过手术转到轴线的内侧。此手术原理简单，但非常有效（图 10.1~ 图 10.7）。它特别适合于如果进行 Evans 跟骨截骨术可能会出现代偿性跖骨内收过多的情况。也可与 Evans 一起同时进行两种术式（图 10.8~ 图 10.14）。这种术式在治疗成年人扁平足中越来越普遍。

腓骨肌腱后侧做一弧形切口。分离浅筋膜时注意保护腓肠神经并注意止血。切开骨膜暴露骨头。如果采取螺钉由后向前固定，可以尽量少的切开骨膜。对于患有跟骨骨软骨病处于活动期的患者应特别小心。如果选择跟骨外侧钢板固定，需要用骨剥离子暴露更大的范围。腓骨肌腱拉向前方，不要将

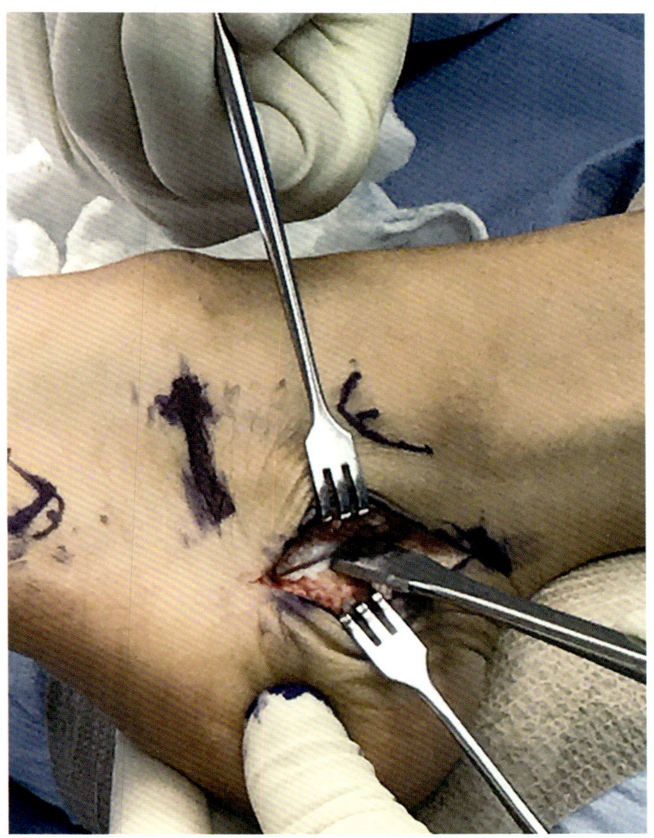

图 10.1 跟骨内移截骨。用骨膜剥离子分离骨膜以放置钢板。注意 Evans 截骨切口的位置和第 5 跖骨粗隆的位置。术前两个截骨的切口都应该在体表标记出来，确保两个切口之间有足够的皮肤桥接

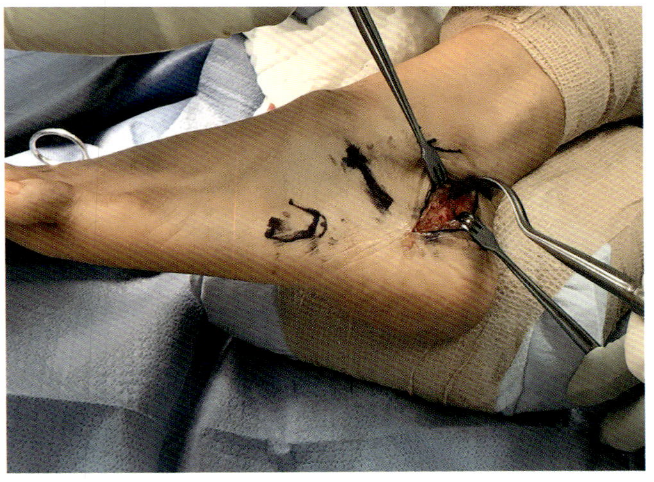

图 10.2 可用 Crego 剥离子保护踝管的上侧和下侧。在移动截骨端的时候一定要将踝管内容物拉开

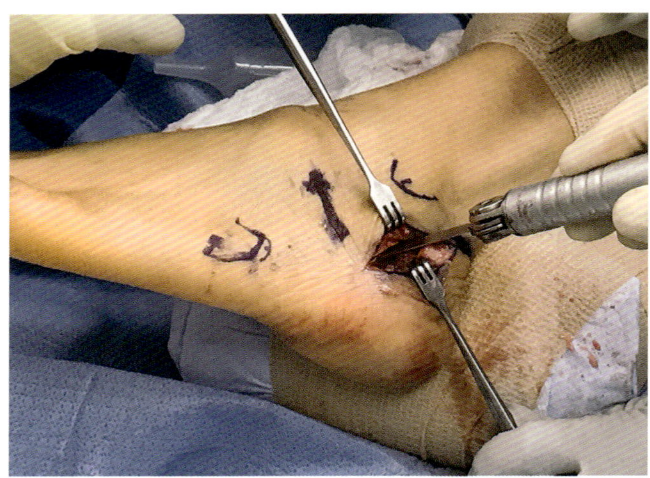

图 10.3 截骨垂直于骨面并平行于距下关节后关节面

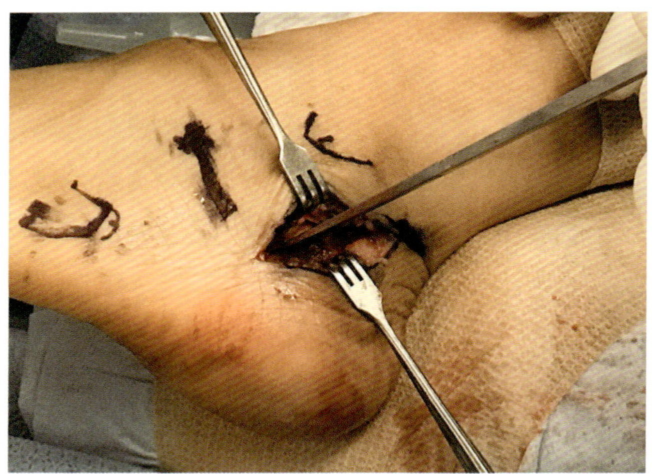

图 10.4 使用骨刀轻柔截骨，分离周围软组织使截骨端更容易移动

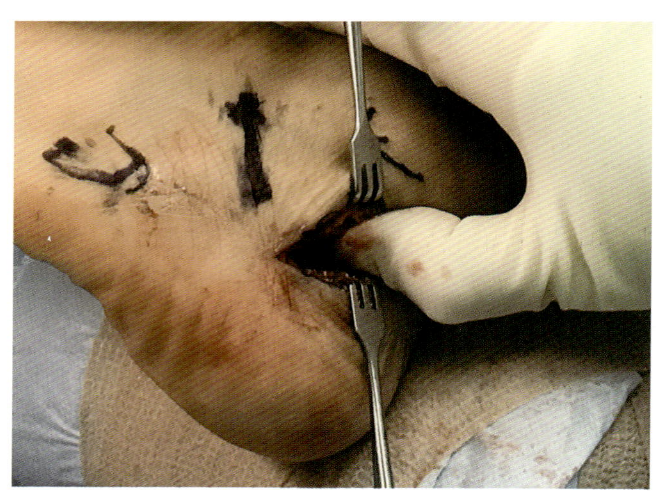

图 10.5 后方跟骨向内侧平移约 1cm

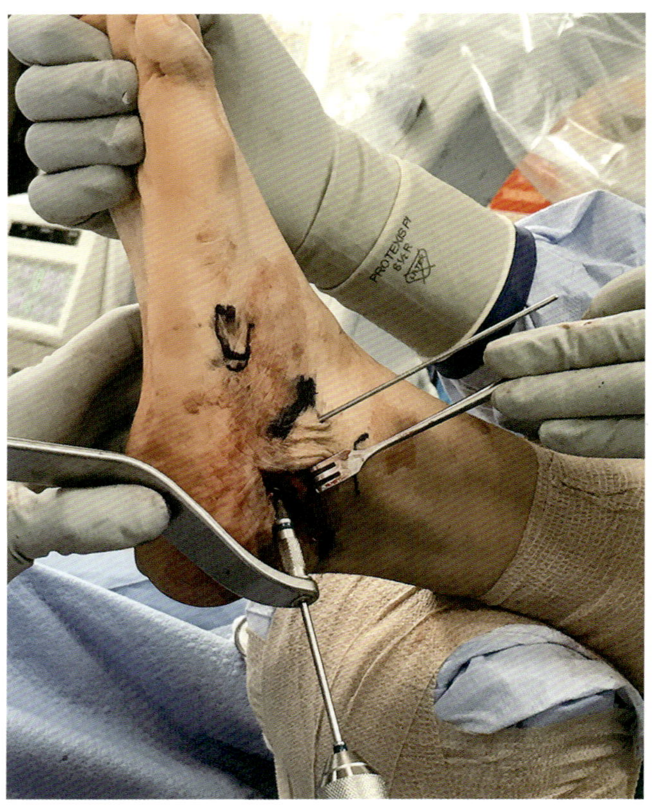

图 10.6 用克氏针临时固定。术中先放置钢板，置入 1 枚锁定螺钉，然后朝向载距突置入 1 枚拉力螺钉。注意电钻钻向载距突的角度。

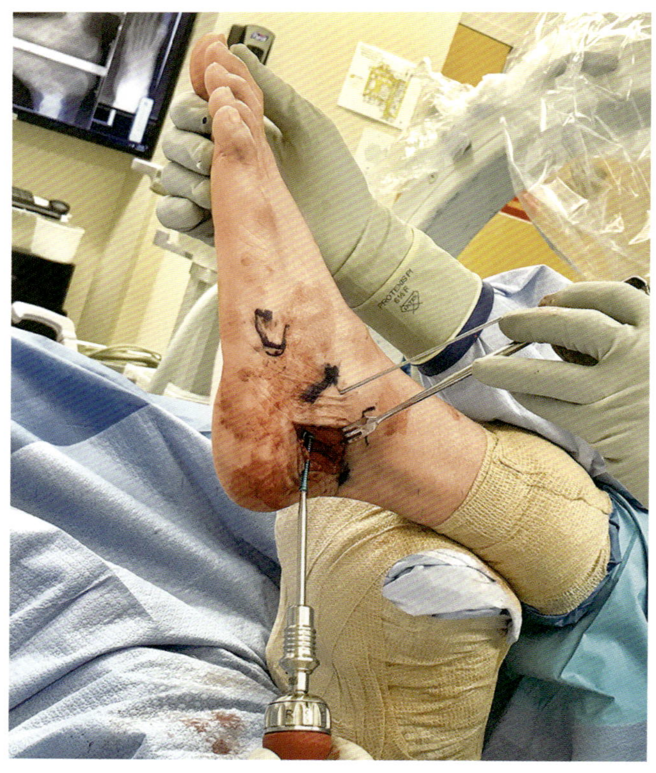

图 10.7 置入第二枚（朝向载距突）螺钉。C 型臂透视检查位置。

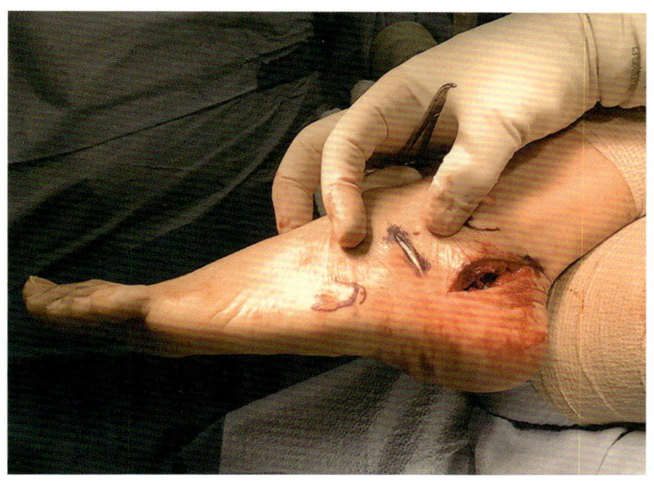

图 10.8 沿皮肤松弛张力线做 Evans 截骨斜行切口

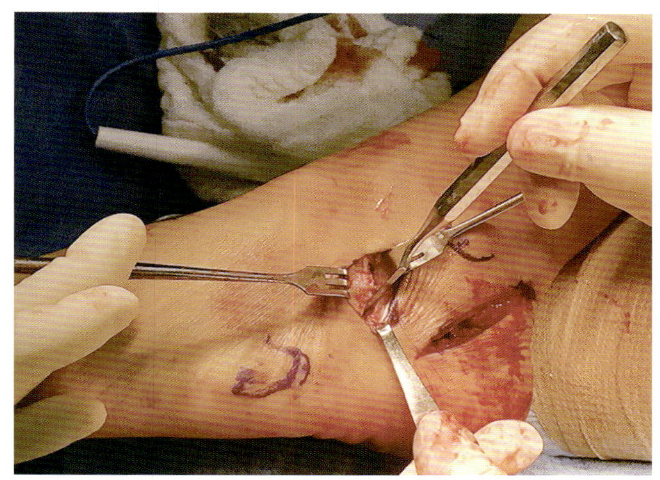

图 10.11 用骨刀分离截骨端

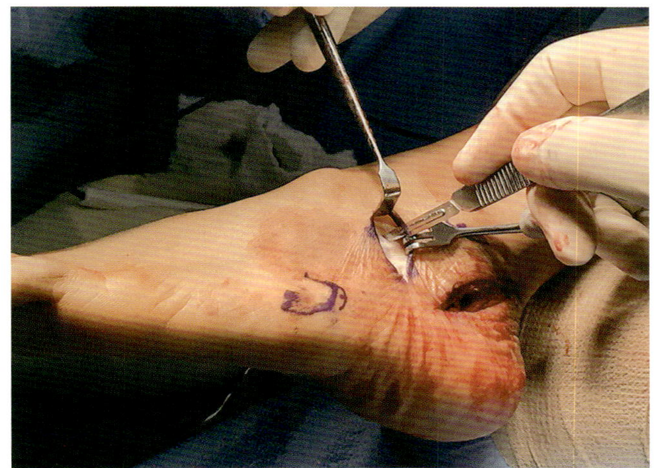

图 10.9 Evans 截骨术手术切口分开趾长伸肌肌腹

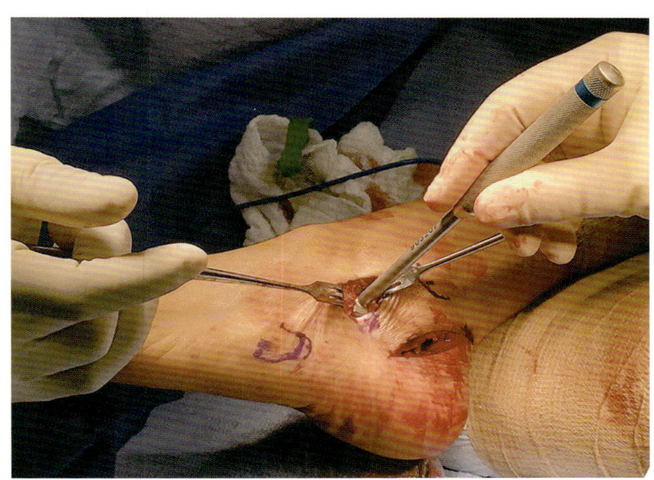

图 10.12 用试模测量需要的骨块大小

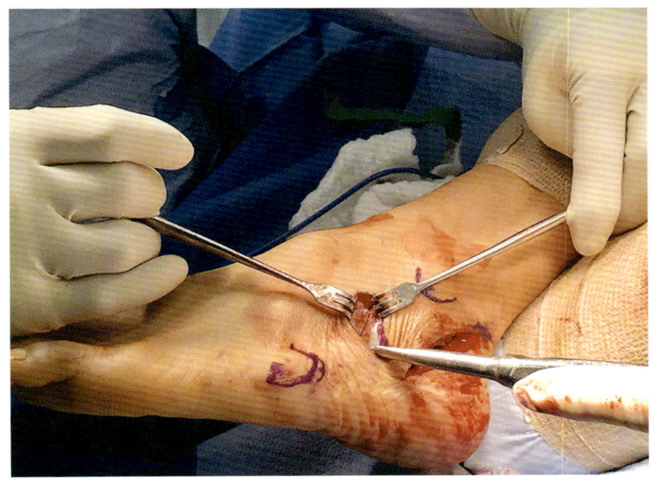

图 10.10 用薄的Crego剥离子拉开保护腓骨肌和腓肠神经，暴露跟骨

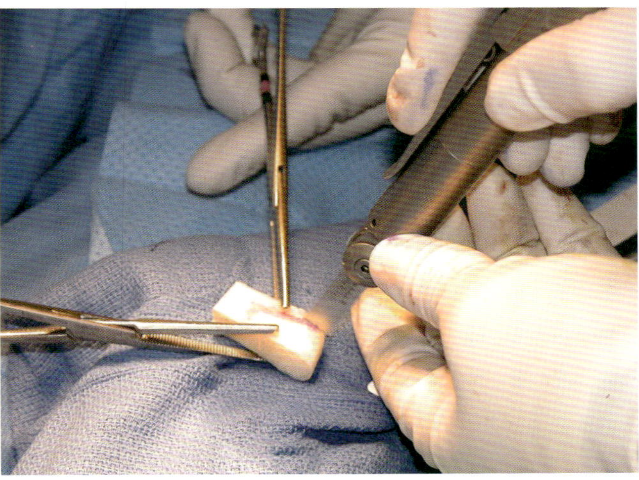

图 10.13 切割冻干髂骨块，制作适合 Evans 截骨的楔形骨块

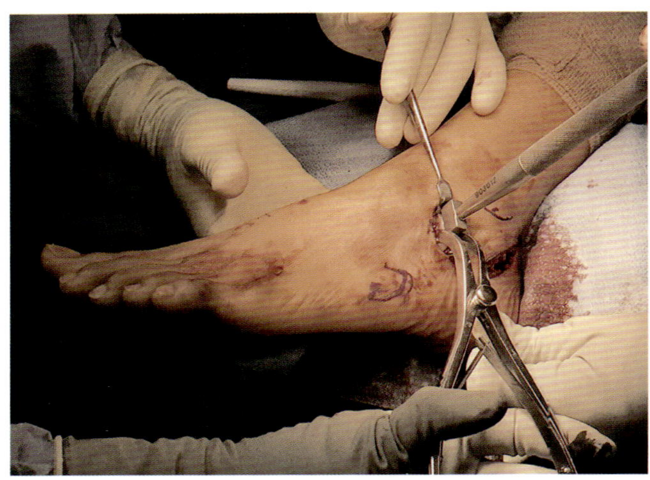

图 10.14 利用光滑的撑开器和填塞器将骨块放置于 Evans 截骨端

其损伤。术中可用 X 线透视以确认截骨端的位置和方向，这有助于防止截骨端太近或太远（少见），太近或太远可能会影响距下关节的后侧关节面。Crego 剥离子可用来保护截骨端的上侧和下侧。截骨过程应采用锋利的器械进行。用骨刀检查未完全截断的区域。除非去掉 Crego 剥离子，否则截骨端不会移位。截骨内移 6~10mm，用钢针临时固定，然后通过术中透视跟骨轴位和侧位来检查该位置。应注意跟骨截骨端的后部不要移位。

固定有多种方式。跟骨的愈合都良好，没办法比较哪一种固定优于另外一种。可从后向前置入一或两枚螺钉（垂直放置）。笔者的首选是大的（6.5mm）无头空心螺钉，尽管也可以使用较小的螺钉或带头的螺钉。重要的是，螺钉头不应突起，以免需要取出螺钉。但是，如果将来再次进行跟骨进行重建，则很难找到无头螺钉。外侧钢板可有多种选择。锁定螺钉钢板是一种比较好的选择，第一枚锁定螺钉垂直于跟骨固定，第二枚拉力螺钉指向载距突固定。术中 X 线确认最后位置和内固定。

如果内移后跟骨外侧凸起，可将其打磨平整。浅筋膜的闭合良好对于覆盖外侧钢板并促进良好的瘢痕形成至关重要。

截骨术使伴有疼痛的足外翻患者的症状得到了明显的改善。

Cotton 截骨术

Cotton 截骨术是内侧楔骨开放楔形跖屈截骨术。它是治疗第一跖列抬高的最佳手术方案。舟楔关节、第 1 跖楔关节过度活动会引起内侧柱抬高和功能不全，Cotton 截骨术并没有解决这两个关节过度活动的问题（图 10.15~ 图 10.19）。然而，该方法普遍应用是因为其可有效地产生结构性跖屈，技术上简单且相对较快。

手术过程基于对内侧楔骨近端和远端关节位置的理解，避免切开这些关节引起不稳。术中 X 线透视可以确定这两个关节的位置，并且能检查第一跖楔关节的活动度。切口位于内侧楔骨正中，平行于踇长伸肌（EHL）肌腱，切开浅筋膜。在截骨时必须保护好踇长伸肌腱，不要被电锯割伤。一旦确认了关节的位置，就可以沿着截骨方向切开骨膜。通常在楔骨远端的 2/3 的区域进行截骨。使用电锯部分截骨，用骨刀劈开。目的是保留足底铰链完整，尽管截骨端断裂，但移位的可能性也不大。另外，如果在楔骨底层皮质未达到最薄的时候就撬开截骨间隙，可能导致截骨线劈向第 1 跖楔关节内造成关节内骨折。一旦截骨端可自由活动，就可以用试模测定合适的骨块大小。通常 4~6mm 的骨块是足以矫正畸形的，但要根据具体足的大小和畸形的程度而定。通常不进行固定，如果需要固定，可使用小钢板进行固定。应当避免第 1 跖列过度跖屈，以免出现内侧

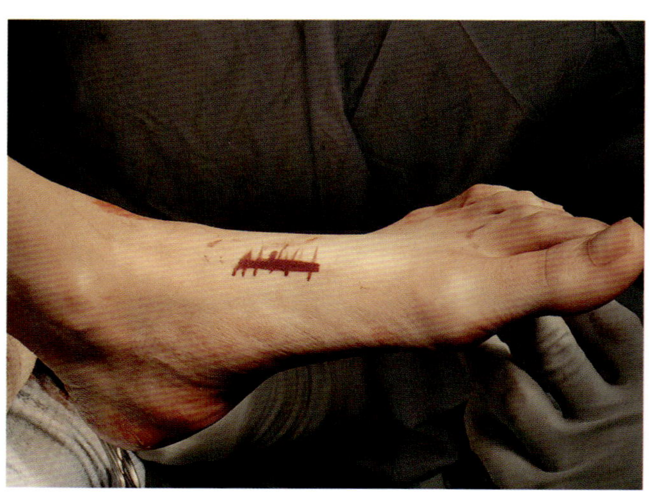

图 10.15 Cotton 截骨的皮肤切口

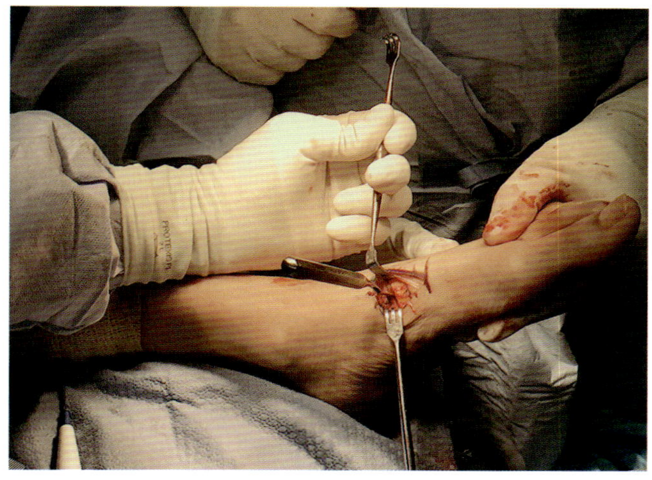

图 10.16 摆锯锯到足底跖筋膜后，用骨刀楔形撑开截骨端

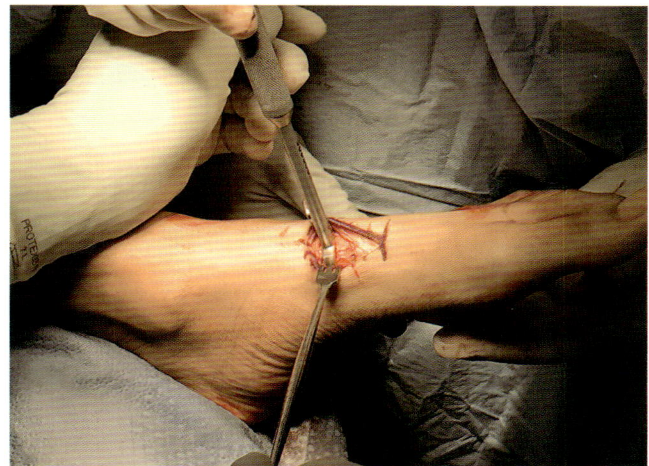

图 10.17 Cotton 截骨试模

籽骨疼痛。

内侧足弓悬吊

Young 于 1939 年首次描述了通过在舟骨上开槽的方法进行胫前肌转位术并联合跟腱松解的术式。Young 认为在舟楔关节下方的足底韧带有助于加强胫后肌腱的作用。McGlamry 和 Beck 通过趾长屈肌转位，弹簧韧带折叠以及其他方式改良了手术。在 20 世纪 70 年代，内侧足弓悬吊术一直是重建扁平足的主要术式。尽管该手术没有进行基本的结构重建，但患者感受却出奇的好。回顾 1983 年 E. Dalton McGlamry 博士的一组患者，发现仅进行内侧弓形悬吊术的患者组与内侧足弓悬吊术联合 Evans 跟骨截

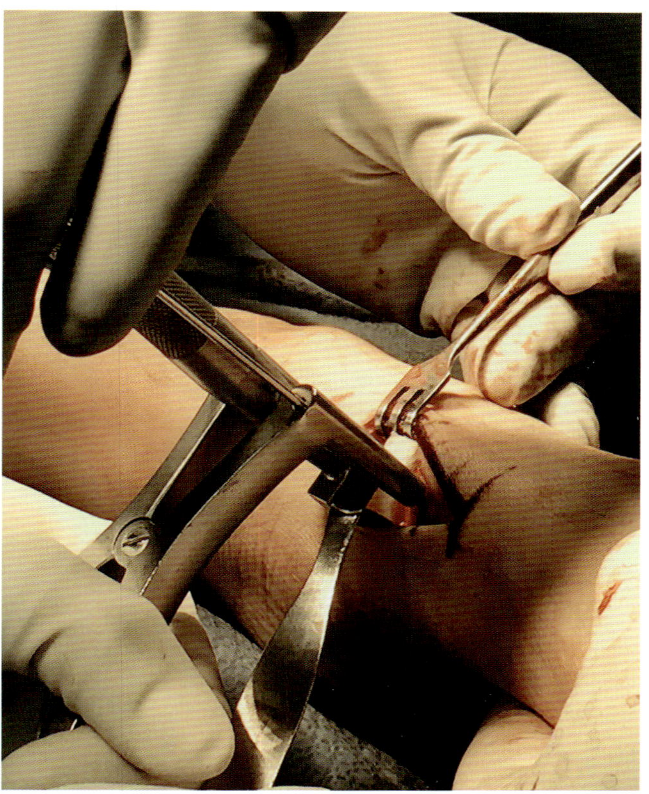

图 10.18 Weinraub 撑开器撑开截骨端以放置骨块

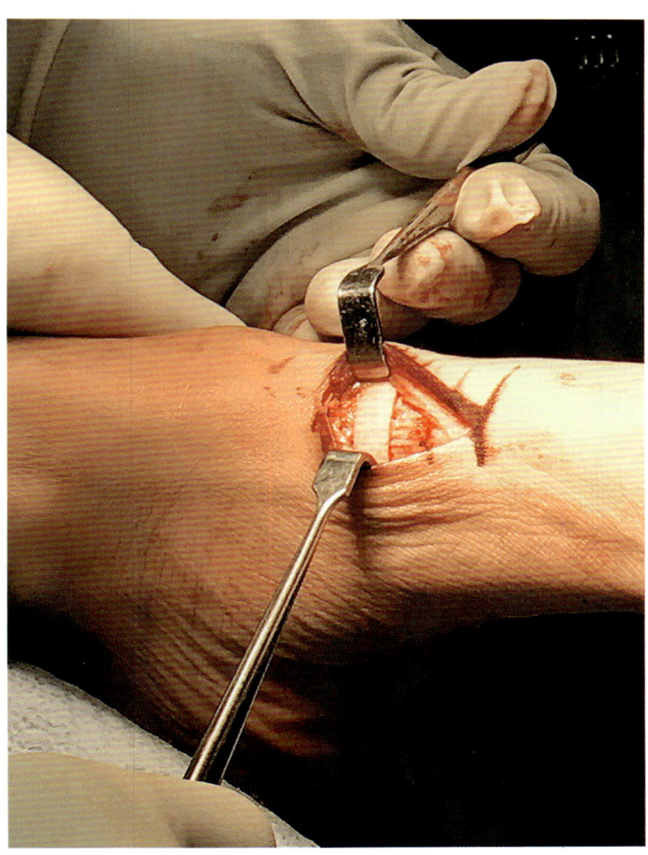

图 10.19 放置骨块完成 Cotton 截骨

骨术的患者组相比，尽管那些进行了结构矫正的影像学表现得到了显著的改善，但患者主观改善的感受是相同的。该手术的原理是去除胫前肌对第1跖列背伸的影响，同时有效增加腓骨长肌对第1跖列跖屈的能力。该手术基于在舟骨上钻孔，将胫前肌置入孔中。胫前肌第1跖骨的止点不变，但在舟骨的止点变成了背侧，改变了功能。胫前肌肌腱在舟楔关节之间创建了一条足底韧带，稳定了通常过度活动的区域。短缩弹簧韧带对此手术起到较强的辅助作用。

尽管该手术联合Evans截骨或跟骨内移截骨是治疗内侧柱过度活动的理想方式，但就解决内侧柱问题来说，该手术不如Cotton内侧楔骨截骨应用普遍。一般来说，与相对简单的Cotton截骨术相比，内侧足弓悬吊术更耗时，需要更多的解剖并且对技术的依赖性更大。

Kidner手术并不是治疗青少年足外翻畸形真正有效的手术，但在治疗副舟骨疼痛方面有着一席之地。在此情况下，如果患者对保守治疗没有效果，则手术切除副骨，根据需要重建副舟骨，胫前肌提升都是有效的。在切除副舟骨后，需要将原先附着在副舟骨上的胫后肌腱重新附着在舟骨内侧跖侧。

治疗顺序

当需要联合手术时，合理的治疗顺序可以使手术更简单。笔者更倾向先做跟腱延长术以免后续对于骨块和截骨端产生压力。是否需要进行马蹄松解可以通过将距下关节放置在中立位上然后进行Silfverskiold试验来决定。

同时进行两种跟骨截骨术时，应标出切口位置，以确保两个截骨术之间有足够的皮肤连接。通常在X线定位后首先进行跟骨内移截骨术及固定。接下来，通过斜行切口进行Evans截骨术。进行截骨术时要注意保留中间关节面，并使用试模确定所需移植物的大小。如果没有试模，则撑开截骨端至舟骨覆盖距骨头，此时用直尺测量截骨间隙大小。此时，将距下关节置于中立位并让足部负重，评估内侧柱。如果内侧柱的结构仍有抬高，则继续进行Cotton截骨术。再次用试模测量骨块大小，并用各种大小的楔形试模检查内侧柱的矫形程度，然后置入合适的骨块。

如果存在舟楔关节不稳定，则进行内侧足弓悬吊或舟楔关节固定术。一旦Evans截骨骨块置入，就不能对足弓内侧进行足够的操纵。因此，如果要做这两个手术中的任何一个，则应在Evans骨块最后置入之前进行。

其他截骨术

Rathjen和Mubarak在1998年描述了3C截骨术，包括跟骨后侧内移截骨术、内侧楔骨跖侧楔形闭合截骨术以及骰骨的开放楔形截骨术。Moraleda等的研究将这种组合手术与Evans手术进行了比较，认为Evans的并发症较高，而3C的校正程度较小。

Dwyer撑开楔形截骨术可用于矫正冠状面的跟骨外翻。

关节制动术

关节制动术是一种通过限制距下关节异常活动来治疗真正柔软性足外翻畸形的手术。普遍认为距下关节植入物会阻止距骨的异常活动，从而在防止过度外翻的同时允许内翻。几项研究表明，这种手术在儿童中可改善足底压力分布。儿童和成人人群的影像学也有所改善。与其他技术相比，关节制动术通常被认为具有较低的并发症发生率并且微创。已将多种类型的装置用作植入物。目前，关节制动装置可分为5种主要材料类别：不锈钢、钛、聚乙烯、复合结构或生物可吸收材料。通常选用一组装置，其中包含该设备配套的各种尺寸的试模和置入工具。

器械的类型由Vogler分类。第一类为自锁型，其中距骨和跟骨的表面由一块材料隔开。在这种装置中，距下关节的轴不受限制。第二类轴向改变型，例如STA-peg装置，可以改变距下关节轴。最早在1975年由Smith和Miller描述该装置。Lundeen（1985年）对使用这些装置的患者进行了一项后续研究，发现舟楔关节不稳定可能导致复发。Oloff等发表关于并发症的报道（1987年）。此外，未经治疗的马蹄畸形被认定为复发的可能来源。第三类挤压阻挡型，直接撞击在距骨的前缘，以限制超过所需范围的内旋活动。一种新的距下关节稳定装置，带有螺纹，放置在跗骨窦和跗骨管中，在距下关节前后轴方向上具有把持力，根据 Bali 等在 2013 年发表的文章，这种距下关节稳定装置不会一直持续负重，并能降低整个足的峰值压力。

手术步骤

患者取仰卧位，如果计划再做其他的辅助手术，可以在臀部下方放置一个小垫子以外旋下肢。27 号针头用于从外侧距外踝尖前方、下方 1 cm 处定位跗骨窦。一旦确定，沿着松弛皮肤张力线在跗骨窦做一长约 1.5cm 切口。该切口应避免损伤腓肠神经和足背中间皮神经。使用蚊钳钝性分离皮下组织和深筋膜。然后将试模的插杆插入并穿过跗骨窦。内侧皮肤拉紧是插杆已穿过整个跗骨窦的表现。一些关节制动器具有膨胀装置允许跗骨窦的拉伸，该膨胀装置放在插杆上并通过轻微扭转插入跗骨窦。然后，尝试不同尺寸的试模，并检查每个尺寸下距骨外翻，并术中检查足正侧位 X 线片以确保位置正确。合适的试模会将外翻限制在 2°~4°，并且在 X 线片上，试模的内侧边缘应位于距骨的中线。一旦确定了合适的尺寸，就将试模取掉，并将相应尺寸的内植物放置在套杆上。使用扳手将其插入跗骨窦中，并用术中 X 线透视确认内植物的位置。取下扳手和套杆后，冲洗，缝合深筋膜后浅层缝合。加压敷料和厚石膏托固定 1 周后允许负重。

并发症

关节制动术有特殊的风险，包括跗骨窦疼痛、内植物移位，可能需要取出内固定以及过度矫正或矫正不足。滑膜炎和腓骨肌挛缩等并发症也有报道。如果选择的植入物太小或太大，则可能会持续疼痛或疼痛加重。然而，内植物是可以取掉的，可以纠正这种类型的并发症。

马蹄足

常规做法是与大多数扁平足手术一起进行后侧软组织延长。通常，对于单纯腓肠肌紧张者进行腓肠肌筋膜切断，对于腓肠肌比目鱼肌挛缩马蹄足进行跟腱延长。外翻畸形与马蹄足密切相关。在某些情况下，可以通过拉伸运动来矫正马蹄足；其余的患者，手术治疗是必要的。为了区分这两种情况，通常需要进行 Silfverskiold 试验。在青春期，肯定有一部分扁平足的主要病因是跟腱挛缩。对于这些患者，必须要做延长手术，否则重建手术将失败。有一部分患者由于足跟长期外翻的位置导致跟腱挛缩，从而引起继发性的马蹄足。在青少年中如果仅有一点马蹄足，为了避免后侧肌力减弱，尽量避免进行延长手术（图 10.20）。这些患儿中有些在术后伸展活动可以得到明显改善。

如果 Silfverskiold 试验显示单纯腓肠肌挛缩马蹄足，则只进行腓肠肌筋膜松解。如果发现是腓肠肌比目鱼肌挛缩性马蹄足，可以考虑行跟腱延长术（TAL）。TAL 可以切开或经皮手术。类似地，腓肠肌挛缩可以切开或在内镜下进行。Vulpius 描述了一种穿过腓肠肌肌腱的“V”形切口，并附带切除比目鱼肌两肌腹之间的腱性结构。Strayer 描述了一种靠近腱膜近端横向切断腓肠肌肌腱，然后将肌腱缝合在新的延长位置。Baker 对 Vulpius 手术进行改进，它在肌腱上做一舌形切口进行延长。

手术技术

根据其他需要同期进行的手术的情况，患者置

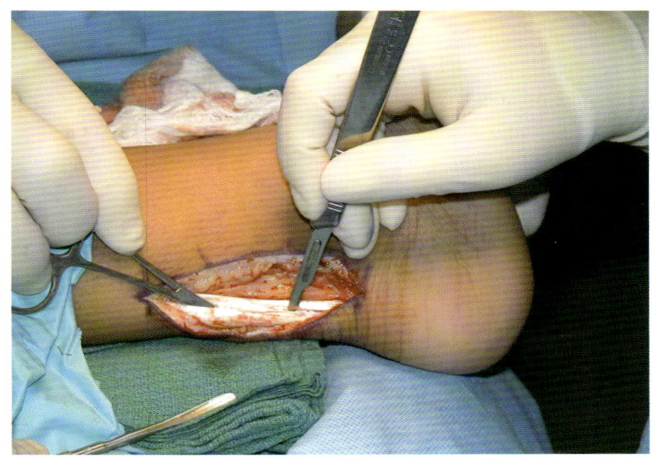

图 10.20 跟腱切开纵向延长

于俯卧位或蛙式位。可触及腓肠肌－比目鱼肌肌腱交界处，在这一水平后中线内侧做一 4cm 的切口。辨认腱膜，并在切开切口之前注意辨认外侧和内侧边界。沿着腱旁组织做一纵行切口。将踝关节保持在中立位，从腱膜宽度的内侧 1/3 处向内侧切开至最内侧边缘，不要切到深部的比目鱼肌纤维。接下来，以类似的方式切开腱膜的外侧 1/3，注意保护腓肠神经，应将其拉开。最后在这两个切口的远端 2cm 处切开腱膜的中间 1/3。然后伸直膝盖并最大程度的弯曲踝关节，拉伸已切开的腱膜。如果没有拉伸开，需要通过切口再次确认是否所有的腱膜都已切断。如果需要进一步的治疗，可以辨认出比目鱼肌两肌腹之间的腱性结构并切除。冲洗伤口，缝合腱旁组织和深筋膜。逐层缝合切口，纱布覆盖，贴胶带。若仅治疗马蹄足，石膏固定 4 周，然后进行物理治疗和穿戴矫形鞋。

对于内镜下松解，患者取仰卧位，在腓肠肌比目鱼肌交界处后内侧做一长 1.5cm 的切口。分离腱旁组织后，将带有钝头的套管插入切口。套管向外侧穿入直至见到侧边皮肤被顶起。

套管针横向穿过，直到外侧皮肤被拉紧。根据所用设备的类型，可能需要做侧方切口。然后除去套管针。套管的开槽部分可旋转以面对腓肠肌腱膜。将内镜摄像头放入套管中，如果刀片能安装在摄像头上，内镜从内侧放入套管中，如果不能，则将内镜摄像头从外侧放入套管中。暴露清楚腱膜以确保不会切到其他结构。在关节踝背伸的情况下，使用钩形刀片（刀片连接摄像头从内侧进入，刀片没有连接摄像头，摄像头从外侧进入）横行切断腓肠肌腱膜。卸下刀片和相机，并再次背伸踝关节以检查矫正是否足够。拔出套管，用简单的缝合线缝合皮肤。术后允许穿戴 CAM 靴负重，每天主动和被动锻炼踝关节屈伸活动。

对于需要进行跟腱延长的患者，Hoke 描述了一种经皮三切口跟腱半切延长的方法。在跟腱上做 3 个切口：最远端在外侧 1/3 处，中央在内侧 1/3 处，最近端在外侧 1/3 处。标记切口，远端切口在跟腱止点近端 3cm 处，中间切口在跟腱止点近端 6cm 处，近端在 11cm 处。使用 15 号刀片在远侧标记处纵向刺入，一旦刀片穿过肌腱，就将刀片转向外侧 90°。以这种方式，切断外侧 1/3 的肌腱。将刀片从切口小心退出。在中间标记处重复进行此操作，切断肌腱内侧 1/3。最后，在近端标记处，切断外侧的 1/3 肌腱。此时，将踝关节背伸，可以感觉到跟腱松动。冲洗缝合。单纯进行此手术，术后将踝关节放置中立位背伸 90° 用夹板或石膏固定，3~4 周不负重。

并发症

上述手术的并发症包括腓肠肌或跟腱的过度伸长和断裂。相反，矫正不足也可能是一个问题。腓肠神经离手术区域很近，尤其是当进行腓肠肌松解时，可能会出现腓肠神经炎。腓肠肌和比目鱼肌粘连或跟腱开放手术后也有粘连报道，还有感染、术后肌肉无力和马蹄足复发。

关节制动术

在青春期柔软性扁平足中，关节制动术的效果有限，但仍然很重要。特别是在舟楔关节过度活动的情况下，可能需要做融合。舟楔关节失稳会导致内侧柱的代偿。某些神经肌肉源性的畸形需要做关节制动术。手术适应证应包括韧带松弛的患者，如 EhlersDanlos 综合征。这种手术通常适用于大龄青少年。退行性关节疾病是关节融合的指征。

舟楔关节融合对于舟楔关节过度活动的患者特别有用。即使已经实现了后足的稳定，如果无法解决该位置的过度活动，也会导致持续的代偿。在大多数情况下，仅内侧舟楔关节的单独融合就足够了，而在更严重的畸形或退行性关节疾病的情况下，可以对 3 个关节都进行融合。

当存在无法通过软组织手术解决的不稳定性情况时，舟楔关节融合至关重要。Cotton 截骨术不会增加舟楔关节的稳定性。内侧足弓悬吊术可以增加舟楔关节的稳定性，但不是关节融合术中所提供的坚固稳定性。然而，重要的是要记住，手术的目的是获得无痛、症状可控的足，不一定是在外观或 X 线片上看起来完美的足。与所有关节固定术一样，关键是要去除所有软骨，矫正畸形并稳定直到骨性融合。可以使用螺钉或钢板有效固定。

跗骨融合和距骨融合可以取得显著的矫正效果，

但以失去运动能力及足的适应性为代价。但是，仍有一些患者需要进行此类手术矫正。

代偿性跖骨内收

人口统计学

跖骨内收这一术语描述了一类足部失常的主要特征。据报道每 1000 例活产婴儿中有 1 例发生单独的跖骨内收，其畸形的特征是在单个平面跖骨内收。当后足外翻时，会代偿性出现跖骨内收，这就导致了在某些情况下，足的外观几乎正常。关于跖骨内收的根本原因有不同的理论。有些人认为子宫内压升高会导致畸形，许多情况下会自发纠正，并且在第一胎中发生率更高。其他人则认为，畸形是由于诸如肌腱不平衡和软组织挛缩等内在原因引起的。内侧楔骨位置异常或异常发育也是一个致病因素。

手术适应证

由于大多数跖骨内收会自发矫正，因此有关何时治疗存在一些争议。尽管如此，关于何时治疗的数据仍非常缺乏，人们普遍认为，早期治疗疗效更好。因此，在大多数情况下，特别是在早期就发现时，建议进行治疗。

尽管大多数跖骨内收病例可以通过保守治疗解决，但有些病例需要手术干预。如果不进行矫正，跖骨内收可能导致其他足部畸形，例如踇外翻、足趾屈曲挛缩和旋转足（“Z”形足）。拉伸、石膏和支具通常有效，但如果患儿经过这些治疗无效或年龄大于 2 岁，就需要手术治疗。对于年幼的患儿，应首先尝试软组织松解，骨性手术通常在青少年和成人中进行。

总结

有几种手术方式在治疗儿童扁平足比较有效。跟腱挛缩者需要进行跟腱延长。在后足和内侧柱必须实现多平面的稳定性。手术矫正的目的是减轻疼痛和减少形变力（图 10.21~ 图 10.24）。在控制足过度外翻的同时应保持一些足的柔韧性和适应性，应采用使两者达到最佳平衡的手术方式。

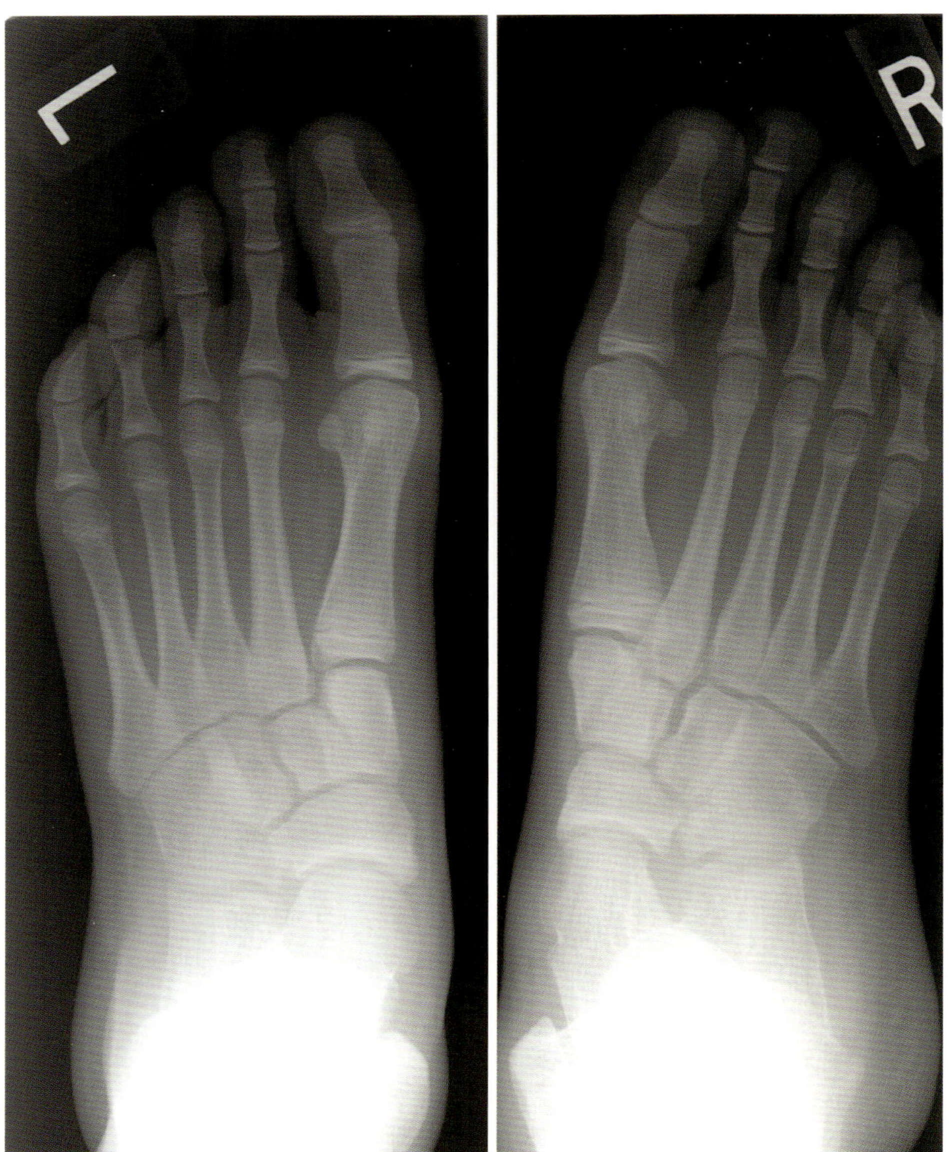

图 10.21 术前足正位 X 线片。跟距角、距骨第 1 跖骨角、跟骰角增加，畸形明显

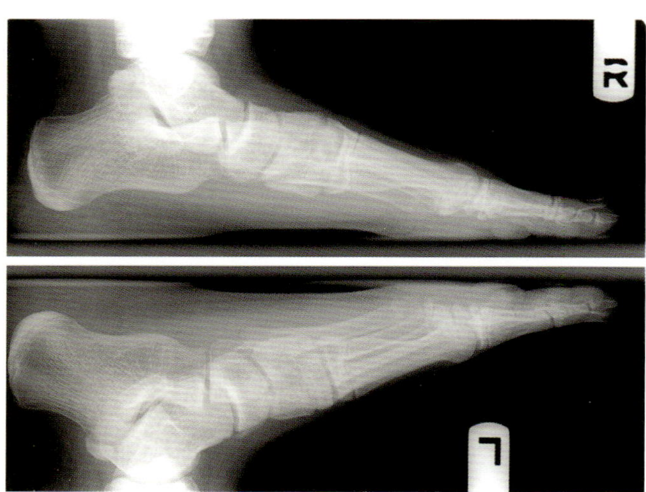

图 10.22 术前足侧位 X 线片。跟骨倾斜角减小，距骨倾斜角增加以及 Cyma 线中断，畸形严重

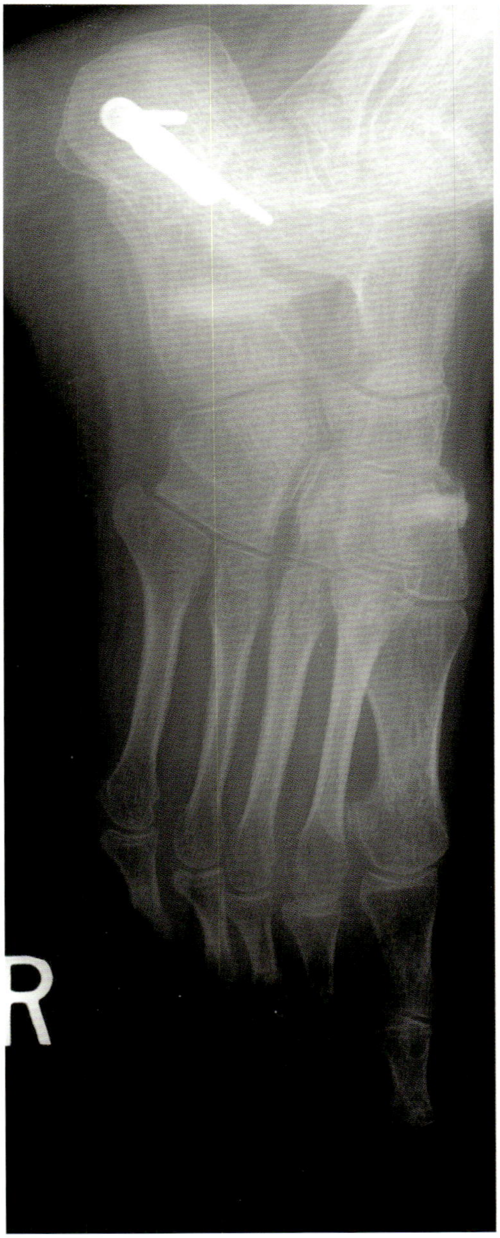

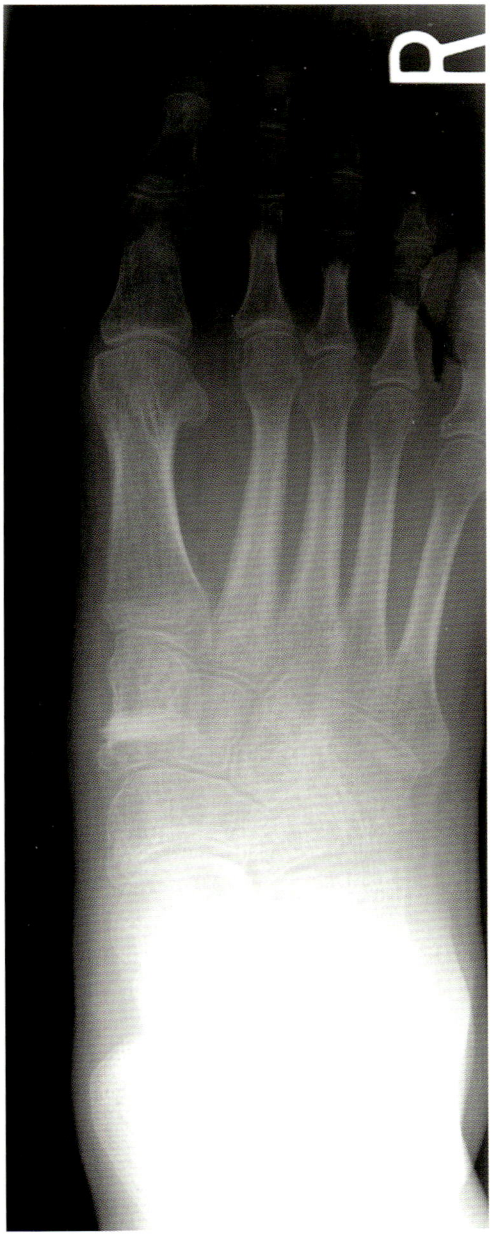

图 10.23 术后 6 周足正位和内斜位 X 线片。已行 Evans 截骨术，跟骨内移截骨术和 Cotton 截骨术。关节对线良好

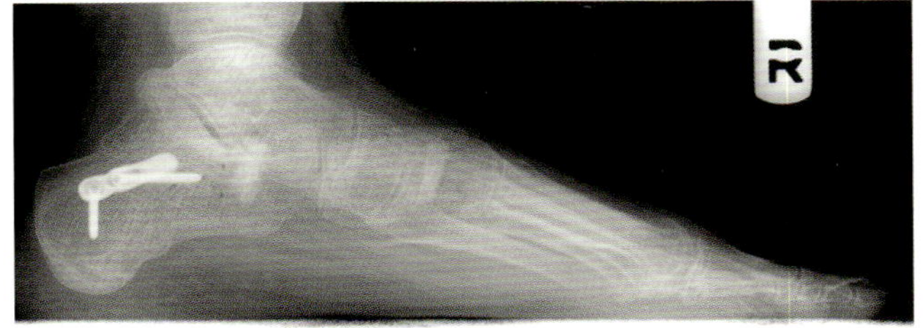

图 10.24 术后 6 周足侧位 X 线片。畸形得到良好矫正，关节对线良好，截骨植骨处骨愈合良好

参考文献

[1] Toolan BC, Sangeorzan BJ, Hansen ST. Complex reconstruction for the treatment of dorsolateral peritalar subluxation of the foot. Early results after distraction arthrodesis of the calcaneocuboid joint in conjunction with stabilization of, and transfer of the flexor digitorum longus tendon to, the midfoot to treat acquired pes planovalgus in adults. J Bone Joint Surg Am. 1999;81(11):1545–1560.

[2] Basmajian JV, Stecko G. The role of muscles in arch support of the foot. J Bone Joint Surg Am. 1963;45:1184–1190.

[3] Gray EG, Basmajian JV. Electromyography and cinematography of leg and foot（"normal" and flat）during walking. Anat Rec. 1968;161(1):1–15.

[4] Mann R, Inman V. Phasic activity of intrinsic muscles of the foot. J Bone Joint Surg Am. 1964;46:469–481.

[5] Borton DC, Saxby TS. Tear of the plantar calcaneonavicular(spring) ligament causing flatfoot. A case report. J Bone Joint Surg Br. 1997;79(4):641–643.

[6] Orr JD, Nunley JA. Isolated spring ligament failure as a cause of adult-acquired flatfoot deformity. Foot Ankle Int. 2013;34(6):818–823.

[7] Kitaoka HB, Ahn TK, Luo ZP, An KN. Stability of the arch of the foot. Foot Ankle Int. 1997;18(10):644–648.

[8] Staheli LT. Evaluation of planovalgus foot deformities with special reference to the natural history. J Am Podiatr Med Assoc. 1987;77(1):2–6.

[9] Wearing SC, Hills AP, Byrne NM, Hennig EM, McDonald M. The arch index: a measure of flat or fat feet? Foot Ankle Int. 2004;25(8):575–581.

[10] Napolitano C, Walsh S, Mahoney L, McCrea J. Risk factors that may adversely modify the natural history of the pediatric pronated foot. Clin Podiatr Med Surg. 2000;17(3):397–417.

[11] Cowan DN, Robinson JR, Jones BH, Polly DW, Berrey BH. Consistency of visual assessments of arch height among clinicians. Foot Ankle Int. 1994;15(4):213–217.

[12] Hillstrom HJ, Song J, Kraszewski AP, Hafer JF, Mootanah R, Dufour AB, et al. Foot type biomechanics part 1: structure and function of the asymptomatic foot. Gait Posture. 2013;37(3):445–451.

[13] Ledoux WR, Hillstrom HJ. The distributed plantar vertical force of neutrally aligned and pes planus feet. Gait Posture. 2002;15(1):1–9.

[14] Mootanah R, Song J, Lenhoff MW, Hafer JF, Backus SI, Gagnon D, et al. Foot type biomechanics part 2: are structure and anthropometrics related to function? Gait Posture. 2013;37(3):452–456.

[15] Menz H, Dufour A, Riskowski J, Hillstrom H. Association of planus foot posture and pronated foot function with foot pain: the Framingham study. Arthritis Care Res. 2013;65(12):1991–1999.

[16] HARRIS RI, BEATH T. Hypermobile flat-foot with short tendo achillis. J Bone Joint Surg Am. 1948;30A(1):116–140.

[17] Chen KC, Yeh CJ, Tung LC, Yang JF, Yang SF, Wang CH. Relevant factors influencing flatfoot in preschool-aged children. Eur J Pediatr. 2011;170(7):931–936.

[18] Pourghasem M, Kamali N, Farsi M, Soltanpour N. Prevalence of flatfoot among school students and its relationship with BMI. Acta Orthop Traumatol Turc. 2016;50(5):554–557.

[19] Stolzman S, Irby MB, Callahan AB, Skelton JA. Pes planus and paediatric obesity: a systematic review of the literature. Clin Obes. 2015;5(2):52–59.

[20] Mahan KT, Diamond E, Brown D. Podiatric profile of the Down' s syndrome individual. J Am Podiatry Assoc. 1983;73(4):173–179.

[21] Em S, Oktayoglu P, Bozkurt M, Caglayan M, Karakoc M, Ucar D, et al. Serum relaxin levels in benign hypermobility syndrome. J Back Musculoskelet Rehabil. 2015;28(3):473–479.

[22] Jack EA. Naviculo-cuneiform fusion in the treatment of flat foot. J Bone Joint Surg Br. 1953;35-B(1):75–82.

[23] Benedetti MG, Ceccarelli F, Berti L, Luciani D, Catani F, Boschi M, et al. Diagnosis of flexible flatfoot in children: a systematic clinical approach. Orthopedics. 2011;34(2):94.

[24] Grady JF, Kelly C. Endoscopic gastrocnemius recession for treating equinus in pediatric patients. Clin Orthop Relat Res. 2010;468(4):1033–1038.

[25] Blitz NM, Stabile RJ, Giorgini RJ, DiDomenico LA. Flexible pediatric and adolescent pes planovalgus: conservative and surgical treatment options. Clin Podiatr Med Surg. 2010;27(1):59–77.

[26] Jane MacKenzie A, Rome K, Evans AM. The efficacy of nonsurgical interventions for pediatric flexible flat foot: a critical review. J Pediatr Orthop. 2012;32(8):830–834.

[27] Evans D. Calcaneo-valgus deformity. J Bone Joint Surg Br. 1975;57(3):270–278.

[28] Dollard MD, Marcinko DE, Lazerson A, Elleby DH. The Evans calcaneal osteotomy for correction of flexible flatfoot syndrome. J Foot Surg. 1984;23(4):291–301.

[29] Dumontier TA, Falicov A, Mosca V, Sangeorzan B. Calcaneal lengthening: investigation of deformity correction in a cadaver flatfoot model. Foot Ankle Int. 2005;26(2):166–170.

[30] Raines RA, Brage ME. Evans osteotomy in the adult foot: an anatomic study of structures at risk. Foot Ankle Int. 1998;19(11):743–747.

[31] Mosca VS. Ragab AA, Stewart SL, Cooperman DR. Implications of Subtalar joint anatomic variation in calcaneal lengthening osteotomy. J Pediatr Orthop. 2003;23:79–83. J Pediatr Orthop. 2009;29(3):315–316.

[32] Laidlaw PP. The Os calcis: part II. J Anat Physiol. 1905;39(Pt 2):161–177.

[33] Bunning P, Barnett C. Variations in the talocalcaneal articulations. J Anat. 1963;97(5):636–643.

[34] Bussewitz BW, DeVries JG, Hyer CF. Evans osteotomy and risk to subtalar joint articular facets and sustentaculum tali: a cadaver study. J Foot Ankle Surg. 2013;52(5):594–597.

[35] Canavese F, Dimeglio A, Bonnel F. Postoperative CT-scan 3D reconstruction of the calcaneus following lateral calcaneal lengthening osteotomy for flatfoot deformity in children. Is the surgical procedure potentially associated with subtalar joint damage? Foot Ankle Surg. 2018;24(5):453–459.

[36] Mahan KT, Hillstrom HJ. Bone grafting in foot and ankle surgery. A review of 300 cases. J Am Podiatr Med Assoc. 1998;88(3):109–118.

[37] Foster JR, McAlister JE, Peterson KS, Hyer CF. Union rates and complications of lateral column lengthening using the interposition plating technique: a radiographic and medical record review. J Foot Ankle Surg. 2017;56(2):247–251.

[38] Dunn SP, Meyer J. Displacement of the anterior process of the calcaneus after Evans calcaneal osteotomy. J Foot Ankle Surg. 2011;50(4):402–406.

[39] Marengo L, Canavese F, Mansour M, Dimeglio A, Bonnel F. Clinical and radiological outcome of calcaneal lengthening osteotomy for flatfoot deformity in skeletally immature patients. Eur J Orthop Surg Traumatol. 2017;27:989.

[40] Prissel MA, Roukis TS. Incidence of nonunion of the unfixated, isolated evans calcaneal osteotomy: a systematic review. J Foot Ankle Surg. 2012;51(3):323–325.

[41] Mosca VS. Calcaneal lengthening for valgus deformity of the hindfoot. Results in children who had severe, symptomatic flatfoot and skewfoot. J Bone Joint Surg Am. 1995;77(4):500–512.

[42] Sangeorzan BJ, Mosca V, Hansen ST. Effect of calcaneal lengthening on relationships among the hindfoot, midfoot, and forefoot. Foot

Ankle. 1993;14(3):136–141.

[43]Mahan KT, McGlamry ED. Evans calcaneal osteotomy for flexible pes valgus deformity. A preliminary study. Clin Podiatr Med Surg. 1987;4(1):137–151.

[44]Brim SP, Hecker R. The Evans calcaneal osteotomy: postoperative care and an evaluation on the metatarsus adductus angle. J Foot Ankle Surg. 1994;33(1):2–5.

[45]McCrea JD. The Evans procedure for treatment of severe pes planovalgus. J Am Podiatr Med Assoc. 1987;77(1):35–38.

[46]Xia J, Zhang P, Yang YF, Zhou JQ, Li QM, Yu GR. Biomechanical analysis of the calcaneocuboid joint pressure after sequential lengthening of the lateral column. Foot Ankle Int. 2013;34(2):261–266.

[47]Cooper PS, Nowak MD, Shaer J. Calcaneocuboid joint pressures with lateral column lengthening（Evans）procedure. Foot Ankle Int. 1997;18(4):199–205.

[48]Jara ME. Evans osteotomy complications. Foot Ankle Clin. 2017;22(3):573–585.

[49]Davitt JS, Morgan JM. Stress fracture of the fifth metatarsal after Evans' calcaneal osteotomy: a report of two cases. Foot Ankle Int. 1998;19(10):710–712.

[50]Weil LS, Roukis TS. The calcaneal scarf osteotomy: operative technique. J Foot Ankle Surg. 2001;40(3):178–182.

[51]Xu Y, Li XC, Xu XY. Calcaneal Z lengthening osteotomy combined with subtalar arthroereisis for severe adolescent flexible flatfoot reconstruction. Foot Ankle Int. 2016;37(11):1225–1231.

[52]Patrick N, Lewis GS, Roush EP, Kunselman AR, Cain JD. Effects of medial displacement calcaneal osteotomy and calcaneal Z osteotomy on subtalar joint pressures: a cadaveric flatfoot model. J Foot Ankle Surg. 2016;55(6):1175–119.

[53]Scott RT, Berlet GC. Calcaneal Z osteotomy for extra-articular correction of hindfoot valgus. J Foot Ankle Surg. 2013;52(3):406–408.

[54]Arangio GA, Salathé EP. Medial displacement calcaneal osteotomy reduces the excess forces in the medial longitudinal arch of the flat foot. Clin Biomech（Bristol, Avon). 2001;16(6):535–539.

[55]Greenfield S, Cohen B. Calcaneal osteotomies: pearls and pitfalls. Foot Ankle Clin. 2017;22(3):563–571.

[56]Weinfeld SB. Medial slide calcaneal osteotomy. Technique, patient selection, and results. Foot Ankle Clin. 2001;6(1):89–94.. vii

[57]Beck EL, McGlamry ED. Modified young tendosuspension technique for flexible flatfoot. Analysis of rationale and results: a preliminary report on 20 operations. J Am Podiatry Assoc. 1973;63(11): 582–604.

[58]Moraleda L, Salcedo M, Bastrom TP, Wenger DR, Albiñana J, Mubarak SJ. Comparison of the calcaneo-cuboid- cuneiform osteotomies and the calcaneal lengthening osteotomy in the surgical treatment of symptomatic flexible flatfoot. J Pediatr Orthop. 2012;32(8):821–829.

[59]Moraleda L, Salcedo M, Bastrom TP, Wenger DR, Albinana J, Mubarak SJ. Comparison of the calcaneo-cuboid- cuneiform osteotomies and the calcaneal lengthening osteotomy in the surgical treatment of symptomatic flexible flatfoot. J Pediatr Orthop. 2012;32(8):821–829.

[60]Dall G. Open lateral wedge osteotomy of the calcaneum for severe postural pes valgus in children. S Afr Med J. 1978;53(14):531–538.

[61]Pavone V, Costarella L, Testa G, Conte G, Riccioli M, Sessa G. Calcaneo-stop procedure in the treatment of the juvenile symptomatic flatfoot. J Foot Ankle Surg. 2013;52(4):444–447.

[62]De Pellegrin M, Moharamzadeh D, Strobl WM, Biedermann R, Tschauner C, Wirth T. Subtalar extra-articular screw arthroereisis（SESA）for the treatment of flexible flatfoot in children. J Child Orthop. 2014;8(6):479–487.

[63]Needleman RL. Current topic review: subtalar arthroereisis for the correction of flexible flatfoot. Foot Ankle Int. 2005;26(4):336–346.

[64]Metcalfe SA, Bowling FL, Reeves ND. Subtalar joint arthroereisis in the management of pediatric flexible flatfoot: a critical review of the literature. Foot Ankle Int. 2011;32(12):1127–1139.

[65]Vogler HW. Subtalar blocking operations for pathological pronation syndromes. In: McGlamry ED, editor. Comprehensive textbook of foot surgery. William and Wilkins: Baltimore; 1987.

[66]Lundeen RO. The Smith STA-peg operation for hypermobile pes planovalgus in children. J Am Podiatr Med Assoc. 1985;75(4):177–183.

[67]Oloff LM, Naylor BL, Jacobs AM. Complications of subtalar arthroereisis. J Foot Surg. 1987;26(2):136–140.

[68]Bali N, Theivendran K, Prem H. Computed tomography review of tarsal canal anatomy with reference to the fitting of sinus tarsi implants in the tarsal canal. J Foot Ankle Surg. 2013;52(6):714–716.

[69]Fitzgerald RH, Vedpathak A. Plantar pressure distribution in a hyperpronated foot before and after intervention with an extraosseous talotarsal stabilization device- a retrospective study. J Foot Ankle Surg. 2013;52:432–443.

[70]Soomekh DJ, Baravarian B. Pediatric and adult flatfoot reconstruction: subtalar arthroereisis versus realignment osteotomy surgical options. Clin Podiatr Med Surg. 2006;23(4):695–708.

[71]Lamm BM, Paley D, Herzenberg JE. Gastrocnemius soleus recession: a simpler, more limited approach. J Am Podiatr Med Assoc. 2005;95(1):18–25.

[72]Hui HE, Beals TC, Brown NA. Influence of tendon transfer site on moment arms of the flexor digitorum longus muscle. Foot Ankle Int. 2007;28(4):441–447.

[73]de Coulon G, Turcot K, Canavese F, Dayer R, Kaelin A, Ceroni D. Talonavicular arthrodesis for the treatment of neurological flat foot deformity in pediatric patients: clinical and radiographic evaluation of 29 feet. J Pediatr Orthop. 2011;31(5):557–563.

[74]Connors JF, Wernick E, Lowy LJ, Falcone J, Volpe RG. Guidelines for evaluation and management of five common podopediatric conditions. J Am Podiatr Med Assoc. 1998;88(5):206–222.

跗骨融合与扁平足：临床检查、诊断影像学和手术计划

11

Craig A. Camasta，Timothy A. Graeser

绪论 / 病因

跗骨融合和儿童扁平足畸形文献涉及很多内容，包括病因、临床表现、诊断影像学以及保守和手术治疗。这些作者认为大多数患者表现介于没有关节炎改变的柔软性畸形（塌陷性扁平足）和继发于跗骨融合的扁平外翻畸形之间。因此，我们将这些患者称为处于“灰色区域”。患者可能出现症状性关节炎的非融合性足，或症状性骨不全融合。患者可能因跗骨融合以外的病因出现腓骨肌痉挛，相反，跗骨融合也可能表现为无症状性的腓骨肌痉挛。

目前提出与跗骨融合病因学相关的理论有以下几种。最被广泛接受的是 LeBouq 的胚胎间充质组织分化异常理论，认为是一种遗传性常染色体显性遗传缺陷或妊娠早期的损伤。另一方面，Pfitzner 认为是副骨骨化到邻近的跗骨发生融合。Harris 在胎儿中发现跗骨融合的证据，似乎反驳了 Pfitzner 的理论。有报告称，副骨与跗骨融合相似，尽管它们没有合并到相邻的骨骼中。其他少见跗骨融合病因包括关节炎、感染、肿瘤或创伤。

据报道跗骨融合发病率为 0.04%~14.54%，笔者的经验与普通人群发病率大约 1% 一致。50%~80% 的患者是双侧发病。跗骨融合似乎与性别无关，这与常染色体显性遗传理论一致。跟舟骨（CN）和距跟骨（TC）融合占全部的 90%。

CN 融合的患者通常出现在 8~12 岁，而 TC 融合的患者出现在 12~16 岁。尽管大多数 TC 融合发生在中关节面，但也有报道后关节面和前关节面融合。在本文中，TC 融合将具体指距下关节中关节面的融合。另据报道，伴随的 TN 和 TC 融合也可能发生在同一个足部。距舟骨融合第三常见，文献报道不到 50 例。虽然极为罕见，但也有病例报告了舟骰骨融合。

儿童柔软性扁平足畸形

临床检查

虽然已经讨论过了距跟骨融合的临床表现和诊断影像学表现，但更常见畸形是塌陷的扁平外翻足，它仍然是柔软性，没有任何关节炎的改变。这两种疾病的临床和影像学结果存在显著差异。塌陷性扁平足外翻患者很少主诉“踝关节疼痛”，距跟骨融合患儿更多主诉沿内侧纵弓和跗骨窦疼痛。

在步态周期的站立阶段，柔性扁平足可能与融合扁平足相似。两者均可有足跟外翻位，前足外展，内侧纵弓塌陷，以及继发于马蹄足足跟不能着地。然而，在生物动力学检查柔性扁平足的表现却大相径庭。后足关节运动一般正常至增加，内侧柱也有过度活动。与僵硬性扁平足不同，这些足容易随着主动活动范围而回旋。如上所述，“蹈趾背屈”Hubscher 检查通过缠绕机制重建内侧纵弓，并证实足部是柔性可复性的，而不是僵硬性（图 11.12）。然而，在站立位检查中减少重度扁平足外翻的能力并不表明该足将通过保留关节的外科手术得到充分矫正。根据作者的经验，重度扁平足外翻，尤其是肥胖青少年患者，通常需要融合使用关节融合术（单节段至多节段）和辅助的保留关节的矫正手术以充分矫正畸形。

标准放射学检查

相同的放射学参数可以用来评估柔性扁平足和跗骨融合扁平足患者。两者表现异常参数包括负重 DP 和侧位 X 线片上 TN 一致性降低、骰骨外展角增大、距骨倾斜角增大、跟骨倾斜角减小。跗骨融合的典型表现，如“晕轮”征、距骨鸟嘴样变、距骨外侧突增宽以及其他提示融合的放射学表现。

继发于跗骨融合的扁平足

临床检查

跗骨完全骨性融合的患者典型表现为僵硬的扁平外翻足畸形，伴或不伴腓骨肌痉挛。早期以无痛性关节活动减少为主要表现，逐渐发展为有症状的僵硬性畸形。患者经常主诉有活动后加重的“踝关节疼痛”，近期有踝关节扭伤或习惯性扭伤史。跟距融合通常在 12~16 岁开始出现症状，这与跟骨及距骨开始骨化的时间有关。组织病理学研究尚无有关跟距关节融合炎症细胞反应的相关报道，因此普遍认为疼痛发生的机制是由骨性融合周围骨膜产生的机械应力所引起。跟距关节融合患者有时也可不伴有典型扁平外翻足的表现，这也使得诊断更加困难。在临床检查中，通常患者距下关节有轻到重度疼痛，关节被动活动范围受限。在开放式动力链检查中，这些患者表现足外翻，踝关节呈马蹄姿势、前足内翻和内侧纵弓高度的丧失。如果跗骨融合是单侧的，相对于对侧肢体很容易鉴别（图 11.1）。双侧跗骨融合也可以表现相似；然而，当双足同时受累时，畸形就不那么明显。在跗骨融合的足部不能做环形活动，但在无跗骨融合足容易完成该动作。

扁平外翻足合并腓骨肌痉挛

跟距关节融合的患者有时会出现患侧腓骨肌痉挛。腓骨肌痉挛是由于距下关节生物力学上类似“夹板”的作用，可以有效地降低距下关节内的压力。随着疾病的进展，腓骨肌出现继发性适应性短缩，同时足跟出现外翻畸形。肌电图（EMG）研究表明，跟距关节融合患者的腓骨长肌、比目鱼肌和腓肠肌均会出现挛缩。

有报道提出，腓骨肌痉挛性扁平外翻足的“三联征”包括腓骨肌痉挛、疼痛性扁平外翻足畸形以及跗骨融合 。需要指出的是，尽管跗骨融合患者常出现腓骨肌痉挛，但并不具有特异性，跗骨未融合的足部也可出现腓骨肌痉挛。不伴有骨性融合的扁平外翻足畸形患者也可出现骨肌挛缩，尤其是在关节出现退行性改变的患者中尤为常见。据文献报道，距骨骨软骨损伤、类风湿性关节炎、股骨骨骺滑脱、半侧骨骺发育不良（Trevor 病）、距骨结核等疾病有时也可出现腓骨肌痉挛。任何造成踝关节或距下关节运动受限，以及引起这些区域出现疼痛的原因，都可能导致腓骨肌痉挛。在这些病例中，腓总神经阻滞可能是一种有效的诊断方法。腓骨肌痉挛继发的足部僵硬，在神经阻滞后可变得柔软，这有助于临床医生与骨性融合进行鉴别诊断。

在站立位检查中，很难将跗骨融合扁平外翻足及柔软性扁平外翻足进行区分。两者都可能表现出不同程度的足跟外翻与前足外展。如存在马蹄足畸形，可能会出现“漂浮跟”（图 11.2a）。几种检查方法可用来评估后足的活动性。足尖抬高试验是其中一种方法，患者被要求双侧足趾着地，然后踮起足尖，抬高身体。在不伴有马蹄足畸形的柔软足中，足跟会出现翻转和下降，使得足外部肌肉力量重新分布（图 11.2b）。在跗骨融合的足部中，由于其呈

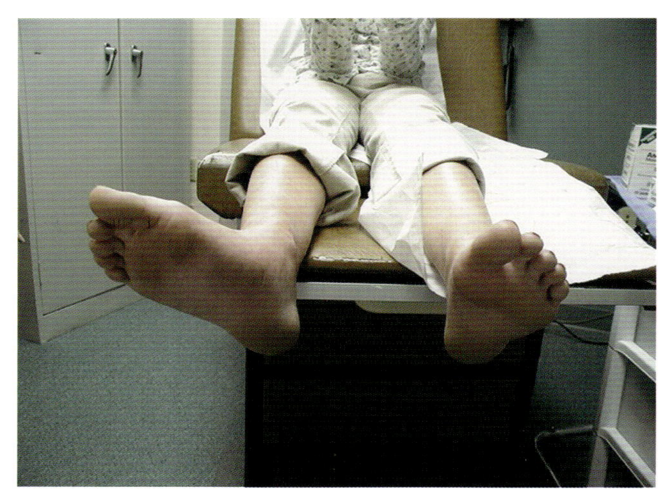

图 11.1 右足跗骨融合合并腓骨肌痉挛休息位处于背屈、外翻。左足未受累的足底外观

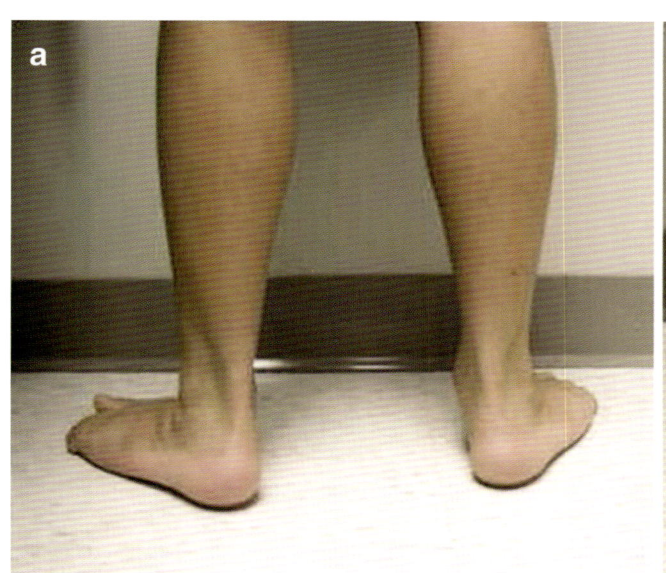

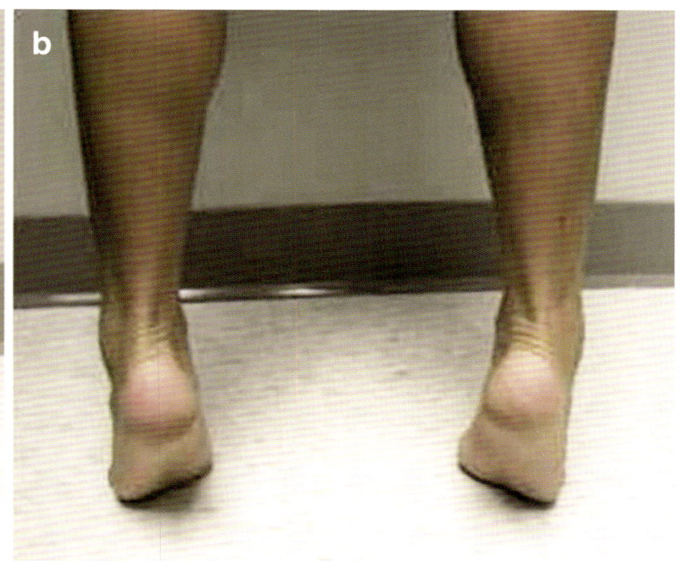

图 11.2 马蹄内翻足（a）。足趾抬高试验（b）可使足趾外翻，足弓复位和足跟内翻，提示继发于原发性马蹄内翻足畸形

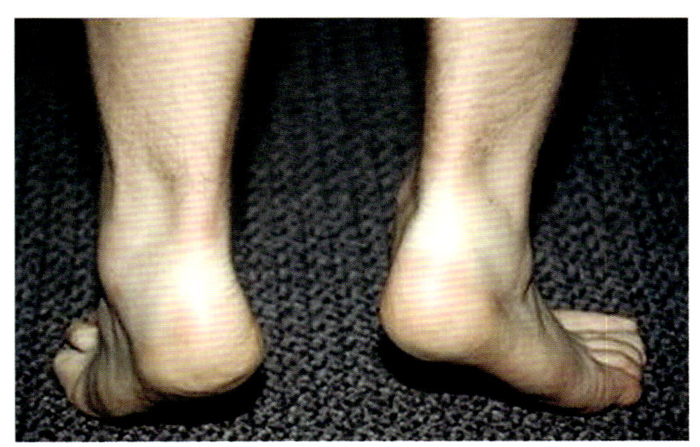

图 11.3 右僵硬性扁平外翻足继发于跗骨融合，不能通过脚趾抬高试验复位畸形。注意与左脚的比较，这表明足跟内翻和脚趾抬高实验正常

僵硬性，患者足跟将保持外翻或垂直（图 11.3）。另一个鉴别是否为跗骨融合的试验是"足跟尖试验"。患者主动抬高足部内侧缘，使得距下关节旋后，胫骨内旋，髌骨外旋。在跗骨融合足中，由于距下关节无法活动，抬高足部内侧缘不会出现髌骨外旋。

Hubscher 手法也是一种检查柔软性和可复性平足的有效方法。在站立位上将踇趾被动背屈，使小腿出现外旋，通过足底筋膜的拉伸作用，使得柔软 / 可复位的足弓得到恢复。相反的，该手法无法恢复僵硬 / 融合患者的足弓。在进行该操作时行拍片检查，有助于协助诊断及进行正确的术前计划。但对于伴有明显马蹄足挛缩畸形的柔软足患者，该操作可能无法令足弓恢复。马蹄足肌肉挛缩不仅使足弓无法得到复位，还是导致足弓发育畸形并持续加重的主要变形力。让患者站立，患足向前迈步，可以减少对马蹄足疼痛的影响。当踝关节处于跖屈位时，腓肠肌处于松弛状态，柔软性畸形会得到恢复。同样也可做这个"踇趾背屈"Hubscher 检查时进行拍片（图 11.4）。

步态分析是临床检查的另一个重要组成部分。在跗骨融合的患者中，其足跟会保持垂直外翻着地，且在站立中间期后也不会出现足跟翻转现象，在整个步态周期都会保持足跟外翻。当跗骨融合出现疼痛时，患侧髋部会发生代偿性外旋，从而缩短足部杠杆力臂的长度。此外，跗中关节（MTJ）之间的滑动多为铰链运动。在背屈过程中，跗中关节变得上窄下宽。研究表明，跗骨融合患者的中足接触面积是非跗骨融合患者的两倍。

伴有严重马蹄足挛缩畸形的患者也会对站立姿势和步态进行代偿性影响。继发于马蹄足挛缩畸形的代偿性扁平外翻足畸形，其应力通过肢体向上传导，引起膝反张及膝外翻畸形、患肢内旋、骨盆前倾、腰椎前凸以及重心前移等（图 11.5）。躯体重心通常会前移至耳朵到足部的连线上，位于踝关节的前方，常至跖趾关节水平。相比身体其他部位，患者的手臂和肩膀也会出现向前倾斜（图 11.6a）。根据笔者的经验，矫正扁平足和马蹄足畸形可以有效调整这种异常姿势（图 11.6b）。

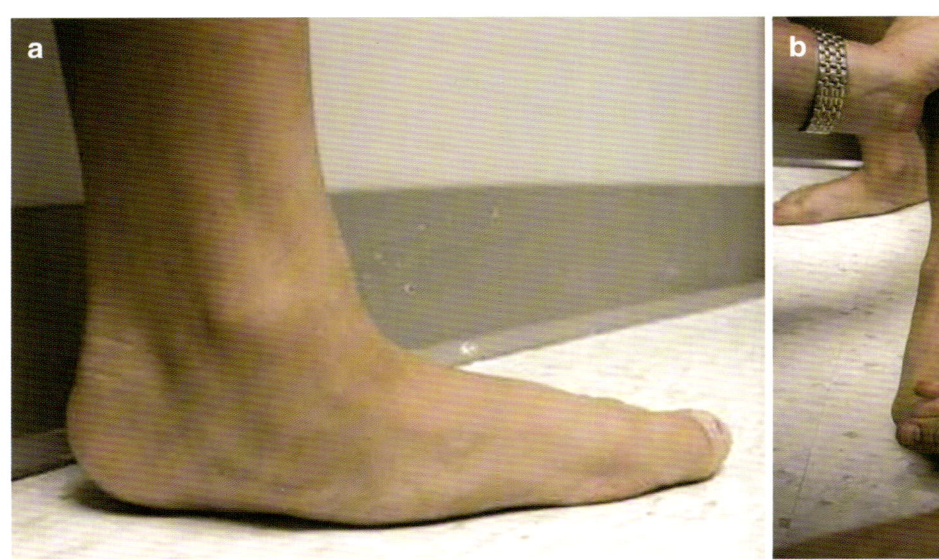

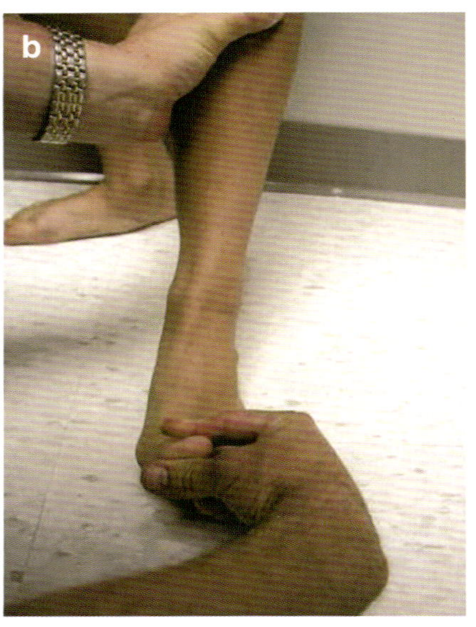

图 11.4 扁平足外翻足继发于马蹄挛缩站立位，内侧足弓塌陷，漂浮跟（a）。“踇趾背屈”Hubscher 手法演示足外翻畸形的复位（b），通过固定小腿消除马蹄对足底的影响

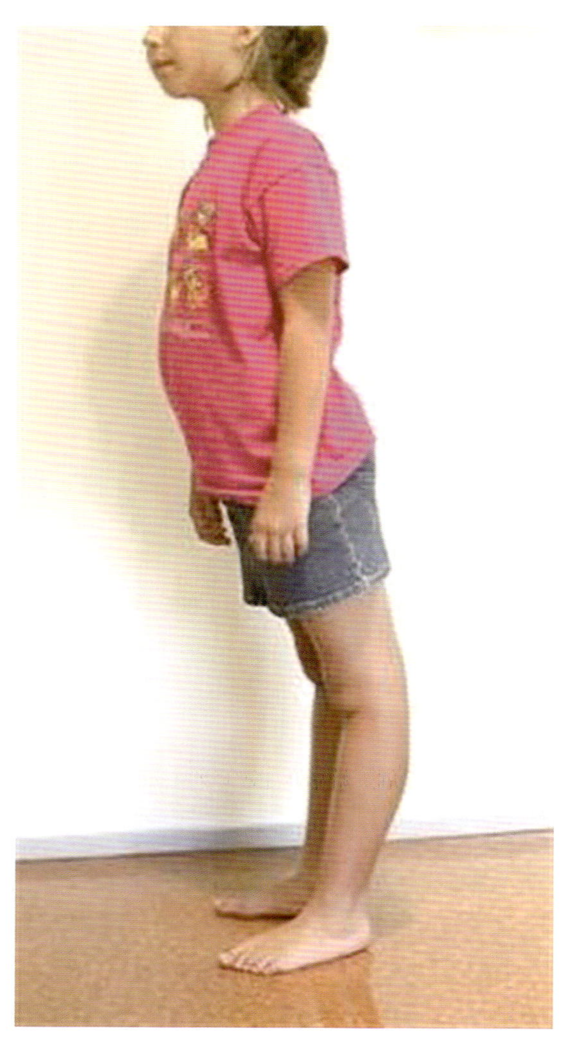

图 11.5 马蹄代偿性扁平足外翻畸形，表现为膝外翻、腰椎前凸和平衡中心前移

对部分代偿或完全代偿的马蹄足畸形（“代偿性马蹄外翻足”）患者进行步态分析，发现其膝关节会出现代偿性伸直受限，即他们在步态的支撑相时不能完全伸直膝关节，观察行走过程中患者的头部和躯干，会有明显的垂直方向的“跳跃”步态。因此，“代偿性马蹄足”患肢近端出现代偿，包括膝反张、腰椎前凸、重心前移，以及行走过程中膝关节伸直受限。

马蹄内翻足畸形的患者会出现足部不同位置至踝关节的肢体远端代偿。代偿范围可从完全无代偿、轻度代偿、部分代偿到完全代偿。伴有其他神经肌肉疾病的患者，其距下关节及跗中关节通常表现为轻度代偿或完全无代偿。相反，在活动性良好的后足及前足过度外翻的扁平外翻足患者，其肢体远端可能会出现完全代偿。而介于这两种类型之间的患者则表现为肢体远端部分代偿，其表现为距下关节部分旋前。由于足部背屈活动受限，患者通常伴有早期足跟抬高。

标准影像学评估

X 线检查对于扁平外翻足类型患者的评估很有帮助。Crim 的研究表明，X 线片对跟距关节融合的诊断特异性为 88%，跟舟关节融合的诊断特异性为

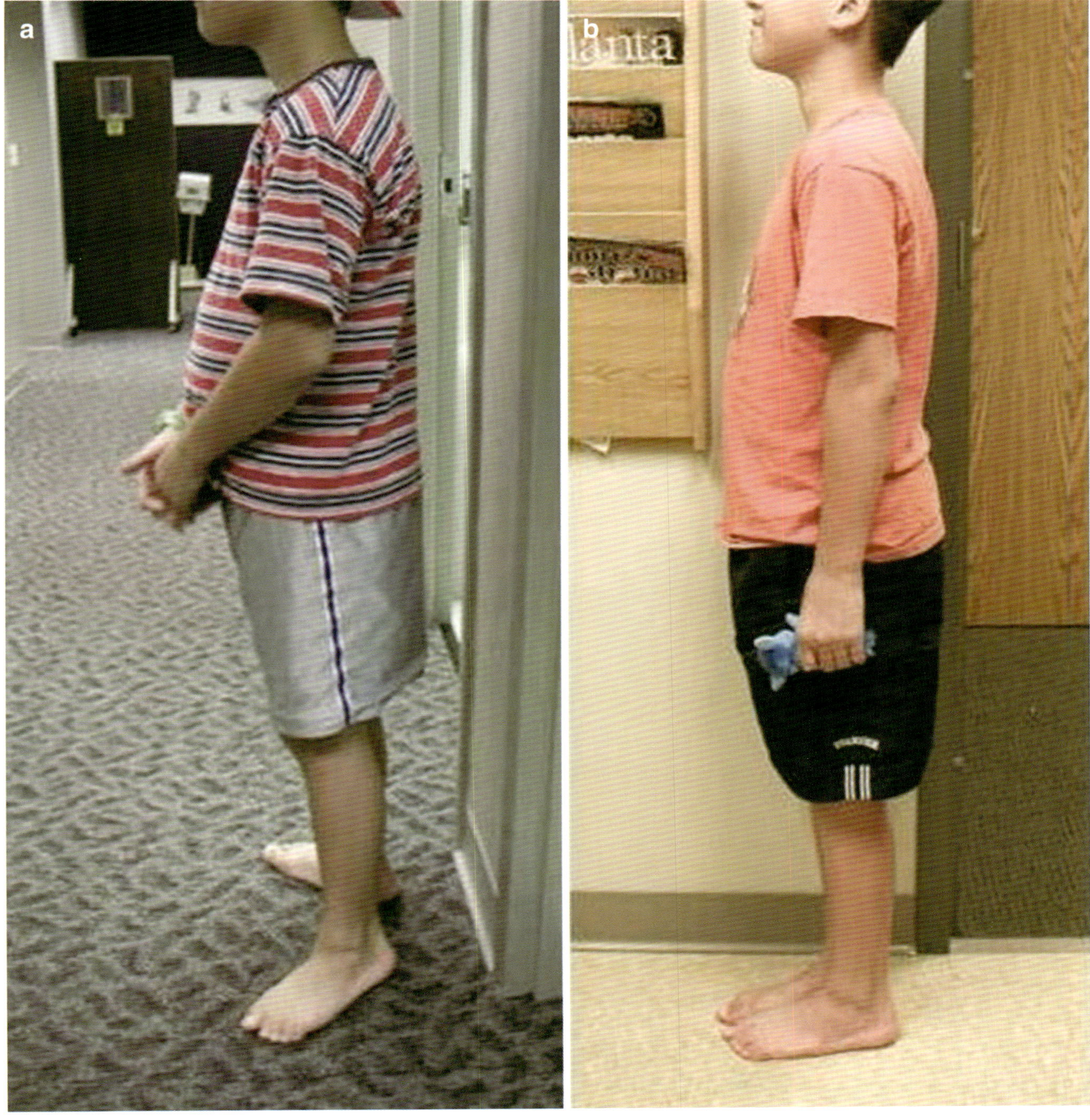

图 11.6 以踝关节前方平衡中心铅垂线代偿足外翻（a）和足外翻矫正和马蹄松解术后显示姿势和平衡中心正常（b）

97%。足部正位 X 线片上，扁平外翻足患者由于其距骨的内侧未覆盖面增加，距舟关节的适配程度也相应增加。在该类型中，跟骨的外翻角也相应增大。侧位片显示跟骨倾斜角减小，距骨的倾斜角增大。由于距下关节旋前且距骨跖屈，距骨和第 1 跖骨的夹角也会随之增大。这些指标可以与足部的标准值进行比较。完成 X 线片初步评估后，还可对跟距关节融合的其他指标进行测量。

在完全骨性跟距关节融合中，通常存在距下关节僵硬，后关节面狭窄等情况。X 线侧位片上还可显示中关节面阙如，50% 以上的骨性融合患者存在中关节面阙如。此外，该类型患者还可存在中关节面不平整及载距突过度生长等。足部 X 线侧位片上可显示由距骨内侧缘及载距突后下缘所形成的“C”

形征。也有解剖病理基础文献指出，“C”形征是距骨内侧缘及载距突之间骨桥融合载距突下方凸起所形成的，生物力学上也有这方面的研究。笔者认为，当考虑距舟关节融合时，所谓的“C”形征实际上更像一个“晕轮”（图 11.7）。该“晕轮”征是由于踝关节、距下关节及距舟关节之间的压力呈球面分布扩散引起的。中关节面融合通常导致内侧应力通过中关节面分布不均匀，而后关节面所承受的应力通常不变。在一个包含 16 个关节融合病例的研究中，“C”形征作为关节融合诊断的敏感性为 86.6%，特异性为 93.3%，高于跗骨融合其他的放射学表现。尽管普遍认为“C”形征是跗骨融合的最可靠特征，但是 Brown 的研究表明，“C”形征在扁平外翻足比跗骨融合中更有参考价值。

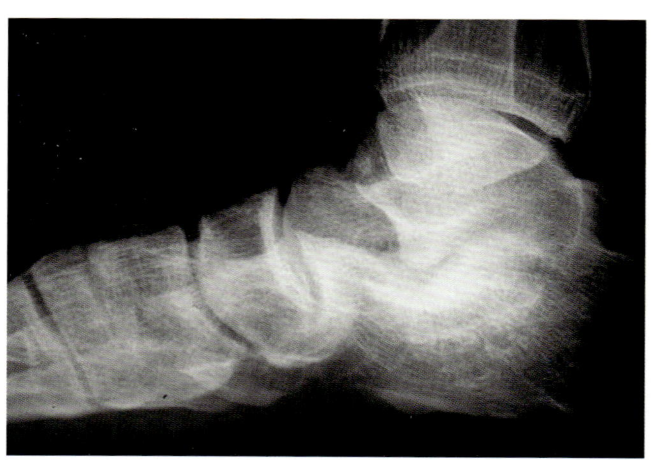

图 11.7　中关节面融合显示距下关节硬化，踝关节和后足的压力呈球面分布扩散引起“晕轮”效应

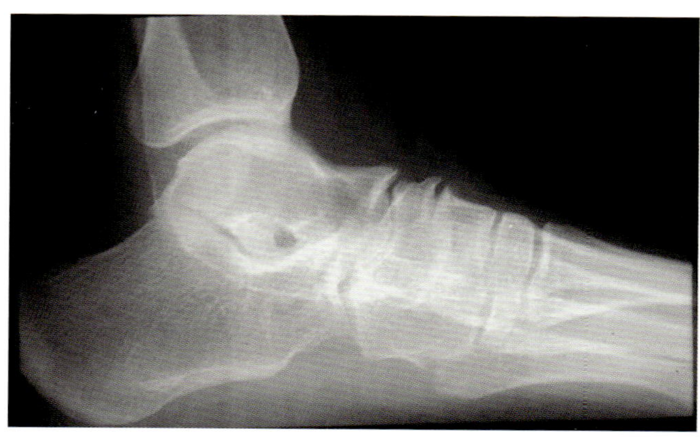

图 11.8　患者的距骨颈部和舟骨呈楔形“喙状”，中关节面和跟舟融合

跗骨融合的其他典型 X 线表现为距骨破坏（图 11.8）。跗骨融合患者行走过程中，舟骨的近端撞击且过度覆盖距骨头前方关节面，代偿距下关节活动度的减少。距骨头将距舟韧带及骨膜顶起，引起骨膜反应。应该充分认识到，这是一种牵张性骨刺，而非退变性骨赘。

同时还可观察到，距骨外侧突圆钝、扁平，伴有后关节面狭窄。随着距下关节旋转活动度丢失，距下关节的内旋活动也减少。除了足部纵弓消失，腓骨肌腱收缩力消失，跟骨外侧还会出现距骨撞击，从而导致距骨外侧突的增宽、变扁，以及距骨后关节面狭窄。

跟骨轴位片也可显示跟距关节融合，临床医生可在该位置的 X 线片上观察到后关节面及中关节面的完整性。正常情况下这两个关节面是平行的，当中关节面出现融合时，这两个关节面的平行关系会发生改变，其之间的夹角增大，且通常会大于 45°（图 11.9）。

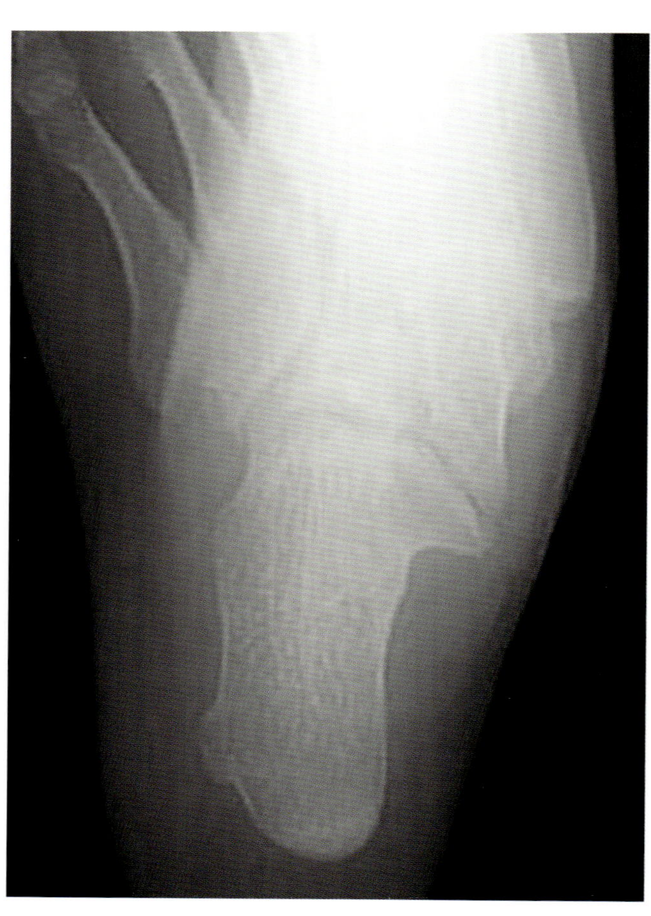

图 11.9　中关节面融合患者跟骨轴位片显示后中关节面倾斜

还可在进行“踇趾背屈”Hubscher 检查时进行拍片，并与正常负重侧位片进行对比，判断畸形可复位的程度。跟距关节骨性融合的患者进行该操作时无法获得复位，而柔软型扁平外翻足则可获得复位。

对于怀疑跟舟关节融合的患者，45° 外侧或内侧斜位是观察跟骨及舟骨之间骨桥的最佳位置。该位置的 X 线片上可能无法观察到跟骨及舟骨之间的骨桥，但可看到两块骨骼极为靠近，舟骨外侧由于靠近跟骨而显得扁平（图 11.10）。两骨之间的骨皮质也可显得模糊、重叠，甚至消失。由于跟骨前突延长，超过跟骰关节水平，侧位片上可显示出“食蚁兽”征。跟骨的正常三角形区域被拉长，其尖端为方形，并紧靠舟骨的外侧缘 。跟舟关节融合可伴有距骨头发育不良及距骨鸟嘴样变。

CT 及 MRI 检查

对于 X 线片上怀疑具有足部跗骨融合的患者，有必要进一步的影像学检查。笔者认为 CT 检查是评估跟距关节融合的最佳方法。CT 检查对于骨组织的显影明显优于其他检查方法，且在决定手术计划时很有帮助 。大量研究表明 CT 对该病诊断作用优于 MRI，但仍有不少医生首选磁共振检查。

争论的要点主要在于 MRI 对于非骨性融合的诊断比 CT 更具优势，并且 MRI 检查才能鉴别纤维融合及软骨性融合。笔者同样认为，CT 检查无法鉴别纤维融合及软骨性融合。但融合的性质属于纤维性的或者是软骨性的，通常对于诊断无多大意义，对缓解患者的症状更没有多大帮助。CT 上的细微改变可发现 MRI 检查上无法显示的非骨性融合，经过训

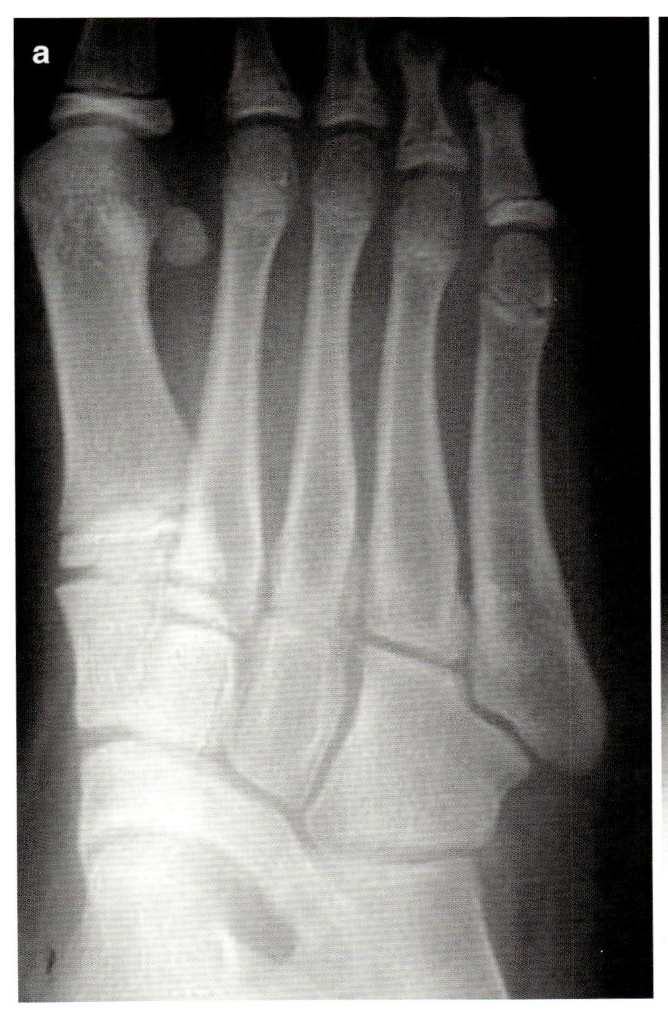

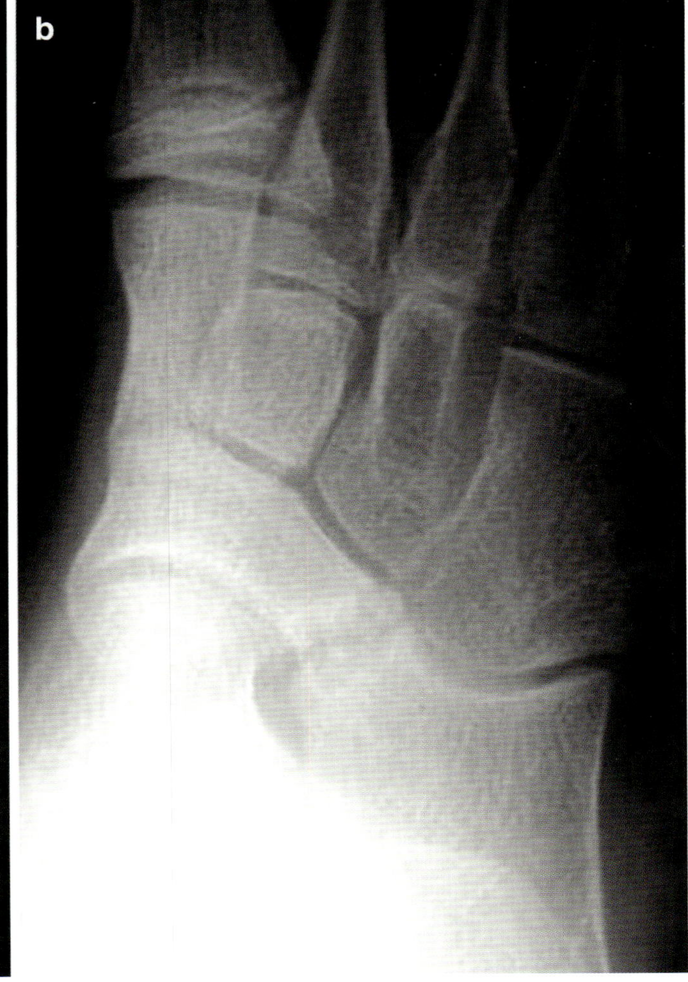

图 11.10 完整骨桥（a）和不完整骨桥（b）的跟舟骨桥

练的临床医生可以在 CT 上发现更为精确的改变。该内容我们将在非骨性融合章节进一步讨论。

研究者发现，对于后足部分的 CT 检查，1mm×1mm 的切面是评估距下关节的最佳选择。这种 1mm 的切面，更容易获得与距下关节垂直且层与层之间无间隙的切面，从而显示更为真实的轴位情况（图 11.11）。这种“融合特殊轴位片”并不是真正意义上的足部轴位片，但能够更精确地显示距下关节的后关节面及中关节面。通常也会对矢状面进行重建，但轴位面的图片在显示受累关节的范围更为可靠。在显示距下关节及其周围关节的微小改变上，CT 检查同样更具优势。这些信息在决定手术计划时更具重要性。

由于在诊断跟距关节融合时影像学检查具有高度特异性，CT 检查更适用于那些距下关节出现关节改变的患者。需要提及的是，对于少数同时存在跟舟关节融合及跟距关节融合的患者，此时 CT 检查能够有效地显示可能累及所有融合部位及关节改变（图 11.12）。

灰色区域

目前所讨论的两种类型患者，僵硬性融合性扁

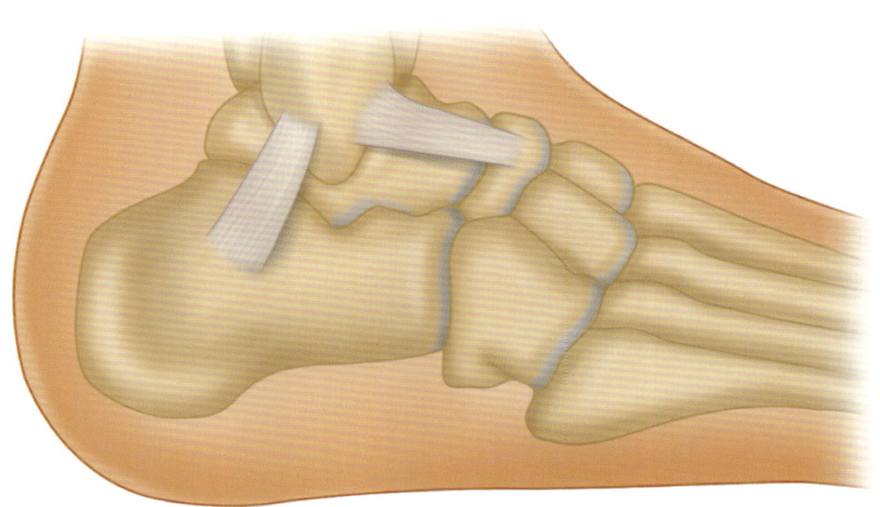

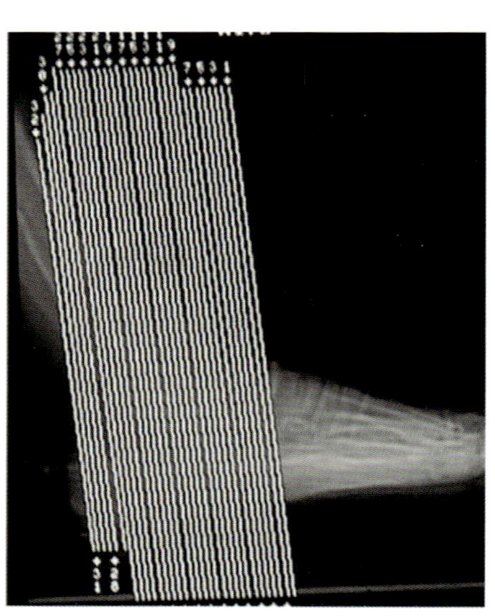

图 11.11 融合特殊轴位片

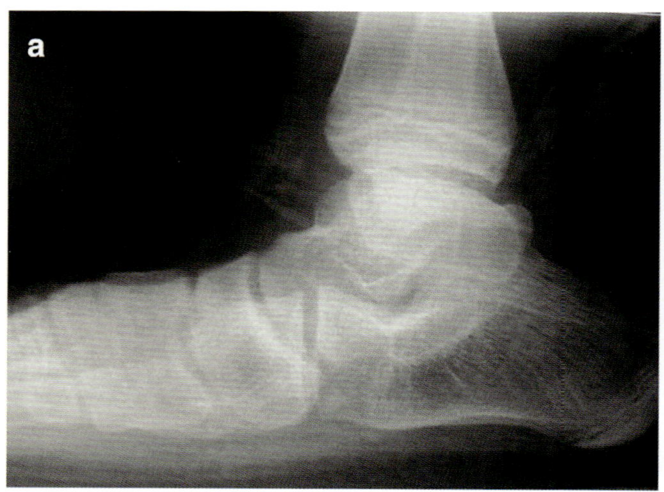

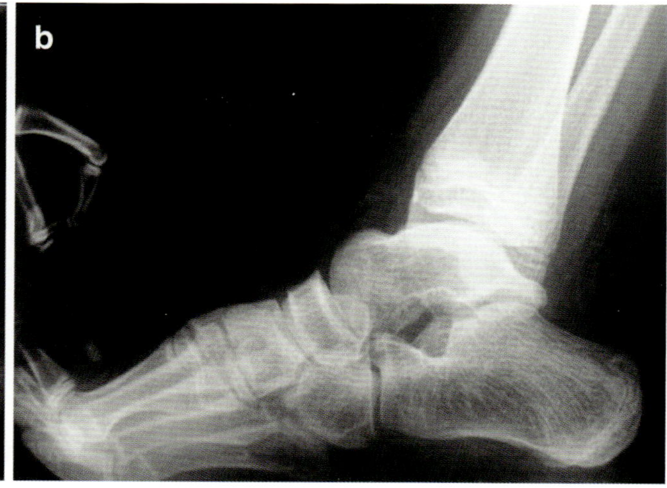

图 11.12 严重的扁平外翻足 X 线侧位片显示中关节面融合（a）和“踇趾背屈”Hubscher 手法显示足弓和距下关节的正常排列的恢复（b）

平足及柔软性扁平外翻足，是儿童疼痛性扁平足畸形的两种相反代表，常规临床检查和放射学检查可以很容易地鉴别诊断。但许多患者的症状及体征介于这两种极端情况之间，增加了做出正确诊断的难度。部分融合性扁平足患者在尚未完全骨性融合之前，其后足关节可能仍保留部分活动。部分非骨性融合的患者也可存在关节内改变，但并不是所有患者。部分僵硬性扁平外翻足患者也可能并不存在骨性融合，但影像学结果显示为严重的骨性关节炎改变。这些僵硬的、难以复位的畸形初期通常与柔软性扁平外翻足畸形症状一致，但随着时间的推移，骨骼发生适应性改变，继发严重且持久的畸形。

根据研究者们的经验，该类型患者主要为过度肥胖的青少年，且统计显示该类型患者与肥胖正相关。诸多研究表明，扁平外翻足的发病率与体重指数呈正相关。过度肥胖的患者的足部生物力学应力持续增加，以至于难以得到完全代偿。随后会有一个关节退化加速期，直到骨骼成熟后才会显示出来。鉴别融合性扁平足和关节炎性扁平足需要专门的临床检查及影像学检查，这在决定恰当的治疗策略时尤为重要。

非融合性扁平外翻足腓骨肌痉挛

患者可能表现为腓骨肌痉挛性扁平外翻足，且没有明确证据表明跗骨融合。该类型患者的 X 线及 CT 检查缺乏阳性表现，提示腓骨肌痉挛并不是由于跗骨融合所致病理改变。正如前面所提及的，腓骨肌痉挛还可继发于除跗骨融合之外的多种情况。一个纳入 4 例患儿资料的研究表明，腓骨肌及背伸肌真性痉挛可继发于外伤或韧带拉伤。Jack 教授首先报道了腓骨肌痉挛可发生于跗骨周围关节骨性关节炎所致的僵硬性非融合性扁平足，腓总神经阻滞术能有效明确诊断。继发于腓骨肌痉挛的僵硬性扁平足在进行腓总神经阻滞后可能会变得柔软，临床医生可据此与骨性融合的扁平足做出鉴别。一些病例表明，休息制动、物理治疗及石膏固定有助于缓解腓骨肌痉挛状态 。但根据笔者的经验，仅有极少数患者保守治疗有效，特别是长时间痉挛的患者效果更差。通常，在同等痉挛程度下，年纪越小的患者保守治疗的效果越好，尤其是那些不伴有关节炎改变的患者。大多数情况下，保守治疗会短暂性缓解患者的症状，直到进行手术矫正。

任何跗骨周围关节活动受限，以及跗骨周围的疼痛，都可能导致肌肉的异常反应。肌电图研究表明，腓骨肌痉挛患者患侧肢体的腓骨肌实际上并不是真的发生痉挛，更确切地说，这是由于肌肉在长期的足部畸形中出现的适应性短缩改变。Blockey 教授在为腓骨肌痉挛患者进行肌电图检查时发现，该类型患者虽然腓骨短肌肌腱的张力增加了，但在典型的反射性肌肉痉挛中，本该增加的运动单元活动却未增加。他认为这是因为肌肉内部发生化学改变从何导致肌张力增加，而并不是由于神经支配所引起的。Jack 同样质疑 Harris 的理论，他认为如有腓骨肌没有发生痉挛，而仅仅是由于肌肉的适应性短缩，那么神经阻滞将无法使足部畸形得到放松。该理论在尚未出现固定性外翻畸形的年轻患者尤为正确，慢性症状通常出现在年龄大于 17 岁的患者。

尽管在跗骨融合方面做了大量研究，Harris 和 Beath 仍认为：应该抛弃“腓骨肌痉挛性扁平足”这个术语，以便于使用更多精确的描述性术语来区分不同类型的畸形。对腓骨肌痉挛性扁平足进行系统性评估后，其病理原因通常可以被阐明。

病例报道

病例 1

笔者观察到一名 4 岁女孩，出现无症状的特发性伸肌腱痉挛（腓骨肌和趾长伸肌），并伴有严重单侧足外翻畸形，但无马蹄挛缩。神经科会诊后，未发现肌肉痉挛的病因（包括脊柱 MRI 检查），该患者进行肌腱延长手术。术后佩戴定制的矫形器，并观察到骨成熟（图 11.13）。这个病例令人感兴趣的是，全身麻醉未能使收缩的肌腱得到放松，这表明该患者的畸形是一种固定性挛缩，而并非真正的肌肉痉挛。

病例 2

这是一名 14 岁患儿，动力位、站立位及步态检查中出现疼痛严重的扁平外翻足畸形，伴有腓骨肌痉挛（图 11.14a）。患儿在 1 岁时因先天性内翻

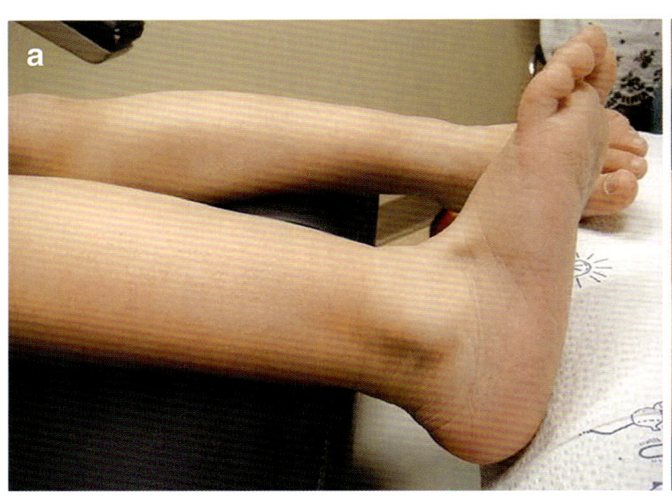
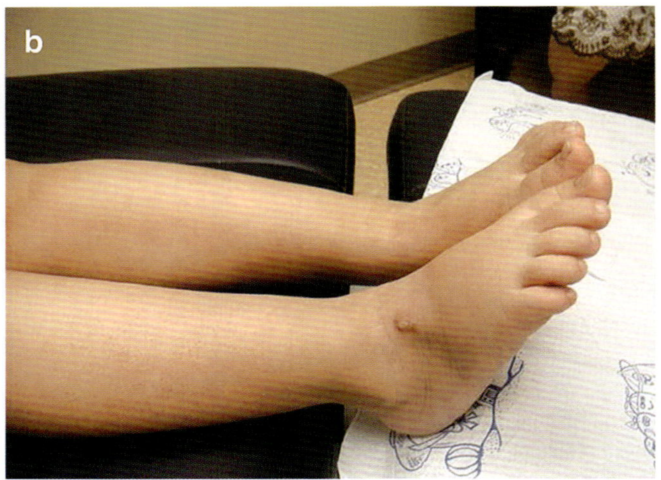

图 11.13 4 岁女性患儿，特发性腓骨肌痉挛性扁平足，无骨性融合（a）第 3 腓骨肌及趾长伸肌肌腱延长术后 1 年（b）

足畸形接受手术治疗。据其父母代诉，患儿从 7 岁时开始出现内侧足弓进行性塌陷，足部僵硬畸形，但为可复性的（图 11.14b），且马蹄挛缩严重。尖足试验显示足跟内翻，内侧纵弓几乎完全复位（图 11.14c，d）。由于腓骨肌肌腱的解剖位置是在距下关节和中跗关节轴面的外侧，患者腓骨肌肌腱在此位置发生了适应挛缩。该患者出现明显的跗骨“晕轮”征和距下及中跗关节关节炎，提示中关节面骨性融合（图 11.14e）。

Hubscher“踇趾背屈”侧位片显示患者的后足力线完全复位，足弓可复位（图 11.14f）。本病例中，严重的距下关节和中跗关节半脱位使足部失去了正常外观，提示骨性融合。距骨向内侧和掌侧发生半脱位，使得距骨下关节发生旋转。X 线片上看距骨位于跟骨前面而不是在跟骨上方，从而使距骨下关节看起来不存在，容易误判为跟距关节骨性融合。该患者行跟腱延长及三关节融合术（图 11.14g）。

病例 3

32 岁女性患者，单侧跗骨窦疼痛进行性加重，无外伤史。在症状出现的一年之内，患者出现单侧腓骨肌痉挛，X 线片无阳性改变。CT 检查显示跟骨后关节面前缘有一软骨下骨囊肿（图 11.15a），MRI 示骨水肿（图 11.15b）。患者行骨囊肿病灶刮除加异体骨移植手术。

无症状跗骨融合

并不是所有的跗骨融合都会导致扁平外翻足畸形，也不是所有的融合都会出现疼痛。因其他目的为患者进行拍片检查时偶尔也会发现无症状的跗骨融合。在这种情况下，由于足部处于正常位置，无畸形改变，因此被认为是无症状融合（图 11.16）。这种情况类似于那些为了治疗关节炎或力线不良而进行单纯后足融合的患者。

在中立位进行单纯后足融合可使足部获得稳定并缓解疼痛，目前尚无长期随访研究表明融合后邻近关节会发生退行性关节炎。与之相反的是，笔者认为，进行后足融合，使足部在中立位置获得稳定，有助于预防邻近关节退行性关节炎的发生（图 11.17）。

不伴有扁平外翻足畸形的疼痛性跗骨融合

还有一类疼痛性跗骨融合的患者，足部外形是正常的（无扁平外翻足畸形）。根据作者的经验，这类通常出现于伴有跟舟骨桥（纤维性 / 软骨性或骨性），或距下关节融合的患者中。中关节面融合可伴有坚硬骨桥的稳定性融合，或倾斜成角融合并伴有关节炎。当中间关节面出现骨性关节炎但无骨桥

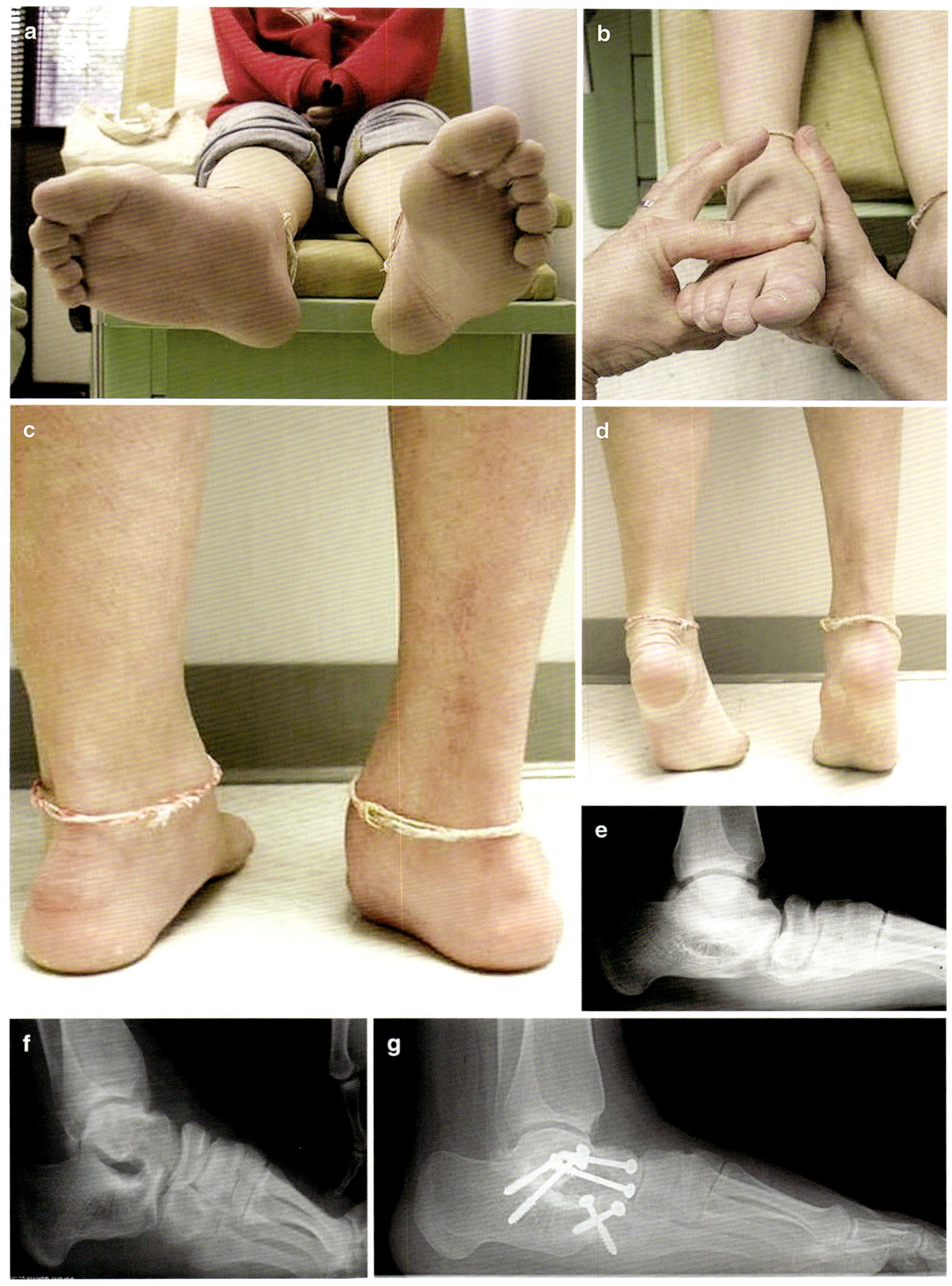

图 11.14　14 岁女性患儿，腓骨肌痉挛性扁平足畸形，1 岁时曾行马蹄足矫正手术，由于复发性挛缩，术后逐渐出现足部内侧纵弓进行性塌陷（a），但足部畸形为可复性（b）。站立位检查显示严重的塌陷性扁平外翻足畸形（c），尖足试验显示足弓完全复位（d）。侧位片显示与距下关节融合（e）；“蹋趾背屈”Hubscher 手法显示后足力线可复，无骨性融合（f）。患者行跟腱延长和三关节融合术（g）

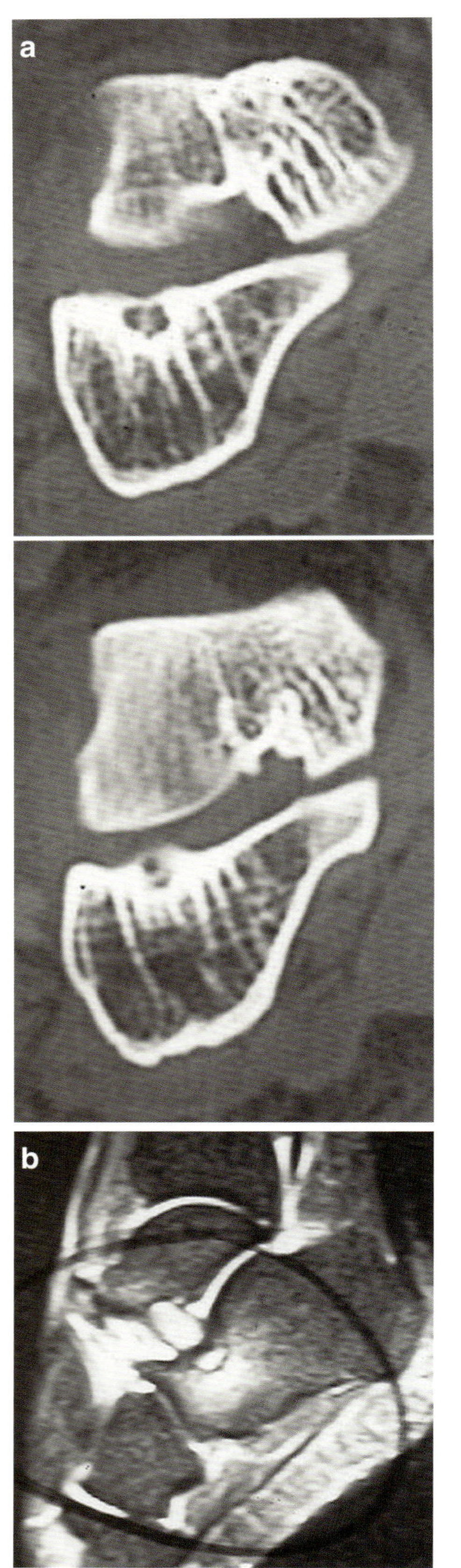

图 11.15 32 岁女性患者，CT 检查轴位显示距下关节后关节面软骨下骨囊肿继发腓骨肌痉挛（a）MRI 检查矢状面上 T2 加权像显示囊液充盈伴周围骨水肿（b）

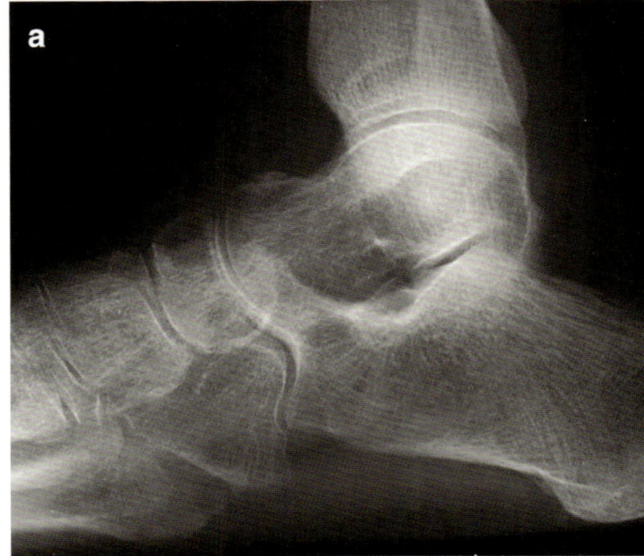

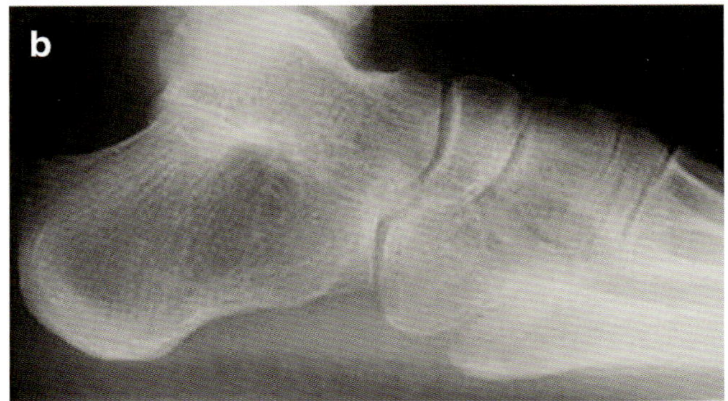

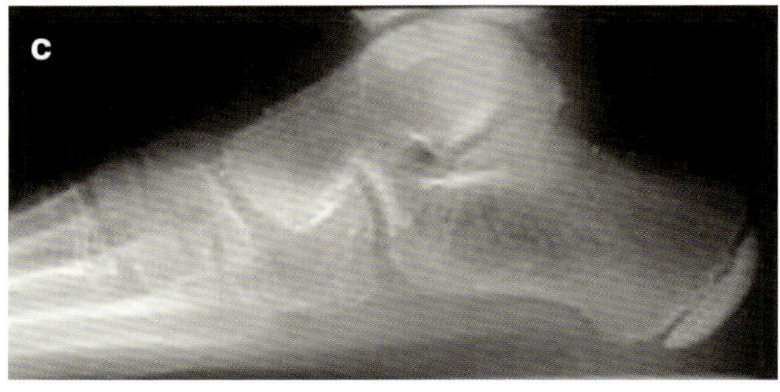

图 11.16 无症状的跗骨融合：（a）56 岁女性患者跟舟关节骨桥形成，（b）48 岁男性患者距下关节骨性融合，（c）青少年女性患者距舟关节骨性融合。值得注意的是，这些病例中足弓均处于中立位且完全骨性融合

形成时，疼痛位于内踝下方的跗骨融合部位。除了中关节面，后关节面也可出现关节炎改变，表现为跗骨窦区的疼痛。当中间关节面有一坚固的骨桥时，后面的关节面也会出现疼痛性关节炎。中关节面的承重分布差异引起骨骼发生应激反应，在 MRI 检查中可表现为融合处的骨水肿（图 11.18）。

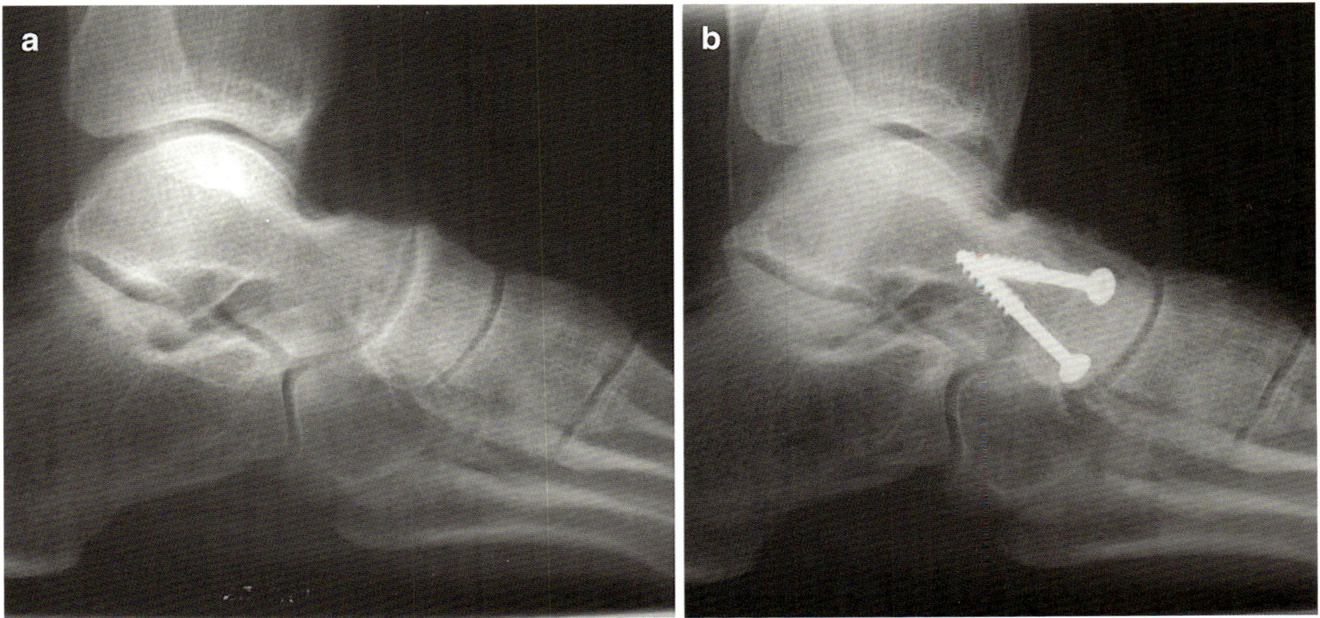

图 11.17 单纯距舟关节融合术前（a）及术后 6 年（b），无明显证据表明邻近关节退化

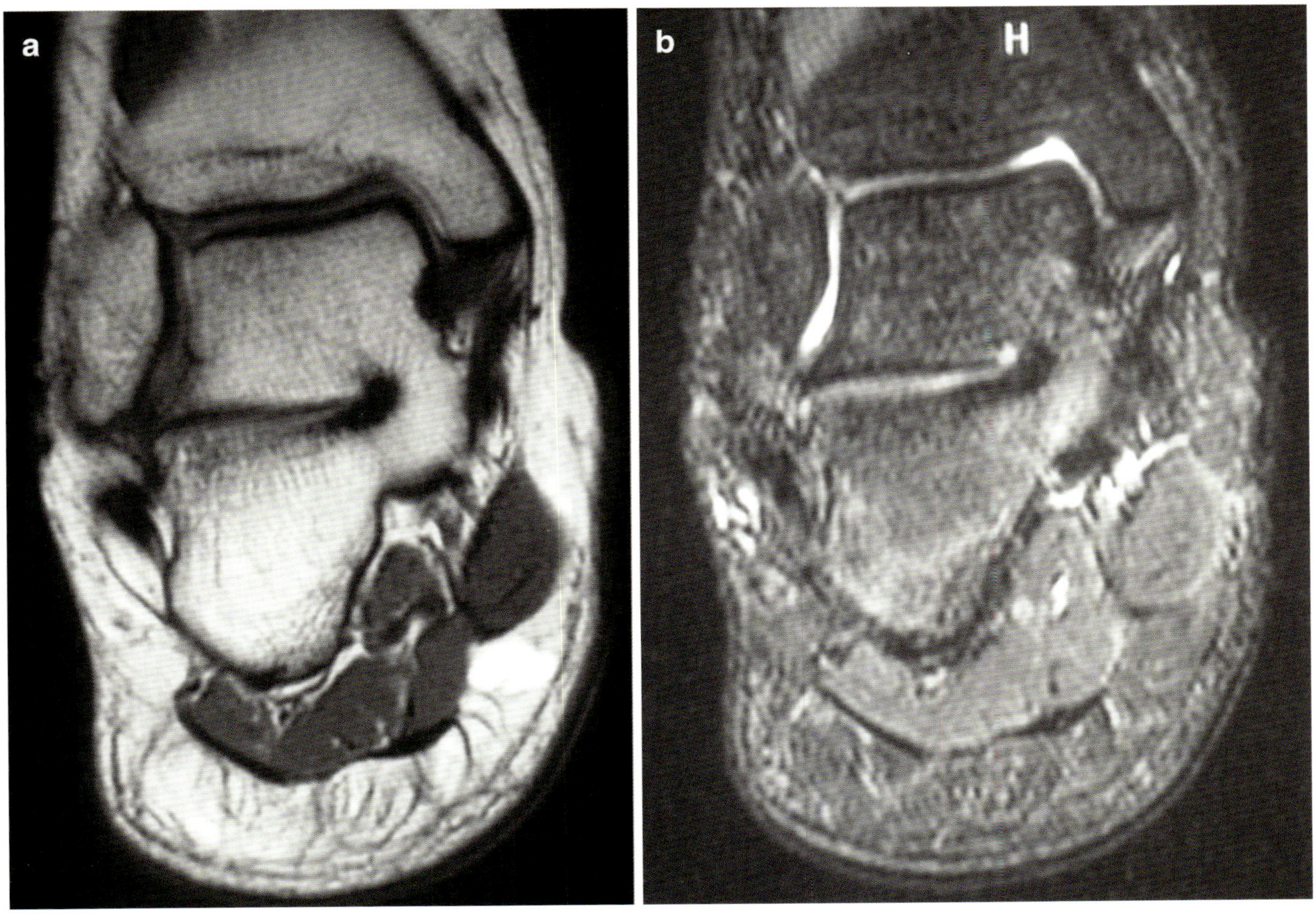

图 11.18 一名 15 岁患者的 MRI 检查 T1 加权像显示中关节面融合，伴有完整的骨桥（a），T2 加权像显示骨水肿，这是由于距下关节内侧应力不均匀所致（b）

影像学检查的作用

X 线检查和 CT 均有助于发现足部僵硬疼痛的病因。最重要的是，这些检查所提供的信息有助于指导手术计划。除跟舟关节融合外，X 线检查的主要价值是作为筛查手段，很少能够完全诊断。严重的扁平外翻足关节炎 X 线检查上可能有类似于跟距融合所能观察到的改变。严重的距下关节旋前会使侧位片上的中关节面及后关节面显示模糊，从而被错误地认为是关节融合。同样的，一些关节融合在 X 线片上没有明显阳性改变，因此可能被误认为没有关节融合。

笔者发现，在描述潜在的病理改变时，X 线检查偶尔存在误诊或漏诊。Solomon 认为，CT 检查在诊断非骨性融合时敏感性较低，这主要是因为 CT 很难将这些疾病与距下关节骨性关节炎鉴别有关。已有不少影像学家发表文章支持采用 MRI 检查对跗骨融合进行诊断。值得注意的是，Emery 等发表的一项研究表明，虽然 MRI 检查在跗骨融合诊断上与 CT 具有较高的一致性，但临床上高度怀疑距骨融合时，CT 检查仍是诊断的“金标准”。当需要对足部或踝关节疼痛进一步评估或寻找其他病因时，MRI 检查可能更有价值。在 Guignand 等发表的病例系列研究中，笔者在评估了 19 例有明显症状，但 X 线检查无明显软骨融合的患者足部 X 线片。他们的结论是，MRI 检查是诊断以纤维融合或软骨融合为主的跟舟关节融合的最有效方法。MRI 检查对非骨性融合区分纤维性融合及软骨性融合有更高的敏感性。最后，笔者认为，对于选择何种影像学检查，主要取决于对跗骨融合的临床怀疑程度以及出现症状的解剖位置。

对于非骨性距下关节融合，CT 上的细微发现比 MRI 更容易支持诊断，并证实 X 线片上的相同改变。CT 矢状面可以很容易识别出距骨鸟嘴样变及距骨外关节突变。矢状面还可发现中后关节面变窄以及其他关节病变（图 11.19）。CT 检查中最需要仔细观察的平面是前面提到的“融合特殊轴位面”。该视野可使距下关节的中、后关节面显示更加清晰，从而更准确地识别出可能存在的继发性关节炎改变。正常情况下，距骨后关节面和中关节面在该视野上是平行的。而非骨性融合患者的后关节面和中关节

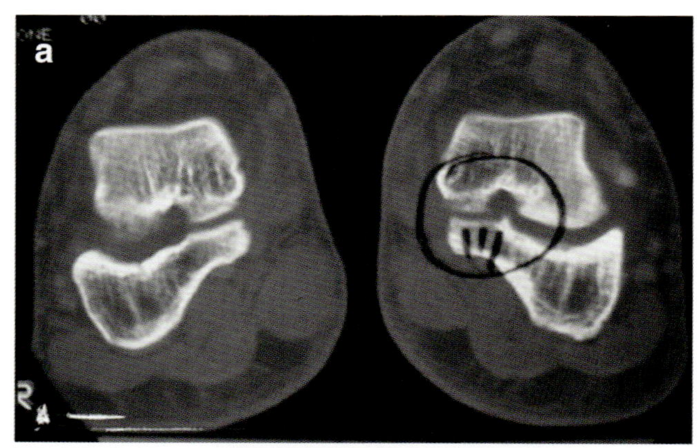
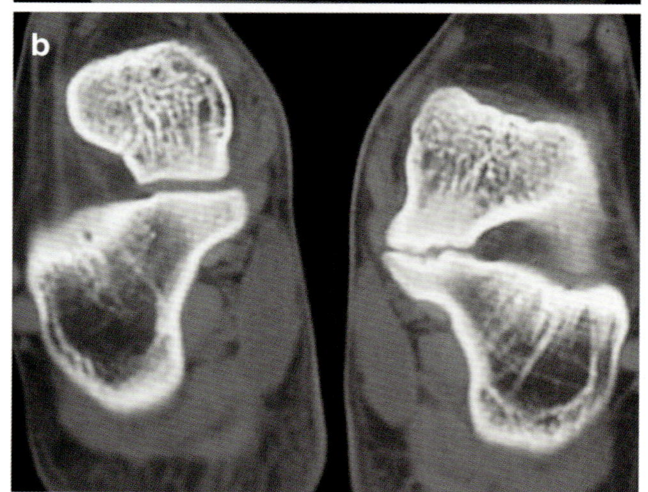
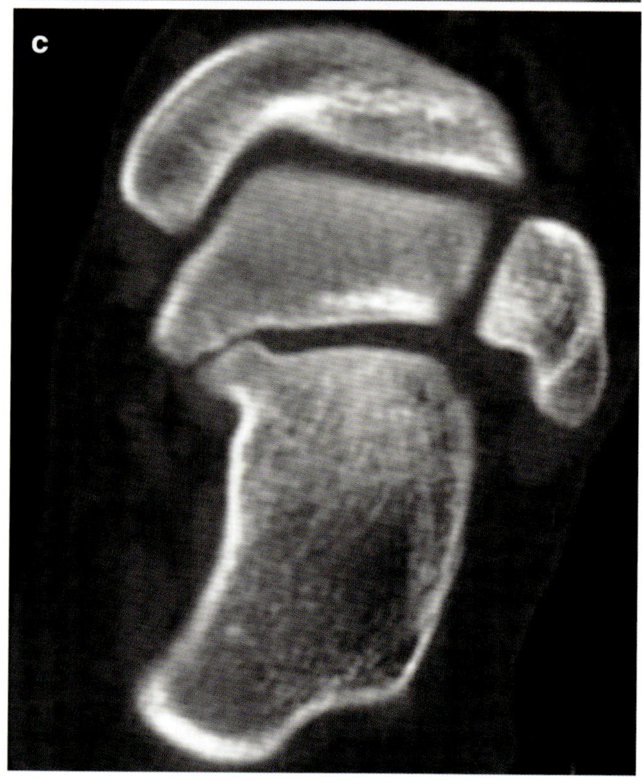

图 11.19 （a）CT 检查轴位面显示中关节面融合，内侧间隙变窄。（b，c）关节间隙骨性关节炎改变并狭窄。由于缺乏完整的骨桥形成，可能被误诊为融合阴性

面则可能显示为不平行，中关节面可表现为“醉酒侍者”征。

距骨中关节面这种从外上方到内下方倾斜的外观改变，是由于载距突发育不良所致。CT 上看起来像一个摇摇晃晃的侍者打翻了手中的托盘（中关节面），正常情况应该是水平的（图 11.20）。中关节面也可出现软骨下改变，图片显示跟骨和距骨边界不规则，正常情况下该边界是光滑的。该位置上还可观察到中关节面与后关节面之间的间隙变窄，中关节面内侧呈盂唇样改变。由于跗骨融合引起的生物力学应力改变，导致周围骨质表面增生，因此距骨中关节面与载距突之间的间隙从内侧到外侧、从前侧到后侧均变宽。这种跟骨和距骨周围围绕中关节面及后关节面的骨性改变，从 X 线片上看就像是“晕轮”征。

当矢状面及“融合特殊周围面”提示存在跗骨融合时，临床医生就应该关注冠状面的图像了。该平面上最重要的发现是跗骨融合继发的骨骼位置改变。跟骨处于中立位在跗骨融合的患者并不少见，在 CT 检查冠状面上可以看到胫骨、距骨和跟骨之间的线性关系（图 11.21a）。跟骨无外翻畸形的患者很少出现腓骨肌痉挛。但更常见的情况是，跟骨相对于胫骨处于外翻或外翻的位置（图 11.21b）。冠状面影像还可评估跟骨翻转的角度以及距骨的形状。一些严重的跗骨融合病例可出现“跗骨外侧楔形改变”。作者解释这是由于长期跗骨融合后，足部发生的适应性改变，使胫骨和严重外翻畸形的跟骨之间的距骨和跟骨发生楔形改变。

正常情况下，距骨在冠状面上呈长方形。随着跟骨出现外翻，距骨和跟骨之间外侧的应力不断增加。笔者认为，当跟骨出现严重的外翻畸形时，距骨和跟骨之间的压力改变会使距骨或跟骨的形状发生楔形变（图 11.22a）或跟骨（图 11.22b）的形状。而这种楔形变的角度也取决于跟骨外翻畸形的严重程度。根据作者的经验，外侧跗骨的楔形改变与腓骨肌痉挛之间存在正相关。理解这一点很重要，因为这与手术策略的选择有关，我们将在下面进一步讨论。

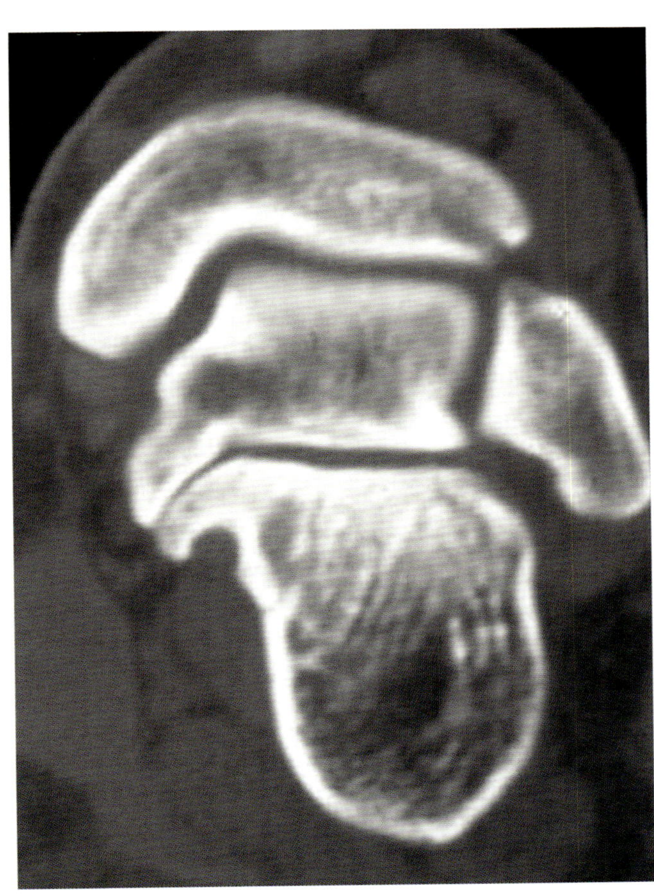

图 . 11.20　倾斜的中关节面融合，描述为“醉酒侍者”征

跗骨融合手术计划

从诊断影像检查中获得的信息有助于根据患者的年龄、临床表现和影像学特征为跗骨融合患者制订个性化的手术计划。有笔者发表了基于 CT 图像设计的特异性融合切除的新方法，类似于在全踝关节置换中在 CT 引导下的胫骨和距骨截骨。两种主要的手术选择是骨桥切除术和融合固定术，包含或不包含治疗扁平外翻和 / 或马蹄足的附加重建手术。根据笔者的经验，跟舟关节骨桥切除手术比跟距关节骨桥切除手术效果好，且通常情况下，无论跗骨的融合部位在哪，年轻患者融合切除手术的远期疗效更好。这观点已经得到现有文献的普遍支持。Giannini 的研究发现 14 岁及 14 岁以下的患者，切除手术效果较年龄大的患者更好，尽管成年患者融合切除也有取得良好效果的。

跟舟关节融合切除手术方式有许多。填充物包括自体脂肪、趾短伸肌肌腹或骨蜡，可由手术医生决定。有证据支持填充可以防止复发，但采用不同填充材料得到的结论是互相矛盾的。根据作者的经

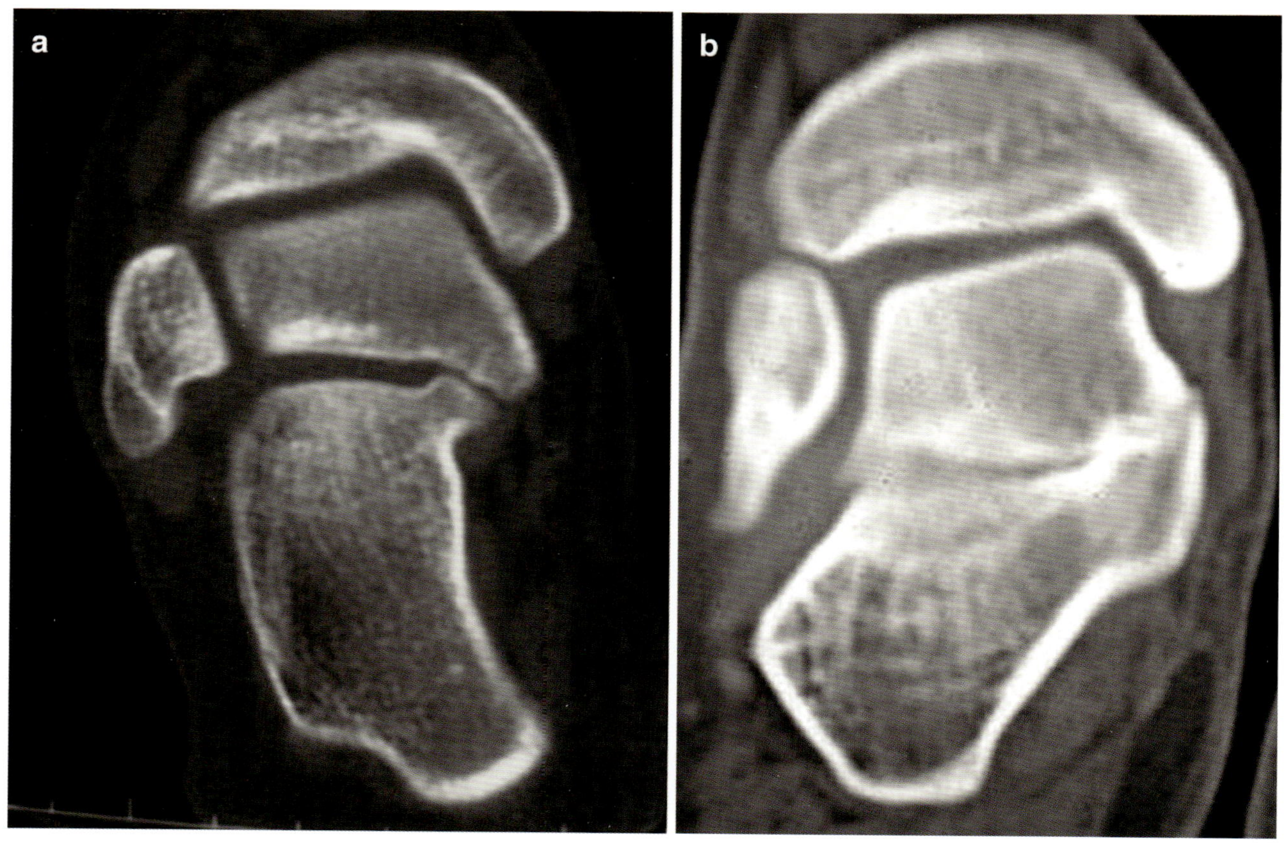

图 11.21 CT 检查轴位面显示中关节面与垂直的跟骨发生融合，跟骨垂直于胫骨远端关节面，不伴有跟骨外翻畸形及腓骨肌痉挛（a），中关节面融合，跟骨相对于胫骨远端明显外翻畸形改变，伴腓骨肌痉挛（b）

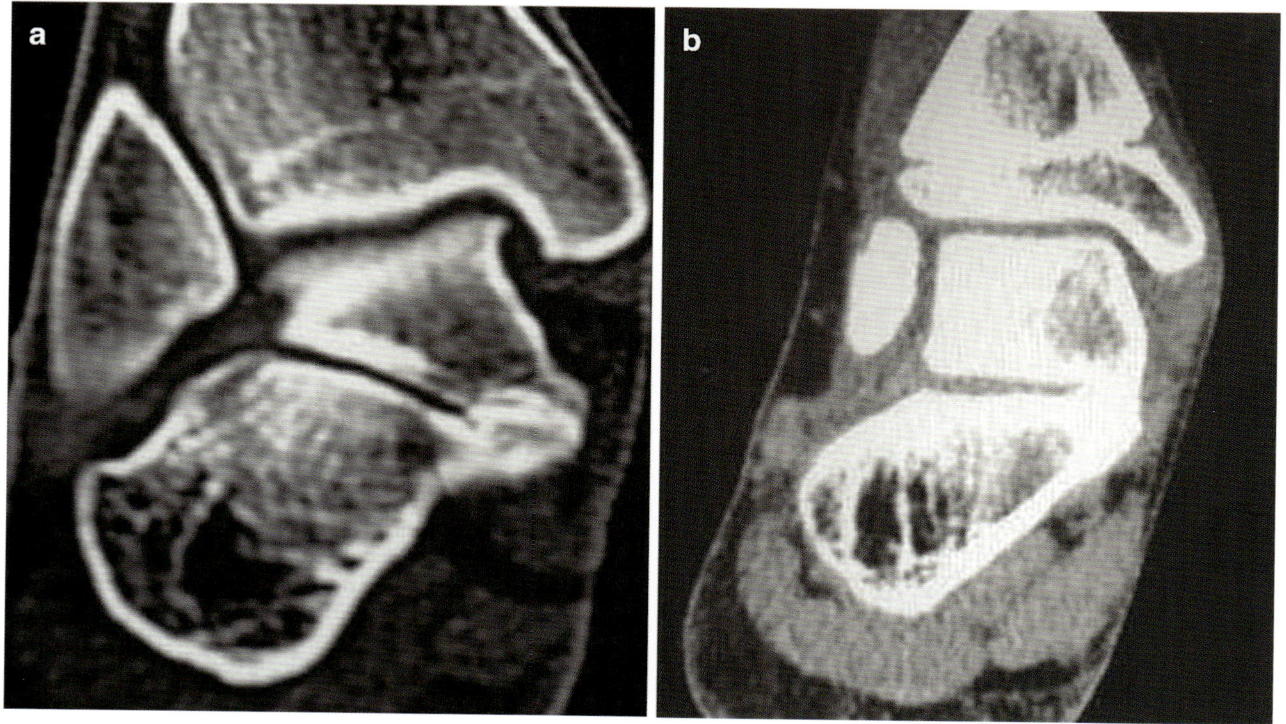

图 11.22 “跗骨外侧楔形改变”。腓骨肌痉挛性外翻足畸形患者距下关节发生适应改变可能提示距骨外侧楔形改变（a）或跟骨外侧楔形改变（b）

验，适当切除融合部位的边缘对于防止骨桥再生至关重要，尤其是在跟舟关节融合患者中。通过临床经验及术中影像学检查，确定切除范围是否足够（图 11.23）。

如果扁平外翻足畸形与跟舟关节融合相关，在切除跟舟关节骨桥时，可同时采用 Evans 或跟骨内移截骨术。其他相关的畸形也可同时处理，包括踝关节马蹄畸形及前足内翻畸形。需要强调的是，后足关节没有明显关节炎改变的患者，才能同时进行骨桥切除，并通过邻近关节重建术矫正扁平外翻足畸形。还可同时进行距下关节中关节面融合与跟舟关节骨桥切除手术（图 11.24）。

中跗关节融合也可单独切除或其他治疗方法。一般情况下，在中跗关节上方作一切口，就可提供足够的视野，并进行骨桥切除。也有报道采用关节镜和内镜引导进行骨桥切除。Hetsroni 的一项研究显示，跗骨融合骨桥切除术后，站立位时距下关节的受力与术前无差异。另一项研究表明，尽管骨桥切除后跑步过程中无法恢复正常足底压力，但在行走时足底压力接近正常。Lyon 的研究同样发现，骨桥切除术后，足底压力与正常足相比并无显著差异。对于单独进行骨桥切除或同时矫正后足畸形，哪种疗效更好，目前还没有达成广泛共识。一些研究报告对于一些合并较大后足畸形的患者，仅采用单纯骨桥切除手术，效果并不理想。而 Mahan 和 Khoshbin 等最近的研究则表明，对后关节面融合超过 50%，且跟骨外翻角度超过 16° 的患者，并采用单纯骨桥切除或同时进行后足畸形矫正，疗效并无明显差别。Giannini 发现 14 例患者在经过中跗关节融合切除融合联合聚 L- 乳酸生物可吸收植入物填充治疗，术后疼痛可缓解 85.7%，活动度增加 92.8%。

在后关节面无关节炎改变的情况下，中跗关节融合切除术可采用多种组合方式进行，包括：Evans 跟骨截骨术、中间跟骨截骨术、内柱截骨术或融合术、跟腱或腓肠肌腱膜延长术。根据外科医生的判断，这些辅助手术与切除术同时进行的，或者在同期手术的第二个手术进行。Mosca 等报道了 8 例 13 个跗骨融合患者接受跟骨延长截骨术矫正后足外翻畸形的治疗结果良好，包括融合切除和不融合切除。在另一篇报道中，6 个跗骨融合切除术后无后足融合，术后 AOFAS 踝关节 – 后足评分都非常高。影像学检查显示跟骨倾斜角、Meary 角和 DP 距骨第一跖骨角均有显著改善。

距下关节或周围关节有关节炎改变的患者通常不能只做跗骨融合切除。在后关节面出现关节炎改

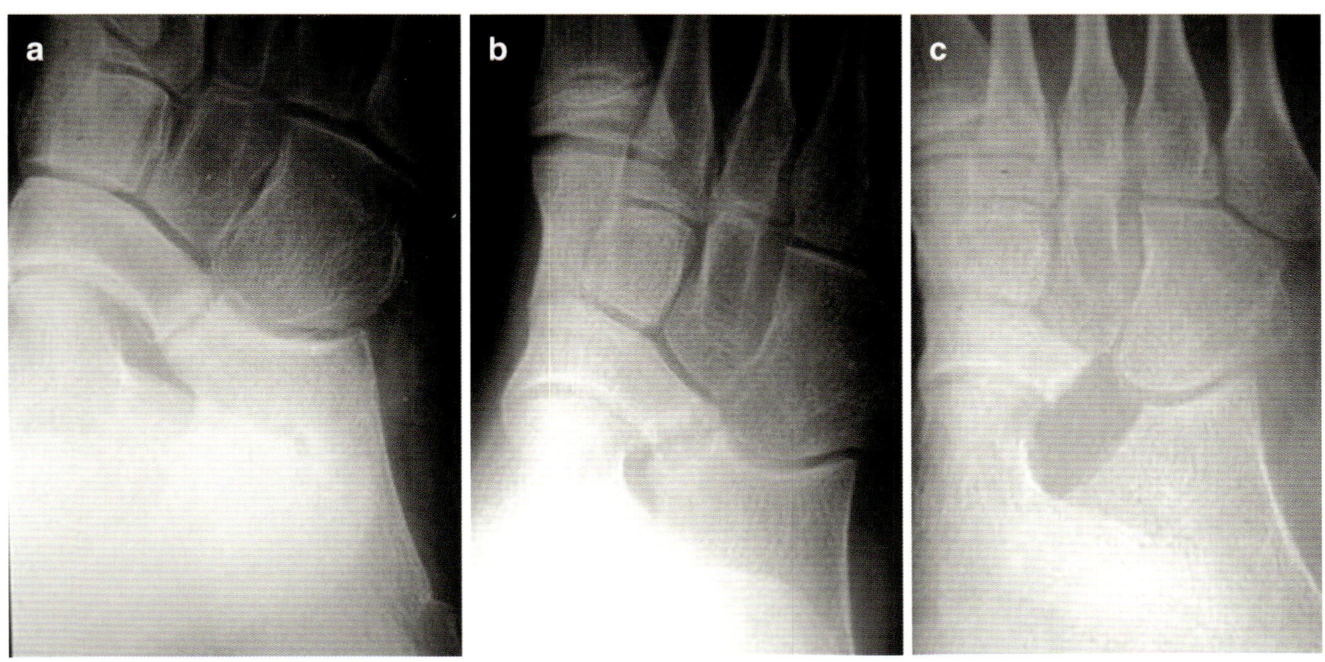

图 11.23　跟舟不完全性骨桥（a），切除不充分后复发（b），充分切除，边缘分离清晰（c）

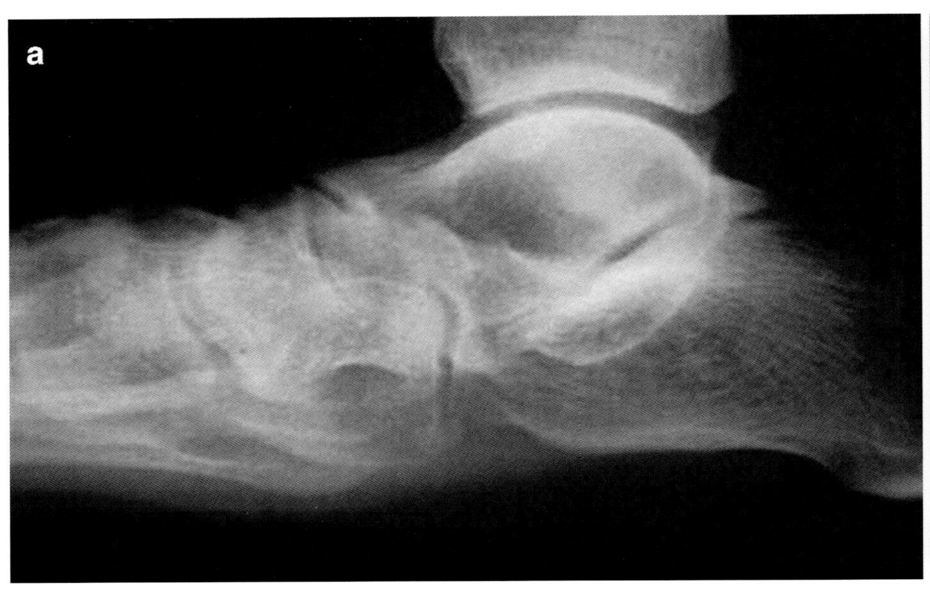

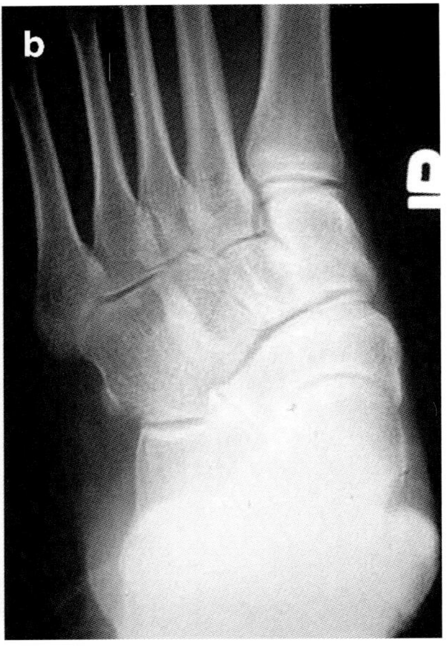

图 11.24 患者在同一足中同时存在中跗关节融合（a）和跟舟融合（b），需要进行全面的影像学评估，制订合适的手术治疗方案

变的患者中，切除中跗关节融合会加速关节炎的进展，且不能缓解疼痛，必须行距下关节融合术（图 11.25）。同样，患者若出现严重关节炎并侵及后中关节面，无论年龄大小，都需要进行一期关节融合术以减轻症状。无明显力线不良的足部通常可以接受单独距下关节融合术（图 11.26）。

骨性中跗关节融合有时与正常位置的后足和距下关节孤立性疼痛有关。笔者将关节面剩余的软骨和软骨下骨进行切除，植入松质骨后进行距下关节的“原位”融合，而不破坏已经融合的中跗关节。笔者在这种类型的融合中没有使用内固定，因为坚固的中跗关节融合能提供稳定（图 11.27）。

在患有跗骨融合的患者中更常见的是跟骨相对于胫骨处于外翻位置（图 11.28）。“原位”融合不能纠正后足畸形，需要扩大入路来融合距下关节。如果中跗关节存在非骨性融合，则需切开关节并分离融合体，以便切除关节表面，为关节融合术做准备。如果骨融合存在外翻和足跟对齐，也有必要分离融合，以协助关节切除和距下关节的适当复位。一旦关节表面被充分切除并矫正力线，有必要行固定，以压缩和稳定整个关节融合术的部位。

更严重或长期存在的畸形也会使前足发生适应性变化，代偿足跟外翻。将 STJ 重新复位到中立位置，加强前足内翻的对齐。在这种情况下，中足 / 前足也需要通过手术将前足旋前，使内侧柱能够离开地面。除了距下关节的关节融合术外，还可以进行改良的 Young’s 肌腱悬吊术、内侧楔形截骨术和植骨（Cotton 截骨术）、舟状骨钉状关节融合术或距骨关节融合术，以使内侧柱足底弯曲。在不累及跟骰关节的情况下，对前足中度严重畸形的患者进行双关节融合术，包括距舟关节和距下关节。

外侧跗骨楔形适应性变化

出现跗骨楔形改变的患者中，由于距骨［和（或）跟骨］外侧发育不良，通常需要将距骨或跟骨进行更多的畸形矫正。这通常需要根据畸形程度采用开放式植骨或楔形切除距下关节。作者发表了一系列病例，描述了一种使用股骨头或三皮质髂骨移植物嵌插于距下关节的技术，平均随访 25.5 个月，有 9 例患者获得了满意的结果。在这种情况下，嵌插式骨移植通常提供足够稳定，不需要内固定。因此，融合部位是否需要螺钉固定，可于术中决定（图 11.29）。最后，在更严重的畸形中，运用三关节融合术切除中跗关节融合进行多平面矫正是很有必要的（图 11.30）。

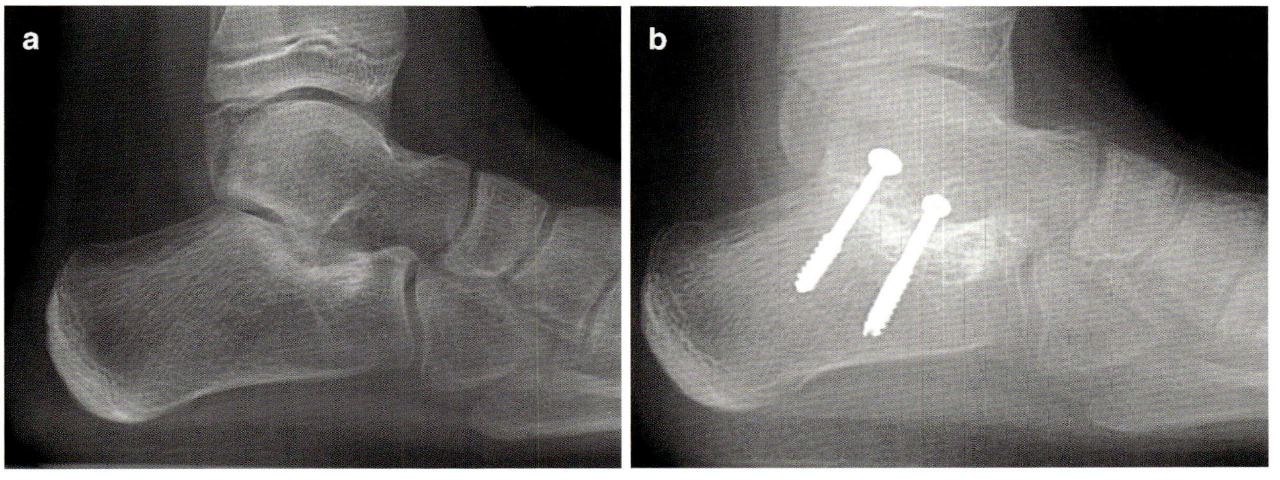

图 11.25　12 岁女性患儿，中跗关节融合切除术后 7 个月内、外侧距下关节疼痛和关节炎加重（a）和单独距下关节融合术后 1 年（b）

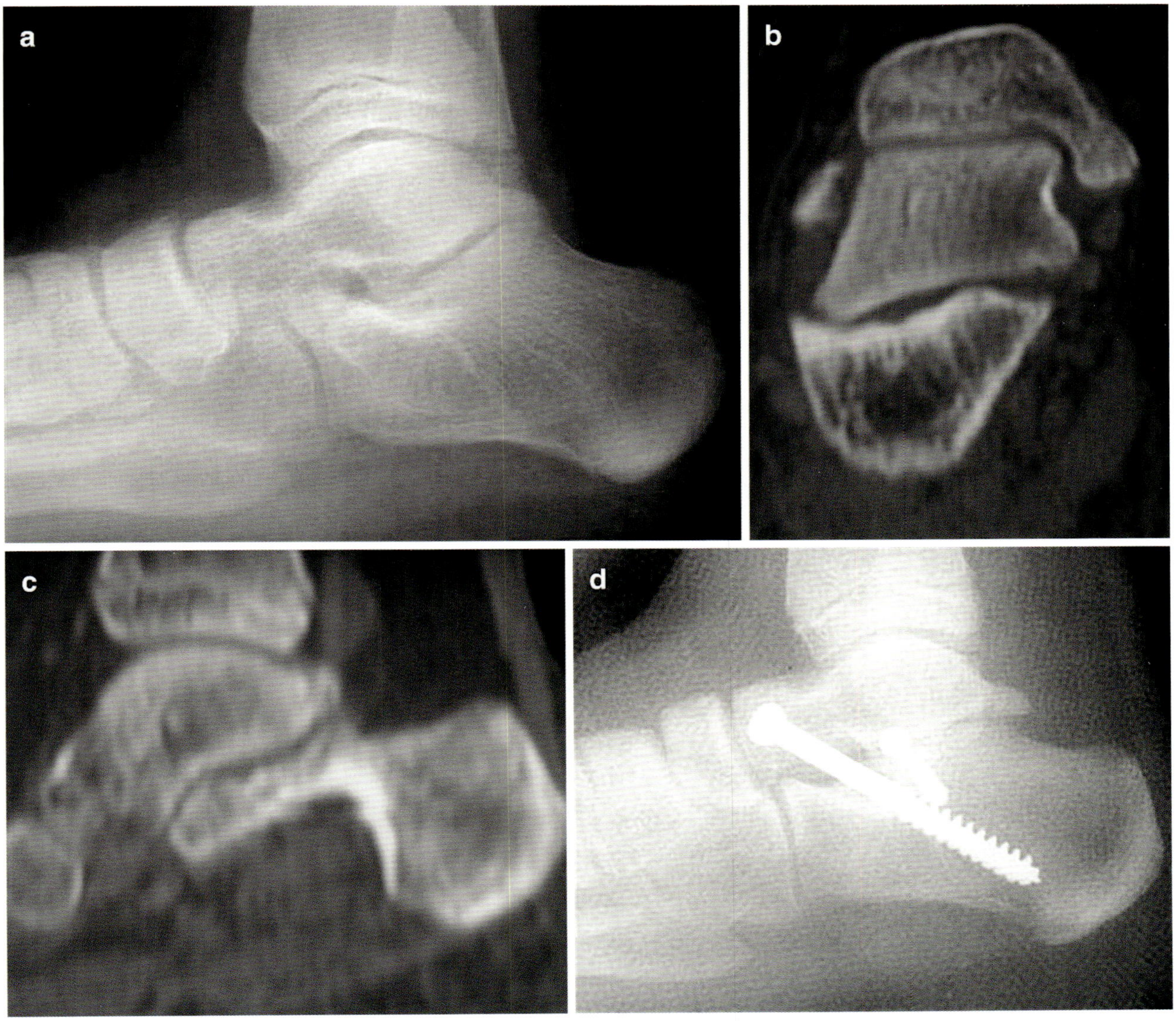

图 11.26　8 岁女性患儿，疼痛性距下关节炎 X 线片（a），CT 轴位片显示明显的后小关节退行性改变（b），矢状位 CT 显示中跗关节面受累（c），接受单独距下关节融合术治疗（d）

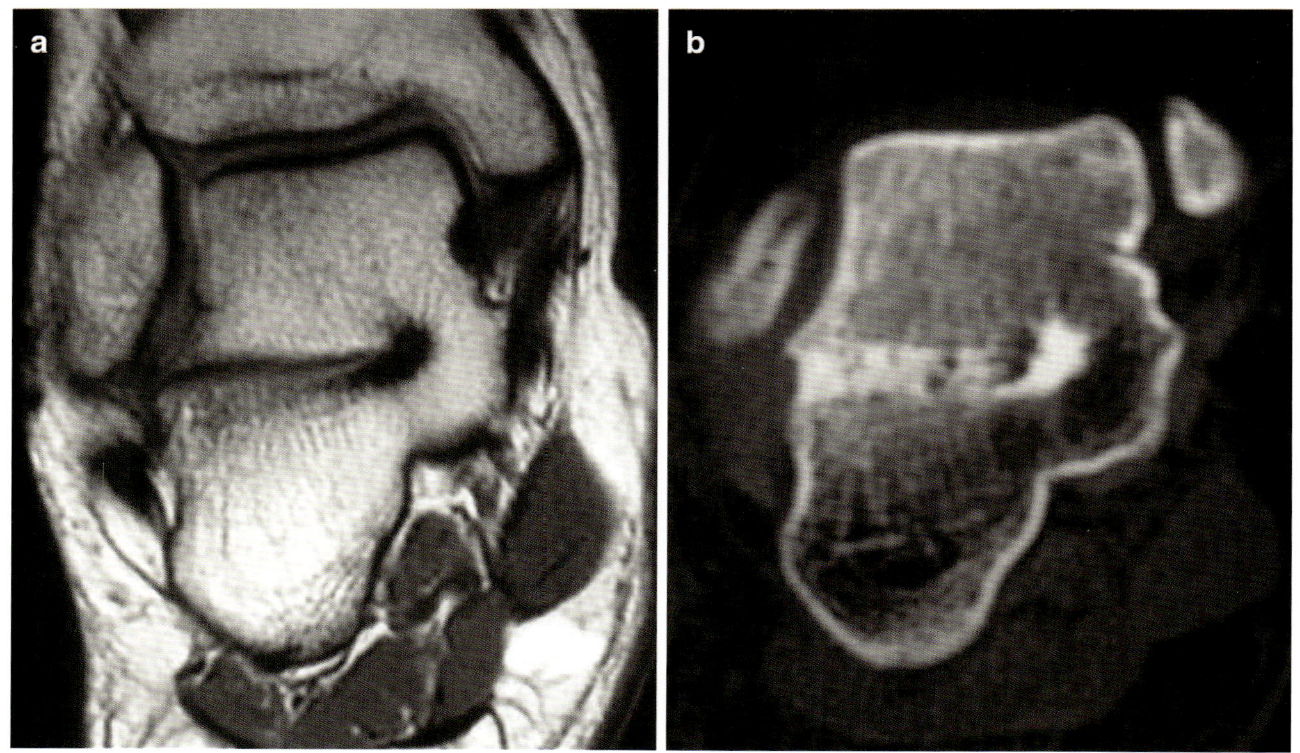

图 11.27 15 岁女性，伴有疼痛的中跗关节面完全骨性融合，T1 轴位磁共振图像显示无外翻和足跟对齐（a），原位关节融合术后 8 个月 CT 显示同种异体骨骨融合，中跗关节融合未切除（b）

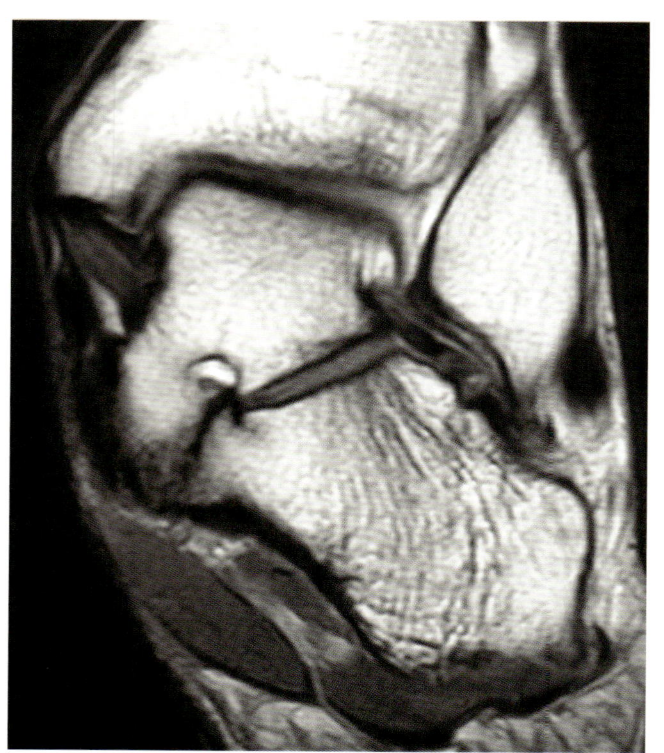

图 11.28 T1 轴位磁共振图像显示患者中跗关节面融合伴有腓骨肌痉挛，明显的足跟外翻（外侧楔形跗骨）和跟骨关节外翻。该足不适合融合切除，需要多节段关节融合术，以解决融合和纠正外翻足力线

结论

儿童扁平足畸形包括多种临床表现：柔韧性畸形、骨性融合以及介于两者之间的。虽然一些通用指南有助于外科医生诊断和治疗这些疾病，但是，对于那些在疼痛的柔韧性扁平足及完全跗骨融合之间的“灰色地带”，出现临床症状的患者治疗指导有限。笔者认为，利用现有的临床评估技术充分详细检查，结合 X 线与 CT 的专业分析，对跗骨融合疼痛和扁平足畸形的病因准确诊断，以及进行必要的手术矫正至关重要。

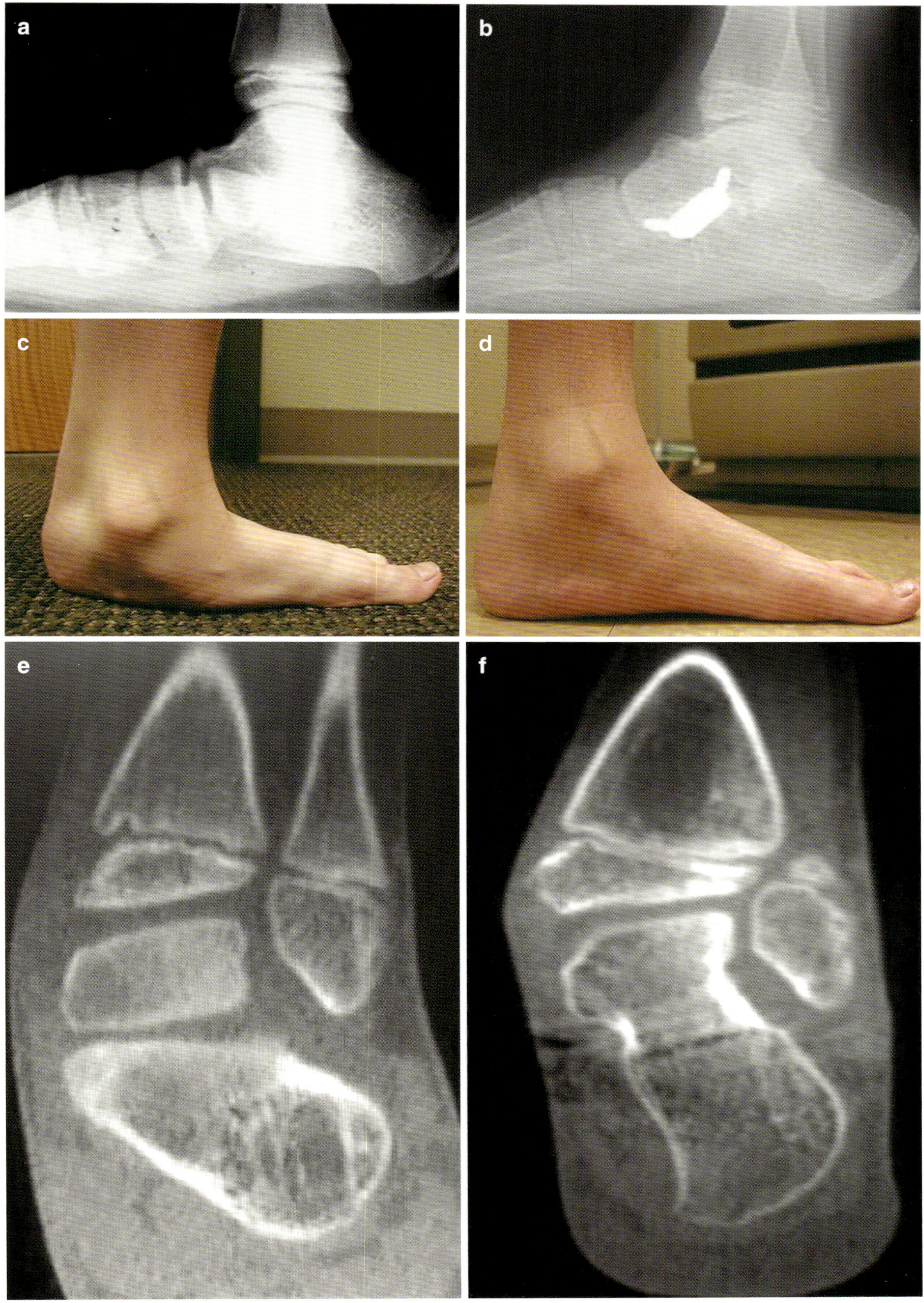

图 11.29 11 岁患儿，伴有疼痛的中跗关节融合的扁平外翻足，使用同种异体髂骨反向嵌入距下关节融合部位双关节融合，术前（a）和术后（b）。内侧纵弓临床表现术前（c）和术后（d）。术前 CT（e）显示足跟外翻与外侧楔形跗骨对齐，以及距下关节融合植骨术后 6 个月 CT 显示冠状面显著矫正（f）

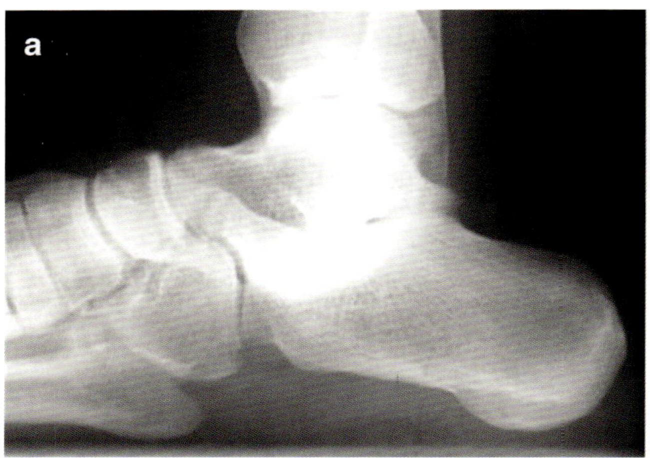

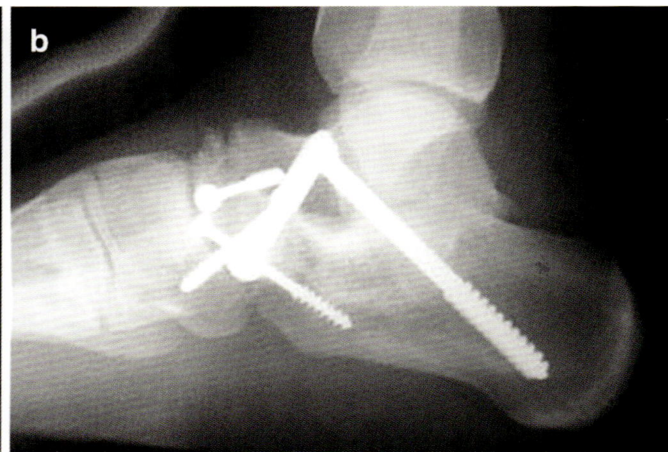

图 11.30 术前（a）和术后（b）侧位 X 线片显示患者中跗关节和跟舟融合需要三关节融合术来治疗关节炎

参考文献

[1] Downey MS. Tarsal coalition. In: Banks AS, Downey MS, Martin DE, Miller SJ, editors. McGlamry’ s comprehensive textbook of foot and ankle surgery. 3rd ed. Philadelphia: Lippincott Williams & Wilkins; 2001. p. 993–1031.

[2] Leonard MA. The inheritance of tarsal coalition and it relaticnship to spastic flat foot. J Bone Joint Surg Br. 1974;56B(3):520–526.

[3] Mosier KM, Asher M. Tarsal coalitions and peroneal spastic ﬂat foot. J Bone Joint Surg Am. 1984;66-A(7):976–983.

[4] Harris BJ. Anomalous structures in the developing human foot. Anat Rec. 1955;121:399.

[5] Ceroni D, De Coulon G, Spadola L, De Rose V, Kaelin A. Calcaneus secundarius presenting as calcaneonavicular coalition: a case report. J Foot Ankle Surg. 2006;45(1):25–27.

[6] Solomon LB, Ruhli FJ, Taylor J, Ferris L, Pope R, Henneberg M. A dissection and computer tomography study of tarsal coalitions in 100 cadaver feet. J Orth Res. 2003;21:352–358.

[7] Bohne WH. Tarsal coalition. Curr Opin Pediatr. 2001;13:29–35.

[8] Jayakumar S, Cowell HR. Rigid flatfoot. Clin Orthop Relat Res. 1977;122:77–84.

[9] Staser J, Karmazyn B, Lubicky J. Radiographic diagnosis of posterior facet talocalcaneal coalition. Pediatr Radiol. 2007;37:79–81.

[10] Wheeler R, Guevera A, Bleck E. Tarsal coalitions: review of the literature and case report of bilateral dual calcaneonavicular and talocalcaneal coalitions. Clin Orthop Relat Res. 1981;156:175–177.

[11] Blakemore LC, Cooperman DR, Thompson GH. The rigid flatfoot: tarsal coalitions. Clin Podiatr Med Surg. 2000;17(3):531–555.

[12] Katayama T, Tanaka Y, Kadono K, Taniguchi A, Takakura Y. Talocalcaneal coalition: a case showing the ossification process. Foot Ankle Int. 2005;26(6):490–493.

[13] Kumai T, Takahura Y, Akiyama K, Higashiyama I, Tamai S. Histopathological study of nonosseous tarsal coalition. Foot Ankle Int. 1998;19(8):525–531.

[14] Brown RR, Rosenberg ZS, Thornhill BA. The C sign: more specific for flatfoot deformity that subtalar coalition. Skelet Radiol. 2001;30(2):84–87.

[15] Lowy LJ. Pediatric peroneal spastic flatfoot in the absence of coalition: a suggested protocol. J Am Podiatr Med Assoc. 1998;88(4):181–191.

[16] Lyon R, Liu X, Cho S. Effect of tarsal coalition resection on dynamic plantar pressures and electromyography of lower extremity muscles. J Foot Ankle Surg. 2005;44(4):252–258.

[17] Yu GV. Asymptomatic tarsal coalitions. Reconstructive surgery of the foot and leg, update 1993. Tucker: The Podiatry Institute; 1993. p. 246–255.

[18] Blair J, Perdios A, Reilly C. Peroneal spastic flatfoot caused by a talar osteochondral lesion: a case report. Foot Ankle Int. 2007;28(6):724–726.

[19] Doig SG, Menelaus MB. Association of slipped upper femoral epiphysis and peroneal spastic flatfoot. J Pediatr Orthop. 1991;11(2):220–221.

[20] Graves SC, Keuster DJ, Richardson EG. Dysplasia epiphysealis hemimelica（Trevor disease）presenting as peroneal spastic flatfoot deformity: a case report. Foot Ankle. 1991;12(1):55–58.

[21] Glockenberg A, Weinreb A, Pevny J. Rheumatoid arthritis-induced peroneal spastic flatfoot. J Am Podiatr Med Assoc. 1987;77(4):185–187.

[22] Cowell HR. Talocalcaneal coalition and new causes of peroneal spastic flatfoot. Clin Orthop Relat Res. 1972;85:16–22.

[23] Jack FA. Bone anomalies of the tarsus in relation to “peroneal spastic flat foot”. J Bone Joint Surg. 1954;36(4):530–542.

[24] Harris RI, Beath T. Etiology of peroneal spastic flat foot. J Bone Joint Surg Br. 1948;30B(4):624–634.

[25] Downey MS. Ankle equinus. In: Banks AS, Downey MS, Martin DE, Miller SJ, editors. McGlamry comprehensive textbook of foot and ankle surgery. 3rd ed. Philadelphia: Lippincott Williams & Wilkins; 2001. p. 715–760.

[26] Crim JR, Kjeldsberg KM. Radiographic diagnosis of tarsal coalition. Am J Radiol. 2004;182:323–328.

[27] Kricun ME. The normal foot. In: Forrester DM, Kricun ME, Kerr R, editors. Imaging of the foot and ankle. Rockville: Aspen Publishers;

1988. p. 25–43.

[28] Berquist TH, Johnson KA. Anatomy, normal variants, and basic biomechanics. In: Berquist TH, editor. Radiology of the foot and ankle. New York: Raven Press; 1989. p. 1–34.

[29] Lateur LM, Van Hoe LR, Van Ghillewe KV, Gryspeerdt SS, Baert AL, Dereymaeker GE. Subtalar coalition: diagnosis with the C sign on lateral radiographs of the ankle. Radiol. 1994;193:847–851.

[30] Wright EM, Lieberman R, Brekke M, Reicher M, Green D. Tarsal coalition. In: Reconstructive surgery of the foot and ankle, update 1997. Tucker: The Podiatry Institute; 1997.

[31] Wechsler RJ, Schweitzer ME, Deely DM, Horn BD, Pizzutillo PD. Tarsal coalition: depiction and char-acterization with CT and MR imaging. Radiology. 1994;193:447–452.

[32] Crim J. Imaging of tarsal coalition. Radiol Clin North Am. 2008;46:1017–1026.

[33] Kulik SA, Clanton TO. Tarsal coalition. Foot Ankle Int. 1996;17(5):286–296.

[34] Saxena A, Erickson S. Tarsal coalitions: activity levels with and without surgery. J Podiatr Med Assoc. 2003;93(4):259–263.

[35] Emery KH, Bisset GS, Johnson ND, Nunan PJ. Tarsal coalition: a blinded comparison of MRI and CT. Pediatr Radiol. 1998;28:612–616.

[36] Newman JS, Newberg AH. Congenital tarsal coalition: multimodality evaluation with emphasis on CT and MR imaging. Radiographics. 2000;20: 321–332.

[37] Nalaboff KM, Schweitzer ME. MRI of tarsal coalition: frequency, distribution and innovative signs. Bull NYU Hosp Joint Dis. 2008;66(1):14–21.

[38] Napolitano C, Walsh S, Mahoney L, McCrea J. Risk factors that may adversely modify the natural history of the pediatric pronated foot. Clin Podiatr Med Surg. 2000;17(3):397–417.

[39] Pfeiffer M, Kotz R, Ledl T, Hauser G, Sluga M. Prevalence of flat foot in preschool-aged children. Pediatrics. 2006;118(2):634–639.

[40] Wearing SC, Hills AP, Byrne NM, Hennig EM, McDonald M. The arch index: a measure of flat or fat feet? Foot Ankle Int. 2004;25(8):575–581.

[41] Mickle KJ, Steele JR, Munro BJ. The feet of overweight and obese young children: are they flat or fat? Obesity. 2006;14(11):1949–1953.

[42] Villarroya MA, Esquivel JM, Tomas C, Moreno LA, Buenafe A, Bueno G. Assessment of the medial longitudinal arch in children and adolescents with obesity: footprints and radiographic study. Eur J Pediatr. 2009;168(5):559–567.

[43] Chen JP, Chung MJ, Wang MJ. Flatfoot prevalence and foot dimensions of 5- to 13-year-old children in Taiwan. Foot Ankle Int. 2009;30(4):326–332.

[44] Blockey NJ. Peroneal spastic flat foot. J Bone Joint Surg Br. 1955;37B(2):191–202.

[45] Thometz J. Tarsal coalition. Foot Ankle Clin. 2000;5(1):103–118.

[46] Kernbach KJ, Blitz NM. The presence of calcaneal fibular remodeling associated with middle facet coalition: a retrospective CT review of 35 feet. Investigation involving middle facet coalitions-Part II. J Foot Ankle Surg. 2008;47(4):288–294.

[47] Giannini S, Ceccarelli F, Vannini F, Baldi E. Operative treatment of flatfoot with talocalcaneal coalition. Clin Orthop Rel Res. 2003;411:178–187.

[48] Scott AT, Tuten HR. Calcaneonavicular coalition resection with extensor digitorum brevis interposition in adults. Foot Ankle Int. 2007;28(8):890–895.

[49] Cowell HR, Elener V. Rigid painful flatfoot secondary to tarsal coalition. Clin Orthop Relat Res. 1983;177:54–60.

[50] Lemley F, Berlet G, Hill K, Philbin T, Isaac B, Lee T. Current concepts review: tarsal coalition. Foot Ankle Int. 2006;27(12):1163–1169.

[51] Field C, Ng A. Resection of middle facet coalition with arthroscopic guidance. J Foot Ankle Surg. 2009;48(2):273–276.

[52] Hetsroni I, Nyska M, Mann G, Rozenfeld G, Ayalon M. Subtalar kinematics following resection of tarsal coalition. Foot Ankle Int. 2008;29(11):1088–1093.

[53] Hetsroni I, Ayalon M, Mann G, Meyer G, Nyska M. Walking and running plantar pressure analysis before and after resection of tarsal coalition. Foot Ankle Int. 2007;28(5):575–580.

[54] Kernbach KJ, Blitz NM, Rush SM. Bilateral single-stage middle facet talocalcaneal coalition resection combined with flatfoot reconstruction: a report of 3 cases and review of the literature. Investigations involving middle facet coalitions-Part I. J Foot Ankle Surg. 2008;47(3):180–190.

[55] Sammarco VJ, Magur EG, Sammarco GJ, Bagwe MR. Arthrodesis of the subtalar and talonavicular joints for correction of symptomatic hindfoot malalignment. Foot Ankle Int. 2006;27(9): 661–666.

[56] Beischer AD, Brodsky JW, Pollo FE, Peerebroom J. Functional outcome and gait analysis after triple or double arthrodesis. Foot Ankle Int. 1999;20(9):545–553.

[57] Mann RA, Beaman DN. Double arthrodesis in the adult. Clin Orthop Relat Res. 1999;365:74–80.

[58] Harris EJ, Vanore JV, Thomas JL, Kravitz SR, Mendelson SA, Mendicino RW, Silvani SH, Gassen SC. Diagnosis and treatment of pediatric flatfoot. J Foot Ankle Surg. 2004;43(6):341–373.

[59] Downey MS. Tarsal coalitions: a surgical classification. J Am Podiatr Med Assoc. 1991;81(4):188–197.

[60] Lawrence DA, Rolen MF, Haims AH, Zayour Z, Moukaddam HA. Tarsal coalitions: radiographic, CT, and MR imaging findings. HSS J. 2014;10: 153–166.

[61] Mosca VS, Bevan WP. Talocalcaneal tarsal coalitions and the calcaneal lengthening osteotomy: the role of deformity correction. J Bone Joint Surg Am. 2012;94:1584–1594.

[62] Schwartz JM, Kihm CA, Camasta CA. Subtalar joint distraction arthrodesis to correct calcaneal valgus in pediatric patients with tarsal coalition: a case series. J Foot Ankle Surg. 2015;54(6):1151–1157.

[63] Guignand D, Journeau P, Mainard-Simard L, et al. Child calcaneonavicular coalitions: MRI diagnostic value in a 19-case series. Orthop Traumatol Surg Res. 2011;97:67–72.

[64] Gantsoudes GD, Roocroft JH, Mubarak SJ. Treatment of talocalcaneal coaltions. J Pediatr Orthop. 2012;32(3):301–307.

[65] Mahan ST, Spencer SA, Vezeridis PS, Kasser JR. Patientreported outcomes of tarsal coalitions treated with surgical excision. J Pediatr Orthop. 2015;35(6):583–588.

[66] Bonasia DE, Phistikul P, Amendola A. Endoscopic coalition resection. Foot Ankle Clin N Am. 2015;20:81–91.

[67] Piqueres X, de Zabala S, Torrens C, Marin M. Cubonavicular coalition: a case report and literature review. Clin Orthop Relat Res.

2002;396:112–114.

[68] Krief E, Ferraz L, Appy-Fedida B, Deroussen F, Plancq MC, Collet LM, Gouron R. Tarsal coalitions: preliminary results after operative excision and silicone sheet interposition in children. J Foot Ankle Surg. 2016;55(6):1264–1270. https://doi.org/10.1053/j.jfas.2015.03.009. Epub 2015 May 16.

[69] Khoshbin A, Law P, Caspi L, Wright J. Long-term functional outcomes of resected tarsal coalitions. Foot Ankle Int. 2013;34(10):1370–1375.

先天性马蹄内翻足

12

Kieran T. Mahan，Caitlin Mahan Madden

先天性马蹄内翻足（CTEV）或马蹄内翻足是出生时最常见的足踝畸形之一。马蹄内翻足是一种涉及三平面的畸形，在白种人中发病率为1/1000，在南非黑人和波利尼西亚人中发病率较高（6/1000）。男性发病比例高于女性，比例为3 ∶ 1。40%的病例是双侧发病。如果不进行治疗，马蹄内翻足很有可能导致疼痛、严重畸形、无法穿鞋和无法行走（图12.1）。

定义

CTEV由4种畸形组成跖屈畸形、内翻畸形、内收畸形和高弓畸形（图12.2）。跖屈畸形是指足踝部相对于小腿出现跖屈畸形。内翻畸形指的是跟骨位置内翻。内收是前足相比于后足内收。高弓足畸形是指足弓高度的整体增加。马蹄内翻足有4种基本分类：先天性（特发性）、畸胎性、综合性和体位性。特发性是最常见的，在出生时可表现为特发的缺陷。它能在15~16周龄时通过子宫超声首次被诊断出来。有些可在12周龄前被诊断。Aurell等对22名新生马蹄内翻足患儿共30例未经治疗的马蹄内翻足的超声结果进行了评价。作者发现舟骨和内踝靠近伴随着内囊增厚。畸胎型马蹄内翻足与神经肌

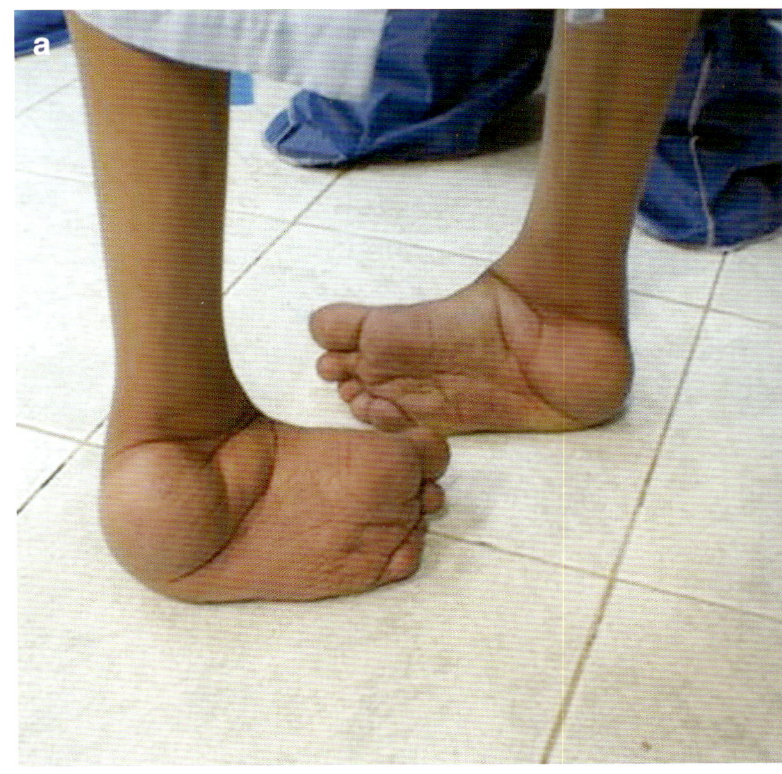

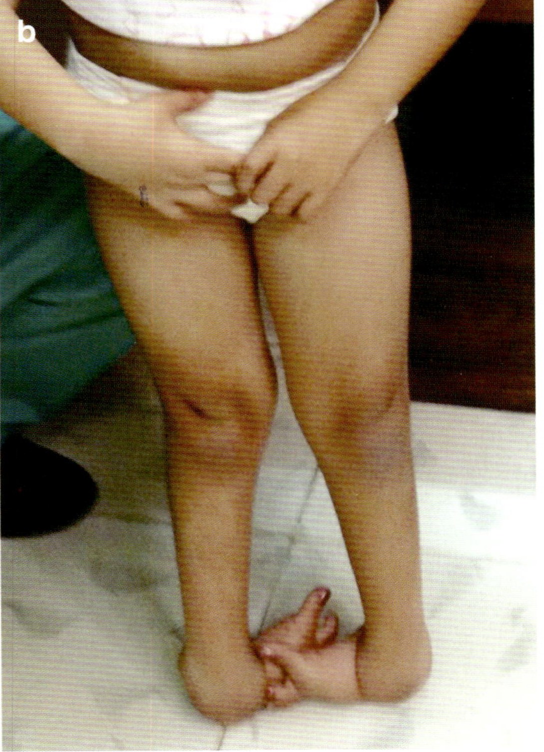

图12.1 延迟治疗的马蹄内翻足

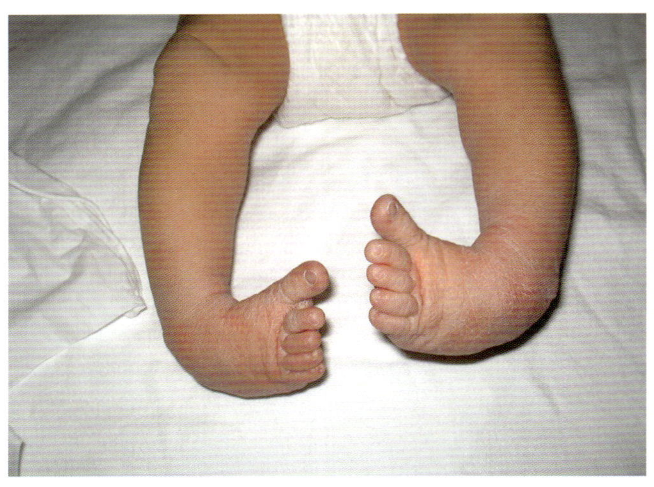

图 12.2 特发性马蹄内翻足

肉疾病如脊柱裂和脊髓脊膜膨出有关。综合性马蹄内翻足与遗传异常及其他常见疾病过程有关。这种类型的例子包括关节挛缩、拉森综合征和莫比乌斯综合征。体位性（有时被称为姿势性）马蹄内翻足是一种相对正常的足，它被保持在一个不正常的位置。这种类型更容易矫正，通常不需要跟腱松解或长期的支具治疗。

病因学

特发性马蹄内翻足的病因是多因素的，有多个常见的理论，其发病机制是宫内因素，而不是胚胎因素。与马蹄内翻足发生有关的更常见的因素包括胎位、环境因素、胶原合成增加导致的异常神经肌肉和基因遗传。一些不常被报道的原因包括宫内发育迟缓，先天性距骨阙如，足背动脉发育不全，以及神经缺陷引起的下肢肌肉的病变。Hippocrates 与 Browne 报道胎位异常也会导致畸形。此外，有报道称羊膜穿刺术后马蹄内翻足的发生率更高。Farrell 等发现 12 周时羊水穿刺会导致马蹄内翻足发生率增加 1.63%。笔者发现这个时间与足踝最快发育相关。人们认为羊水的减少会导致子宫的“拥挤”，环境因素很少见，包括药物影响和吸烟。Ippolito 和 Ponseti 对流产胎儿的 5 例马蹄内翻足和 3 例正常足的组织学研究发现，距舟韧带和跟舟跖侧韧带缩短和增厚，提示马蹄内翻足可能是一种“纤维挛缩”。笔者还发现，患者小腿肌肉纤维减少导致小腿肌肉围度变小。

其他的研究显示了胎儿肌球蛋白增加和随后纤维化对马蹄内翻足有很大的遗传影响。1939 年，Idelberger 在 32.5% 的单卵双胞胎和 2.9% 的双卵双胞胎中发现了均有马蹄内翻足。Wynne- Davies 发现，如果一个家庭的第 1 个孩子有马蹄内翻足，那么第 2 个孩子患有马蹄内翻足的概率是 1/35。2008 年，Gurnett 等报告了与马蹄内翻畸形相关的 PITX1 基因的遗传变异。其他的基因包括 TBX4、RBM10、HOXA 和 HOXD。特发性马蹄内翻足是一种没有其他肌肉骨骼缺陷的独立孤立性疾病，占先天性马蹄内翻足的大多数（80%）。特发性畸形存在多基因影响。遗传因素不仅可以决定马蹄内翻足的发生率，而且可以影响畸形的严重程度和类型。

病理解剖学

1803 年，Antonio Scarpa 描述了先天性马蹄内翻足的异常解剖，他认识到相对于距骨，患者的足舟骨、骰骨、跟骨向内侧移位。几项对不同周龄的胎儿的研究发现，单侧发病时，患足的长度和小腿的周径都比对侧小，小腿肌肉挛缩，发育也不如对侧。距骨头和距骨颈向内侧和跖侧倾斜，而距骨体则横向旋转。舟骨向内侧半脱位，有时甚至可以与内踝紧密相连。Ponseti 利用拇指作为测量工具，记录距骨头和内踝之间的距离，作为疗效的指标。内侧韧带和肌腱的挛缩，导致跟骨跖屈。当跟骨结节升高，就会出现一个“空足跟”的现象。相对于足踝和小腿，伸肌腱向内侧移位（图 12.3），后肌群紧张，并通过后肌腹的牵拉向近端移位。由于儿童骨化中心未出现，缺乏可靠的测量方式，Ponseti 不提倡在婴儿身上进行放射学检查。在 X 线正位片中，Kite 角随着前足内收的增加而减少，有时甚至为零。在 X 线侧位片上，距骨和跟骨呈现马蹄畸形。

运动学

对马蹄内翻足力学的理解可以追溯到 Farabeauf，Huson 进一步拓展了这一领域。法国解剖学家 Farabeauf 在 1872 年首次出版的《精确手术学》中详细阐述了他对足部力学的看法。Huson 在 1961

年发表了他的博士论文《跗骨的功能和解剖学研究》，并指出跗骨关节是围绕着运动轴而不是固定铰链旋转的。Ponseti 认为 Huson 对足部力学的理解，为他成功治疗马蹄内翻足打下了基础。跟骨的运动不是简单的在水平面内的内翻和外翻。Farabeauf 把跟骨比作一艘船的龙骨，它会扭动、翻滚和偏转。跟骨以跟距骨间韧带为轴心点在 3 个平面上运动。这是一个有趣的解剖学发现，该韧带与距下关节位于同一轴线内，距下关节与横切面约 42°，与矢状面约 16°。Ponseti 保守治疗马蹄内翻足的主要方法包含了他对距下关节力学的全面理解。为了外翻跟骨体，跟骨前突首先需要外展（图 12.4）。跟骨前突的外展是通过对距骨头侧方施加反向压力，将前后足作为一个整体外展。这种由水平面外展开始的三平面动作允许跟骨在距骨下自由移动到更外翻的位置，跟骨前突处于更外展和背屈的位置。

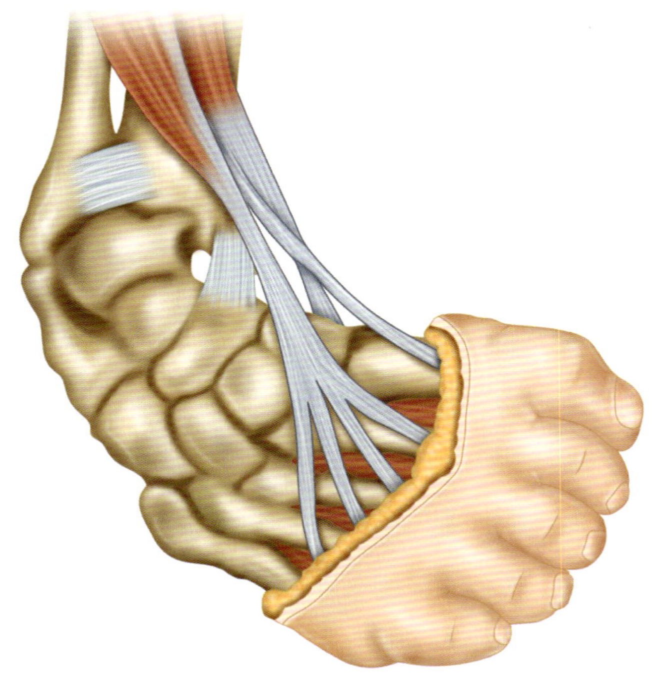

图 12.3 向内侧移位的伸肌肌腱

分型

根据治疗情况，马蹄内翻足可分为 5 类，包括未治疗、延迟治疗、复发、难治性和复杂的非典型性马蹄内翻足。未治疗的马蹄内翻足定义为未经治疗的两岁以下儿童，延迟治疗的马蹄内翻足则发生

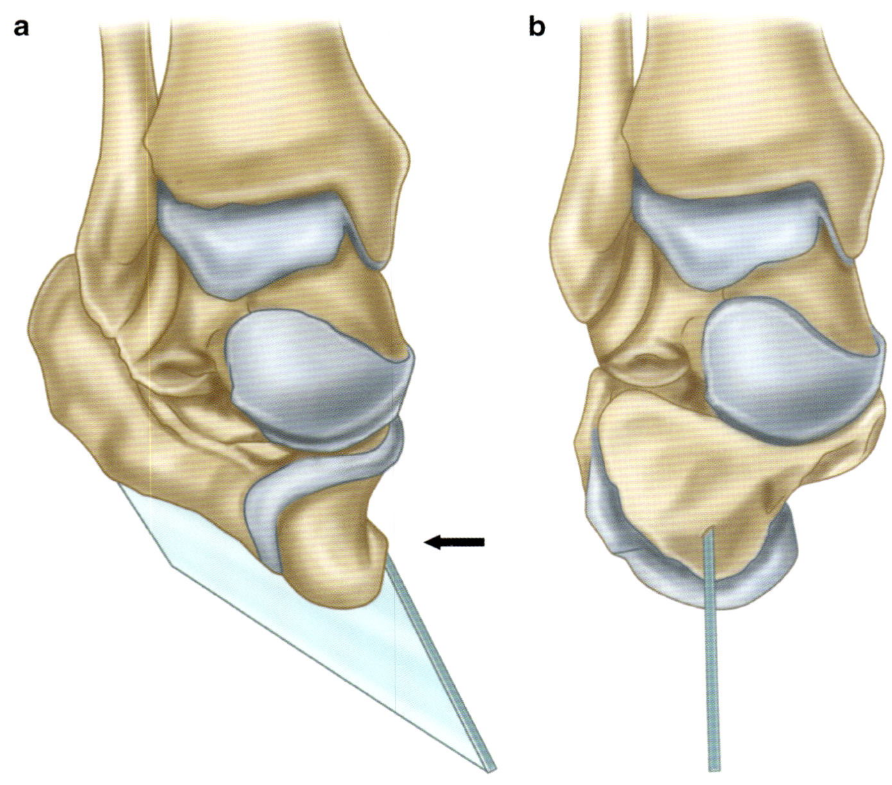

图 12.4 跟骨前突外展引起足跟外翻。（a）在马蹄内翻足，跟骨前突位于距骨头下方。（b）矫正距骨前突外展与距骨头可以矫正足跟内翻

在未经治疗的2岁以上儿童。复发性马蹄内翻足出现在先前接受治疗的儿童中，其足跟恢复马蹄内翻位。马蹄内翻畸形的复发通常是由于缺乏治疗方案和佩戴支具的依从性（图 12.5）。难治性马蹄内翻足较难保守治疗，通常涉及潜在的神经肌肉疾病，如脊柱裂。复杂的非典型马蹄内翻足是一种独特的和具有挑战性的疾病，与典型的特发性马蹄内翻足相比，其治疗方式不同。复杂的马蹄内翻足有明显的跟骨马蹄畸形，足弓中央有一个皱褶，跟骨跖屈导致第1跖骨短缩（图 12.6）。

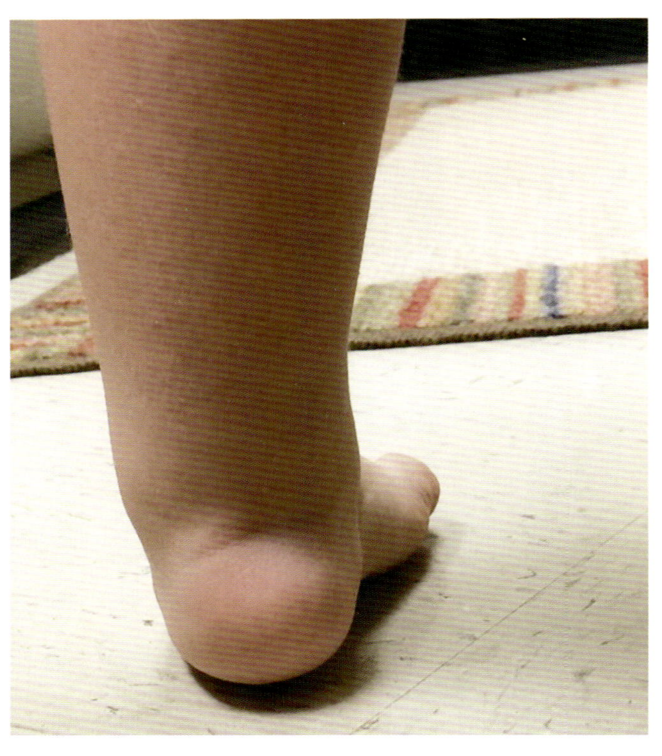

图 12.5　复发性马蹄内翻足：注意马蹄畸形和内翻畸形

临床评估

当检查有马蹄内翻畸形的新生儿时，首先要注意让父母放心，他们并没有什么过错。应了解妊娠史和分娩方法。神经肌肉系统检查应同时检查儿童腰背部（凹痕 / 毛发生长）和髋关节是否有脱位表现。进行全面的评估时，重点检查小腿和足。观察足后侧或足弓处的皮肤皱褶，这提示挛缩的严重程度。另外，通过观察跖屈畸形和前足内收的可复位性来评估畸形的僵硬程度。

马蹄内翻足有多种分型方法，但是最常见的两种分型是 Dimeglio 和 Pirani 分型。这些分型方法有时会被同时使用。Dimeglio 等提出了一种基于4种畸形的20分评分系统：跖屈、跟骨内翻、前足内收和围绕距骨的前足扭转。每一项给予4分来评估畸形程度，并为以下每一项添加了一个附加分：后侧皮肤皱褶、内侧皮肤皱褶、弓形足和小腿肌肉状况（表 12.1，图 12.7）。

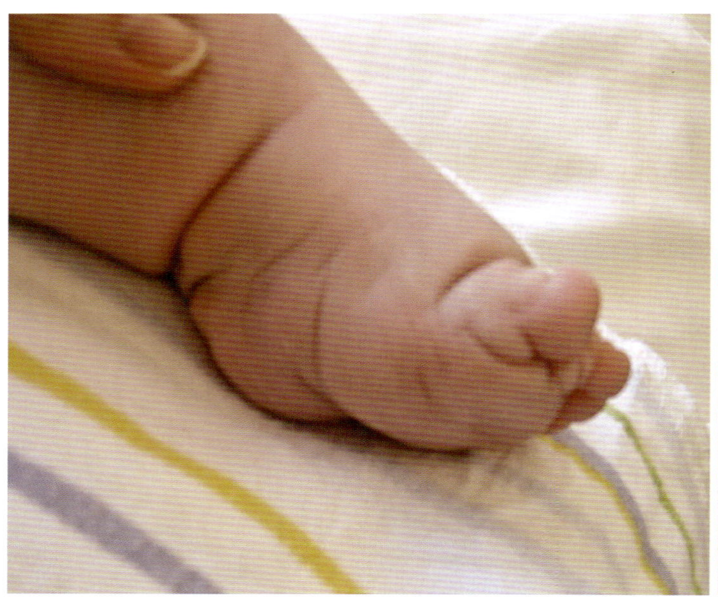

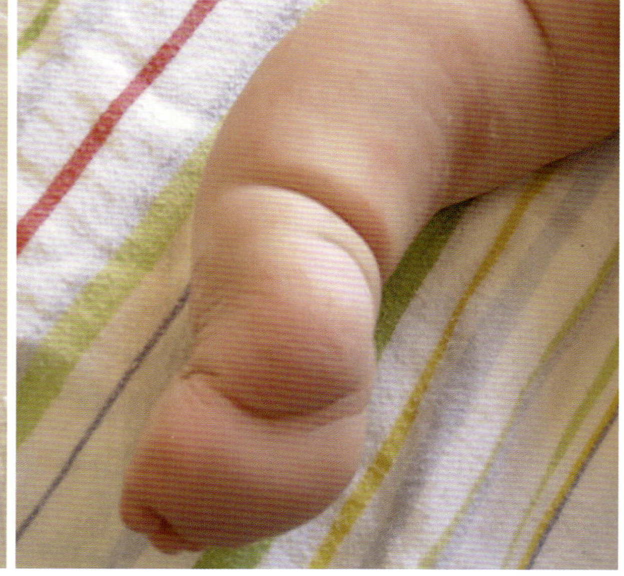

图 12.6　复杂性马蹄内翻足：注意跖屈畸形、足底皱褶、足踝周长增加和较短的蹞趾

表 12.1 Dimeglio 评分

得分基于畸形的度数

-45°~90° =4 分

-20°~45° =3 分

0°~20° =2 分

-20°~0° =1 分

<-20° =0 分

畸形	角度	得分
跖屈	0~4 分，4 分为跖屈 90°	
跟骨内翻	0~4 分，4 分为内翻 90°	
全足旋后	0~4 分，4 分为极度僵硬	
前足内收	0~4 分	
足后皱褶	1 分	
足内皱褶	1 分	
高弓	1 分	
肌肉条件差	1 分	

Dimeglio 的分型强调了在矢状面、冠状面和水平面畸形的可复位性。Pirani 等设计了总分为 6 分的评分量表，下列临床征象各 1 分：后部皱褶、空足跟、僵硬马蹄足、外侧边弯曲、内侧皱褶、距骨头外侧突出。后部皱褶提示后踝关节挛缩。空足跟是由于足跟僵硬而无法触及跟骨结节。内侧皱褶提示足部内侧的挛缩（图 12.8）。

每个临床征象分级为 0 分为正常，0.5 分为轻度，1 分为重度（表 12.2，图 12.9）。Pirani 的分型强调了足的形态，因为它与畸形的严重程度相关；然而，前足在距骨头外侧周围的水平面复位和距骨头外侧突出及马蹄足畸形的僵硬程度有关。目前，正在尝试利用这些分型方法作为治疗方式和预后疗效的预测因素。

治疗史和治疗选择

1838 年，Guerin 首次应用石膏治疗马蹄内翻足。早期治疗马蹄内翻足是尝试用托马斯扭转器用力复位。1908 年，Robert Jones 报告如果早期就开始治疗，预后是良好的。他会先使用手法复位和石膏矫正畸形，必要时再行跗骨楔形切除术。在 1930 年 Kite 发表了他的方法。他声称有 95% 的成功率，随后他的治疗方法在骨科界流行很多年。不幸的是，他的研究结果无法重复。马蹄内翻足治疗是一个漫长的过程，需要个体化的处理。Kite 首先会治疗前足内收，通过在骰骨处施加压力外展前足。然后矫正足跟内翻，最后改善踝跖屈。矫正足跟内翻是困难的，Kite 的方法经常失败，导致手术干预率很高。最近的文献比较了 Kite 和 Ponseti 方法的治疗疗效，Ponseti 治疗方法中取得了更好的结果。

20 世纪初以来，由于对足部力学更好的了解以及 Ponseti 石膏技术治疗的成功，马蹄内翻足的手术治疗方式发生了转变。目前，外科手术是针对延迟治疗、综合征和畸胎型的严重畸形。早期的外科手术选择是由于当时缺少合适的保守治疗方法。从历史来看，20 世纪初 Codivilla 率先提出内侧手术入路的手术治疗。虽然马蹄内翻足的外科手术治疗方法很多，有几种手术方法被认为是经典的外科治疗方法。包括 Turco、Carroll 和 Crawford 方法。这些不同入路方法松解挛缩软组织和紧缩松弛软组织。Turco 建议从后内侧入路来松解挛缩的软组织（图 12.10）。1990 年，Norris Carroll 主张采用双切口入路的方法，包括内侧切口和后侧切口入路。他在 1993 年的一篇文章中进一步阐述了他的方法（图 12.11）。Crawford 提倡改善切口和手术瘢痕，推广了“Cincinnati”切口入路治疗马蹄内翻足（图 12.12）。所有这些入路方法都有一个共同的目的：能够行走和穿鞋。2016 年，Mahapatra 与 Abraham 在他们的研究中发现，Cincinnati 法比 Turco 法具有更少的并发症和更好的功能结果。随后的软组织手术被描述为足部的重新排列；然而，也会发生瘢痕、关节僵硬和关节炎等并发症。由于这些因素以及矫治过度和矫治不足的手术并发症，大多数外科医生只在治疗难治性复杂性马蹄足中使用手术治疗。事实上，Zionts 比较了 2001—2012 年北美儿科骨科协会（POSNA）的会员调查，发现外科手术率从 54% 下降到 7%。最后，Švehlík 等的至少随访 10 年的长期前瞻性研究发现，经 Ponseti 法治疗的儿童比手术组有更好的预后。

距骨切除术应用于一些漏诊和顽固性的马蹄内翻足畸形。常见于包括综合征和畸胎型的僵硬性畸形。1971 年，Menelaus 阐述了他对关节挛缩和脊柱裂患者进行距骨切除术的结果和方法。1984 年，Green 等阐述了他们通过距骨切除术治疗儿童先天性多发性关节挛缩症的满意结果。Chotigavanichayaet 等

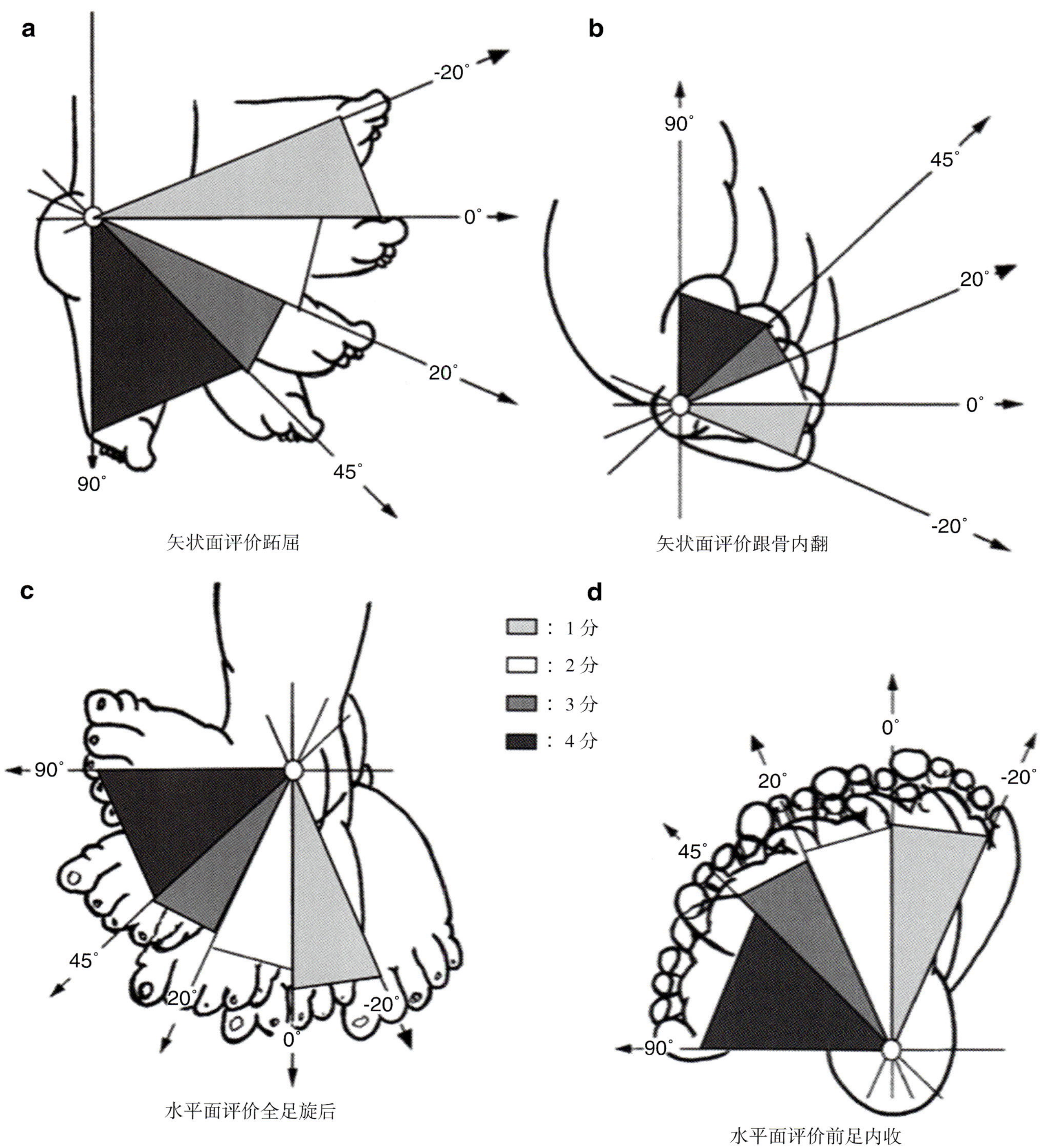

图 12.7 Dimeglio 评分归类

发表了以距骨切除术为主要治疗方法治疗先天多发性关节挛缩症的文章。距骨切除术可以与胫跟关节融合术和跟骰关节融合术相结合，防止畸形的复发。Shah 等提出了非特发性马蹄足的治疗方法，建议对神经源性和综合征的僵硬性畸形进行距骨切除术。2015 年，El-Sherbini 等报道了至少随访了 6.4 年的 19 例严重僵硬性马蹄内翻畸形足患者取得了令人满意的结果。只要完整的切除距骨，优化校正胫骨跟骨力线，距骨切除术就可成功的治疗僵硬性马蹄内翻畸形足（图 12.13）。

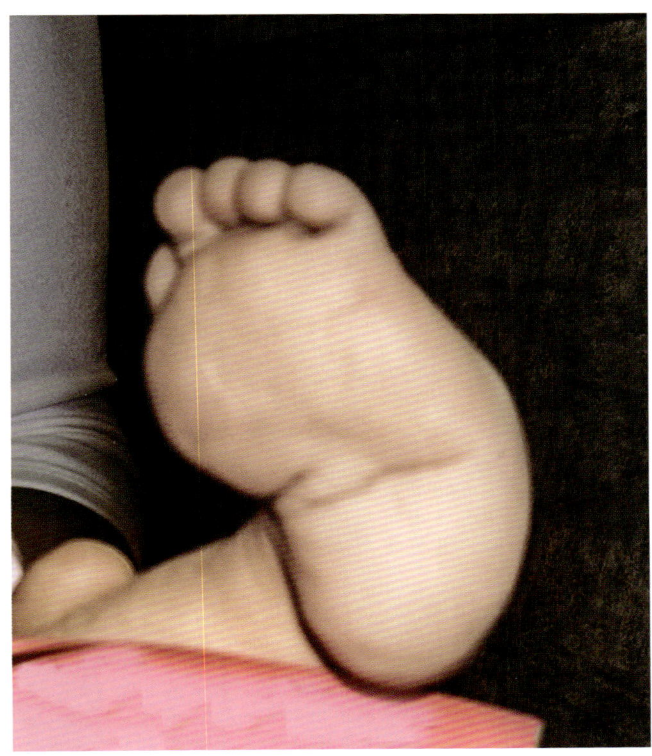

图 12.8 足内皱褶，一种内侧挛缩的征象

表 12.2 Pirani 评分

	分值	得分
后足挛缩		
足后皱褶	0，0.5，1	
空足跟	0，1	
僵硬的跖屈	0，0.5，1	
中足挛缩		
外侧边弯曲	0，0.5，1	
足内皱褶	0，0.5，1	
外侧距骨头减少	0，0.5，1	
	总分 6 分	0~6

法国功能疗法是 20 世纪 70 年代末欧洲国家流行发展起来的一种物理疗法。治疗包括每天活动和牵拉内侧软组织，使舟骨从内踝向外移。治疗结束后使用夹板固定。法国功能疗法需要频繁治疗，但是其预后是良好的。一些笔者主张联合法国功能疗法和 Ponseti 法改善足的活动性功能。

Ilizarov 技术已成功运用于治疗马蹄内翻足，特别是延迟治疗和复发性的马蹄内翻足。Ilizarov 的“张

外侧边弯曲

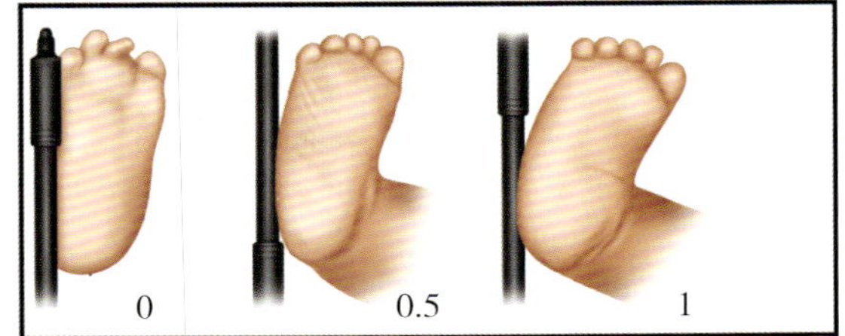

足内皱褶

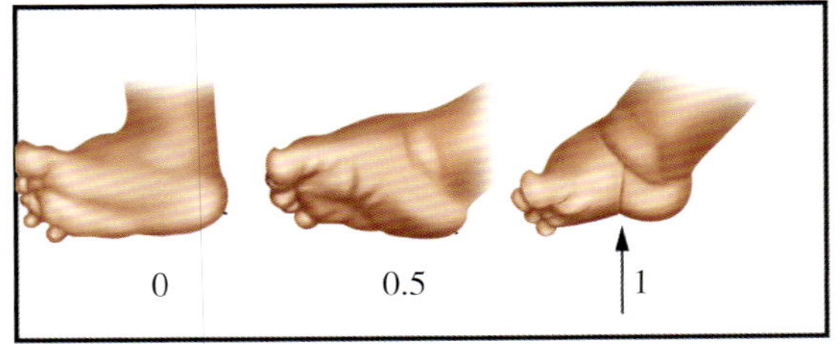

外侧距骨头

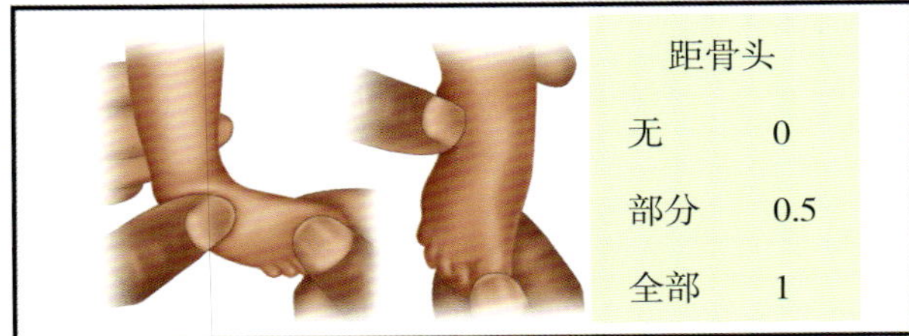

足后皱褶

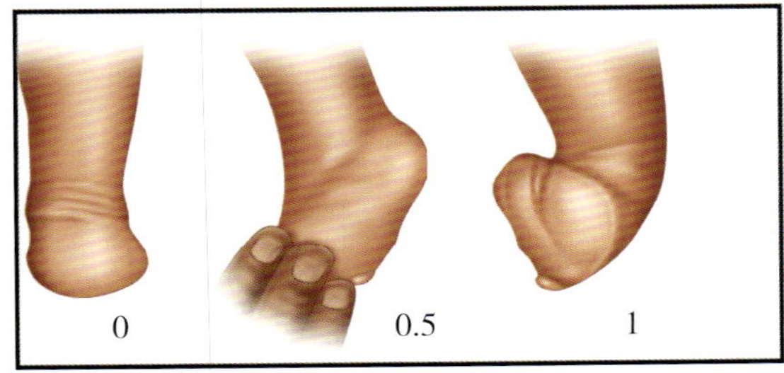

僵硬的跖屈

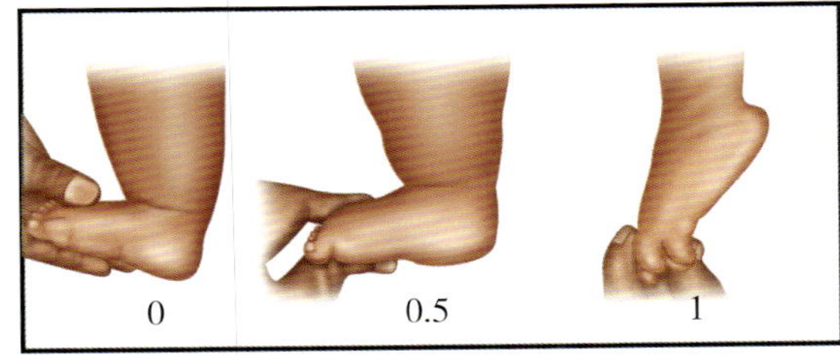

空足跟

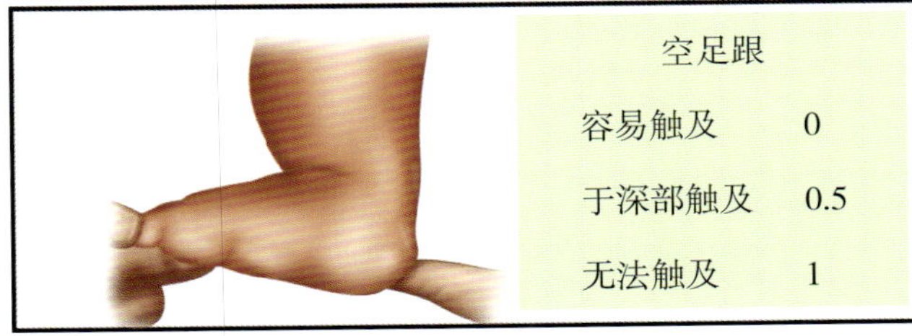

图 12.9 Pirani 评分图解示例

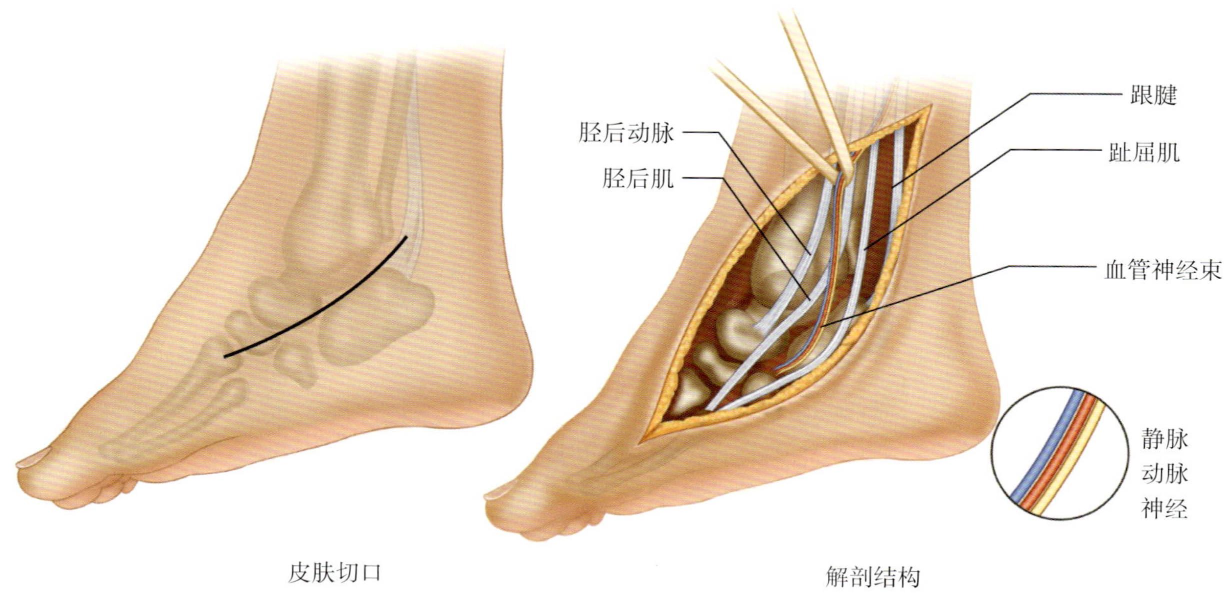

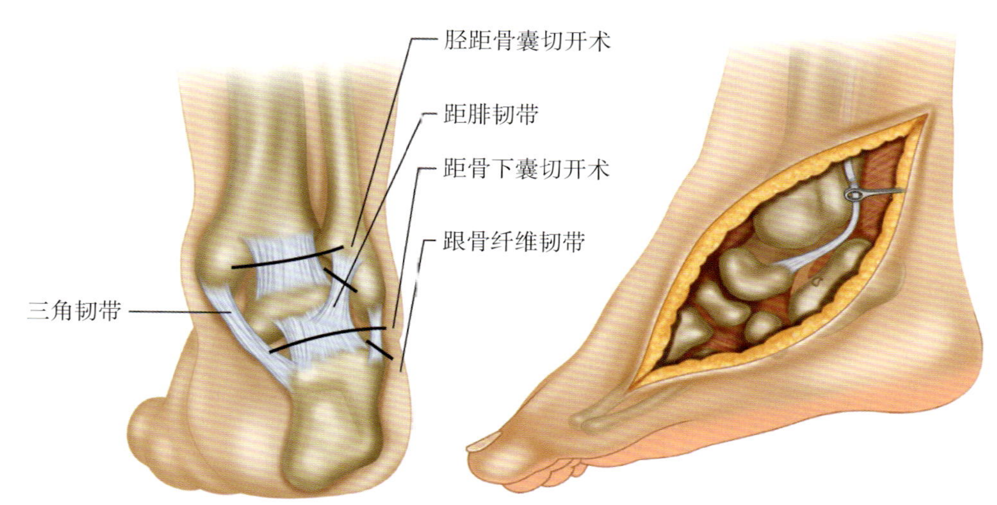

图 12.10 Turco 后内侧入路

力应力”法则表明，牵张的组织在代谢上更加活跃和具有更强的再生性。1999 年，Joshi 报道了外固定器作为治疗先天性马蹄内翻足的一种方式。Joshi 发现，使用环形固定器操作技术简单，胫骨、跟骨和跖骨使用无张力克氏针固定，将它们与连接棒连接起来。本质上，这创造了一种单侧形式的外固定，目的是松解和重整组织。该技术在治疗复发性或延迟治疗的马蹄内翻足方面具有良好的效果。

Prem 等也报道了用 Ilizarov 牵张法治疗难治性马蹄内翻足具有良好的效果。Bradish、Noor、Franke 和 Barbaryet 等报道了在患有马蹄内翻足的青少年（约 8 岁）中成功应用 Ilizarov 技术。当采用 Ilizarov 技术时，距骨的稳定性是必要的，防止矫正过程中距骨在腓骨上的外旋。距骨的稳定性可以使距下关节在力学上促进跟骨前突的外展和足跟外翻。

笔者成功地运用了包括全环和半环的环形外固定器治疗早期石膏治疗失败的延迟治疗、复发、综合征及畸胎型大龄儿童马蹄内翻足（图 12.14）。外固定器的使用方法是前足围绕固定的距骨中心点旋转。Dwyer、Evans 和 Japas 提倡使用外固定器牵张组织作为一种替代性急性外科矫正技术。在骨骼发育不成熟的青少年患者矫正时，可能会出现加重足部

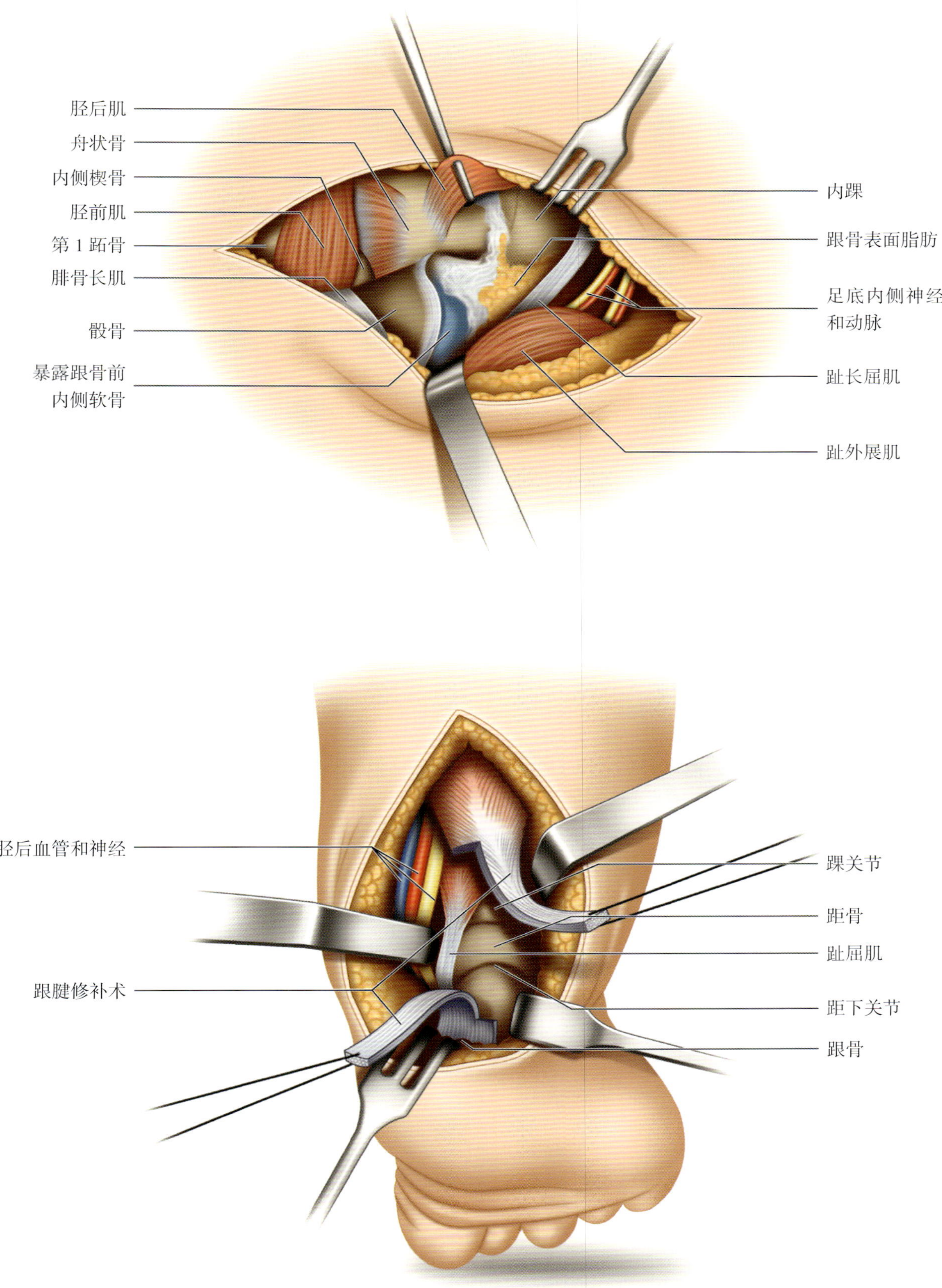

图 12.11 Carroll 博士所提倡的后内侧入路

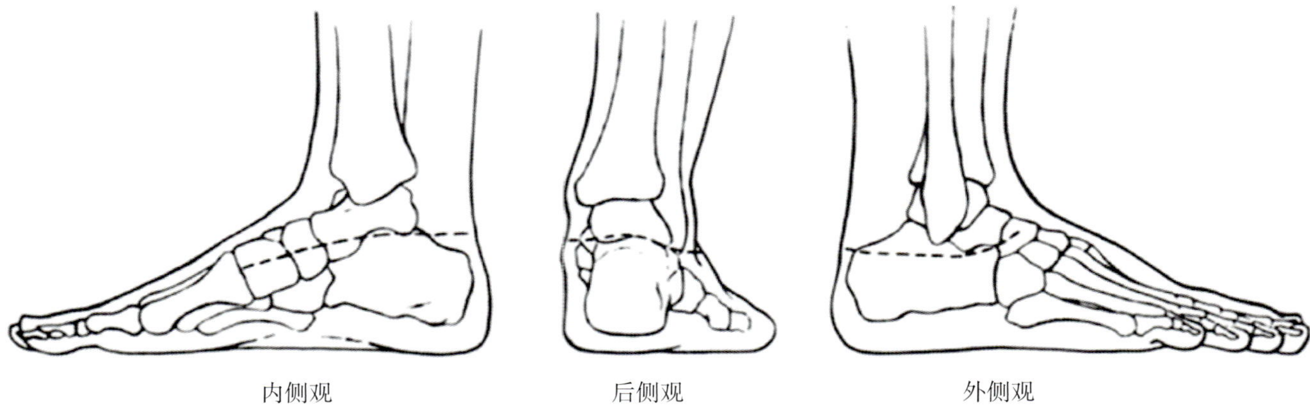

图 12.12 Cincinnati 切口

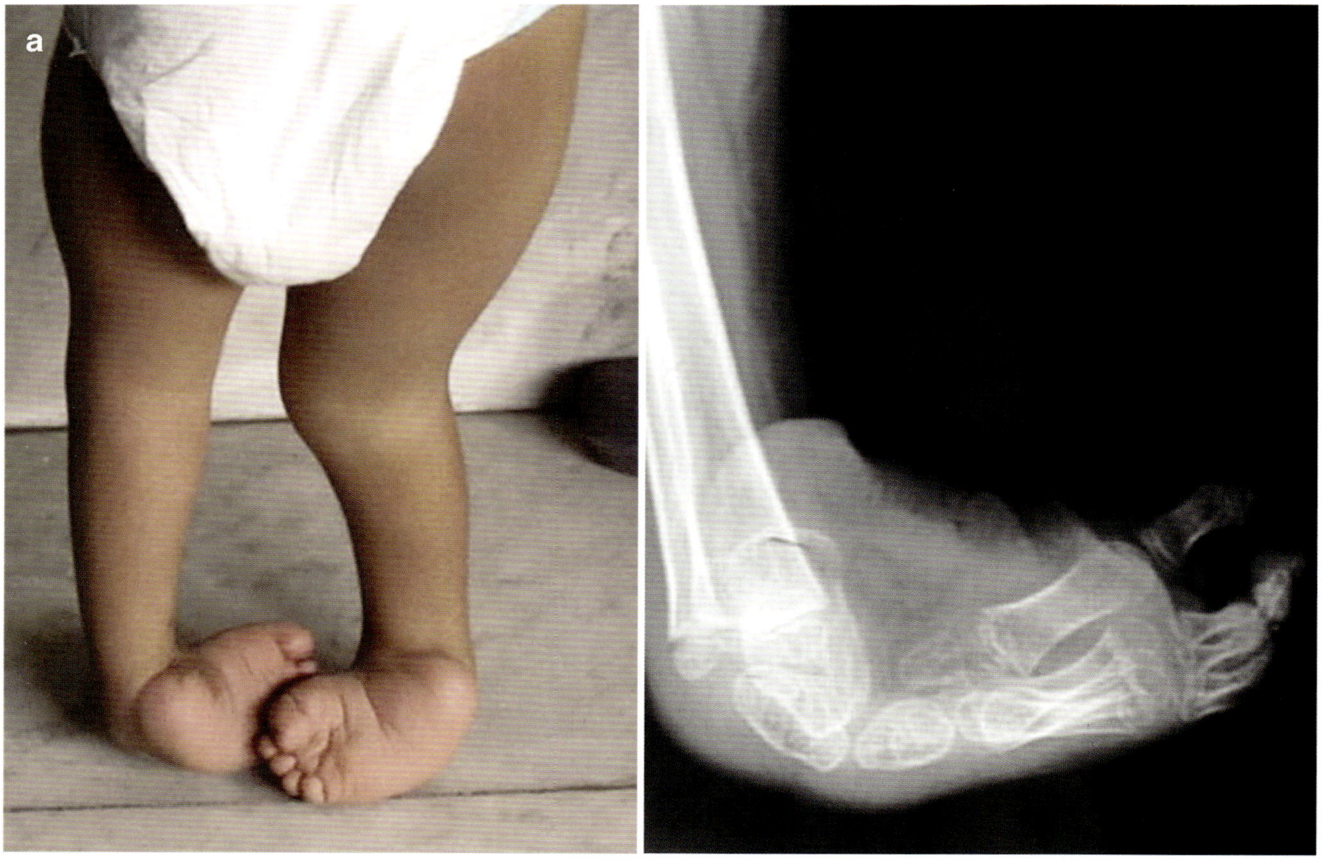

图 12.13 严重马蹄内翻足行距骨切除术的临床前后和影像学表现（已获得 El- Sherbini 版权许可）。（a）右脚的术前临床和影像学表现。（b）右脚术后临床及影像学表现

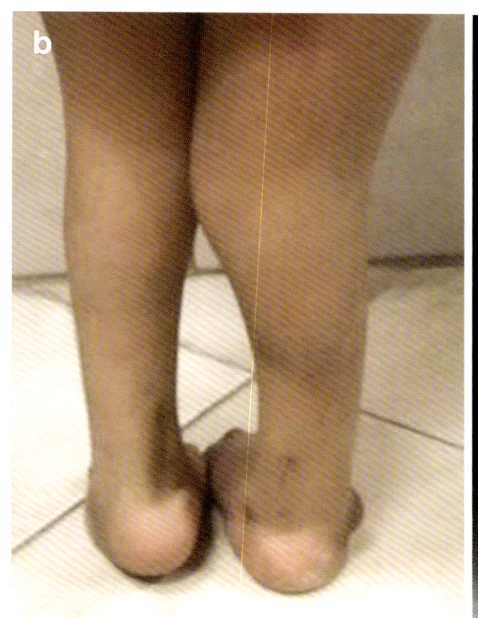

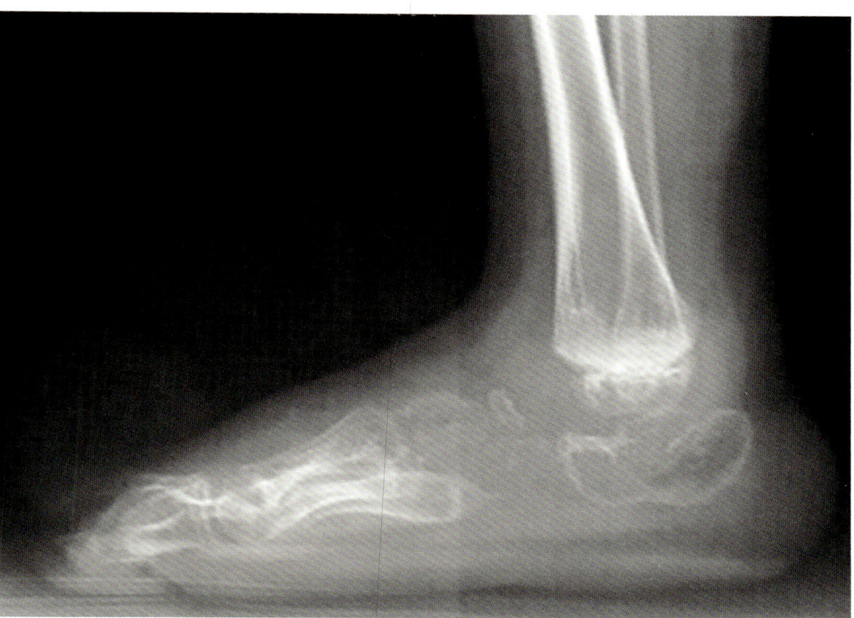

图 12.13（续）

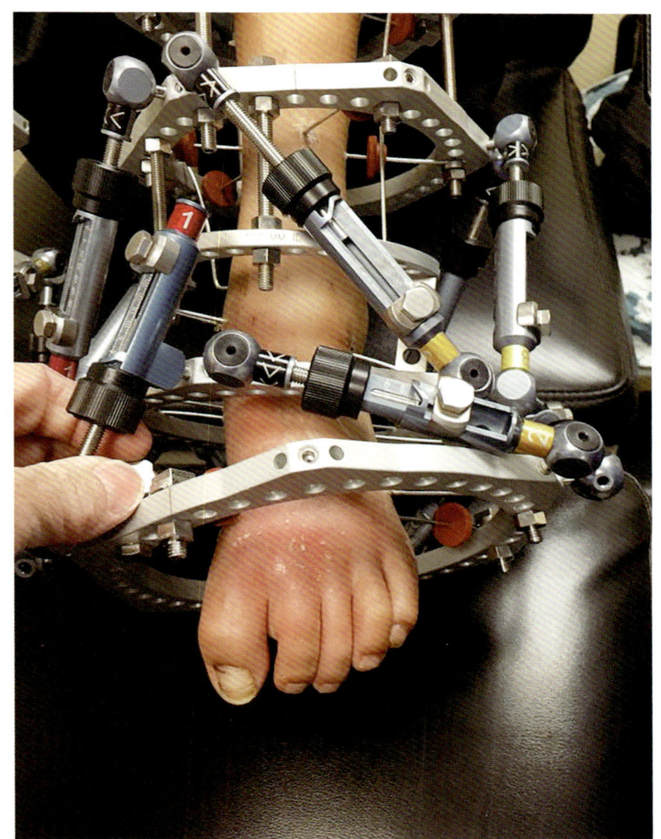

图 12.14 12 岁大龄男性患儿延迟治疗马蹄内翻足环形外架治疗示例

短缩、关节炎和骨骺早闭等问题。

Delgado 在 2000 年发表了为了避免手术而使用肉毒杆菌注射的文章。Alvarez 也报道了肉毒杆菌的使用。作者应用肉毒杆菌注射收缩肌群治疗畸胎型马蹄内翻足，促进马蹄内翻足的手法复位和石膏治疗。虽然这有助于改善石膏治疗的某些情况，但是那些僵硬性挛缩的患者仍需接受环形外固定器治疗。

Ignacio Ponseti（1914 年 6 月 3 日 —2009 年 10 月 18 日）在意识到手术留下的瘢痕和僵硬的、没有功能的足，经常需要额外的手术治疗，于 20 世纪 50 年代开始了对马蹄内翻足的保守治疗。Ponseti 的治疗理念基于他对足部力学的理解，最初由法国解剖学家 Farabeuf 描述，后来由 Huson 在他的论文中描述。治疗的主要前提是要了解跟骨前突必须先外展，才能发生足跟外翻。这是通过在距骨头部的侧面施加反压力和外展前足来完成的。尽管 Ponseti 在 20 世纪 50 年代设计了这项技术，但直到 20 世纪 90 年代互联网的发展，它才开始普及。悲观的父母会比较互联网上的马蹄足治疗结果，从而对 Ponseti 技术产生兴趣。目前，Ponseti 技术被认为是治疗特发性马蹄内翻足的“金标准”。已有很多文章支持这种技术作为特发性马蹄内翻足的首选治疗方法。1963 年，Ponseti 和 Smoley 报道了 67 例患者的资料，其中 94 例为马蹄内翻足。1980 年，Laaveg 和 Ponseti 报道了

70 名患者 104 例病例，88.7% 的患者取得了良好的效果。1992 年，Ponseti 表示治疗有 89% 的成功率，但有 50% 的复发率。当时他建议在治疗后仅用支具固定 2 年。后来的研究推荐一个更长的支具佩戴期（4~5 年），抵抗这个年龄段旺盛的胶原纤维合成。随着治疗计划依从性提高和支具佩戴的时间增加，复发率逐渐降低。1995 年，Cooper 和 Dietz 报道了一项接受了 Ponseti 法治疗的 30 年的随访研究。他们纳入了 45 名 71 例马蹄足患者，发现 78% 的患者有好到极好的结果。2002 年，Herzenbergre 报告说，标准系列石膏治疗（Kite' s 法）对照组有 32/34 的需要后内侧软组织 松解（PMR），而 Ponseti 法治疗组只有 1/34 的需要 PMR。2006 年，Dobbs 等报告 34 例患者接受广泛的软组织松解术，随访 30 年。他们的研究结果表明，在接受马蹄内翻足矫正手术治疗的患者中，患足功能差，生活质量下降。2006 年，在北美整形外科学术研讨会上，Lovell 等报道了用 Ponseti 技术治疗特发性马蹄内翻足患者 50 年的随访，显示出满意的长期疗效和功能。此后，文献中有许多文章支持 Ponseti 技术作为治疗特发性马蹄内翻足的主要方法。Gray 等在 2014 年 Cochrane 对 14 项试验共 607 名参与者参与的回顾中发现，Ponseti 组治疗后的 Pirani 评分较 Kite 组低。Kite 组患者在初次治疗后也需要后期的手术治疗。此外，Ponseti 技术也被用于漏诊的大龄儿童马蹄足。随着对足部力学和 Ponseti 技术要领的理解，这种保守治疗技术被成功地应用于先前的一些顽固性病例，如关节挛缩、漏诊的大龄儿童马蹄内翻足，甚至 Ponseti 技术被用来治疗摇摆椅足和垂直距骨。

治疗方法：Ponseti 技术

理想情况下，马蹄内翻足的保守治疗应在出生后尽早开始，最好是在第一周内，此时的条件更适合于手法矫正和石膏治疗。然而不同医生有着不同见解，一些笔者主张在出生后 30 天到 3 个月内进行治疗。显微镜下，胶原纤维呈波浪状卷曲。正是胶原纤维的拉伸，几天后卷曲的再次出现，使得石膏治疗得以成功。此外，Pirani 等磁共振研究报告显示，石膏治疗后发生了关节适应和重整。Ippolito 的一项 CT 研究也证实了重整。在 Ponseti 的保守治疗方法中，同时治疗高弓、内收和内翻的足部畸形，最后治疗跖屈畸形。早期的石膏治疗重点在高弓畸形上，通过在距骨头的侧面施加反压力的同时，将前足外展（图 12.15）。Ponseti 发现了一个常见的错误，即试图通过旋前来治疗高弓足。足的旋前是绝对禁止，会增加畸形。前足内翻和任何前足内旋都会增加高弓的程度。随后的手法矫正和石膏治疗直至足相对于腿外展约为 70° 。与腿部相比，这 70° 是距下关节、中跗关节和足活动的结果。达到这一阶段的平均治疗次数为 3~6 次（图 12.16，图 12.17）。

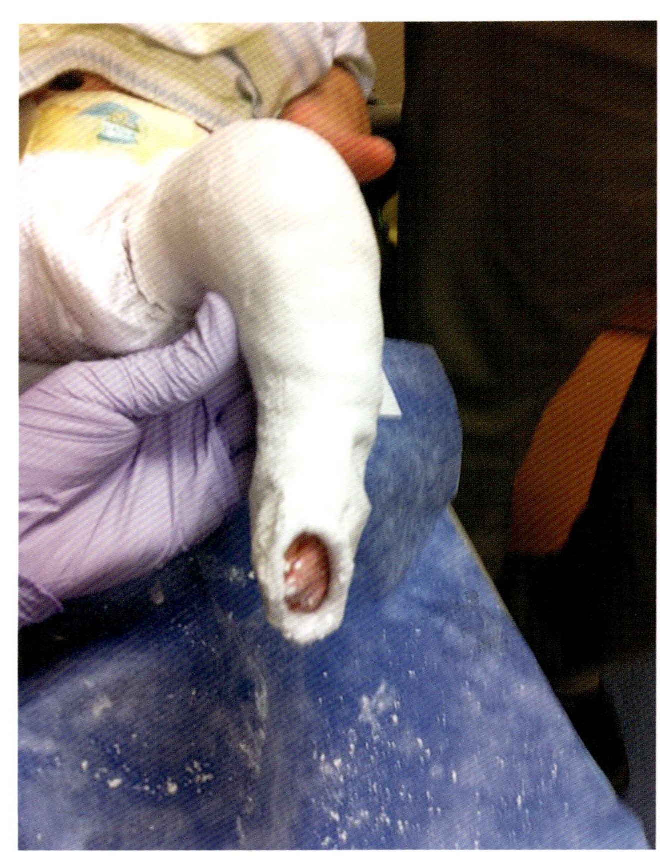

图 12.15 第 1 次石膏治疗

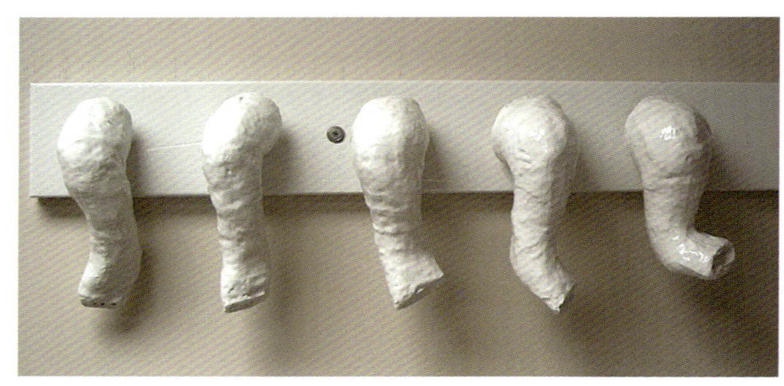

图 12.16 石膏治疗过程中的石膏。Ponseti 医生所展示的整个石膏治疗过程的石膏图片

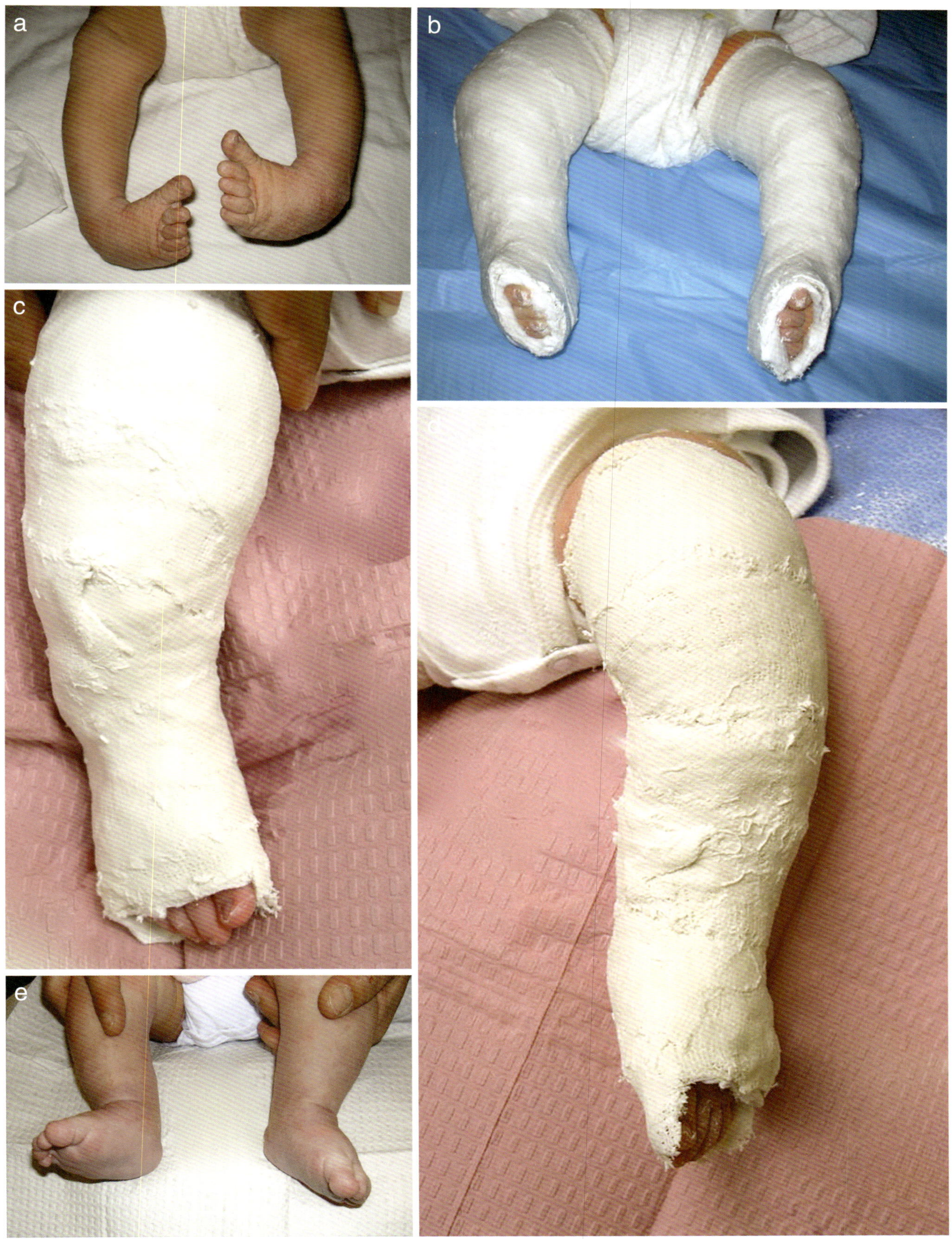

图 12.17 典型的未治疗时外观（a）、第 1 次石膏治疗后外观（b）、第 3 次石膏治疗后外观（c，d）到最后完成治疗后外观（e）的图片

然而，每一个孩子都是不同的，治疗并不是为了刻板的达到这一次数。它有时需要更多的治疗次数，利用轻柔的伸展来抵抗。轻柔的手法矫正和石膏治疗是每次操作的需要。对他们来说，放松和舒适是很重要的。最好在手法矫正和石膏治疗过程中喂饱孩子，同时也需要有两人参与石膏治疗。一个人将足保持在正确的位置，而另一个人则塑形并打上石膏。

Ponseti 技术的操作如下。左手大拇指压住婴儿右足的距骨头外侧，右手与足底完全接触，在左手大拇指的反压下外展前足（图 12.18）。手法矫正和石膏治疗时以可以感受到阻力，但是不压迫为宜。Ponseti 主张石膏应从足至膝关节上方的腹股沟处，以便能够在距骨和小腿处外展。此外，在治疗婴儿时，长腿石膏有助于防止脱落。从足趾到膝关节都要使用衬垫。石膏放置在衬垫上，同时塑形足和足跟。当石膏变硬时，用 Ponseti 的手法将足固定在新的位置。注意避免在距骨头外侧出现过度的压力，这可能导致压疮。由于石膏是紧密贴敷在小腿上的，它必须良好塑形。之后在石膏靠近腹股沟的部位添加衬垫，膝盖弯曲 90° 。膝关节以上的石膏需要更柔和的手法塑形。石膏包扎时足趾是暴露的，以便观察足趾的血运（图 12.19）。

平均需要 6 次石膏矫形治疗，最后 1 次主要矫正于踝关节的跖屈畸形。如果在矫正马蹄内翻足时遇到阻力，则考虑需要使用跟腱切断术。平均 85%~90% 的病例进行了跟腱切断术，对于熟悉解剖学的术者来说，这是一种安全的手术。它可以很容易地在手术前使用局部麻醉剂，从而避免在这个年龄的全身麻醉。Grigoriou 等发现在马蹄内翻足治疗中，跟腱切断术与跟腱切断术联合后关节囊松解术同样有效。

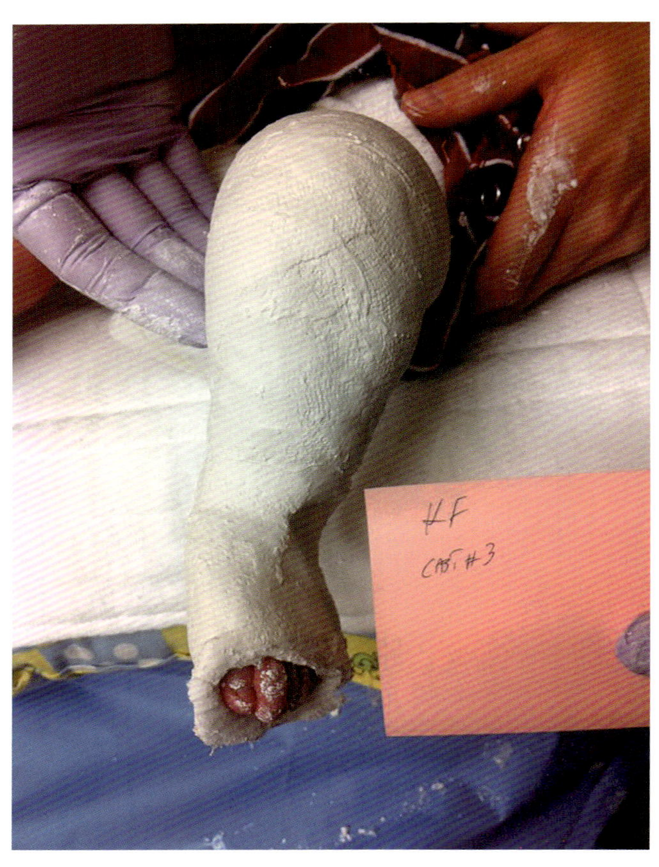

图 12.19 典型石膏治疗后外观

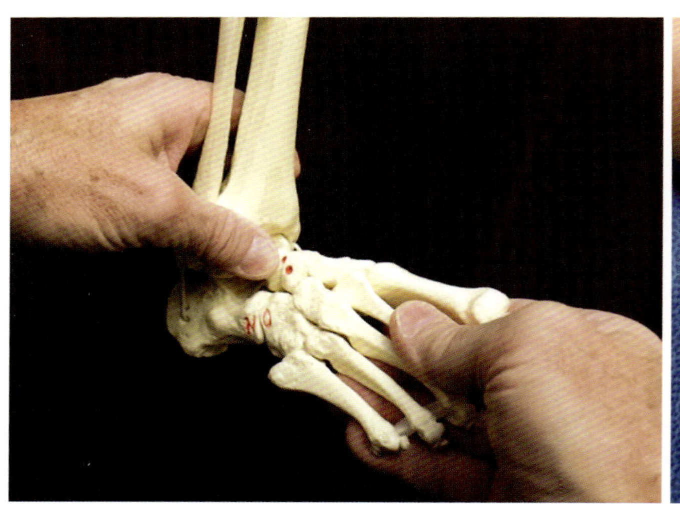

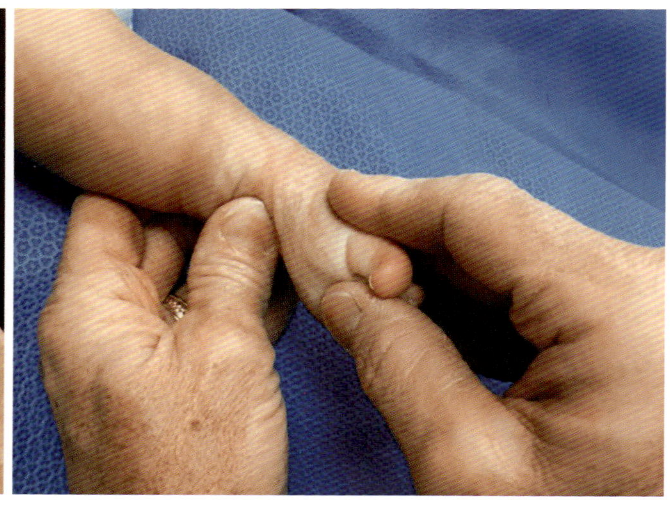

图 12.18 Ponseti 技术的技术要领。注意患儿的整个足底与整个我的手掌相接触，之后用左手拇指压距骨头外侧缘来外展前足

因此，笔者不建议行后关节囊松解术。在手术前局部使用表面麻醉软膏覆盖数小时。手术准备后，在跟骨上方约 1cm 处跟腱表面使用 1% 利多卡因打一个皮丘。注意避免使用过多的液体影响跟腱的触诊。将足保持在背屈位，使跟腱产生张力，在跟腱附近用 Beaver 刀片（例如，67 号）做小切口。触诊肌腱并将其完全切断，可以感觉和听到切断跟腱。肌腱切断术后，最后一次石膏固定 3 周。超声研究表明，在这个时间内跟腱完全愈合。然后拆除石膏。最后穿戴连接在外展杆上的矫正鞋，患足外展角度设置为约 70°（图 12.20）。早期 3 个月，每天穿戴矫正鞋 23h。之后，在休息和睡觉时穿戴，平均每天保持 16h。每 4 个月进行一次定期评估，评估对治疗计划的依从性，并监测生长和任何复发的迹象。Ponseti 建议患儿 5 岁之前睡觉时穿戴矫正鞋有助于减少复发。Ponseti 认为出生时胶原纤维的快速合成导致畸形复发，在 5 岁时开始逐渐减少。

其他联合石膏技术治疗的辅助治疗方法，包括使用法国方法，特别是在完成 Ponseti 石膏治疗后，Alvarez 报道使用肉毒杆菌毒素治疗。

复发

马蹄内翻足复发通常是由于过早停止治疗而导致原始畸形的局部复发，主要表现为足的跖屈和旋后（图 12.5）。建议在初次治疗后（每 3~4 个月）对患者进行定期评估，检查是否有复发迹象以及矫形鞋和支具是否合适。由于胶原纤维成熟，5 岁以后很少复发。然而，据 Morcuende 报道，甚至在 11 岁时也可能复发。复发性马蹄内翻足的治疗是重复序列石膏和支具治疗。如果小于 4 岁的儿童在 4~5 次石膏治疗后，马蹄畸形足不能背伸 10°，可能需要再次行跟腱切断术。3 岁以上的儿童外侧楔骨已经骨化，如果足部有活动性旋后，可行胫前肌转移术。

不同笔者的支持胫前肌转移术治疗复发性马蹄内翻足。最初，矫正性支具治疗部分地运用于改善足部的解剖位置，以便于矫正的解剖位置而实现胫骨前部更好的功能转移。Vincent Mosca 博士在 Lynn Staheli 博士编写的专著《全球健康》中描述了这一技术。胫前肌腱转位术采用两切口进行，一切口位于肌腱止点上方，另一切口位于第 3 楔骨。切口位

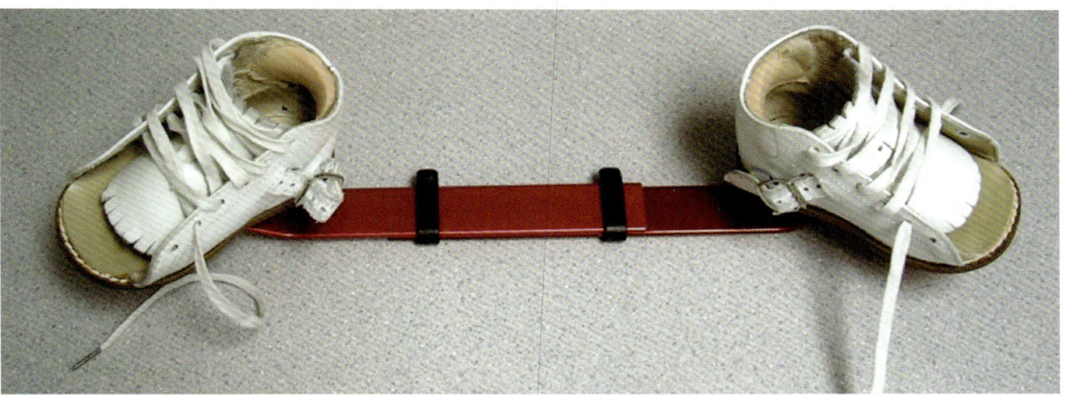

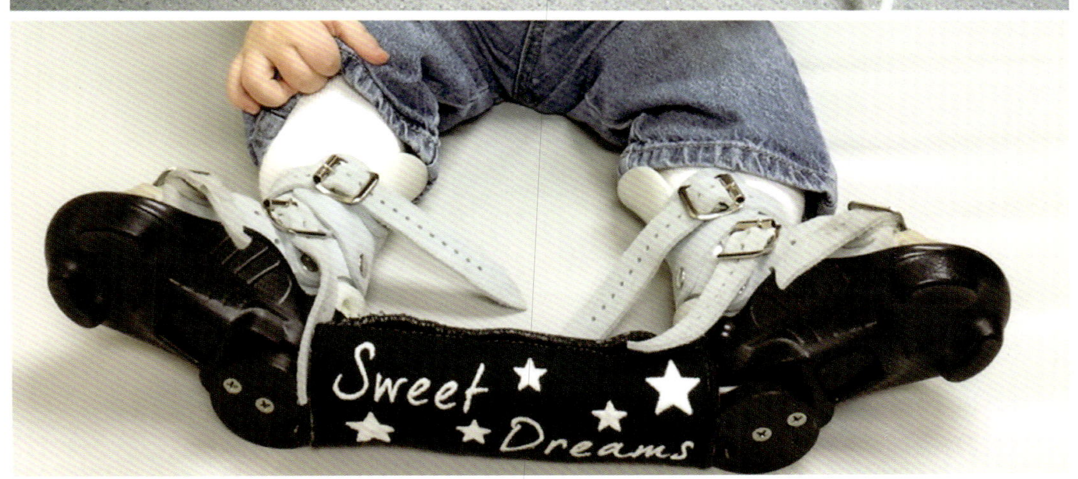

图 12.20 矫正鞋外观

置使用X线确定。小心地将肌腱从附着点离断，并用2-0可吸收缝线标记。它从皮下通过外侧切口，保持上支持带完整（图12.21）。在外侧楔骨上钻孔，保持足背屈，拉紧肌腱通过骨孔。使用克氏针穿过足底，通过纽扣固定肌腱。超膝关节石膏固定6周辅助肌腱固定。通常之后不需要穿戴支具。

并发症

Ponseti技术是治疗特发性马蹄内翻足安全可靠的方法，但在治疗过程中也会出现并发症。其中大多数是由于石膏治疗不当，包括过度矫正、摇摆椅足、腓骨侧移、距骨穹隆扁平、非典型性马蹄内翻足、过度矫正通常是单独发生的，导致跗跖关节处前足外展。这通常是在沿着足的外侧柱（骰骨）和距骨头的外侧施加压力后演变而来。

摇椅足（图12.22）是由于足部在过度外翻时相对于小腿的早期背屈所导致的。它通过前足单独背屈而不是整个足相对于小腿背屈。图12.22a中的病例是通过“反Ponseti”技术恢复距舟关节治疗成功的。

当足跟仍处于内翻位置时，距骨在踝关节由内向外旋时，腓骨外移。对距骨头外侧的反压对防止这种并发症很重要。在侧位片上可以看到距骨穹隆扁平，通常是由于足部相对于小腿的过度外旋所致。非典型马蹄内翻足是一种包括马蹄内翻足其他类型的疾病，这可能使它治疗更难。这些包括综合征、畸胎型和神经源性疾病。在石膏治疗过程中，特殊的非典型的马蹄内翻足被称为复杂型或僵硬型马蹄内翻足。

通常随着足的周径增加，在踝部和前足都有明显的马蹄足特征。这导致足趾跖屈，足趾外观显得更加短小。复杂的马蹄内翻足是比较僵硬，并在足

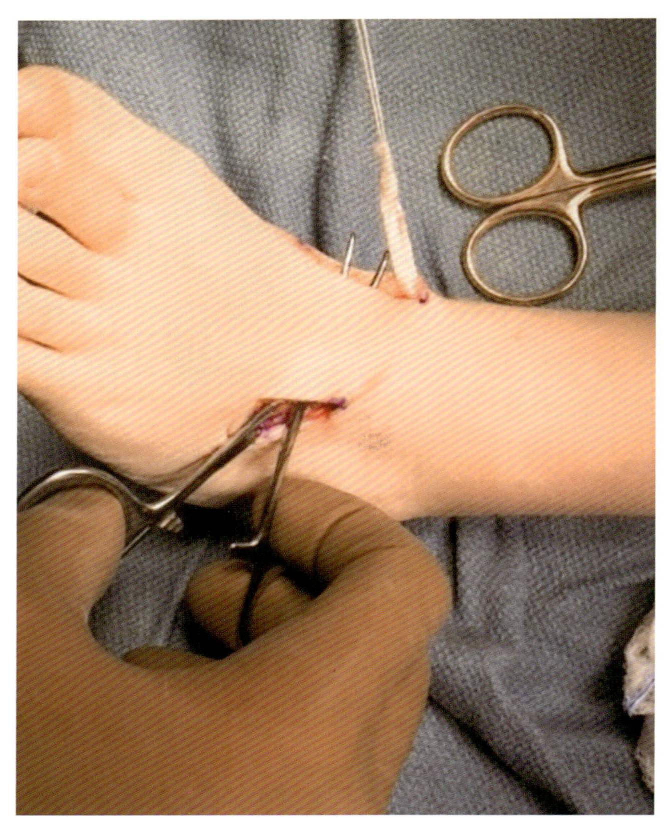

图12.21 胫骨前肌转位术中图片

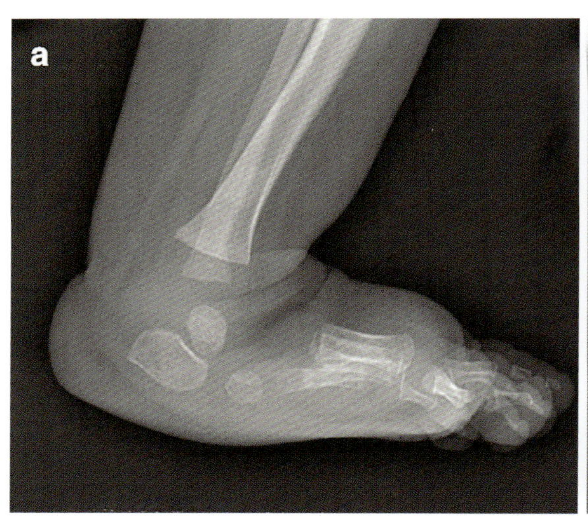

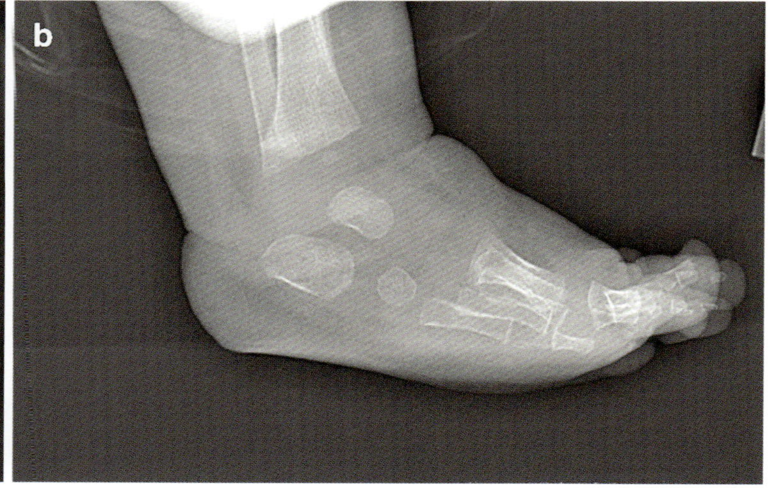

图12.22 摇摆椅足示例。（a）治疗前。（b）治疗后（反Ponseti）

弓中心出现一个皱褶（图 12.6）。足跟和跖骨是跖屈的。任何常规方式减少足跟内翻的方法都会导致跖骨过度外展。关于非典型马蹄内翻足的病因有各种理论，从治疗失误到治疗过程的交感神经介导反应（图 12.23）。虽然慢性局部疼痛综合征在儿科有报道，但在婴幼儿中没有得到有效的证实。

这种复杂的马蹄内翻足是在马蹄内翻足治疗过程中出现，而不是在发病时就存在。医生首先要注意到是足趾在石膏中回缩（图 12.24）。为了解决这种特殊畸形，需要对复杂马蹄内翻足的治疗方法进行改良。在应用标准的 Ponseti 技术并使足达到大约 30° 外旋后，注意针对处理马蹄足的畸形。临床医生的拇指压在第 1 和第 5 跖骨，而食指则压在距骨头。同时处理高弓足和跖屈畸形。大部分情况下，有必要行跟腱切断术。

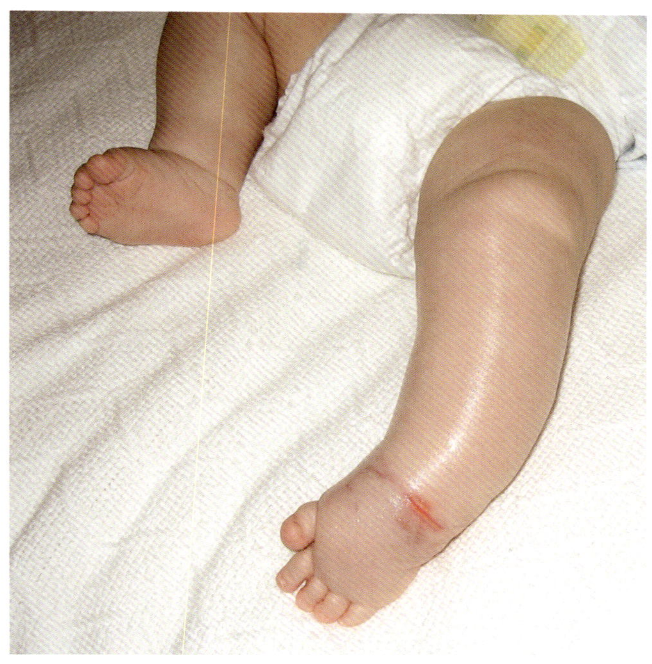

图 12.23 复杂型马蹄内翻足外观。注意足周长增加，皮肤紧绷充血，较短的踇趾

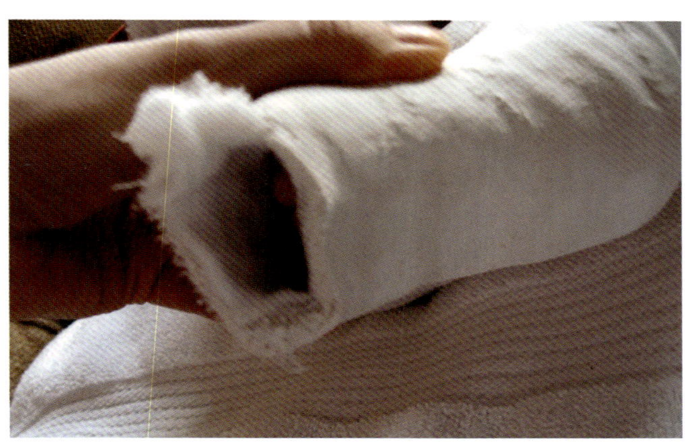

图 12.24 脚趾在石膏中回缩

总结

虽然 Ponseti 技术目前被认为是治疗特发性马蹄内翻足的"金标准"，但是仍有一些特殊情况，可能需要手术治疗。最近，Wright 说道："虽然进行随机对照试验不合适的，但是 Ponseti 方法完全改变了对马蹄内翻足的治疗，其结果明显优于广泛的手术治疗。" Ponseti 在他的《先天性马蹄内翻足：治疗基础》一书中指出："对足的功能解剖、新生的结缔组织和骨骼对机械刺激变化的生物学反应充分的理解是良好矫形治疗的基础，可以逐渐减少或几乎消除大多数马蹄内翻足畸形。"

参考文献

[1] Dobbs MB, Nunley R, Schoenecker PL. Long-term follow up of patients with clubfeet treated with extensive soft tissue release. JBJS. 2006;88-A:986–996.

[2] Wynne DR. Family study and the cause of clubfoot. J Bone Joint Surg. 1964;46:445–463.

[3] Cartlidge I. Observations on the epidemiology of club foot in Polynesian and Caucasian populations. J Med Genet. 1984;21:290–292.

[4] Ponseti IV. Congenital clubfoot: fundamentals of treatment. Oxford: Oxford University Press, USA; 1996.

[5] Ponseti I, Staheli LT. Clubfoot: ponseti management. Seattle: Global-HELP; 2005.

[6] Burgan HE, Furness ME, Foster BK. Prenatal ultrasound diagnosis of clubfoot. J Pediatr Orthop. 1999;19:11–13.

[7] Keret D, Ezra E, Lokiec F, Hayek S, Segev E, Wientroub S. Efficacy of prenatal ultrasonography in confirmed club foot. J Bone Joint Surg Br.2002;84:1015–1019.

[8] Aurell Y, Johansson A, Hansson G, Jonsson K. Ultrasound anatomy in the neonatal clubfoot. Eur Radiol. 2002;12:2509–2517.

[9] Silvani S, DeValentine SJ, Karlin JM, SBL. Moebius syndrome and TEV. JAPA. 1981;71:604–606.

[10] Purushothamdas S, Rayan F, Gayner A. Correction of neglected clubfoot deformity in children with Moebius syndrome. J Pediatr Orthop B/Eur Paediatr Orthop Soc N Am. 2009;18:73–75.

[11] Böhm M. The embryologic origin of club-foot. J Bone Joint Surg Am. 1929;11:229–259.

[12] Irani RN, Sherman MS. The pathological anatomy of club foot. J

Bone Joint Surg Am. 1963;45:45–52.

[13]Tachdjian MO. The child's foot. Philadelphia: Saunders; 1985.

[14]Greider TD, Siff SJ, Gerson P, Donovan MM. Arteriography in club foot. J Bone Joint Surg Am. 1982;64:837–840.

[15]Isaacs H, Handelsman JE, Badenhorst M, Pickering A. The muscles in club foot--a histological histochemical and electron microscopic study. J Bone Joint Surg Br. 1977;59-B:465–472.

[16]Adams F. The genuine works of Hippocrates. Baltimore: Williams & Wilkins; 1939.

[17]Browne D. Congenital deformities of mechanical origin. Br Med J. 1936;1:1182.

[18]Dunn PM. Sir Denis Browne（1892–1967）and congenital deformities of mechanical origin. Arch Dis Child Fetal Neonatal Ed. 2005;90:F88–F91.

[19]Tabor A, Alfirevic Z. Update on procedure-related risks for prenatal diagnosis techniques. Fetal Diagn Ther. 2010;27:1–7.

[20]Farrell SA, Summers AM, Dallaire L, Singer J, Johnson J-AM, Wilson RD. Club foot, an adverse outcome of early amniocentesis: disruption or deformation? J Med Genet. 1999;36:843–846.

[21]Yazdy MM, Mitchell AA, Louik C, Werler MM. Use of selective serotonin-reuptake inhibitors during pregnancy and the risk of clubfoot. Epidemiology. 2014;25:859–865.

[22]Bacino CA, Hecht JT. Etiopathogenesis of equinovarus foot malformations. Eur J Med Genet. 2014;57:473–479.

[23]Ippolito E, Ponseti IV. Congenital club foot in the human fetus. A histological study. J Bone Joint Surg Am. 1980;62:8–22.

[24]Ponseti IV, Campos J. Observations on pathogenesis and treatment of congenital clubfoot. Clin Orthop Relat Res. 1972;84:50–60

[25]Fukuhara K, Schollmeier G, Uhthoff HK. The pathogenesis of clubfoot. A histomorphometric and immunohistochemical study of fetuses. J Bone Joint Surg Br. 1994;76:450–457.

[26]Sano H, Uhthoff HK, Jarvis JG, Mansingh A, Wenckebach GF. Pathogenesis of soft-tissue contracture in club foot. J Bone Joint Surg Br. 1998;80:641–644.

[27]Klein D. Genetics of clubfoot. J Genet Hum. 1964;13:385–386.

[28]Cowell HRWBK. Current concepts review: genetic aspects of club foot. J Bone Joint Surg. 1980;62-A:1381–1384.

[29]Chapman C, Stott NS, Port RV, Nicol RO. Genetics of club foot in Maori and Pacific people. J Med Genet. 2000;37:680–683.

[30]Wang JH, Palmer RM, Chung CS. The role of major gene in clubfoot. Am J Hum Genet. 1988;42:772–776.

[31]Dietz F. The genetics of idiopathic clubfoot. Clin Orthop Relat Res. 2002;401:39–48.

[32]Dobbs MB. Clubfoot: etiology and treatment: editorial comment. Clin Orthop Relat Res. 2009;467:1119–1120.

[33]Idelberger K. Die ergebnisse der zwillingsforschung beim angeborenen klumpfuss. Verh Dtsch Orthop Ges. 1939;33:272.

[34]Gurnett CA, Alaee F, Kruse LM, Desruisseau DM, Hecht JT, Wise CA, Bowcock AM, Dobbs MB. Asymmetric lower-limb malformations in individuals with homeobox PITX1 gene mutation. Am J Hum Genet. 2008;83:616–622.

[35]Dobbs MB, Gurnett CA. Update on clubfoot: etiology and treatment. Clin Orthop Relat Res. 2009;467:1146–1153.

[36]Wynne-Davies R, Littlejohn A, Gormley J. Aetiology and interrelationship of some common skeletal deformities.（Talipes equinovarus and calcaneovalgus, metatarsus varus, congenital dislocation of the hip, and infantile idiopathic scoliosis). J Med Genet. 1982;19:321–328.

[37]Scarpa A. Memoria chirurgica sui piedi torti congeniti dei fanciulli e sulla maniera di correggere questa deformita, di Antonio Scarpa. G. Comini; 1803.

[38]Ippolito E. Update on pathologic anatomy of clubfoot. J Pediatr Orthop B. 1995;4:17–24.

[39]Carroll NC. Pathoanatomy of congenital clubfoot. In: Symposium on pediatric clubfoot; 1978. p. 225–232.

[40]Herzenberg JE, Carroll NC, Christofersen MR, Lee EH, White S, Munroe R. Clubfoot analysis with three-dimensional computer modeling. J Pediatr Orthop. 1988;8:257.

[41]Ponseti IV. Personal communication. 2003.

[42]Farabeauf LH. Precis de Manuel Operatoire par L. H. Farabeuf. 4th ed. Paris: Masson; 1893.

[43]Huson A. Een Ontleedkundig-functioneel Onderzoek Van de Voetwortel:（An anatomic and functional study of the tarsus). Leiden: Leiden University; 1961.

[44]Dobbs MB, Morcuende JA, Gurnett CA, Ponseti IV. Treatment of idiopathic clubfoot: an historical review. Iowa Orthop J. 2000;20:59–64.

[45]Manter JT. Movements of the subtalar and transverse tarsal joints. Anat Rec. 1941;80:397–410.

[46]Hicks JH. The mechanics of the foot. I. The joints. J Anat. 1953;87:345–357.

[47]Sarrafian SK. Biomechanics of the subtalar joint complex. Clin Orthop Relat Res. 1993;(290):17–26.

[48]Ponseti IV, Smoley EN. Congenital club Foot: the results of treatment. J Bone Joint Surg. 1963;45:261–344.

[49]Irani RN, Sherman MS. The pathological anatomy of idiopathic clubfoot. Clin Orthop Relat Res. 1972;84:14–20.

[50]Cosma D, Vasilescu DE. A clinical evaluation of the Pirani and Dimeglio idiopathic clubfoot classifications. J Foot Ankle Surg. 2015;54:582–585.

[51]Diméglio A, Bensahel H, Souchet P, Mazeau P, Bonnet F. Classification of clubfoot. J Pediatr Orthop B. 1995;4:129–136.

[52]Pirani S, Hodges D, Sekeramayi F. A reliable & valid method of assessing the amount of deformity in the congenital clubfoot deformity. J Bone Joint Surg Br. 2008;90-B:53.

[53]Clubfoot SL. Ponseti management. Seattle: Global HELP Organization; 2009.

[54]Zionts LE. What's new in idiopathic clubfoot? J Pediatr Orthop. 2015;35:547–550.

[55]Lampasi M, Abati CN, Stilli S, Trisolino G. Use of the Pirani score in monitoring progression of correction and in guiding indications for tenotomy in the Ponseti method: are we coming to the same decisions? J Orthop Surg. 2017;25:2309499017713916.

[56]Jones R. Discussion on the treatment of club-foot. Br Med J. 1909;2:1065–1071.

[57]Kite JH. Non-operative treatment of con- genital clubfeet: a review of one hundred cases*. South Med J. 1930;23:337–344.

[58]Kite JH. Principles involved in the treatment of congenital club-foot. 1939. Clin Orthop Relat Res. 1972;84:4–8.

[59]Sud A, Tiwari A, Sharma D, Kapoor S. Ponseti's vs. Kite's method

in the treatment of clubfoot – a prospective randomised study. Int Orthop. 2008;32:409–413.

[60]Rijal R, Shrestha B, Singh G, Singh M, Nepal P, Khanal G, Rai P. Comparison of Ponseti and Kite's method of treatment for idiopathic clubfoot. Indian J Orthop. 2010;44:202.

[61]Gray K, Pacey V, Gibbons P, Little D, Frost C, Burns J. Interventions for congenital talipes equinovarus (clubfoot). Cochrane Database Syst Rev. 2012;4:CD008602.

[62]Codivilla A. Sulla Cura del piede equino varo congenito. Arch Ortop. 1906;23:245–256.

[63]Sanzarello I, Nanni M, Faldini C. The clubfoot over the centuries. J Pediatr Orthop B. 2017;26:143–151.

[64]Turco VJ. Surgical correction of the resistant club foot. One-stage posteromedial release with internal fixation: a preliminary report. J Bone Joint Surg Am. 1971;53:477–497.

[65]Turco VJ. Resistant congenital clubfoot- one stage posteriomedial release with internal fixation. J Bone Joint Surg. 1979;61:805–814.

[66]Carroll NC, Gross RH. Operative management of clubfoot. Orthopedics. 1990;13:1285–1296.

[67]Carroll NC. Surgical technique for talipes equinovarus. Oper Tech Orthop. 1993;3:115–120.

[68]Crawford AH, Marxen JL, Osterfeld DL. The Cincinnati incision: a comprehensive approach for surgical procedures of the foot and ankle in childhood. J Bone Joint Surg Am. 1982;64:1355–1358.

[69]Mahapatra S, Abraham VT. A comparative analysis of the two most common surgical exposures for clubfoot. Int Surg J. 2016;3:1283–1286.

[70]van Gelder JH, van Ruiten AG, Visser JD, Maathuis PG. Long-term results of the posteromedial release in the treatment of idiopathic clubfoot. J Pediatr Orthop. 2010;30:700–704.

[71]Alkar F, Louahem D, Bonnet F, Patte K, Delpont M, Cottalorda J. Long-term results after extensive soft tissue release in very severe congenital clubfeet. J Pediatr Orthop. 2017;37:500–503.

[72]Wright JG. Commentary on articles by Kelly A. Jeans, MS, et al.: "Functional outcomes following treatment for clubfoot. Ten-year follow-up," and Bibek Banskota, MRCS, MS, et al.: "Outcomes of the Ponseti method for untreated clubfeet in Nepalese patients seen between the ages of one and five years and followed for at least 10 years." . J Bone Joint Surg Am. 2018;100:e149.

[73]Zionts LE, Sangiorgio SN, Ebramzadeh E, Morcuende JA. The current management of idiopathic clubfoot revisited: results of a survey of the POSNA Membership. J Pediatr Orthop. 2012;32:515.

[74]Švehlík M, Floh U, Steinwender G, Sperl M, Novak M, Kraus T. Ponseti method is superior to surgical treatment in clubfoot – long-term, randomized, prospective trial. Gait Posture. 2017;58:346–351.

[75]Menelaus MB. Talectomy for equinovarus deformity in arthrogryposis and spina bifida. J Bone Joint Surg Br. 1971;53:468–473.

[76]Green AD, Fixsen JA, Lloyd-Roberts GC. Talectomy for arthrogryposis multiplex congenita. J Bone Joint Surg Br. 1984;66-B:697–699.

[77]Chotigavanichaya C, Ariyawatkul T, Eamsobhana P, Kaewpornsawan K. Results of primary talectomy for clubfoot in infants and toddlers with arthrogryposis multiplex congenita. J Med Assoc Thail. 2015;98:S38–S41.

[78]Nicomedez FPI, Li YH, Leong JCY. Tibiocalcaneal fusion after talectomy in arthrogrypotic patients. J Pediatr Orthop. 2003;23:654–657.

[79]Shah IP, Crawford AH, Tamai J, Parikh SN. Management of non-idiopathic clubfeet. Int J Paediatr Orthop. 2016;2:27–32.

[80]El-Sherbini MH, Omran AA. Midterm follow-up of talectomy for severe rigid equinovarus feet. J Foot Ankle Surg. 2015;54:1093–1098.

[81]Faulks S, Richards BS. Clubfoot treatment: Ponseti and French functional methods are equally effective. Clin Orthop Relat Res. 2009;467:1278–1282.

[82]Dimeglio A, Canavese F. The French functional physical therapy method for the treatment of congenital clubfoot. J Pediatr Orthop B. 2012;21:28–39.

[83]Zapata KA, Karol LA, Jeans KA, Jo C-H. Gross motor function at 10 years of age in children with clubfoot following the French physical therapy method and the Ponseti technique. J Pediatr Orthop. 2018;38:e519–e523.

[84]Paley D, Foot N, Correction D. Principles of foot deformity correction: Ilizarov technique. In: Gould JS, editor. Operative foot surgery. Philadelphia: WB Saunders; 1994. p. 476–514.

[85]Reinker KA, Carpenter CT. Ilizarov applications in the pediatric foot. J Pediatr Orthop. 1997;17:796–802.

[86]Lamm BM, Standard SL, Galley IJ, Herzenberg JE, Paley D. External fixation for the foot and ankle in children. Clin Podiatr Med Surg. 2006;23:137–166.

[87]Grill F, Franke J. The Ilizarov distractor for the correction of relapsed or neglected clubfoot. J Bone Joint Surg Br. 1987;69:593–597.

[88]Franke J, Grill F, Hein G, Simon M. Correction of clubfoot relapse using Ilizarov's apparatus in children 8-15 years old. Arch Orthop Trauma Surg. 1990;110:33–37.

[89]de la Huerta F. Correction of the neglected clubfoot by the Ilizarov method. Clin Orthop Relat Res. 1994;(301):89–93.

[90]Wallender H, Hansson GTB. Correction of persistent clubfoot deformities with the Ilizarov external fixator. Acta Orthop Scand. 1996;67:283–287.

[91]Choi IH, Yang MS, Chung CY, Cho TJ, Sohn YJ. The treatment of recurrent arthrogrypotic club foot in children by the Ilizarov method. A preliminary report. J Bone Joint Surg Br. 2001;83:731–737.

[92]Hosny GA. Correction of foot deformities by the Ilizarov method without corrective osteotomies or soft tissue release. J Pediatr Orthop B/Eur Paediatr Orthop Soc Pediatr Orthop Soc N Am. 2002;11:121–128.

[93]Utukuri MM, Ramachandran M, Hartley J, Hill RA. Patient-based outcomes after Ilizarov surgery in resistant clubfeet. J Pediatr Orthop B/Eur Paediatr Orthop Soc Pediatr Orthop Soc N Am. 2006;15:278–284.

[94]Burns JK, Sullivan R. Correction of severe residual clubfoot deformity in adolescents with the Ilizarov technique. Foot Ankle Clin. 2004;9:571–582.

[95]Ferreira RC, Costa MT, Frizzo GG, Santin RAL. Correction of severe recurrent clubfoot using a simplified setting of the Ilizarov device. Foot Ankle Int. 2007;28:557–568.

[96]Peterson HA. The Ilizarov method for the treatment of resistant clubfoot: is it an effective solution? Yearbook Orthop. 2007;2007:52–53.

[97]Kocaoğlu M, Eralp L, Atalar AC, Bilen FE. Correction of complex

foot deformities using the Ilizarov external fixator. J Foot Ankle Surg. 2002;41:30–39.

[98]Joshi BB, Laud NS, Warrier S, Kanaji BG. Treatment of CTEV by Joshi' s external stabilization system（JESS). Textbook of orthopaedics and trauma. 1st ed. New Delhi: Jaypee Brothers Medical Publishers; 1999.

[99]Suresh S, Ahmed A, Sharma VK. Role of Joshi' s external stabilisation system fixator in the management of idiopathic clubfoot. J Orthop Surg. 2003;11:194–201.

[100]Anwar MH. Short term results of Correction of CTEV with JESS Distractor. J Orthopaedics. 2004;1(1):e3. http://www.jortho.org/2004/1/1/e3&&.

[101]Manjappa CN. Joshi' s External Stabilization System（JESS）application for correction of resistant club-foot. Internet J Orthop Surg. 2010;18. https://doi. org/10.5580/1408.

[102]Prem H, Zenios M, Farrell R, Day JB. Soft tissue Ilizarov correction of congenital talipes equinovarus-- 5 to 10 years postsurgery. J Pediatr Orthop. 2007;27:220–224.

[103]Bradish CF, Noor S. The Ilizarov method in the management of relapsed club feet. J Bone Joint Surg Br. 2000;82:387–391.

[104]El Barbary H, Abdel Ghani H, Hegazy M. Correction of relapsed or neglected clubfoot using a simple Ilizarov frame. Int Orthop. 2004;28:183–186.

[105]Delgado MR, Wilson H, Johnston C, Richards S, Karol L. A preliminary report of the use of botulinum toxin type A in infants with clubfoot: four case studies. J Pediatr Orthop. 2000;20:533–538.

[106]Alvarez CM, De Vera MA, Chhina H, Williams L, Durlacher K, Kaga S. The use of botulinum type A toxin in the treatment of idiopathic clubfoot: 5-year follow-up. J Pediatr Orthop. 2009;29:570–575.

[107]Morcuende JA, Egbert M, Ponseti IV. The effect of the internet in the treatment of congenital idiopathic clubfoot. Iowa Orthop J. 2003;23:83–86.

[108]Doherty R. Long term follow up. BMJ Br Med J. 1999;318:233.

[109]Colburn M, Williams M. Evaluation of the treatment of idiopathic clubfoot by using the Ponseti method. J Foot Ankle Surg. 2003;42:259–267.

[110]Morcuende JA, Dolan LA, Dietz FR, Ponseti IV. Radical reduction in the rate of extensive corrective surgery for clubfoot using the Ponseti method. Pediatrics. 2004;113:376–380.

[111]Zwick EB, Kraus T, Maizen C, Steinwender G, Linhart WE. Comparison of Ponseti versus surgical treatment for idiopathic clubfoot: a short-term preliminary report. Clin Orthop Relat Res. 2009;467:2668–2676.

[112]Clarke NMP, Uglow MG, Valentine KM. Comparison of Ponseti versus surgical treatment in congenital talipes equinovarus J Foot Ankle Surg. 2011;50:529–534.

[113]Zionts LE, Zhao G, Hitchcock K, Maewal J, Ebramzadeh E. Has the rate of extensive surgery to treat idiopathic clubfoot declined in the United States? J Bone Joint Surg Am. 2010;92:882. https://doi.org/10.2106/JBJS.I.00819.

[114]Halanski MA, Davison JE, Huang J-C, Walker CG, Walsh SJ, Crawford HA. Ponseti method compared with surgical treatment of clubfoot: a prospective comparison. J Bone Joint Surg Am. 2010;92:270–278.

[115]Lykissas MG, Crawford AH, Eismann EA, Tamai J. Ponseti method compared with soft-tissue release for the management of clubfoot: a meta-analysis study. World J Orthop. 2013;4:144–153.

[116]Mayne AIW, Bidwai AS, Beirne P, Garg NK, Bruce CE. The effect of a dedicated Ponseti service on the outcome of idiopathic clubfoot treatment. Bone Joint J. 2014;96:1424–1426.

[117]Ganesan B, Luximon A, Al-Jumaily A, Balasankar SK, Naik GR. Ponseti method in the management of clubfoot under 2 years of age: a systematic review. PLoS One. 2017;12:e0178299.

[118]Laaveg SJ, Ponseti IV. Long-term results of treatment of congenital club foot. J Bone Joint Surg Am. 1980;62:23–31.

[119]Ponseti IV. Treatment of congenital club foot. J Bone Joint Surg Am. 1992;74:448–454.

[120]Cooper DM, Dietz FR. Treatment of idiopathic clubfoot. A thirty-year follow-up note. J Bone Joint Surg Am. 1995;77:1477–1489.

[121]Herzenberg JE, Radler C, Bor N. Ponseti versus traditional methods of casting for idiopathic clubfoot. J Pediatr Orthop. 2002;22:517–521.

[122]Lovell ME, Oji DE, Dolan LA, Ponseti IV. Others Health and function of patients with treated idiopathic clubfeet: 50 year follow-up study. Annual meeting of the Pediatric Orthopedic Society of North America. San Diego: 2006.

[123]Jowett CR, Morcuende JA, Ramachandran M. Management of congenital talipes equinovarus using the Ponseti method: a systematic review. J Bone Joint Surg Br. 2011;93B:1160–1164.

[124]Banskota B, Banskota AK, Regmi R, Rajbhandary T, Shrestha OP, Spiegel DA. The Ponseti method in the treatment of children with idiopathic clubfoot presenting between five and ten years of age. Bone Joint J. 2013;95-B:1721–1725.

[125]Aroojis A, Pirani S, Banskota B, Banskota AK, Spiegel DA. Clubfoot etiology, pathoanatomy, basic Ponseti technique, and Ponseti in older patients. In: Global orthopedics. New York: Springer Science+Business Media; 2014. p. 357–368.

[126]Faizan M, Jilani LZ, Abbas M, Zahid M, Asif N. Management of idiopathic clubfoot by Ponseti technique in children presenting after one year of age. J Foot Ankle Surg. 2015;54:967–972.

[127]Digge V, Desai J, Das S. Expanded age indication for Ponseti method for correction of congenital idiopathic talipes equinovarus: a systematic review. J Foot Ankle Surg. 2018;57:155–158.

[128]van Praag VM, Lysenko M, Harvey B, Yankanah R, Wright JG. Casting is effective for recurrence following Ponseti treatment of clubfoot. J Bone Joint Surg Am. 2018;100:1001–1008.

[129]Morcuende JA, Dobbs MB, Frick SL. Results of the Ponseti method in patients with clubfoot associated with arthrogryposis. Iowa Orthop J. 2008;28: 22–26.

[130]Kowalczyk B, Felus J. Ponseti casting and Achilles release versus classic casting and soft tissue releases for the initial treatment of arthrogrypotic clubfeet. Foot Ankle Int. 2015;36:1072–1077.

[131]Lourenço AF, Morcuende JA. Correction of neglected idiopathic club foot by the Ponseti method. J Bone Joint Surg Br. 2007;89:378–381.

[132]Dobbs MB, Purcell DB, Nunley R, Morcuende JA. Early results of a new method of treatment for idiopathic congenital vertical talus. J Bone Joint Surg Am. 2006;88:1192–1200.

[133]Liu Y-B, Li S-J, Zhao L, Yu B, Zhao D-H. Timing for Ponseti clubfoot management: does the age matter? 90 children（131 feet）with a mean follow-up of 5 years. Acta Orthop. 2018;89:662–667.

[134]Pirani S, Zeznik L, Hodges D. Magnetic resonance imaging study

of the congenital clubfoot treated with the Ponseti method. J Pediatr Orthop. 2001;21:719.

[135]Ippolito E, Fraracci L, Farsetti P, Di Mario M, Caterini R. The influence of treatment on the pathology of club foot. CT study at maturity. J Bone Joint Surg Br. 2004;86:574–580.

[136]Dobbs MB, Gordon JE, Walton T, Schoenecker PL. Bleeding complications following percutaneous Tendoachilles Tenotomy in the treatment of clubfoot deformity. J Pediatr Orthop. 2004;24:353.

[137]Grigoriou E, Abol Oyoun N, Kushare I, Baldwin KD, Horn BD, Davidson RS. Comparative results of percutaneous Achilles tenotomy to combined open Achilles tenotomy with posterior capsulotomy in the correction of equinus deformity in congenital talipes equinovarus. Int Orthop. 2015;39:721–725.

[138]Niki H, Nakajima H, Hirano T, Okada H, Beppu M. Ultrasonographic observation of the healing process in the gap after a Ponseti-type Achilles tenotomy for idiopathic congenital clubfoot at two-year follow-up. J Orthop Sci. 2013;18: 70–75.

[139]Shabtai L, Segev E, Yavor A, Wientroub S, Hemo Y. Prolonged use of foot abduction brace reduces the rate of surgery in Ponseti-treated idiopathic club feet. J Child Orthop. 2015;9:177–182.

[140]Dobbs MB, Rudzki JR, Purcell DB, Walton T, Porter KR, Gurnett CaBeck RW. Factors predictive of outcome after use of the Ponseti Method for the treatment of idiopathic clubfeet. JBJS. 2004;86-A:22–27.

[141]McKay SD, Dolan LA, Morcuende JA. Treatment results of late-relapsing idiopathic clubfoot previously treated with the Ponseti method. J Pediatr Orthop. 2012;32:406–411.

[142]Dietz FR. Treatment of a recurrent clubfoot deformity after initial correction with the Ponseti technique. Instr Course Lect. 2006;55:625–629.

[143]Alonso J, Davis N, Harris R. Surgical relevance of delayed ossification of lateral cuneiform in children with clubfoot. J Bone Joint Surg Br. 2009;91-B: 56–57.

[144]Holt JB, Oji DE, Yack HJ, Morcuende JA. Long-term results of tibialis anterior tendon transfer for relapsed idiopathic clubfoot treated with the Ponseti method. J Bone Joint Surg. 2015;97:47–55.

[145]Garceau GJ, Manning KR. Transposition of the anterior tibial tendon in the treatment of recurrent congenital club-foot. J Bone Joint Surg Am. 1947;29:1044–1048.

[146]Kuo KN, Hennigan SP, Hastings ME. Anterior tibial tendon transfer in residual dynamic clubfoot deformity. J Pediatr Orthop. 2001;21: 35–41.

[147]Holt JB, Oji DE, Yack HJ, Morcuende JA. Long-term results of tibialis anterior tendon transfer for relapsed idiopathic clubfoot treated with the Ponseti method: a follow-up of thirtyseven to fifty-five years. J Bone Joint Surg Am. 2015;97:47–55.

[148]Ponseti IV. Common errors in the treatment of congenital clubfoot. Int Orthop. 1997;21:137–141.

[149]Ponseti IV, Zhivkov M, Davis N, Sinclair M, Dobbs MB, Morcuende JA. Treatment of the complex idiopathic clubfoot. Clin Orthop Relat Res. 2006;451:171–176.

[150]Low AK, Ward K, Wines AP. Pediatric complex regional pain syndrome. J Pediatr Orthop. 2007;27:567–572.

儿童足踝疾病

13

Robert Duggan

美国有超过3500万的青少年参与娱乐活动，并呈增长趋势。运动相关的损伤多为下肢损伤，比上肢损伤更需照顾。本章节拟阐述部分损伤类型，旨在为运动医学专家评估、诊断和治疗运动损伤患儿提供帮助。

众所周知，运动和健康密切相关。大部分儿童最初参与社区或学校的娱乐性活动后，会选择将娱乐性活动发展为竞赛性运动。年幼儿童的运动量与健康程度相关，运动缺乏在肥胖儿童群体中较常见。

自20世纪末以来，儿童的休闲时间逐渐减少。学校课程表中体育课程和接触体育活动机会的减少，对儿童的健康产生一定的负面影响。由于很多地域组织运动的增加，许多美国儿童的休闲时间被不同程度的压缩。因此，美国儿童协会建议，组织性运动不能取代休闲运动和体育活动，而是应该增加这部分运动的时间。

在儿童运动员中，过低和过高强度的娱乐性和竞赛性运动，均会出现运动损伤。寻找既能增进儿童健康和运动乐趣，又能避免或减少运动损伤发病率的体育运动，已成为运动医学专家的一大挑战。数个流行病学调查显示了不同运动类型损伤的发病率。这些损伤中，劳损型损伤占了半数。Herring和Nilson将劳损型损伤定义为正常组织的反复刺激，影响了正常组织的修复过程。运动相关性损伤多累及小腿、踝部和足部。在一项回顾性研究中，Straccionlini分析波士顿儿童医院2133例病例后发现，女性运动员劳损的发病率（62.5%）高于男性（41.9%），其余的均为创伤性损伤。该研究中，60.2%的患儿为下肢损伤。自20世纪90年代早期，急诊室收治的儿童和青少年患者呈增长趋势。高中运动员的下肢损伤发病率为58.2%，其中，足部和踝部损伤占30.2%。

儿童运动相关性损伤有内在和外在因素。表13.1列举了影响劳损发生和发病率的危险因素。内在因素来源于儿童，而外在因素与儿童无关。儿童自身疾病和损伤也是重要因素。

近年来，早期专项运动训练受到质疑。运动员不仅选择早期开始重复训练，而且运动强度也有所增加。有文章表明，早期专项运动训练能促进运动员未来取得更好的成绩。然而，大量证据表明训练次数和强度的增加与劳损存在直接相关。

另外，尽管早期专项运动训练可提高运动员的技能，但其对儿童健康是否有长期持久的影响仍不确定。运动项目越专业，训练强度越大。目前，教练的教学时间不断增加且对运动员的专业技能期望很高。2000年，美国儿童学会专门针对年轻运动员的训练强度和专业化程度提出建议。表13.2阐述了这些建议。

Cuff等发现，学生运动员每年训练的劳损型损伤发病率为42%，高于那些未整年训练的儿童 。另有证据表明，组织性运动相对于娱乐性运动的比例越高，运动相关损伤的概率也越大。据报道，该比例大于2 ： 1，损伤的概率明显增高。劳损型损伤的发病率为67.4%，而急性损伤的发病率仅为32.6%。

早期专项运动训练可增加年轻运动员受伤的风险。渴望早期取得成功的压力和付出的努力可能不利于年轻运动员的健康。运动医学专家在年轻运动员损伤治疗方案的选择上以及何时回归运动员生涯的问题上做的决定至关重要。在做决定时，多项因素必须被考虑进去。运动医学专家不仅需要精通足踝部损伤的治疗，而且需要对本运动及运动员在该运动中扮演的角色有所了解。同时，运动医学专家

表 13.1 儿童劳损性损伤的危险因素

内在风险因素	外在风险因素
与生长有关的因素	训练量（强度、时间）
旧伤	训练及比赛时间表
之前的运动条件水平	设备 / 鞋类
解剖因素	环境
心理和发育因素	运动技巧
运动员的特性	心理因素
	成年人和同龄人的影响

表 13.2 关于强化训练和运动专业化的建议

参与符合孩子技能水平的活动
确保教练不仅能辅导孩子进行体能、技术和心理方面的训练，对装备和比赛方面的指导也必须训练有素
尽早和充分地认识损伤，特别是劳损型损伤
识别过度训练的迹象和症状
正在进行的营养评估，包括热量和维生素的摄入
教育包括父母在内的所有相关人员了解与温度有关的条件和预防措施

还需了解运动员和每项运动的需求。需评估受伤的愈合情况必须进行评估，并将其与运动员和受伤部分在全部或部分恢复后承受该项运动要求的能力进行比较。也需重新评估愈合过程，对家庭、学校和年轻运动员带来的影响经常需要重新评估。

年轻运动员的身体伤害不仅是一个令人担忧的问题，同时也是一个心理和社会问题。年轻运动员常把成就定义在参与运动的能力和扮演团队成员角色上。有运动损伤的青少年运动员的生活质量评分低于未受伤的青少年。评分低的原因不仅与体育能力有关，同样，也和运动员对社会和全球的作用有关。这也就意味着部分受伤的运动员在没有帮助的情况下不能处理复杂的损伤。另外，早期损伤的正确评估有利于完全康复和回归运动和竞赛中。应尽一切努力确保青年运动员在受伤前的生活活动，包括社会和学术活动的全面恢复。

年轻运动员的力量训练

年轻运动员早期运动专业化的一个特点是集中于对抗性力量训练。当年轻运动员更专注于一项运动时，竞技文化往往会增加对年轻运动员的训练强度。其中一个领域是力量训练，与举重不同的是，举重通常是一项以举起最高重量为目标的比赛。对抗式重量训练旨在加强运动员的力量，以增加保护性肌肉力量和提高体能表现。医学界并不普遍接受力量训练。早在 1983 年，美国儿科学会就不鼓励对青春期前和骨骼发育不成熟的运动员进行力量训练。儿童和青少年早期的对抗性训练导致的力量增加与神经肌肉的激活和协调有关，而与肌肉肥大无关。

最近的指南提到，一个精心设计的，有监督的力量训练项目对年轻运动员有显著好处。这些项目突出了年轻运动员的整体力量发展和肌肉骨骼功能。通过适当的评估和护理等力量发展计划可促进肌肉的生长和力量的增强。

同时发现过强的力量训练对日益增加的与肥胖、胰岛素依赖型糖尿病和心血管疾病相关的患病青少年有益。这些患者群体的运动方案需要与所有参与运动员护理的人协调，以使每个运动员个体的生理限制和生理需求得到优化。在整个调节过程中，运动的量和强度都是一个挑战。

对抗性训练是一个完整训练计划的组成部分，包括心血管训练、柔韧性、平衡性、敏捷性、反应时间，以及其他体育或活动要求的组成部分。每个运动员需每天进行身体保养，且从小就需要学习。休息和睡眠对生长和修复至关重要。水合作用和营养应该集中在食物种类、数量和进餐时间上。

团队、教练、父母和医疗个人都必须给年轻运动员的恢复过程作指导。通常情况下，运动员会感受到外界的压力，要求他们重新投入运动，尤其是在比赛临近的时候。重要的是要向运动员和所有有关人员强调，儿童的健康是重返比赛的首要决定因素。

儿童运动员的心血管训练

在学校里，跑步经常被视为保持心血管健康的主要方法，它通常是儿童的主要训练形式，同时也是受伤的主要原因。和所有形式的运动一样，跑步应该能促进青少年的发育，对身体有广泛的影响。跑步效果与强度和持续时间有关。跑步环境也会影响孩子的反应。必须追踪个别儿童对跑步的剂量相关反应，以确保积极的结果和预期的条件作用。

在体育锻炼中，跑步也会对身体造成伤害，大多数孩子倾向于过度运动。这可能会暂时干扰孩子的生长和发育。运动损伤会造成组织失调，影响健康儿童的活动水平。损伤的时间及正常活动潜能与时间相关，与取决于损伤的严重程度及受累的组织。

积极的跑步训练或任何心血管运动应有一个渐进的计划，允许运动员有反应和恢复时间。交叉训练使用多种形式的运动作为指导，并劝阻儿童早期的专项运动。研究已经确定跑步可造成儿童运动员的伤害。在青少年运动员中，男性和女性的跑步反应是相似的。随着年轻运动员的成长，男性和女性的受伤比例发生了变化，女性运动员过度运动的受伤风险更高。研究表明，适当地减少跑步里程可以降低伤害率。

病史和身体状况

青年运动员赛前的体能评估很有必要。如果存在危险因素，需进行心脏问题的筛查，包括一些特殊检查等。脑震荡治疗现在更多的包括在季前赛评估。同样，也有必要对肌肉骨骼系统进行仔细的评估。

季前赛的体能评估中，最好的选择运动医学专业的医生，因他们对参赛史和体能要求有一定的了解。有运动医学背景的儿科医生，关心运动员，并了解他/她的病史和家庭动态，是一个运动员最佳的选择。如果有需要治疗的伤口，这个医生能结合受伤前的状态给出有价值的建议。与运动员的初级保健医生的讨论非常有价值。可以提前评估额外的测试或基线研究。这个信息在评估受伤后的情况时也很有价值，同时平衡力和强度的增加测试也很有帮助。

综合训练和调节方法

每项运动都需要训练和调节。季前、季中、季后或季后训练应以个人为基础进行协调，并与运动员全年的活动相结合，以避免过度训练和受伤。应充分关注运动员，并对运动员进行训练，使其了解各个因素的影响。美国运动医学学院发布了第一套体育活动指南。当时的建议是每天进行 20~30min 的剧烈运动。遵循这些建议和指导方针是从几个小组中慢慢得出的结论，最初时很多小组建议每天进行 60min 的适度运动。

成长发育是年轻运动员的标志。这种成长会影响孩子的训练和表现。生长速度不是恒定的，而且儿童之间的生长速度存在差异。孩子的肌肉骨骼神经发育有独特的成熟阶段，这会影响训练和竞技。许多组织建议孩子们参加各种各样的活动。年轻运动员有很多参加各种活动的机会，应该努力把这些融入生长发育中的运动员中。让年轻运动员不同程度地参与运动和游戏活动是明智之举。

运动强度和力量

任何超过代偿水平的体力活动，或持续时间和强度超过所涉组织的体力极限的活动，如果没有得到充分的休息或恢复，会引起组织衰竭等。应逐步增加运动强度，使孩子能承受运动量的增加而不受伤。一些身体的条件反射会疲劳，引起肌肉酸痛，这些影响通常会在下一次的运动回合或训练时消失。因此，我们有理由认为，心血管和肌肉骨骼没有适当得到发挥和逐渐的进步可能导致损伤。这也是合理的结论，即缺乏适当的分级类型的条件，在年轻运动员可能导致疲劳，技能退化，还有受伤。训练的目的是让年轻运动员为剧烈的运动做准备，并保护他们免受伤害。训练错误，如过多的活动或训练，以及不训练或训练过少，经常是赛季初受伤的原因。如果不注意训练和训练失误，赛季中任何时候都可能出现伤病。运动员应该接受检查，看是否有因训练失误造成的伤害或以前的伤害，这些伤害可能在运动员没有进步时加剧。

运动选择

许多因素会限制运动员参与一些有组织的运动。社区或地区的运动类型可能会受到地域和文化的影响。在条件有限的地方，经济可能会发挥作用。需要在设备、指导上进行财政投资的运动，通常还需要场地或比赛场地的租赁费。对于一些年轻运动员来说，往返于训练和比赛之间的交通也是一种负担。这些因素，随着我们的孩子运动技能水平的不断提高，越来越多的年轻运动员选择了单项运动。获得大学奖学金和最终在职业体育领域的职位，常常是许多年轻运动员及他们的父母的梦想，尽管统计数据并不支持这一点。近 800 万高中学生运动员和全美大学生体育协会（NCAA）总计 48 万大学生运动员，高中毕业后参加体育运动的概率约为 6%。获得任何数额的奖学金的概率大约是 2%。平均的大学奖学金大约是每年 11000 美元。因此，年轻的高中运动员必须要认识到运动乐趣是最重要的，身体健康和身心健康是任何成功的运动项目的长期目标。

教练对体育运动的安全性和趣味性的把控至关重要。有运动专项训练经验的教练受伤率较低。父母往往是年轻运动员的主要支持者。经济和心理支持对运动员的成功是必不可少的。对于那些与年轻运动员关系密切的人来说，体育运动中平衡经济支持和成功往往是困难的。应该尽一切努力引导年轻运动员参与体育运动并在其中取得进步。高中时期是运动员培养个人品质和团队意识的极好时期。“拥有”这项运动的运动员总是最快乐的。

生长发育和儿童运动员

最近许多关于年轻运动员的研究都是针对力量训练和成长发育对儿童的潜在风险展开。应该鼓励儿童和青少年参加各种体育活动和娱乐性活动，以促进他们的身心发展，并在幼年时养成良好的健康习惯。与其他类型的体育活动一样，青年力量训练已被证明对运动员的健康产生积极影响，包括心肺健康、骨密度、血脂和心理状态等。回顾当前的信息，似乎力量训练确实能促进成长与发展，如果每个孩子拥有训练有素的教练和专攻于特定的项目。跑步和心血管运动对大多数年轻运动员是有益的。就像每一项活动一样，循序渐进有调节和适当的训练是必不可少的。建议进行医疗监督且避免成人类型的培训。

运动损伤

2002 年，Luckstead 和他的同事报道了美国青少年运动中的受伤率。对运动中出现的过度使用损伤和创伤性损伤进行了检查。在全国范围内，受伤的概率最高为 61.4%，其次是足球，占 58.8%。高尔夫、网球和游泳的风险最低。男女团队都参加的运动在女子团队中受伤更严重的是越野赛和径赛（61.4% ：43.7%）和（24.8% ：17.3%）。训练、力量、生物力学和其他原因都是造成这种差异的原因。

疼痛是运动损伤的主要表现，许多年轻运动员不熟悉或不能区分损伤反应造成的疼痛。Dalton 对机械性疼痛与劳损进行区分。

- 第 1 阶段 体育活动后出现疼痛
- 第 2 阶段 运动时疼痛，但对身体功能没有影响（可以继续参加活动）
- 第 3 阶段 身体活动中的疼痛持续一整天，对身体功能没有影响（需要减少甚至停止活动）
- 第 4 阶段 身体活动整个过程中一直出现疼痛，甚至是基本肌肉骨骼运动

脚和脚踝的受伤模式

高弓足对地形变化的适应能力很差，可能会导致许多损伤。跖骨痛、应力性骨折、复发性踝关节扭伤，以及足底筋膜炎和骰骨损伤均见于这种足型。腓骨肌肌腱损伤常见（图 13.1）。许多慢性腓骨肌肌腱损伤是由于腓骨肌腱的机械位置不当造成的。由于腓骨长肌对腓骨短肌的“切割”作用，导致腓骨短肌发生狭窄性腱鞘炎。高弓足患者由于骰骨较隆起，腓骨长肌力臂增加，症状加剧。这种机械优势在平足较少，因为平足患者骰骨的角度较不凸出。

腓骨摩擦综合征也有报道。外侧足底在腓骨长肌和腓骨短肌相交的部位经常疼痛。在 5%~14% 的无症状患者中可以看到腓骨的异样。影像学表现有 5% 的特异性。这个区域的慢性刺激和机械应力可损伤腓骨并引起外踝骨折（图 13.2）。通常情况下，运动员可以休息，制动后可恢复活动，但后期可能出现慢性疼痛，以致无法进行保守治疗。此时通常需要切除断裂外踝尖。腓骨复合体的手术切除和修

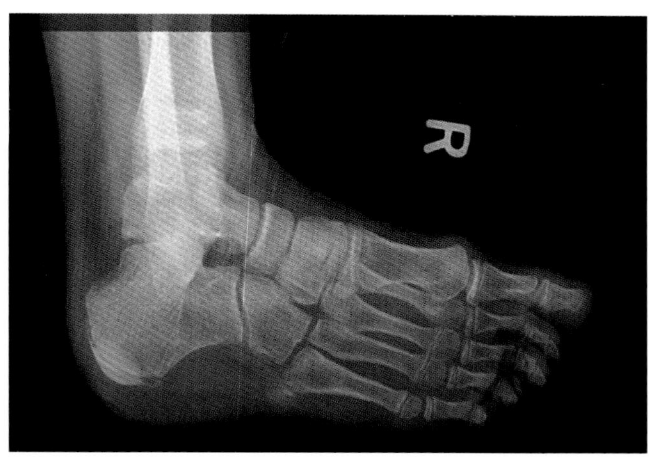

图 13.1 10 岁男童运动员，在腓骨短肌肌腱附着点的第 5 跖骨基部发生疼痛。这是正常的骺板

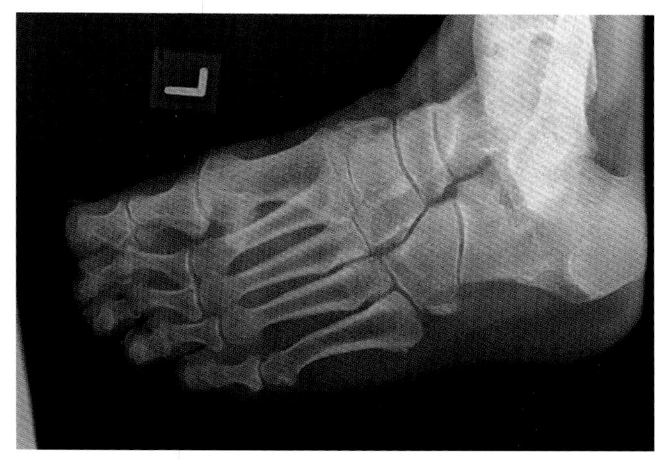

图 13.2 腓骨短肌肌腱和腓骨长肌肌腱相交的部位是年轻运动员常见的疼痛部位。这里有一个腓籽骨，并且由于该区域持续受到应力实际上已发生骨折

复已经显示出良好的效果。运动员通常能完全恢复活动状态且不影响其灵活性。

在足部和踝关节的标准 X 线片中，常见副骨和籽骨。足部三角骨籽骨是最大和最常见的籽骨，发生率为 1%~25%。它位于距骨后区，通过纤维软骨结构与距骨相连，形成软骨结合。在那些因既往骨折（称为牧羊人骨折）而出现三角骨疼痛的运动员中，三角骨会因与三角骨相关的组织撞击而产生慢性疼痛和刺激踇长屈肌腱。保守治疗通常是成功的，但由于持续的疼痛无法坚持保守治疗，切除三角骨往往可使运动员完全恢复功能。

副舟状骨

有 1.7%~7.7% 的患者出现副舟状骨。最早由 Bauhin 在 1605 年描述，该结构被确定为足舟骨内后侧骨性隆起。Ⅱ型副舟骨是舟状体本身的一个持续性副骨化中心，通常是一种与舟状骨软骨联合有关的损伤模式。运动员会诉疼痛、肿胀和身体机能丧失。这种结构通常与扁平足部类型和运动员弹跳下降有关。初步治疗包括支撑、冰敷和休息。支具矫形能减少对胫后肌腱附着点的压力。保守治疗失败的患者可行副舟骨切除及胫后肌腱重建。MRI 不仅常用于识别舟状骨形状的改变，而且常用于评估骨性修复后的愈合情况。

舟状骨应力性骨折

应力性舟状骨骨折在我国年轻运动员中不常见。总的来说，田径运动员应力性骨折的发生率为 20%。通常可通过疼痛、肿胀和舟状骨压痛等症状来诊断。发病率与运动强度和 / 或持续时间的增加有关。治疗的关键包括休息、减轻负重和缓慢恢复活动。过早恢复活动会使病情加重。频繁的监测和连续 X 线片有一定的价值。在我们的年轻运动员，对此必须谨慎，以防血管损伤引起舟状骨畸形进行性加重。

骰骨损伤

骰骨的损伤通常是由于足外展时跟骨压迫引起的。骰骨的应力损伤常发生在训练强度较大和 / 或运动时间较长的运动员身上。疼痛是骰骨损伤的非特异性表现，最初很难诊断。常见的症状是足外侧部的局限性肿胀，标准足部 X 线片常呈正常影像学表现。体格检查时骰骨持续的压痛，以及通过 MRI 或骨扫描等特殊检查获得的信息，可以诊断骰骨损伤。若表现为非特异性肿胀，可诊断为应力性骨折。治疗包括休息、冰敷、减少足的外展。

运动诱发的筋膜室综合征

儿童运动员的小腿受伤通常是由连续压力引起。在大多数儿童中，小腿的筋膜间隔室功能正常。在某些情况下，无论是否有特殊的损伤史，条件反射或跑步的继发损伤，都可能导致慢性运动筋膜室综合征（CECS）。这种情况表现为跑步时疼痛。这种疼痛会在持续的锻炼或长跑中出现。疼痛局限于小腿的一个或多个筋膜室。筋膜室疼痛常与肢体麻木或其他神经炎有关，这是由于间室内神经血管受压引起。该疾病较为罕见，多是一种排除性诊断。建议进行 MRI 和神经传导检查，以排除神经肌肉结构的结构和功能改变。在休息时和运动后可以测量室间压力，以确定 CECS 的诊断。血压计可以在办公室环境下完成无创的测试。每条腿上的袖带都是充气的，当该区域疼痛时，患者会被要求再次进行测试。然后嘱患者进行运动，血压计袖再次充气，让患者识别再次疼痛的发生部位。一般情况下，CECS 患者运动后的血压计读数约为运动前读数的 50%。这种检测可以表明 CECS 的存在，但不限于所涉及的隔间。物理治疗、消炎药、休息为常规的治疗计划。保守治疗失败的患者方可行受累腔室的减压治疗。

骨软骨炎

弗雷伯格梗死

Freiberg 型损伤最常见的部位是第 2 跖骨。Freiberg 病以女性患者多见，女性患者比男性患者比例约为 5 ∶ 1。损伤首先表现为跖趾关节疼痛肿胀。损伤机制尚不明确。有挫伤或应力相关的外伤史可导致跖骨软骨下头部区域的损伤。这可能是由于原发性和 / 或继发性血管损伤，导致软骨下骨塌陷引起。久而久之，跖骨头变平，跖趾关节不能正常活动。患者通常不引起重视，往往是由于有另外的损伤引起该区域的疼痛，行 X 线检查方确诊该疾病。

Koehler’s 病

跗骨舟状骨软骨炎被认为可能与骨骼血管损伤或自发性损伤有关。这种结构的变化常见于椎间盘样骨，常被称为舟状骨损伤。治疗的基础是切除舟状骨头并固定舟状骨，使舟状骨完成血运重建。这种情况需要严格监测运动员的状况，以确保压力变化和舟状关节炎症不引起足部结构的变化。

严重疾病和跟骨应力性骨折

另一种更常见的损伤是跟骨应力性骨折。最常见的诱因是体操和跳跃运动（图 13.3）。体操运动员因为跟腱部的慢性牵拉和生长板的持续压迫，可发展为骺板炎症等情况。这个区域的炎症常被称为 Sever’s 病。越来越多的女子体操运动员表现为跟骨的损伤。由于技术上的失误，或训练强度和着陆次数的过度，可使跟骨受到挫伤，在足跟部形成一种地面对跟骨的反作用力及跟腱的拉力。除了跟骨的挫伤机制外，还可增加跟骨应力性骨折的风险及跟骨部隆起。

距骨应力性骨折

最近，年轻运动员较多的损伤类型多累及到距

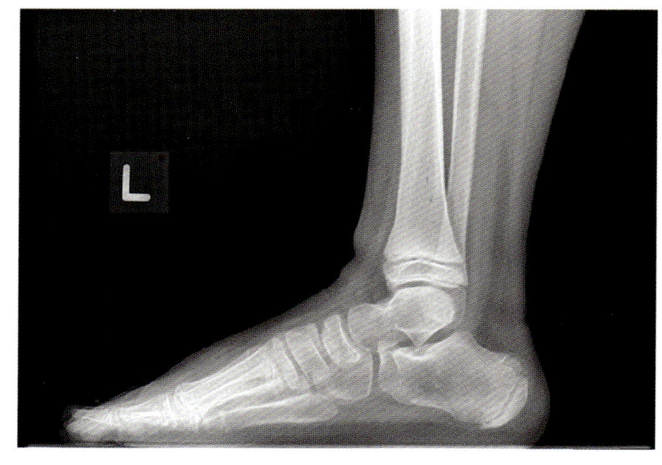

图 13.3　请注意这位年轻女子体操运动员的跟骨应力骨折。这是运动员足跟受到重复的冲击而常见的继发症状

骨。距骨体应力性骨折在优秀女子体操运动员中越来越常见，多出现在体操和舞蹈活动中。关于15~17岁女性距骨体应力性骨折的研究中发现，早期的X线片多呈阴性表现。

自由体操和跳马项目要求运动员在着地时多用脚跟着地，且频率很高。随着运动员技术和力量的进步，着地的力量也在增加。由于技能进步和着地频率的增加，距骨接受的力量通常较大。距骨应力性骨折在高水平体操运动员中越来越常见。运动员表现为脚踝前部疼痛并有轻微至中度肿胀。这种损伤的临床特征是触摸距骨颈时，患者有疼痛感。通常情况下，只有高清晰度MRI才能看清这段距骨应力性骨折。消除重复性距骨受力是治疗的选择。通常情况下，不必行足部制动。4~6周康复后，建议逐渐恢复活动。

籽骨器官功能障碍

笔者将籽骨损伤、第1跖趾关节囊损伤和踇长伸肌腱损伤归为籽样结构复合体功能障碍。这组结构很少单独受损，通常是踇趾损伤，伴随第1跖趾关节囊肿胀，也可继发于lisfrank组织损伤或与步态代偿性改变。由于籽状肌的活动受到限制，踇长伸肌腱在背伸关节时表现为张力增加，这会造成更大的肿胀和籽肌运动减少。籽状肌在第1跖骨头部有12~14mm的活动，如果受伤，活动范围将减少。如果没有正常的运动模式，籽状体更容易受到进一步的损伤。与任何损伤一样，减少急性炎症的方法在于减少籽状体的运动。跖趾关节和籽骨的活动必须完全恢复，否则关节注定会再次损伤。跖趾撑开术、跖趾滑动术、籽骨松动术是重建正常籽状复合体功能的主要方法。

儿童运动员的肌腱损伤

胫后肌腱损伤

当儿童出现胫后肌肌腱的损伤，他们足部位置通常固定于旋前外展位置。最常见的压痛和炎症区域是肌腱移行过程中角度变化最大的区域。同时，这也是肌腱在胫骨远端后侧和底部也是最容易撕裂的地方。

治疗方法包括减少肿胀和炎症。冰敷、休息或支撑都是有用的选择。力学结构的调整是有用的方法，确定病理的类型至关重要。舟状骨的腱骨界面可能是剧烈疼痛的区域。这个区域也可能与舟状结节骨折或副舟状骨骨折有关，这会影响愈合过程。保守治疗失败的患者可行胫骨后部肌腱的修复。

肌腱－骨界面或附着伤

副舟状骨损伤也与运动损伤有关。儿童在成长过程中会出现肌腱/副舟状骨疼痛。随着体重和活动量的增加，足部肌腱可能会受伤。跟腱损伤常与Sever' s病有关，也与进行性或长期踝关节活动能力丧失有关。马蹄姿势会给跟腱造成压力，这种压力在步态的推进阶段会增加，且通常是双侧的，并可能与特定的伤害事件有关。治疗措施包括增加踝关节的活动范围，如膝关节的背伸和跖屈。提倡进行距下关节制动和下肢的力量平衡。

胫后肌腱损伤也与足部疼痛有关。对于年轻运动员来说，轻度到中度的平足结构可能出现加重。肌腱在内踝移行部可表现出疼痛，另外，舟状骨处的肌腱止点也会出现疼痛。在年轻运动员中，一个部位的损伤通常最难解决。舟状骨粗隆可呈肥大性增生或伴有持续骨折。成长中儿童的胫后肌腱功能障碍是一种慢性疾病。临床医生必须区分畸形的顶点和所涉及的平面。与所有的损伤类型相似，这种辨别是决定治疗计划的关键。如果舟状关节疼痛不能通过休息支撑和物理治疗得到缓解，则可采取手术方式修复。必要时可以对肌腱进行修复，并确保附着点在舟骨。

踝关节外侧扭伤

年轻的运动员常有足踝扭伤的风险。最常见的运动损伤是外踝扭伤，且复发率也最高。3名高中运动员中可能就有一人出现外踝扭伤复发。很多人的踝部都有着不同程度的问题。

年轻运动员持续的外踝关节扭伤应遵循一个正确的治疗过程。在许多情况下，外侧踝尖是治疗计划的重点。早期固定损伤的部位是必要的，以减少疼痛和肿胀。一旦运动员能够承受重量，就会采用积极的物理疗法来减少肿胀，以及减少足踝的失用性萎缩。运动范围、强化锻炼、本体感受和平衡应早期纳入康复计划。需要对下肢进行全面检查，排除胫骨远端或距骨有骨软骨损伤，以及与小腿腓骨肌腱复合体和联合韧带相关的损伤。活动支具限制了踝关节的极限活动，允许正常的关节运动。对年轻运动员的随访检查对于确保扭伤足踝的完全康复是很重要的。

关于踝扭伤患者是否使用护踝目前仍存在争议。最近针对一项对使用踝关节扭伤支架的运动员的研究表明，复发性踝关节扭伤的发生率呈降低趋势，而急性膝关节或其他下肢损伤的各项指标并没有差异。因此，合理的护踝使用似乎可以保护青年运动员的踝关节稳定性，并有助于随访可能发生的继发改变或不完全康复的征兆（图 13.4）。

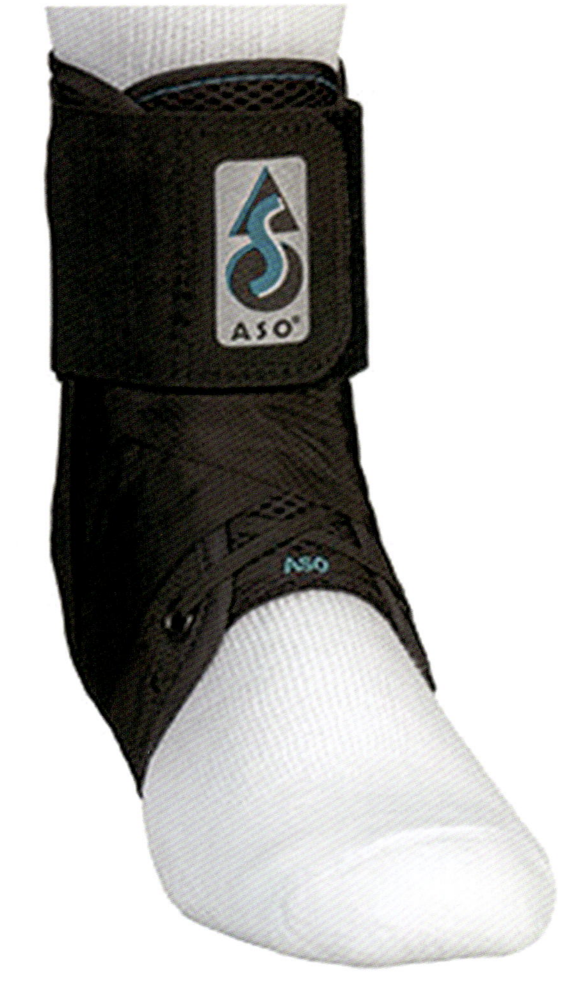

图 13.4　一种踝关节后外侧扭伤后使用的踝支具

光脚跑步

最近的研究提出几种踝部损伤的模式，这些模式在赤脚或小步幅的跑步者中会减少。跟腱的损伤模式随足受力位置的改变而减轻。据报道，赤脚跑步或运动员使用最少的装备可以减少膝部疼痛。也有研究指出，脚步着力点越前，下肢的冲击压力越小。此外，赤脚跑步者的步幅更短。最近，有研究表明，与传统跑鞋相比，穿最小的跑鞋跑步并没有什么机械或生理上的好处。

人们越来越清楚地认识到，赤脚跑步所需要的训练和条件训练与传统的穿鞋跑步相似，但仍略有不同。必须训练足部的内在肌肉力量。在年轻跑步者从穿鞋跑到不穿鞋跑的快速过程中可发现骨间肌和蚓状肌的疲劳损伤。对于这些跑步者来说，在柔软、不平整的地面上开始训练和在不太平坦的地面上缓慢前进也是有益的。给年轻运动员的建议必须个体化，且仍需要进一步的研究。

随着跑步强度和持续时间的增加，穿鞋和不穿鞋的高中学生跑步者发生胫骨内侧应力综合征或胫骨应力骨折的风险均增加。身体质量指数和内旋角度与女性高中学生跑步运动员内侧胫骨应力综合征的发生密切相关。此外，在男性高中学生跑步者中发现了有限直腿抬高与发病应力性骨折之间显著相关。临床医生在赛季前也要评估活动范围和力量，对于身体质量指数较高的高中学生运动员，跑步的强度和持续时间的控制也需谨慎。

女性运动员

在 10 岁之前，男性和女性青年运动员的表现能力相似。在这个年龄，女性运动员开始比男性有更多的脂肪含量，这与男性和女性荷尔蒙水平的变化差异有关。另外，即使进行了力量训练，女性的上肢力量也会呈现差异。男性和女性的下肢力量较相似。即使有这些差异，男性和女性的生理训练的能力依然非常相似。女性的 Q 角更大，活动更灵活，前足旋前的代偿能力更强。

应主动监测女性运动员的训练与条件反射，观察其生理变化，以最大限度地提高条件反射和比赛能力。已证明运动和跑步已经被证明可以降低跑步者的身体脂肪。最近的研究也表明，跑步对女性的骨量没有负面影响。与女运动员的初级保健医生的密切沟通可以提升体育训练水平。

过度训练和倦怠

过度训练是儿童运动损伤的常见原因之一。在许多情况下，倦怠的迹象是无法识别的。教练、教师、家长和运动员本身都应该在职业倦怠综合征的早期诊断中发挥作用。过度训练综合征可以被定义为导致运动成绩下降的一系列心理、生理和激素变化。

参考文献

[1] Davis KW. Imaging pediatric sports injuries: lower extremity. Radiol Clin North Am. 2010;48:1213–1235.

[2] Richmond SA, Kang J, Emery CA. Is body mass index a risk for sports injuries in adolescence? J Sci Med Sport. 2013;16(5):401–405.

[3] Young WK, Metzi JD. Policy statement organized sports for children and adolescents. Pediatr. 2001;107:1459.

[4] Soprano JV. Musculoskeletal injuries in the pediatric and adolescent athlete. Curr Sports Med Rep. 2005;4(6):329–334.

[5] Herring SA, Nilson KL. Introduction to overuse injuries. Clin Sports Med. 1987;6:225–239.

[6] Stracciolini A, Casciano R, Levey Friedman H, Meehan WP 3rd, Micheli LJ. Pediatric sports injuries an age comparison of children versus adolescence. Am J Sports Med. 2013;41(8):1922–1929.

[7] Stracciolini A, et al. Pediatric sports injuries: a comparison of male versus female. Am J Sports Med. 2014;42:965–972.

[8] Reid JP, Nelson NG, Roberts KJ, LB MK. Track related injuries in children and adolescents treated in US emergency departments from 1991 through 2008. Phys Sports Med. 2012;40(2).

[9] Caine D, Maffulli N, Caine C. Epidemiology of injury and child and adolescent sports: injury rates, risk factors, and prevention. Clin Sports Med. 2008; 27:19–50.

[10] DiFiori JP. Evaluation of overuse injuries in children and adolescents. Curr Sports Med Rep. 2010;9(6):372–378.

[11] Smucny M, et al. Consequences of single sport specialization in the pediatric and adolescent athlete. Orthop Clin N Am. 2015;46:249–258.

[12] Committee on Sports Medicine and Fitness. Intensive training and sport specialization in the young athletes. Pediatr. 2000;106:154.

[13] Pediatrics. 2000;106(1).

[14] Cuff, et al. Clin Pediatr. 49(8):731–736.

[15] Jayanthi N, LaBella C, Fisher D, Pasulka J, Dugas L. Am J Sports Med. 2015;43:794.

[16] Valovich MT. J Athl Train. 2009;44(6):603–610.

[17] American Academy of Pediatrics. Phys Sports Med. 1983;11(3):157–161.

[18] Guy J, Micheli L. J Am Acad Orthop Surg. 2001;9(1):29–36.

[19] Miller M, Cheatham C, Patel N. Pediatr Clin N Am. 2010;57(3):671–682.

[20] Young W, Metzl J. Pediatr Ann. 2010;39:295.

[21] Fredericson M, Tenforde A, et al. Phys Med Rehabil. 2016;27.

[22] Heinke B. Common issues encountered in adolescent’s sports medicine. Primary Care Clin. 2014;41:539–555.

[23] American College of Sports Medicine. Position Stand. Physical activity, physical fitness, and hypertension. Med Sci Sport Exerc. 1993;25(10):i–x.

[24] American Academy of Pediatrics. Weight training and weight lifting: information for the pediatrician. Phys Sports Med. 1983;11(3):157–161.

[25] Caine D, et al. Ethics and sports medicine. Clin Sports Med. 2008;27:19–50.

[26] Faigenbaum AD. Pediatric and adolescent sports injuries. Clin Sports Med. 2000;19(4).

[27] Luckstead EF, et al. Sports injury profiles, training and rehabilitation issues in American sports. Pediatr Clin N Am. 2002;49:753–767.

[28] Dalton SE. Overuse injuries in adolescent athletes. Sports Med. 1992;13:58–70.

[29] Munk RL, Davis PH. Longitudinal rupture of the peroneus brevis tendon. J Trauma. 1976;16(10):803–806.

[30] Takahashi M, et al. Magnetic resonance imaging and adolescent symptomatic navicular tuberosity fractures. J Med Investig. 2014;61:22–27.

[31] Bashir WA, et al. Os peroneum friction syndrome complicated by sesamoid fatigue fracture: a new radiological diagnosis? Case report and literature review. Skelet Radiol. 2009;38:181–186.

[32] Carmont MR, et al. Current concepts review: Freiberg’s disease. Foot Ankle Int. 2009;30:167–176.

[33] Bennell KL, Malcolm SA, Thomas SA, Reid SJ, Brukner PD, Edeling PR, Wark JD. Risk factors for stress fractures in track and field athletes: a 12-month process of active study. Am J Sports Med. 1996;24(6):810–818.

[34] Carmont MR, et al. Current concepts review: Freiberg’s disease. Foot Ankle Int. 2009;30:167–176.

[35] Rossi F, Dragoni S. Talar body fatigue stress fractures: 3 cases observed in a lead female gymnast. Skelet Radiol. 2005;34(7):389–394.

[36] Swanson DM, et al. Patterns of recurrent injuries among US high school athletes, 2005–2008. Am J Sports Med. 2009;37(8):1586–1593.

[37] Gerber JP, et al. Persistent disability associated with ankle sprains: a perspective examination of an athletic population. Foot Ankle Int. 1989;19(10):653–660.

[38] McGuine, et al. The effect of lace up ankle braces on injury rates in high school football players. Am J Sports Med. 2012;40(1):49–57.

[39] Kahle A, Brown GA, Shaw I, Shaw BS. Mechanical and physiological analysis of minimalist versus traditionally shot running. J Sports Med Phys Fitness. 2016;56(9):974–979.

[40] Yagi S, Muneta T, Sekiya I. Knee surgery sports traumatology and. Arthroscopy. 2013;21(3):556–563.

[41] Ireland ML, Ott S. Special concerns of the female athlete. Clin Sports Med. 2004;23:291–298.

[42] Lucas J, Lucas P, Vogel S, Gamble G, Evans M, Reid I. Effects of sub-elite competitive running on bone density, body composition and sexual maturity of adolescent females. Osteoporos Int. 2003;14:848–856.

[43] Small E. Chronic musculoskeletal pain in young athletes. Pediatr Clin N Am. 2002;49:655–662.

儿童足踝骨折

14

Brian B. Carpenter，Mitzi L. Williams

儿童骨折

儿童骨折的心理学和解剖学

在未成熟的骨骼中累及骺板的骨折很常见并且有很高的并发症发生率，因此正确处理它们非常重要。造成这种并发症的高发生率的因素有很多，包括损伤的性质和强度、骨折移位、骨折复位、微创技术，以及损伤和手术修复导致的骨折部位血管损伤。并发症可能很严重，甚至会改变生活。这些并发症的主要原因是全骺早闭和部分骺早闭，这可能导致肢体长度不对称，关节不匹配及成角畸形。未成熟的踝关节骨骼的创伤会导致独特的骨折形式。随着骺板渐渐闭合，不同的骨骼成熟度，创伤所造成的骨折形式是不同的。即使损伤或力产生机制对成人和儿童患者可能是相同的，但根据受伤当时骨骺成熟度不同也会出现不同的骨折形式。未成熟骨骼的骨折形态不仅取决于其骨骺成熟度，还取决于骨折线在生长板中的走行。未成熟的骨骼是由软骨组成的，随着软骨不断成熟，软骨逐渐骨化。

在足部和踝关节，长骨骨折可发生在骨骺、干骺端和骨干。骨骺成熟时，会紧邻骺板形成一个平行于骺板的软骨下骨板。软骨下骨表面是骨性的，比柔软的具有弹性的骺板要坚硬得多。软骨膜是包住骨骺并移行成骨膜的结缔组织层。它由两个独立的层组成：外层的纤维层和内部形成生长板的软骨层。软骨层包绕着骨头；纤维层包含成纤维细胞，可以产生胶原纤维。这两圈外部结构的接合为Ranvier 区的骺板提供了生物力学强度和稳定性。

骺板或生长板通过软骨内成骨促进骨骼生长。胫骨远端和腓骨远端的骺板自然闭合的过程是不对称的。胫骨远端骺板骨化最初集中在中央，然后向内侧和后方延伸。胫骨远端前外侧骺板是最后骨化的。腓骨远端骺板的闭合通常迟于胫骨远端 1~2 年。骺板的持续生长依赖于贯穿与骺板平行的软骨下板的骺脉管系统。软骨下骨骺板的损伤可导致骨骺不同区域的血供破坏，从而导致骺板早闭和进行性畸形。这是一种治疗下肢不等长的成熟的手术技术，但即使在条件可控的手术环境下，也会发生并发症。骺板的损伤可以通过软骨内成骨和成软骨作用来修复。有 3 种类型的骺板修复模式。第 1 种修复过程是通过细胞增生。骺端和干骺端血管充血，导致 Ranvier 细胞增殖增加。这个过程需要 3~4 周才能恢复正常的解剖结构。第 2 种修复方法，是在骺板内形成血肿和纤维组织，这会加重骺板移位。在这种情况下，由于软骨痂的形成和细胞柱进一步损伤，使干骺端血管系统更难通过骺板到达骨骺进行修复。软骨膜（Zone of Ranvier）内的软骨祖细胞对损伤作出反应并促进关节软骨愈合。干骺端血管与骺端血管吻合所需的时间长短各不相同，取决于骺端移位、骨膜损伤和覆盖程度。这个过程可能需要 3~6 周，但是最终重塑成一个比较正常的解剖结构可能需要几个月到一年。第 3 种骺板修复发生时，大量的纤维组织填充进来使得骨骺分离。在这种情况下，解剖复位至关重要，因为其可以减少骨骺的移位。解剖复位失败或切开复位术对骺板造成医源性损伤可导致骨桥形成，从而造成骨骺早闭和畸形。

干骺端具有高度的骨生物学特征，成熟时干骺端的骨皮质是多孔状的。多孔的皮质骨使髓内营养物质在干骺端和骨膜下运输。干骺端解剖学特点使得儿童常常发生“隆突型”骨折而不是完全性骨折。随着干骺端成熟，其下的编织骨转变为板层骨。这就是为什么在没有成骨不全的成年人身上很少见到“隆突型”骨折的根本原因。未成熟骨骼中的骨小梁也是导致 Harris 或 Park 生长阻滞线形成的原因。与骺板平行的硬化线，是外伤和感染所导致的。如果纵向发育因此而延迟，那么原本垂直方向的海绵状小梁就会变成水平方向，但会随着干骺端重建的过程，自动纠正。这些横向的硬化线在移动到进入骨干部分的时候一般会消失。儿童骨膜与 Ranvier 区紧密结合，成骨潜力比成人大得多。在创伤儿童肥厚的骨膜可以保护骺板，但当骨膜破裂时也会阻挡复位。

影像学

在评估这些骨折时，获得适当的影像至关重要。标准的 X 线片通常足以为确定骨骺损伤的治疗策略提供足够的信息。CT 在确定手术指征时很有帮助，因而许多报告提倡使用 CT 检查。此外，闭合复位后如采用保守治疗，应在复位后进行 CT 扫描。强烈推荐使用 CT 来确定三平面骨折中的骨折碎片。CT 扫描与三维重建在计划手术切口、放置复位钳和螺钉的定位中非常有用，它可以使手术尽量微创。

骨骺骨折的闭合复位

在未成熟骨骼中，一旦发生关节面或骺板移位超过 2mm 或者骺板移位的骨折，应尝试在有意识镇静或局部麻醉下进行闭合复位。但是在文献中没有明确阐明哪种骨折最适合闭合复位，以及采用哪种麻醉方式。

手术治疗

儿童和成人在骨折愈合和治疗方面存在许多差异。儿童患者骨膜更厚、更活跃，这提供了更大的骨折稳定性，骨折愈合更快和更可靠。这种生理上的优势，以及恢复软组织缺损的能力，可使外科医生在安排小儿开放性骨折手术治疗时不那么紧迫。总体而言，小儿感染率相对较低（3%），并会随着创伤程度的升高而增加。

开放性骨折

虽然已经提出更适应儿科人群的改良 Gustilo-Anderson 评分系统，但仍有待临床验证。实际情况是并没有关于儿童开放骨折的明确处理指南，而护理方式在各个医院也是不尽相同的。儿童中涉及足部的开放性骨折最常发生于割草机损伤，具有很大的破坏性。这种损伤常常发生在小孩骑割草机上 或者在割草机上追逐父母的时候。开放性骨折常见于车祸和从高处坠落，通常累及胫骨及前臂。因此，大多数研究都是针对开放性胫骨和前臂骨折，而很少有其他儿童开放性骨折。关于开放性足部和踝关节骨折的治疗信息非常有限。幸运的是，只有 6.6% 的儿童开放性骨折涉及足部和踝关节。

儿童踝关节骨折

流行病学

儿童有独特的踝关节骨折类型，会导致各种各样的并发症。儿童踝关节骨折是人类第二常见的骺板骨折，在治疗任何儿童骨折时，我们的目标是恢复解剖位置维持正常的生长和功能。 但是，骨性与软骨损伤越严重，愈合越差，如生长障碍、成角畸形和创伤后关节炎，并可能会导致成年后出现疼痛及功能缺陷。在冠状面成角为 5° 或矢状面角度为 10° 时儿童可能无症状，但他们在成年后会表现出疼痛和退行性变化。因此，治疗的目标应该是解剖对位。

踝关节骨折约占所有骨折的 5%，是下肢最常见的外伤。虽然所有年龄段的儿童都有踝部损伤的风险，但考虑到踝部骨骺闭合性的过程及其闭合的方式，青少年人群发生踝关节过渡期骨折的风险较高。通常骨骺闭合需要 18 个月。移位和成角情况决定外科医生的治疗策略。一些研究表明，体重指数越高的儿童踝关节骨折的发生率越高。因而，大体重儿童可能会给复杂骨折增加一些挑战。

儿童踝关节解剖

对于大多数儿童来说，胫骨远端骺板需要 18 个月的时间才能闭合。过渡期骨折类型取决于踝关节的解剖结构以及胫骨远端骺板的闭合方式。胫骨远端骺板的闭合是不对称的，先是中间，再到内侧，最后到外侧闭合。因此，这是造成踝关节三平面骨折和 Tillaux 骨折的原因。对于年幼的儿童，还可能会出现 Salter-Harris Ⅰ型损伤，因为年幼时生长板往往比强健的韧带更脆弱。和成人相比，儿童骨折常常因为具有强而厚的骨膜而移位较小。

随着时间的推移，损伤程度、移位、软骨损伤会增加儿童发生退行性变的风险。在这个问题上对患儿、父母和监护人的宣教是很重要的。一旦关节软骨因损伤、超负荷或老化而受损，缺损部位通常不能恢复原有的结构和功能，并可能发生退行性变。关节软骨的再生能力有限，这可能是由于关节软骨细胞的低代谢活性和缺乏间充质干细胞。尽管关于软骨再生的研究在不断改进，但仍有必要对踝关节进行解剖复位，以最大限度地减少残余畸形造成的退行性变。虽然达到解剖复位，但关节软骨已经损伤，后期骨折时仍可能发生一定程度的退变。

在检查患儿时，有时拍摄对侧 X 线片是很重要的，因为可以通过对比注意到细微的差异。这些影像检查通常辅以 CT 扫描，用以准确的检查复位情况，骨折块之间的距离和移位程度。当过渡期骨折发生在骺板闭合处时，通常不会导致生长停止。根据以往的经验，X 线片不能很好地反映这些骨折类型。

影像学

包括正位（AP）、踝位与侧位的 X 线片对初步评估骨折的对线和骨折块是很重要的。这些图像可能低估了真正的移位程度。能明显显示出移位的 X 线片可以指导进行踝关节骨折的复位和固定。通过正位 X 线片可以看见 Salter-Harris Ⅲ型的骨骺损伤，而侧位 X 线片上可以看见Ⅱ型或者Ⅳ型的损伤。反复多次闭合复位或不适当的复位动作会进一步损伤关节。建议在闭合性复位后进行 CT 扫描以确切评估踝关节过渡性骨折。

CT 扫描

解剖复位骨骺和关节是很重要的，以减少畸形和退行性变。闭合复位后，利用 CT 扫描评估检查在每一个平面上台阶或者骨折块间移位是否超过 2mm。任一平面的移位大于 2mm 都是 Tillaux 和三平面骨折的手术适应证。Eismann 等注意到原来使用 X 线片评估后采用保守治疗的病例中有 26% 的病例在复查 CT 扫描后，改为手术治疗。由于大多数手术都是通过经皮技术和 / 或关节镜完成的，依靠 CT 扫描来评估所有骨折块及明确哪些骨折块需要固定至关重要。

Eismann 等回顾了 CT 扫描，发现 39% 的在 X 线片上评估为移位 <2mm 的三平面骨折 在 CT 评估后被确认移位 > 2 mm，这在指南推荐手术指征不变的情况下改变了治疗方案。CT 可以看到各种各样的骨折块，尤其是在三平面骨折中，骨折线的方向决定了螺钉最佳置入方向。三平面骨折历来以骨折碎片的数量为特征。三平面骨折通常以骨折块数量分类。

Cooperman 等描述了两部分的三平面骨折，其特征是干骺端后部的骨块、骨骺的后侧以及外侧部分作为一部分骨块，剩余的附着于胫骨干的前内侧骨骺作为一部分。Marmor 阐述了三部分骨折。前外侧的骨骺骨折块、后侧干骺端骨折块连带剩下的骨骺骨折块和胫骨干构成了三部分的平面骨折。最后，Karrhom 等描述了四部分的三平面骨折。胫骨远端的 4 块骨折块包括前外侧骨骺骨折块、前内侧骨骺骨折块，剩下的后侧骨骺骨折块附着于后侧干骺端骨折块和胫骨干。

现在关于三平面骨折描述不尽相同，因此 CT 扫描对决定如何置入内固定至关重要。目前，已知的就有内侧两部分骨折、两种不同的三部分骨折和至少 3 种不同的四部分骨折。由于这些骨折线在术中很难识别，所以通过 CT 扫描来了解这些骨折类型是很重要的。

分型

根据三平面骨折线的走行骨折块可分为各种分型都会有骨折块类型和不同分型所持有的骨折块类

型。Hadad 等认为所有的三平面骨折在干骺端的骨折情况都是一致的，骨折线在干骺端后侧都是内外走行。骨骺部分有一个共同的前侧的骨折块和一个不同分型所持有的后侧骨折类型。

Salter–Harris 分型 1963

Salter–Harris	分型	特征
Ⅰ	骨骺经骺板与干骺端完全分离	X 线片上可能无法显示
Ⅱ	干骺端骨块，在骨骺以上	最常见，损伤角征
Ⅲ	关节骨折，骨折线穿经骨骺达骺板软骨	Tillaux，骨折，关节内骨折
Ⅳ	完全的骨折，穿过骨骺、骺板和干骺端	骨骺早闭的风险
Ⅴ	惨重的、毁坏性的 / 压缩的	损伤骺板，伴随生长障碍的风险
Ⅵ（Rang）	损伤软骨结构（Ranvier 区的损伤）	直接开放损伤

骺板骨折的 Salter–Harris 已经更新到了 6 型 Ogden 通过的对一组 443 个骺板骨折病例的分析，又增加了 3 个亚群 Ogden Ⅶ：骨骺骨折不累及骺板；Ogden Ⅷ：干骺端骨折影响后期生长发育；Ogden Ⅸ：骨膜损伤影响后期生长发育

体格检查

检查的时候，评估是否有神经血管损伤相当重要。开放性损伤时，血管损伤常常伴有感觉障碍。同样，明显的皮下血肿或严重的肿胀会对螺钉的放置有影响。虽然三平面骨折很少引起骨筋膜室综合征，但完善的血管检查和有效的闭合复位将大大降低坏死的风险及创面变差，并减少远期并发症的发生。检查时应同时检查足背和胫后动脉并记录，如果因为肿胀难以触诊，可以使用多普勒超声检查与单纯韧带损伤相比，骨折的踝关节压痛在体格查体时更常见。查体应与影像学检查相结合。触诊应包括踝关节以上至膝关节，评估是否有腓骨近端骨折。踝关节骨折常伴有第 5 跖骨骨折。如果暴力较大，也可能伴有足部的骨折。有时，严重移位的骨折块可压迫踝关节的前部，会加重疼痛，感觉障碍，第 1 跖间隙麻木，甚至伴有伸肌无力。这种情况就需要有效的手术松解，以减少由伸肌支持带综合征引起的并发症或功能丧失。因此，及时的复位很重要。

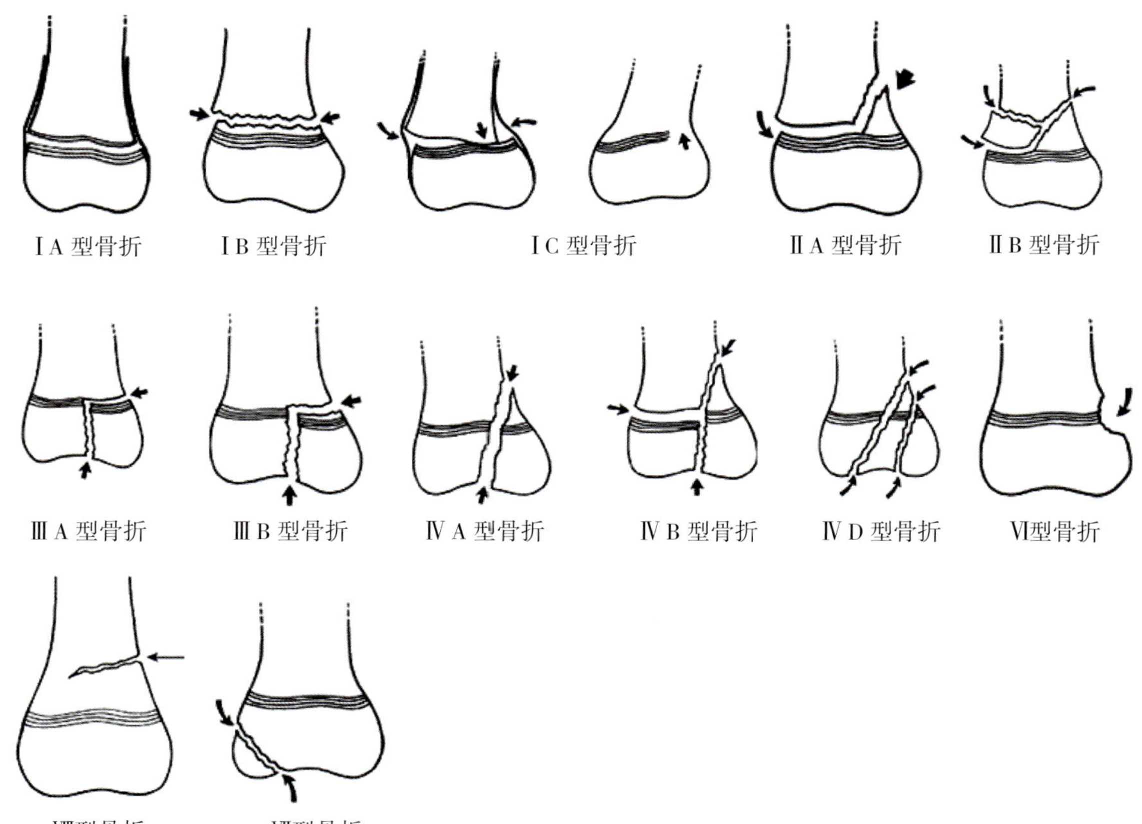

保守治疗

与三平面骨折相比，Tillaux 骨折属于胫腓前韧带撕脱骨折，不易闭合复位。将足跖屈，内旋而后将踝关节极度背伸，可以成功地复位 Tillaux 骨折。闭合复位三平面骨折一般需要在将足内旋，骨折远端向前复位，而后将踝背伸即可复位。对于两种骨折类型，屈膝 90° 可以使跟腱放松，有助于复位。通常在清醒镇静下进行闭合复位，复位后用石膏或者夹板固定。通过 CT 扫描来确定复位效果。如果间隙超过 2mm，需要手术治疗。如果间隙小于 2mm，应使用长腿石膏固定 3 周并每周进行影像学检查以评估复位是否丢失。然后，患者可以换成短腿石膏持续固定 3 周，并避免负重。需要排除可能存在的非意外创伤和非典型表现（图 14.1）。

非典型情况

儿童患者一般很健康并且骨骼强壮。所以，当儿童没有创伤史或者创伤史不明确时，应当特别注意。无法行走可能与恶性肿瘤或血源性骨髓炎有关。恶性病变、骨肿瘤或成骨不全可发生病理性骨折。同样，有人认为年轻患者的胫骨干骺端成交骨折是非意外创伤引起的。轻微创伤后或者骨折后的不成比例的疼痛可能复杂性局部疼痛综合征有关。早期识别这种疼痛综合征，采用物理治疗和加巴喷丁或阿米替林等药物治疗，可以帮助停止这种情况。

踝关节移位骨折的外科治疗

踝关节骨折无论在哪个平面上只要移位超过 2mm 都是需要手术的。我们可以根据 CT 检查、骨折线走行，以及骨折类型，通过闭合复位经皮螺钉加压固定的方式来稳定骨折。也可以采用关节镜技术来确保关节面的解剖复位。内固定通常不引起过渡期骨骺骨折患者骨骺阻滞，因为这个年龄的患者骨骺已接近闭合。

虽然可以通过闭合复位和经皮固定治疗，但由于软组织嵌入骨折间隙，骺板骨折间隙增宽通常需要切开复位。在受损的骺板处做一个小切口可以提供良好的视野，能清晰地看见阻碍骨折复位的骨膜。

在全身麻醉下，采用首发复位经皮固定。可使用拉力螺钉来复位单纯的分离移位骨折。如果移位超过 4mm，可使用复位钳协助复位。对于 Tillaux 骨折，可以使用 4.0 空心螺钉的导针从外侧向内侧将骨块固定在骨骺。既可使用导针复位骨折碎片，也可在置入导针前使用复位钳协助复位。如果腓骨阻挡螺钉导致不能从外侧行骨骺内固定，则可将导针从内侧向外侧钻入，逆行置钉。可以通过透视图像来评估复位质量和经皮螺钉置入情况。注意避免对骨骺或关节面造成进一步的创伤。也可以借助关节镜直视下复位直视下复位。

对于三平面骨折固定，我们将采用与 Tillaux 骨折固定相同的经皮置钉方法。重要的是通过 CT 扫描确定各种骨折块的相对位置，以确定螺钉和小切口的确切位置。此外，置入骨骺的螺钉还可以放置在骺板的上方，以完成三平面固定。最好在固定干骺端骨块之前固定关节内骨块，这样不会妨碍复位。术中透视检查手术复位后位移应小于 2mm。部分类型的骨折可能需要切开复位（图 14.2）。

腓骨骨折

对于移位或缩短超过 2mm 的腓骨骨折，应先复位，然后用钢板固定或髓内固定。 腓骨通常向后生长，胫腓骨的关系是动态变化的，如果腓骨畸形持续存在，它会导致踝关节成角畸形。对于生长期预计超过 3 年的儿童，应重视腓骨骺板，如果需要穿过骺板固定，则应使用光滑的钢针。下胫腓联合不稳定很少发生（图 14.3）。

并发症

肢体不等长 / 生长障碍

过渡期骨折通常发生在青春期，骺板已经在闭合过程中。在治疗过渡期踝关节骨折中，很少因为生长停滞导致的肢体成角畸形或肢体长度不等。然而，并不能明确受伤时究竟有多少生长潜力，会不

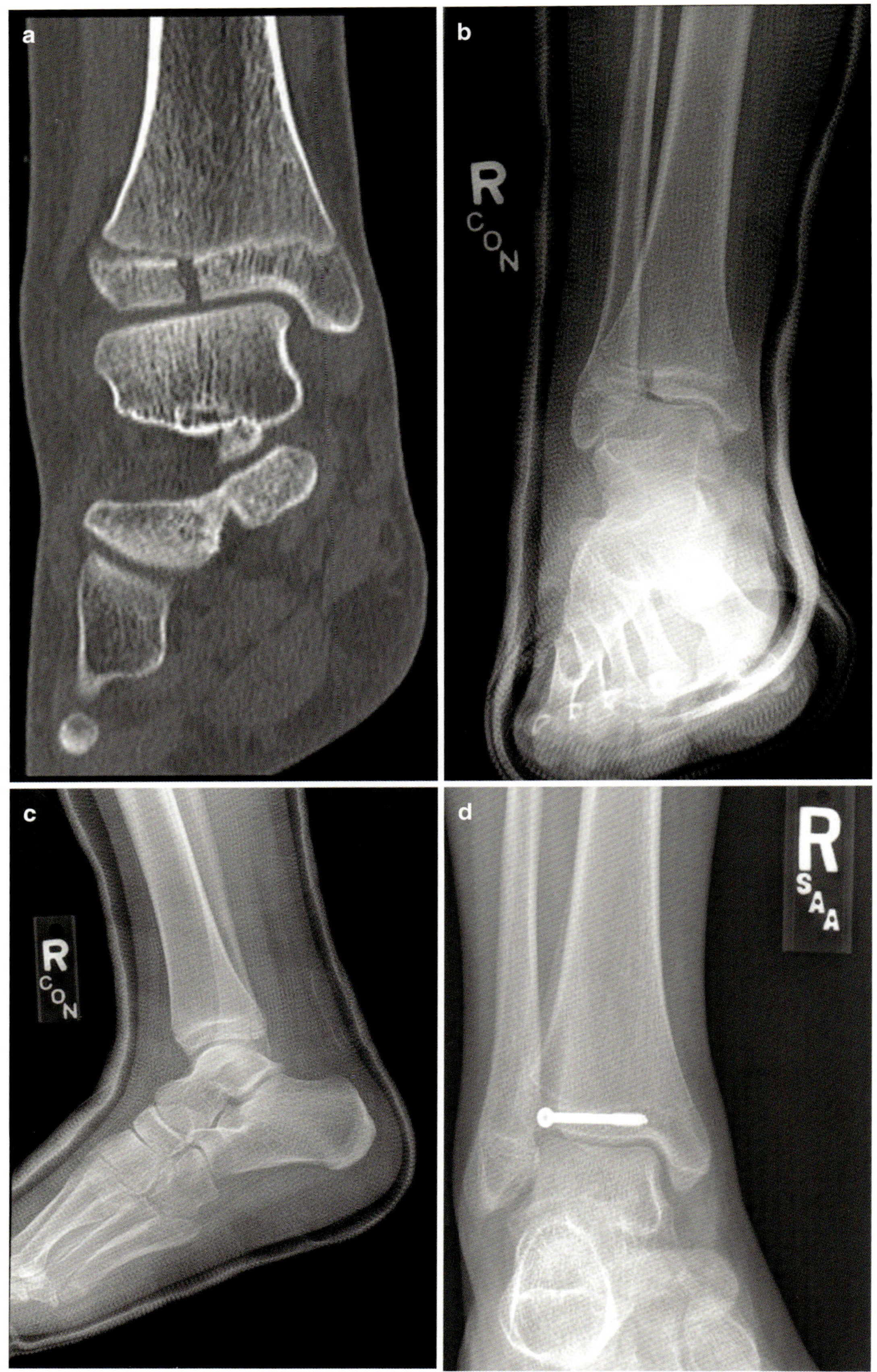

图 14.1 Tillaux 骨折：（a）CT 扫描，（b）闭合复位后的 X 线正位片，（c）闭合复位后的 X 线侧位片，（d）Tillaux 骨折骨骺内固定后的 X 线正位片，（e）Tillaux 骨折骨骺内固定后的 X 线侧位片

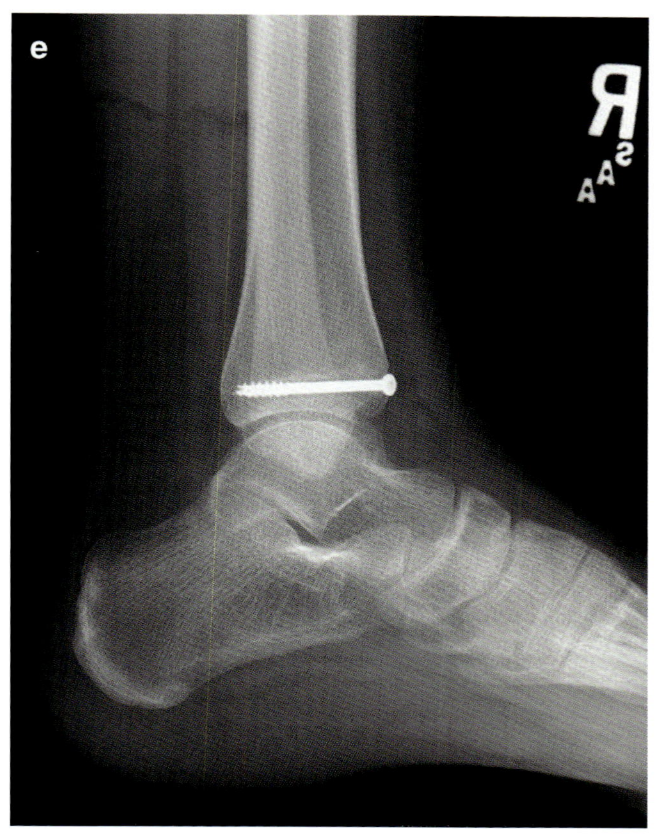

图 14.1（续）

会因为生长阻滞而出现明显的畸形。仍有 3 年或 3 年以上生长潜力的儿童应注意保护骺板。可以通过 X 线片上的 Park Harris 线（生长阻滞线）评估是否发生生长阻滞。这些线条代表了受伤时骺板的位置和由于生长停滞而在长骨上形成的高密度影。

在评估肢体不等长时，必须确定是否可以有生长潜能。如果还有较大的生长空间，那么对较长肢体实行骨骺阻滞术。如果几乎没有生长空间，那么可以对短肢进行肢体延长术。应使用 4 种可行的方法中的 1 种谨慎的评估骨骺阻滞术的时间。这些方法包括 Anderson 等增长剩余图、White-Menelaus 算法、Moseley 直线图、Paley 等乘数法。

成角畸形

虽然解剖复位、适当的手术技术以及尽量避免反复闭合复位可以减少对骨骺的进一步损伤，但在评估骨骺损伤和预后方面，损伤的机制、初始移位、骨折的粉碎程度及复位不良才是最重要的。在存在踝关节成角畸形时，可能需要进行踝上截骨术来纠正成角。在确定截骨位置时，应评估畸形的角度旋转中心（CORA）。

关节炎

一般而言，Salter-Harris 骨折类型、初始位移量和复位质量仍是预后的主要预测因素。笔者指出，只要骨块间隙距离和关节面台阶保持在 2~2.5mm，移行期骨折具有良好的长期疗效。任何严重的软骨损伤都可能导致软骨进行性退变。对于移位超过 1mm 的 SH- Ⅲ和 SH- Ⅳ内踝骨折，建议进行手术治疗，以尽量避免骨折延迟愈合。虽然不愈合在这类患者中很少见，但 SH- Ⅲ、SH- Ⅳ和内踝骨折与延迟愈合有关（图 14.4，图 14.5）。

感染

及时闭合复位踝关节骨折可以减少皮肤坏死和骨折对周围组织的压力，能最大限度地减少血管损伤。因此可以降低感染和软组织并发症的风险。在整个儿童时期都有可能在金属和软组织界面上发生感染。多糖蛋白质复合物（糖蛋白和多糖）形成纤维，从细胞中延伸附着到金属物体的表面。因此，金属植入物会增加细菌感染的风险。血源性传播常常会因为没有出现明显的感染症状而直到数年后才被发现。在这类患者中，手术部位的急性感染很罕见。

移除金属植入物

在 20 世纪下半叶，由于金属材质的改善，人们对金属腐蚀性的担忧逐渐减少。但仍有人担心金属植入物的致癌风险。现在对永久金属植入物的担忧主要是应力遮挡。与应力遮挡相关的骨折很难治疗。

经骺板螺钉固定最令人担心的是导致关节压力的增加，这可能导致过早出现关节退行性疾病。Charlton 等发现，在模拟负重的情况下，胫骨远端经

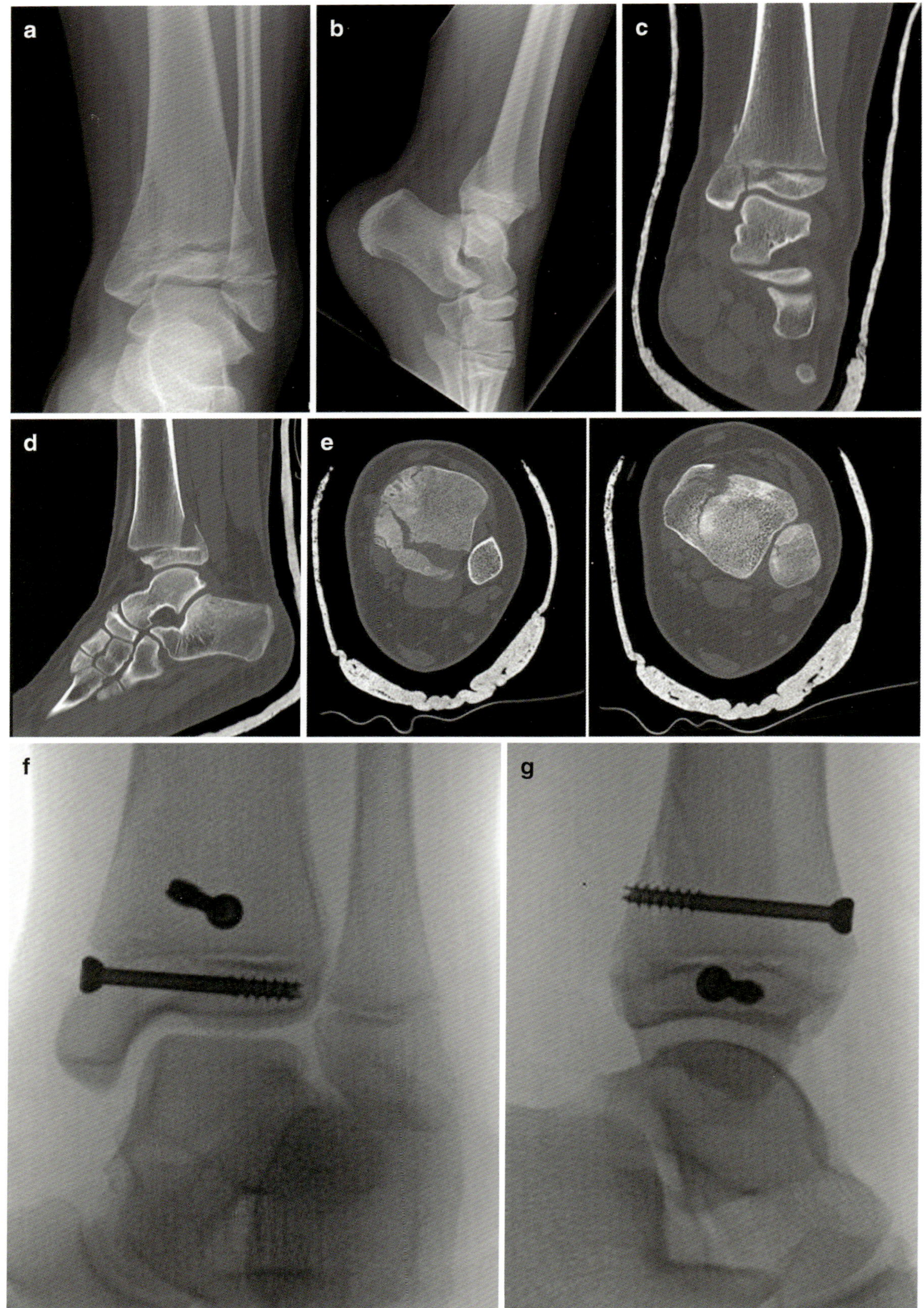

图 14.2 三平面骨折：（a）三平面骨折正位 X 线片，（b）三平面骨折侧位 X 线片，（c）三平面骨折 CT 扫描的冠状位，（d）三平面骨折 CT 扫描的矢状位，（e）三平面骨折 CT 扫描的轴位，（f）三平面骨折内固定后正位 X 线片，（g）三平面骨折内固定后侧位 X 线片

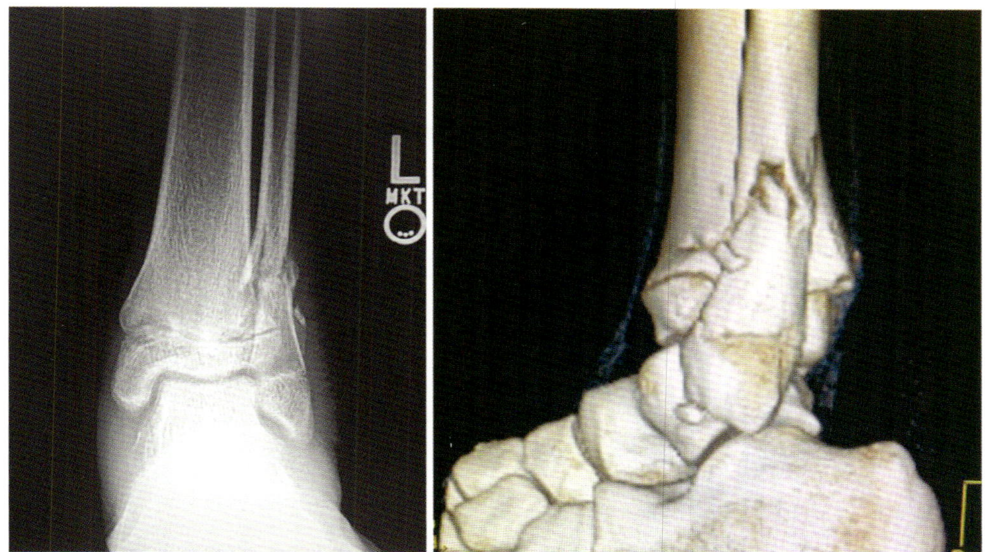

图 14.3　腓骨骨折：腓骨远端成角

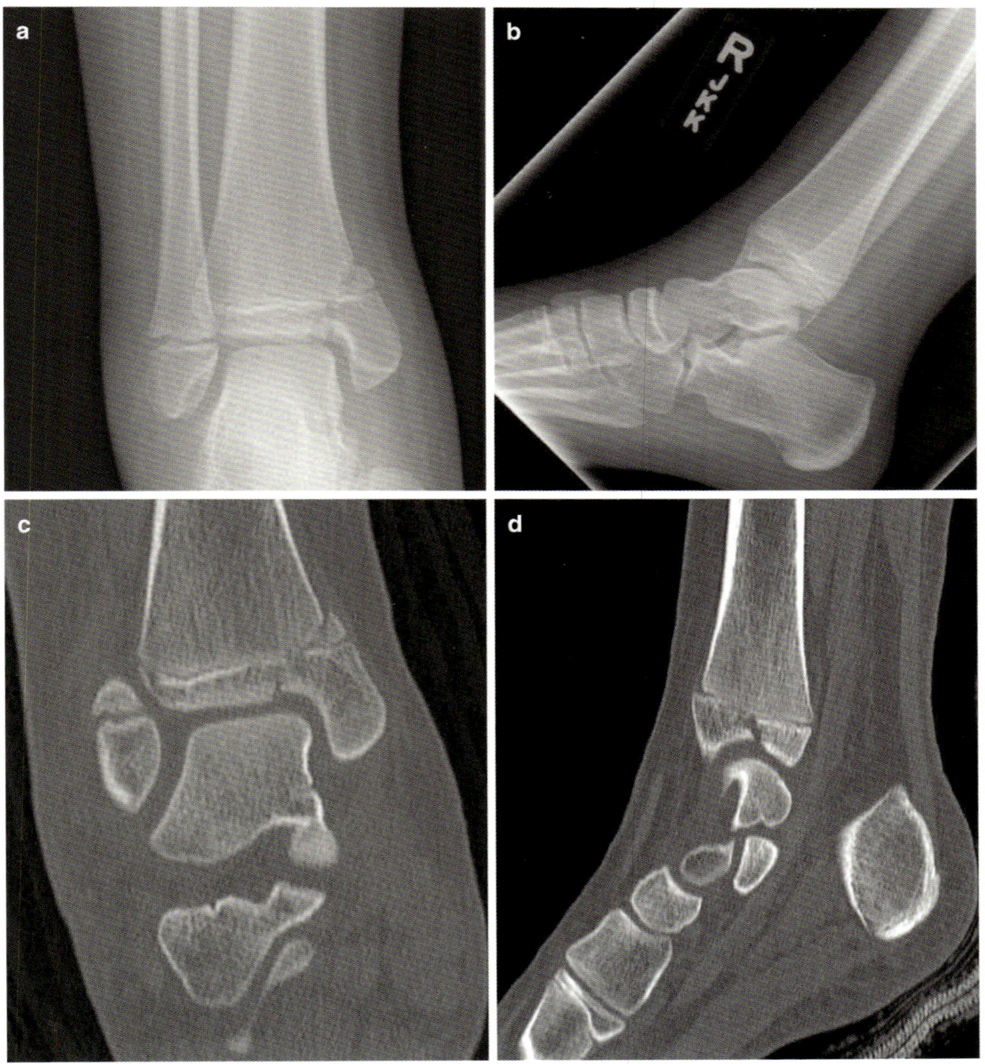

图 14.4　内踝骨折，Salterharry Ⅳ：（a）正位，（b）侧位，（c）冠状面 CT 扫描，（d）矢状面 CT 扫描，（e）踝关节三维重建的后面观，（f）内固定后的 X 线正位片，（g）内固定后的 X 线侧位片

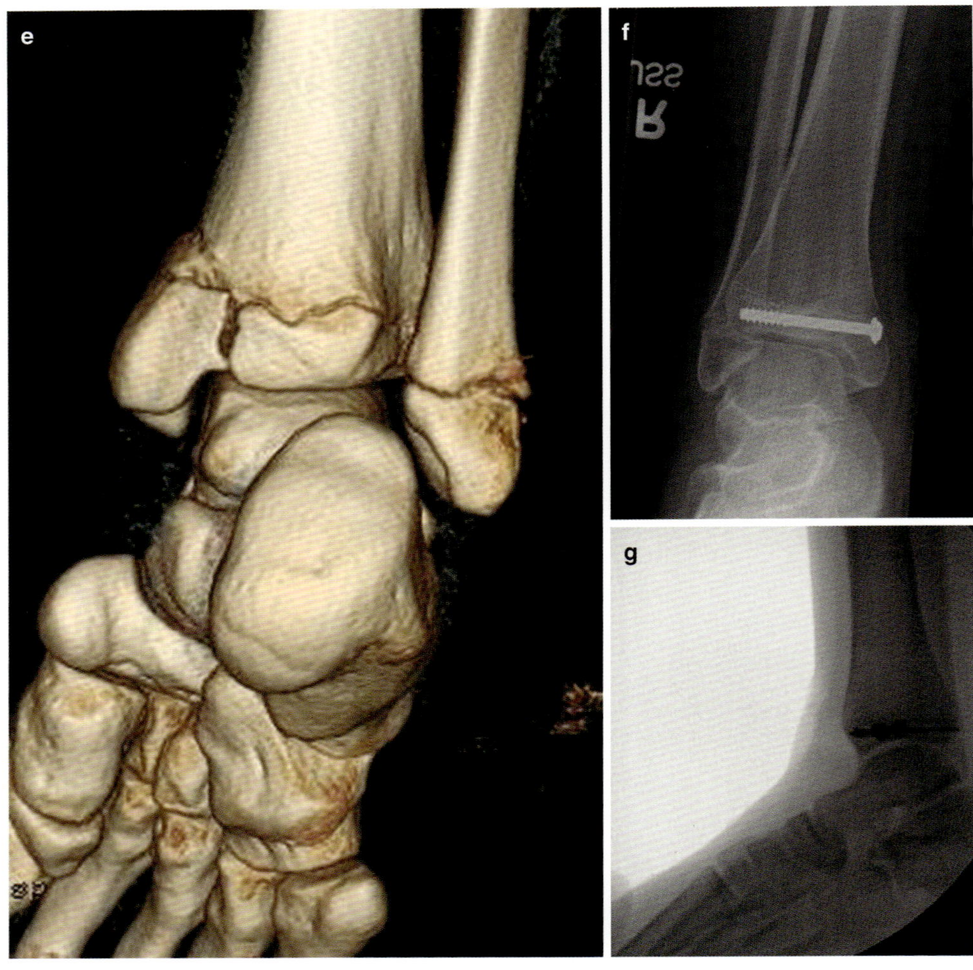

图 14.4（续）

骺板的金属植入物显著改变了踝关节的关节压力。虽然这是一项小样本的尸体研究，但其结果表明经骺板固定会增加关节接触压力峰值。

因此，笔者建议在骨愈合后移除穿过骨骺的内固定物。同样的，任何穿过骺板的内固定物都应该尽快移除。如果取出内固定的风险超过了保留内固定的风险，那么谨慎的做法就是保留内固定。

关键点

- 移位小于 2mm 的间隙是可以接受的。
- X 线片可能会低估移位。
- 闭合复位后建议进行 CT 扫描。
- 如果预计一个踝关节仍有 3 年的生长潜力，那么必须重视其骺板。
- 对于需要手术治疗的移位期踝关节骨折，建议采用经皮和 / 或关节镜技术。应采用骨骺和干骺端内固定方式。
- 胫骨和腓骨的关系随着生长而改变。
- 关节内骨折应复位到骨折位移小于 2mm 并固定。
- 骺损伤的机制、初始移位、粉碎和复位后残留移位是评估生长板损伤及预后最重要的因素。
- 胫骨远端经骺板的金属植入物在模拟负重的情况下显著改变了踝关节的关节压力。笔者建议，如果患者病情稳定，可在骨愈合后取出内固定物。

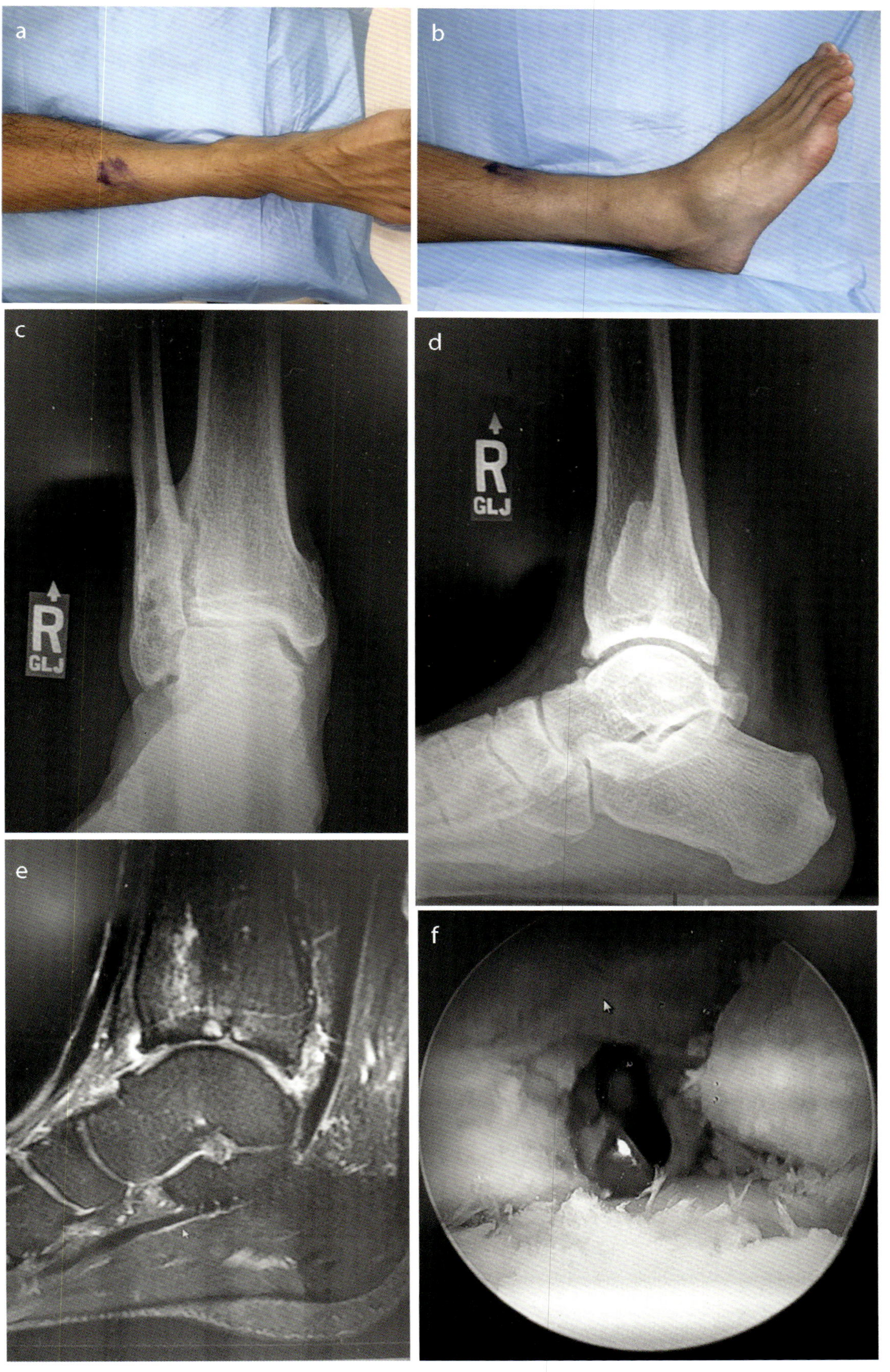

图 14.5 退行性变：儿童踝关节三平面骨折 15 年后的患者状态。（a）外观照，（b）外观照，（c）正位 X 线片，（d）侧位 X 线片，（e）MRI 图像，（f）关节镜评估

足部骨折

解剖

在儿童中，骨折相对较少，但有许多类似骨折的解剖变异。文献报道高达 20% 的儿童有副骨。足部有 24 个不同的副骨，包括副舟状骨、腓籽骨、三角骨、跖间骨、维扎里骨、腓下骨、胫下骨、第 2 节跟骨、跟骨副韧带、距骨颈背侧籽骨、跟距骨桥、距胫韧带籽骨、副距骨、次级距骨、副跟骨、骰骨副骨、距舟骨、舟骨下骨、楔骨外侧籽骨、楔骨内侧籽骨、楔骨第 1 跖骨胫侧籽骨、楔跖籽骨、第 1 楔骨、第 2 跖骨背侧籽骨和跖筋膜籽骨。必须很注意这些副骨，因为它们很容易和骨折混淆。如果不确定是骨折还是副骨，可以行另一只脚的影像学检查以做对比。足在步态周期中承担许多不同的任务。足必须在触地时具有柔韧性，在离地时具有刚性，才能发挥适当的功能，因此必须注意确保骨折不会影响正常的功能。

距骨骨折

距骨骨折在儿童中比较少见，但是一旦儿童一旦发生距骨骨折，必须小心注意距骨解剖和血供。因为距骨的创伤，尤其是在高能量损伤导致的距骨创伤中有很高的概率导致骨不连，距骨坏死和骨关节炎。 胫后动脉发出一条分支滋养跗骨管。然后这条动脉分出多个分支滋养距骨体。足背动脉也发出一条分支滋养距骨体。足背动脉还有一个交通支和腓动脉相通。起源于腓动脉的滋养支供应距骨后结节区。距骨血供的中断使患者面临距骨缺血性坏死的风险。

距骨骨折大多是由于创伤造成的，比如从高处跌落而导致脚踝被迫极度背屈。小儿距骨颈骨折很少见，一旦出现距骨脱位，必须尽快复位。小儿距骨颈骨折目前还没有专门的分型，在小儿距骨颈骨折的评估中，大多数人都采用了 Hawkins 分型。骨折类型数字越大，发生缺血性坏死的风险越大。Hawkins 分型如下：

- 1 型：极小移位的距骨颈骨折。
- 2 型：距骨颈骨折，包括距下关节半脱位或脱位。
- 3 型：2 型骨折伴踝关节脱位。
- 4 型：Canale 在 Hawkins 分型中增加了第 4 型，在第 3 型的基础上伴有距舟关节脱位。

大多数骨折可以通过闭合复位和石膏固定来治疗。通过前足跖曲和外翻来达到复位目的。一旦复位成功，采用超膝石膏将足固定在轻度的跖屈和外翻位置上。复位后必须拍 X 线片，以确保没有导致马蹄内翻足。如果不能实现闭合复位，或者你治疗的病人依从性不高，那么需要进行手术治疗。如果在手术室内进行闭合复位，大部分距骨颈骨折可以通过经皮螺钉从前往后固定骨折端。如果不能闭合复位，可采用背侧入路切开复位，然后用 2 枚螺钉穿过距骨颈固定。

无论是保守治疗还是手术治疗，患儿都应该在不负重的情况下使用长腿石膏固定 6~8 周。所有距骨颈骨折的患者都应该长期随访观察有没有发生缺血性坏死（图 14.6）。

其他类型的距骨骨折

距骨体骨折和距骨顶部骨折发生率很低，但由于是关节内骨折，临床上要求解剖复位。

跟骨骨折

跟骨骨折在儿童群体中并不常见，且大多为无移位骨折。据文献报道：因为骨及其周围的软骨及软组织具有高度灵活性及弹性，且多为低创伤性骨折，所以跟骨骨折大部分为关节外骨折。因此，儿童跟骨骨折的治疗原则为保守治疗。骨折后期儿童可能出现距下关节活动受限及联合关节病变，但其发生率低，且不影响正常行走。近日研究表明：依据成人跟骨骨折手术治疗标准来治疗儿童移位型跟骨骨折临床效果好，且并发症少。对于移位的关节内骨折，当跟骨再塑形后，往往也能达到良好的效果。也因其具有可塑性，即使是有移位的关节内骨折，在术中也不必重塑跟骨。当后关节面凹陷时，可在

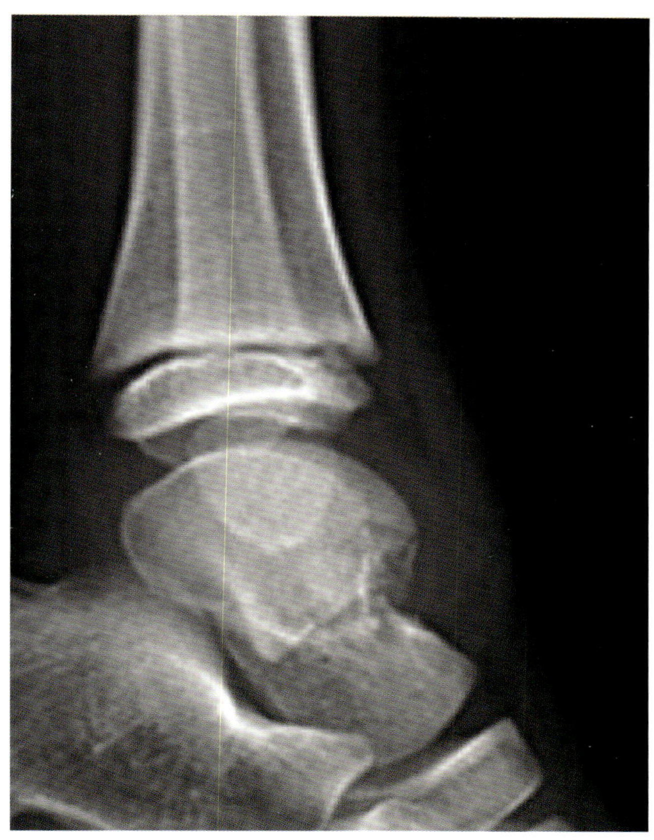

图 14.6 没有发生移位的 Hawkins 1 型骨折

跗骨窦处做一小切口，直视下复位骨折碎片。可通过使用克氏针或螺钉固定骨折碎片，并在骨折愈合后取出内固定（图 14.7）。

跖跗关节损伤

跗跖关节损伤在儿童中很罕见，但由于小儿骨化不全，部分软骨在 X 线下不显影，故临床上易漏诊。小儿第 1 跖骨与第 2 跖骨基底之间的距离相当恒定（<3mm），6 岁以前内侧楔骨与第 2 跖骨基底之间的距离较大。这两种距离在 6 岁后接近成人值（<2 mm）。直接暴力或间接暴力，低能量或高能量损伤都可引起跗跖关节损伤。高能量损伤通常是由高空坠落或机动车事故造成的，易导致跗跖关节骨折并脱位。低能量骨折通常发生在跳跃后脚尖着地，或患者处于跪位时脚后跟承受明显的压缩载荷，从而产生间接背屈和跖屈力所导致。低能量损伤通常发生在运动时，且多为单纯性韧带损伤。在儿童中，这类损伤可采取闭合复位，若闭合复位失败，则采取切开复位。患儿在运动或日常活动中没有任何受限，其早期愈后通常是满意的。在大多数情况下，儿童 Lisfranc 损伤（跖跗部损伤）用光滑的克氏针固定，必要时可用桥接钢板及螺钉固定，但待骨折愈合后需取出内固定物（图 14.8，图 14.9）。研究表明：经过长期观察，即使解剖复位，儿童的愈后会和成人一样出现跖跗关节退行性关节炎。跖跗关节退行性关节炎是成人跖跗骨损伤最常见的并发症。

跖骨骨折

跖骨颈及跖骨干骨折大部分可保守治疗。跖骨骨折占儿童足部骨折的 61%。轻度移位的跖骨骨折可予石膏外固定一个月。若骨折移位明显，需在麻醉下复位。最常见的复位方法是中国式手指牵引器牵引，用克氏针经皮穿针。大部分跖骨骨折无须切开手术。若必须切开，可切开一小口，令克氏针穿过皮肤逆行穿过骨折部位。第 5 跖骨基底部撕脱性骨折在儿童骨折中并不常见。儿童第 5 跖骨基底部骨折肿胀程度较典型的跖骨骨折轻，但会引起患儿负重和行走时疼痛。治疗上予短腿石膏固定或小腿支具固定并禁负重 4~6 周，当压痛和肿胀消除后可解除外固定。此类应力性骨折多发生在儿童身上，在成人中不常见（图 14.10）。

疼痛管理

人们常误以为患儿不同或者儿童比成人更能耐受疼痛，因而儿童骨折后的疼痛管理并未受到重视，引起儿童疼痛管理不足的其他因素也包括缺乏疼痛评估及害怕止痛药引起的呼吸抑制等不良反应。

熟悉缓解急性疼痛的镇痛剂可使缓解创伤引起的疼痛，让患儿及让家属更能接受。其中对乙酰氨基酚副作用小、安全性高，是儿童骨折中最常用的止痛药。它适用于轻度到中度疼痛，并可与麻醉剂联合使用以治疗剧烈的疼痛。该药物的安全剂量范围为 10~15mg/kg，单次剂量为 20mg/kg，每日最大口服剂量不得超过 75mg/kg。与对乙酰氨基酚类似，布洛芬是一种用于缓解轻中度疼痛的常用非甾体类抗

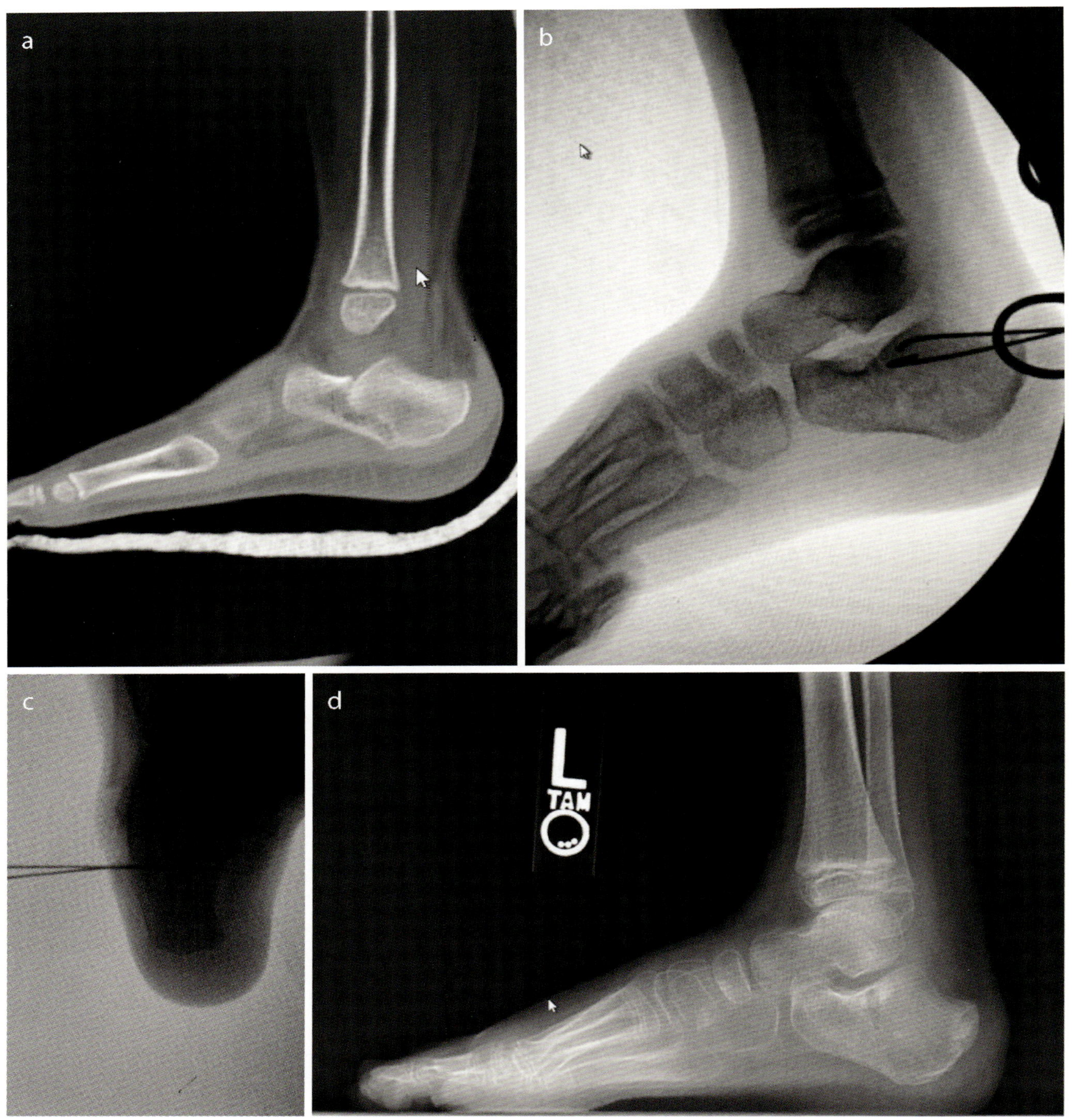

图 14.7 一名 8 岁患儿，因从高处跌落导致跟骨后关节面塌陷。（a）损伤后 X 线侧位片，（b）术中 X 线侧位片关节复位后克氏针固定，（c）术中复位克氏针固定后轴位片，（d）取出克氏针后的 X 线侧位片

炎药，有片剂和液体两种剂型。与成年人不司，儿童服药后其胃肠道和肾脏的副作用可以忽略不计。酮咯酸单剂量 0.8mg/kg 静脉注射可使术后阿片类药物的量使用减少 30%。最后，阿片类药物可用于治疗剧烈的疼痛。针对大龄儿童及青少年，诺可片剂剂量可用到成年剂量。在某些情况下，年幼儿童可予液体剂型。但大部分情况下，年幼儿童可通过联合可待因及对乙酰氨基酚给药。

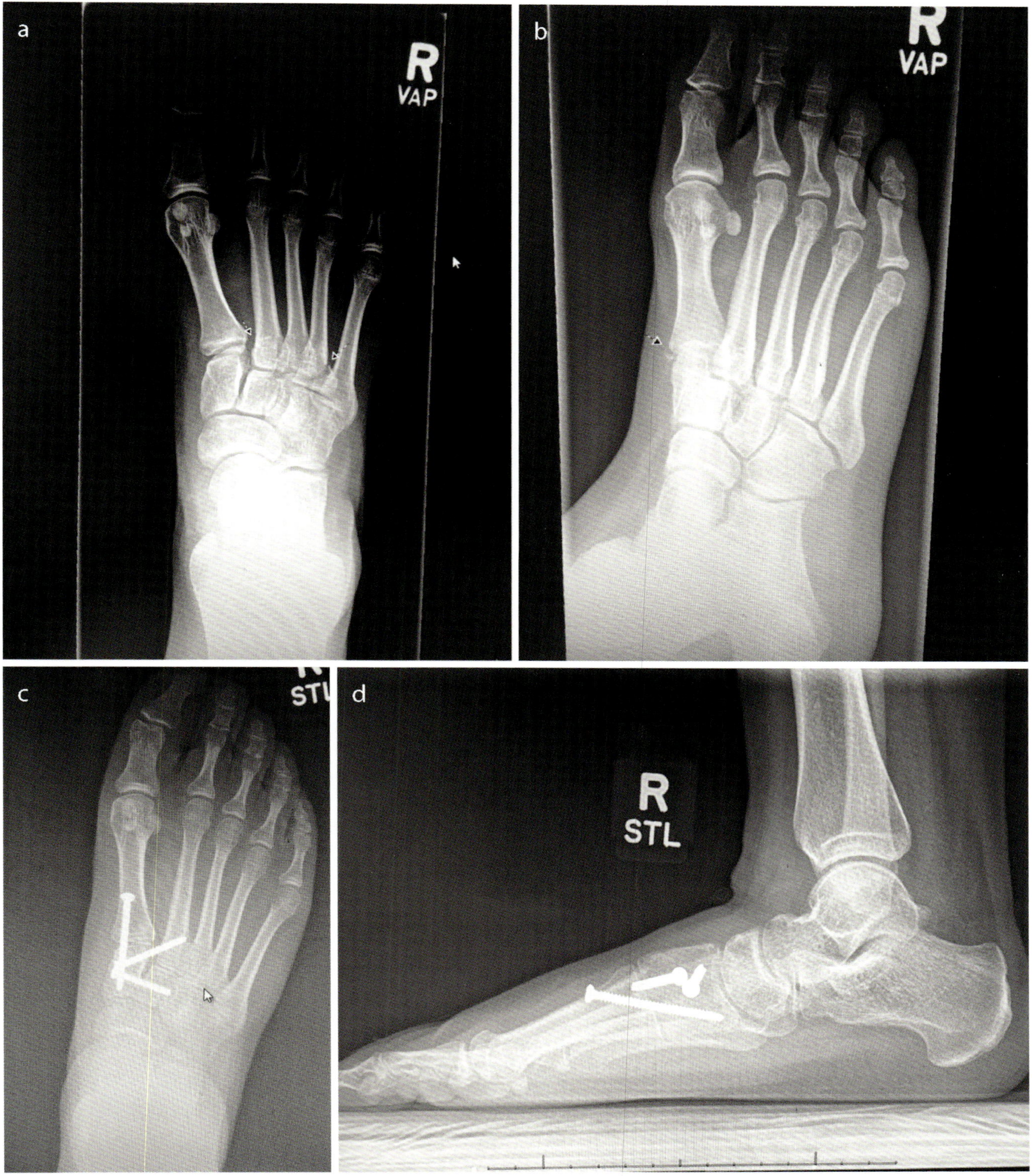

图 14.8　儿童 Lisfranc’s 损伤伴有不稳定的骨折。（a）受伤时的 X 线正位片。（b）受伤时的 X 线斜位片。（c）螺钉内固定术后的 X 线正位片。（d）螺钉内固定后的 X 线侧位片

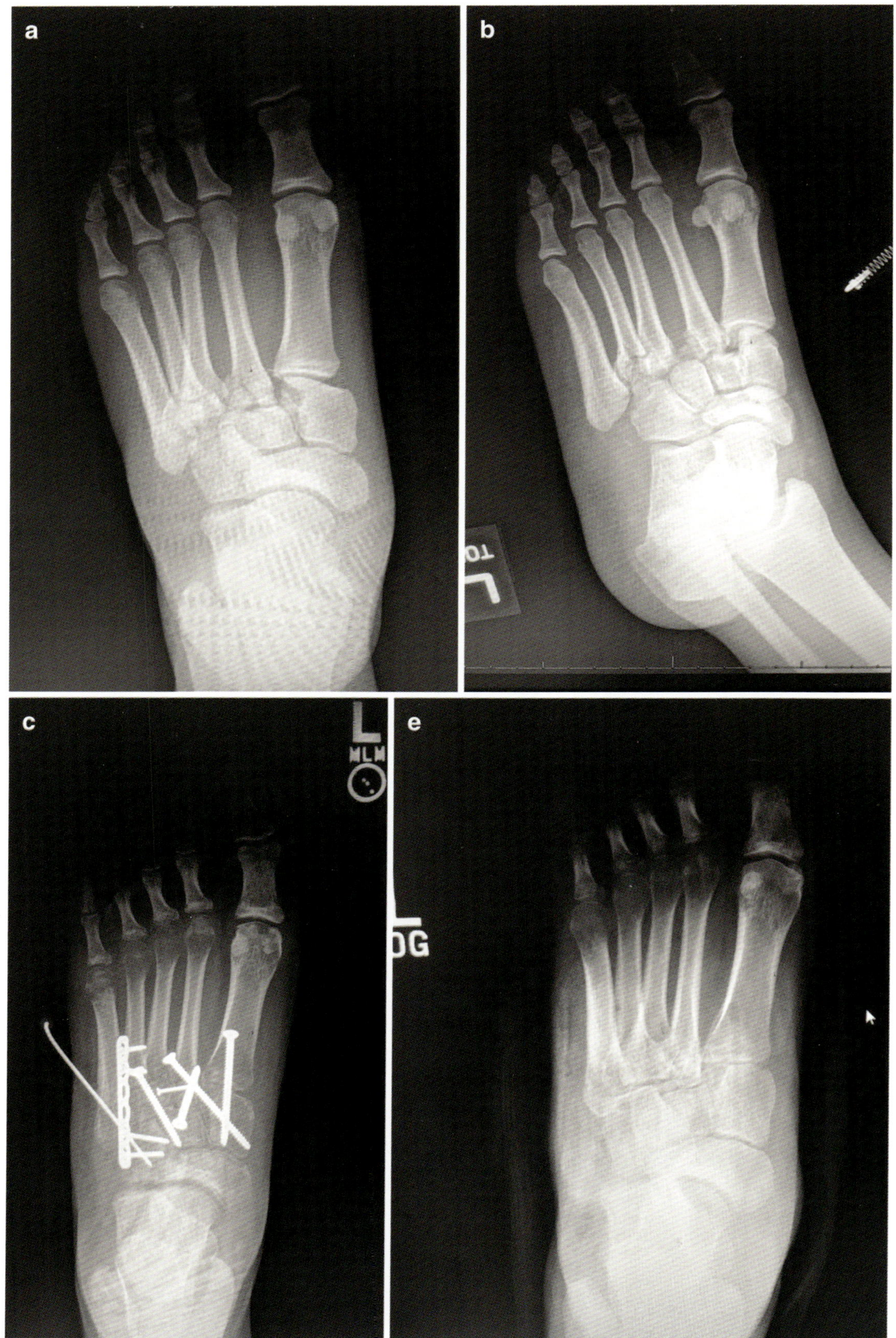

图 14.9 Lisfranc’s 损伤伴有跖骨基底部的粉碎性关节内固定。（a）损伤时正位 X 线片，可以看到跖骨基底粉碎性骨折，成角畸形，内侧楔形骨移位。（b）斜位 X 线片显示跖骨基底粉碎性骨折伴有关节脱位。（c）复位后克氏针、钢板、螺钉内固定后的 X 线正位片。（d）复位后克氏针、钢板、螺钉内固定后的 X 线侧位片。（e）术后 1 年取出内固定后的 X 线正位片

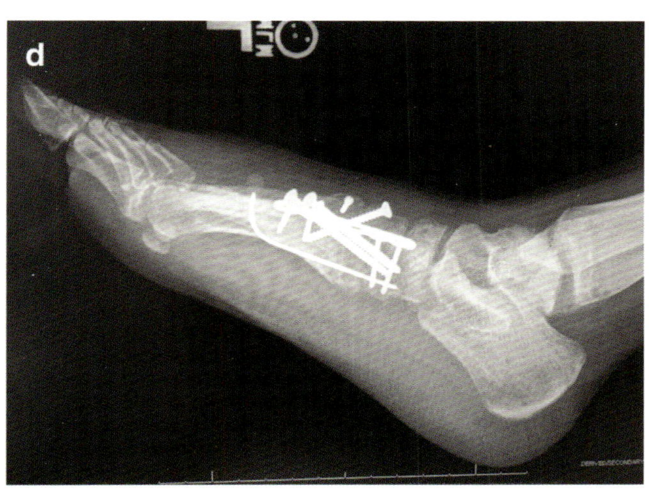

图 14.9（续）

儿童虐待性骨折

儿童很少有因虐待导致的单独的足部或踝部骨折，但了解一些特征对识别其是否为儿童虐待导致的骨折是很重要的。30%~50% 的被虐待儿童因为骨折而需要治疗。幸运的是，儿童骨折受伤机制大多因高处坠落、摩托车事故或其他非虐待的创伤和成骨不全等代谢因素。然而判断儿童是否受到虐待是很重要的，因为有 25% 的儿童会遭受进一步的虐待，5% 的儿童有死亡的危险。

为了明确儿童骨折是否由遭受虐待引起，医生必须评估儿童的病史、年龄、骨折的位置和类型、特殊类型骨折的发生机制以及其他部位损伤。儿童的成长的社会环境、家庭成员情况也需纳入考虑范围。

虽然没有任何明显的预兆，一些儿童受伤的类型应当提高警惕儿童是否遭受虐待，一系列回顾性研究表明：儿童虐待案例最常发生在婴幼儿（<3 岁），且往往为全身多处骨折。

32 项研究表明：排除致命性创伤后，肋骨骨折在儿童虐待中发生率最高［（0.71；95% 置信区间，0.42~0.91）］。肱骨骨折的发生率在 0.48（0.06~0.94）至 0.54（0.20~0.88）之间，其发生率大小取决于虐待方式。根据骨折分型而言：儿童受虐待导致肱骨髁上骨折的发生率低，而针对股骨骨折，其发生率为 0.28（0.15~0.44）至 0.43（0.32~0.54）之间，发生率取决于虐待方式和儿童的年龄。颅骨骨折的概

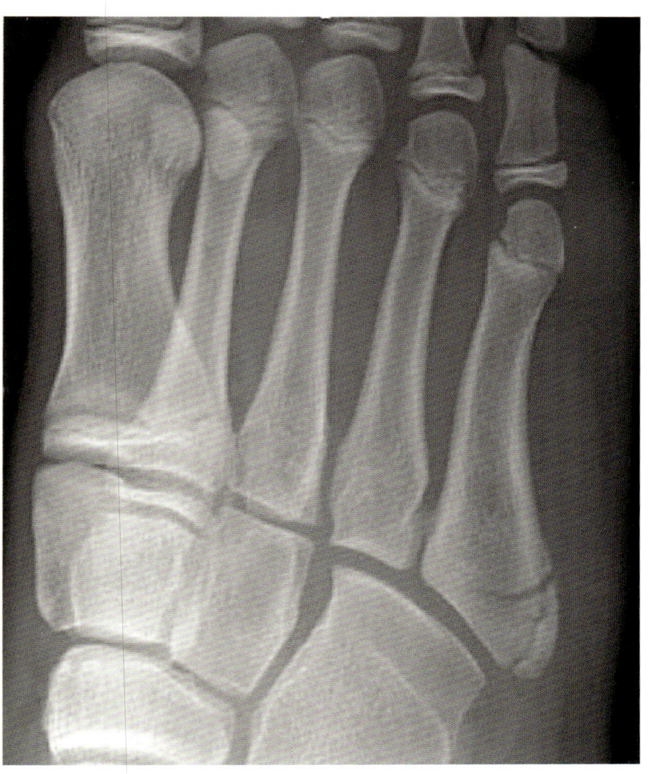

图 14.10 第 5 跖骨基底部无移位骨折，骺板还没有闭合。保守治疗，无并发症

率为 0.30（0.19~0.46）。无论是虐待或非虐待导致的骨折中，颅骨骨折最常见的类型是线性骨折。但目前没有充足的研究其他类型的骨折，在儿童受虐待导致的骨折中的发生率。

参考文献

[1] Goldring MB. Chondrogenesis, chondrocyte differentiation, and articular cartilage metabolism in health and osteoarthritis. Ther Adv Musculoskelet Dis. 2012;4:269–285.

[2] Löfgren M, Ekman S, Svala E, Lindahl A, Ley C, Skiöldebrand E. Cell and matrix modulation in prenatal and postnatal equine growth cartilage, zones of Ranvier and articular cartilage. J Anat. 2014;225(5):548–68. https://doi.org/10.1111/joa.12232.

[3] Shapiro F, Holtrop ME, Glimcher MJ. Organization and cellular biology of the perichondrial ossification groove of Ranvier: a morphological study in rabbits. J Bone Joint Surg Am. 1977;59:703–723.

[4] Makarov MR, Dunn SH, Singer DE, Rathjen KE, Ramo BA, Chukwunyerenwa CK, Birch JG. Complications associated with epiphysiodesis for management of leg length discrepancy. J Pediatr Orthop. 2018;38(7):370–374.

[5] Candela ME, Yasuhara R, Iwamoto M, Enomoto-Iwamoto M. Resident mesenchymal progenitors of articular cartilage. Matrix Biol.

2014;39:44–9. https:// doi.org/10.1016/j.matbio.2014.08.015.

[6] Schneidmueller D, Bühren V. Verletzungen des Jugendlichen – die Übergangsfraktur Nomenklatur, Diagnostik und Therapie. Trauma Berufskrankh. 2016;18(Suppl 2):101–104.

[7] Lavelle WH, Uhl R, Krieves M, Drvaric DM. Management of open fractures in pediatric patients: current teaching in Accreditation Council for Graduate Medical Education（ACGME）accredited residency programs. J Pediatr Orthop B. 2008;17(1):1–6.

[8] Crawford AH. Triplane and Tillaux fractures: is a 2 mm residual gap acceptable? J Pediatr Orthop. 2012;32(Suppl 1):S69–S73.

[9] Olgun ZD, Maestre S. Management of pediatric ankle fractures. Curr Rev Musculoskeletal Med. 2018;11(3):475–484.

[10] Landin LA, Danielsson LG. Children' s ankle fractures. Classification and epidemiology. Acta Orthop Scand. 1983;54:634–640.

[11] Peterson HA, Madhok R, Benson JT, et al. Physeal fractures: part 1. Epidemiology in Olmsted County, Minnesota, 1979–1988. J Pediatr Orthop. 1994;14:423–430.

[12] Peterson CA, Peterson HA. Analysis of the incidence of injuries to the epiphyseal growth plate. J Trauma. 1972;12:275–281.

[13] Mizuta T, Benson WM, Foster BK, et al. Statistical analysis of the incidence of physeal injuries. J Pediatr Orthop. 1987;7:518–523.

[14] McHugh MP. Oversized young athletes: a weighty concern. Br J Sports Med. 2010;44:45–49.

[15] Zonfrillo MR, Seiden JA, House EM, et al. The association of overweight and ankle injuries in children. Ambul Pediatr. 2008;8: 66–69.

[16] Mann DC, Rajmaira S. Distribution of physeal and nonphyseal fractures in 2,650 long-bone fractures in children aged 0–16 years. J Pediatr Orthop. 1990;10:713–716.

[17] Ertyl JP, Barrack RL, Alexander AH, et al. Triplane fracture of the distal tibial epiphysis. Long term follow up. J Bone Joint Surg Am. 1988;70:967–976.

[18] Eismann EA, Stephan ZA, Mehlman CT, Denning J, Mehlman T, Parikh SN, Tamai J, Zbojniewicz A. Pediatric triplane ankle fractures: impact of radiographs and computed tomography on fracture classification and treatment planning. J Bone Joint Surg Am. 2015;97:995–1002.

[19] Rapariz JM, Ocete G, González-Herranz P, López-Mondejar JA, Domenech J, Burgos J, Amaya S. Distal triplane fractures: long term follow –up. J Pediatr Orthop. 1996;16(1):113–118.

[20] Hadad MJ, Sullivan BT, Sponseller PD. Surgically relevant patterns in triplane fractures. J Bone Joint Surg Am. 2018;100:1039–1046.

[21] Cooperman DR, Spiegal PG, Laros GS. Tibial fractures involving the ankle in children. The so called triplane epiphyseal fractures. J Bone Joint Surg Am. 1978;60(8):1040–1046.

[22] Marmor L. An unusual fracture of the tibial epiphysis. Clin Orthop Relat Res. 1970;73:132–135.

[23] Kärrhom J, Hansson LI, Laurin S. Computed tomography of intraarticular supination-eversion fractures of the ankle in adolescents. J Pediatr Orthop. 1981;1(2):181–187.

[24] Smekal V, Kadletz R, Rangger C, Gföller P. A new type of triplane fracture in 19-year- old snowboarder. J Trauma. 2001;50(1):155–157.

[25] von Laer L. Classification, diagnosis, and treatment of transitional fractures of the distal part of the tibia. J Bone Joint Surg Am. 1985;67(5):687–698.

[26] Denton JR, Fischer SJ. The medial triplane fracture: report of an unusual injury. J Trauma. 1981;21(11):991–995.

[27] El-Karef E, Sadek HI, Nairn DS, Aldam CH, Allen PW. Triplane fracture of the distal tibia. Injury. 2000;31(9):729–736.

[28] Peiró A, Aracil J, Martos F, Mut T. Triplane distal tibial epiphyseal fracture. Clin Orthop Relat Res. 1981;(160):196–200.

[29] van Laarhoven CJ, van der Werken C. 'Quadriplane' fracture of the distal tibia: a triplane fracture with a double metaphyseal fragment. Injury. 1992;23(7):497–499.

[30] Salter R, Harris WR. Injuries involving the epiphyseal plate. J Bone Joint Surg Am. 1963;45(3):587–622.

[31] Ogden JA. Skeletal growth mechanism injury patterns. J Pediatr Orthop. 1982;2(4):371–377.

[32] Mubarak SJ. Extensor retinaculum syndrome of the ankle after injury to the distal tibial physis. J Bone Joint Surg Br. 2002;84:11–14.

[33] Haumont T, Gauchard GC, Zabee L, Arnoux J-M, Journeau P, Lascombes P. Extensor retinaculum syndrome after distal tibial fractures: anatomical basis. Surg Radiol Anat. 2007;29:303–311.

[34] Stefanich RJ, Lozman J. The juvenile fracture of Tillaux. Clin Orthop Relat Res. 1986;210:219–227.

[35] Manderson EL, Ollivierre CO. Closed anatomic reduction of a juvenile Tillaux fracture by dorsiflexion of the ankle. A case report. Clin Orthop Relat Res. 1992;276:262–266.

[36] Kärrhom J, Hansson LI, Selvik G. Changes in tibiofibular relationships due to growth disturbances after ankle fractures in children. J Bone Joint Surg Am. 1984;66:1198–1210.

[37] Chung T, Jaramillo D. Normal maturing distal tibia and fibula: changes with age at MR imaging. Radiology. 1995;194:227–232.

[38] Anderson M, Green W, Messner M. Growth and predictions of growth in the lower extremities. J Bone Joint Surg. 1963;45A:1–14.

[39] Menelaus MB. Correction of leg length discrepancy by epiphyseal arrest. J Bone Joint Surg. 1966;48-B:336–339.

[40] Moseley CF. A straight- line graph for leg length discrepancies. J Bone Joint Surg. 1977;59-A:174–179.

[41] Paley D, Bhave A, Herzenberg JE, et al. Multiplier method for predicting limb length discrepancy. J Bone Joint Surg. 2000;82-A:1432–1446.

[42] Kling TF, Bright RW, Hesinger RN. Distal tibial physeal fractures in children that may require open reduction. J Bone Joint Surg Am. 1984;66:647–657.

[43] Luhmann SJ, Oda JE, O' Donnell J, Keeler KA, Schoenecker PL, Dobbs MB, et al. An analysis of suboptimal outcomes of medial malleolus fractures in skeletally immature children. Am J Orthop. 2012;41:113–116.

[44] Caterini R, Farsetti P, Ippolito E. Long term follow up of physeal injury to the ankle. Foot Ankle. 1991;11:372–383.

[45] Leary JT, Handling M, Talerico M, Yong L, Bowe JA. Physeal fractures if the distal tibia predictive factors of premature physeal closure and growth arrest. J Pediatr Orthop. 2009;29:356–361.

[46] Spiegel PG, Cooperman DR, Laros GS. Epiphyseal fractures of the distal ends of the tibia and fibula. A retrospective study of the two hundred and thirty-seven cases in children. J Bone Joint Surg Am. 1978;60:1046–1050.

[47] Barmada A, Gaynor T, Mubarak SJ. Premature physeal closure following distal tibia physeal fractures: a new radiographic predictor.

J Pediatr Orthop. 2003;23:733–739.

[48] Choudhry IK, Wall EJ, Eismann EA, Crawford AH, Wilson L. Functional outcome analysis of triplane and Tilleaux fractures after closed reduction and percutaneous fixation. J Pediatr Orthop. 2014;34:139–143.

[49] Peterson HA. Metallic implant removal in children. J Pediatr Orthop. 2005;25(1):107–115.

[50] Bransby-Zachary MA, MacDonald DA, Singh I, et al. Late fracture associated with retained internal fixation. J Bone Joint Surg Br. 1989;71:539.

[51] Kahle WK. The case against routine metal removal. J Pediatr Orthop. 1994;14:229–237.

[52] Labosky DA, Cermak MB, Waggy CA. Forearm fracture plates: to remove or not to remove. J Hand Surg Am. 1990;15:294–301.

[53] Müller ME, Allgöwer M, Schneider R, et al. Manual of internal fixation techniques recommended by the AO Group. 2nd ed.（English translation by J Schaatzker). Berlin: Springer; 1979. p. 148–153.

[54] Rosson JW, Petley GW, Shearer JR. Bone structure after removal of internal fixation plates. J Bone Joint Surg Br. 1991;73:65–67.

[55] Charlton M, Costello R, Mooney JF III, et al. Ankle joint biomechanics following transepiphyseal screw fixation of the distal tibia. J Pediatr Orthop. 2005;25(5):635–640.

[56] Keles-Celik N, Kose O, Sekerci R, Aytac G, Turan A, Güler F. Accessory ossicles of the foot and ankle: disorders and a review of the literature. Cureus. 2017;9(11):e1881. Published 2017 Nov 26. https://doi.org/10.7759/cureus.1881.

[57] Kruppa C, Snoap T, Sietsema DL, Schildhauer TA, Dudda M, Jones CB. Is the midterm Progress of pediatric and adolescent talus fractures stratified by age? J Foot Ankle Surg. 2018;57(3):471–477.

[58] Smith JT, Curtis TA, Spencer S, Kasser JR, Mahan ST. Complications of Talus fractures in children. J Pediatr Orthop. 2010;30(8):779–784.

[59] Meier R, et al. Fractures of the talus in the pediatric patient. Foot Ankle Surg, [s l]. 2005;11:5–10.

[60] Hawkins LG. Fractures of the neck of the talus. J Bone Joint Surg Am. 1970;52(5):991–1002.

[61] Canale ST, Kelly FB. Fractures of the neck of the talus. Long-term evaluation of seventy-one cases. J Bone Joint Surg Am. 1978;60(2):143–156.

[62] Polyzois VD, Vasiliadis E, Zgonis T, Ayazi A, Gkiokas A, Beris AE. Pediatric fractures of the foot and ankle. Clin Podiatr Med Surg. 2006;23:241–255.

[63] Metzger MJ, Levin JS, Clancy JT. Talar neck fractures and rates of avascular necrosis. J Foot Ankle Surg. 1999;38:154–162. https://doi.org/10.1016/S1067-2516(99)80030-1.

[64] Mora S, Thordarson DB, Zionts LE, Reynolds RA. Pediatric calcaneal fractures. Foot Ankle Int. 2001;22(6):471–477.

[65] Petit CJ, Lee BM, Kasser JR, Kocher MS. Operative treatment of intraarticular calcaneal fractures in the pediatric population. J Pediatr Orthop. 2007;27(8):856–862.

[66] Knijnenberg LM, Dingemans SA, Schepers T, Terra MP, Struijs PAA, Schep NWL. Radiographic anatomy of the pediatric lisfranc joint. J Pediatr Orthop. 2018;38(10):510–513.

[67] Wilson DW. Injuries of the Tarso-metatarsal joints. J Bone Joint Surg. 1972;54-B:677–686.

[68] Buoncristiani AM, Manos RE, Mills WJ. Plantar-flexion tarsometatarsal joint injuries in children. J Pediatr Orthop. 2001;21:324–327.

[69] Bloome D, Clanton T. Treatment of Lisfranc injuries in the athlete. Tech Foot Ankle Surg. 2002;1:94–101.

[70] Hill JF, Benton EH, Lierhaus A, Kocher MS, Mahan ST. Lisfranc injuries in children and adolescents. J Pediatr Orthop B. 2017;26: 159–163.

[71] Singer G, Cichocki M, Schalamon J, Eberl R, Höllwarth ME. J Bone Joint Surg A. 2008; 90(4):772–776.

[72] Southey ER, Soares-Weiser K, Kleijnen J. Systematic review and meta-analysis of the clinical safety and tolerability of ibuprofen compared with paracetamol in pediatric pain and fever. Curr Med Res Opin. 2009;25(9):2207–2222.

[73] Vetter TR, Heiner EJ. Intravenous Ketorolac as an adjuvant to pediatric patient controlled analgesia with morphine. J Clin Anesth. 1994;6(2):110–113.

[74] Akbarnia BA, Akbarnia NO. The role of orthopedist in child abuse and neglect. Orthop Clin North Am. 1976;7(3):733–742.

[75] Schmitt BD. Current pediatric roles in child abuse and neglect. Am J Dis Child. 1979;133(7):691–696.

[76] Kemp AM, Dunstan F, Harrison S, Morris S, Mann M, Rolfe K, Datta S, Thomas DP, Sibert JR, Maguire S. Patterns of skeletal fractures in child abuse: systematic review. BMJ. 2008;337:a1518.